U0395778

临床护理与护理管理

LINCHUANG HULI YU HULI GUANLI

主编 郭东云 等

上海科学普及出版社

图书在版编目（CIP）数据

临床护理与护理管理／郭东云等主编.—上海：上海科学普及出版社，2024.5
ISBN 978-7-5427-8707-1

Ⅰ.①临… Ⅱ.①郭… Ⅲ.①护理学 Ⅳ.①R47

中国国家版本馆CIP数据核字（2024）第086821号

统　　筹　张善涛
责任编辑　黄　鑫　陈星星
整体设计　宗　宁

临床护理与护理管理

主编　郭东云　等

上海科学普及出版社出版发行

（上海中山北路832号　邮政编码200070）

http://www.pspsh.com

各地新华书店经销　　山东麦德森文化传媒有限公司印刷
开本 787×1092 1/16　印张 21　插页 2　字数 538 000
2024年5月第1版　　2024年5月第1次印刷

ISBN 978-7-5427-8707-1　定价：198.00元
本书如有缺页、错装或坏损等严重质量问题
请向工厂联系调换
联系电话：0531-82601513

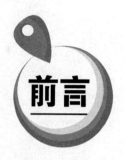

前言

　　在现代医疗体系中，临床护理与护理管理相互依存、相互促进，共同推动着护理事业的不断进步与发展。临床护理是护理工作的核心，它直接关系到患者的生命安全和身心健康。高质量的临床护理需要护士具备扎实的医学知识、熟练的护理技能，以及良好的人文素养。护士应当善于观察、判断和应对患者的病情变化，为患者提供及时、准确、有效的护理服务；同时，护士还需要关注患者的心理需求，给予患者关爱与支持，帮助患者树立战胜疾病的信心。护理管理则是保障临床护理质量的重要手段，它涉及护理工作的组织、协调、监督与评估等方面。科学的护理管理既能确保护理资源的合理配置，提高护理工作的效率与效果；又能激发护士的工作热情和创造力，推动护理队伍的建设与发展。在当今社会，随着医疗技术的不断进步和人们健康需求的日益提高，临床护理与护理管理面临着前所未有的挑战与机遇。因此，我们特组织专家编写了《临床护理与护理管理》一书。

　　本书首先简单介绍了护理学及护理管理的基础内容，然后用较大的篇幅讲解了常见疾病的相关护理内容。本书针对每种常见疾病在护理评估和护理措施方面重点着墨，充分考虑了临床实用性。该书内容涵盖面广，既注重基础，又突出重点，力求反映护理临床和护理研究的最新成果，适合广大临床护理工作者及医学院校的在读学生阅读使用。

　　由于护理学发展迅速，加之编者编写时间仓促、自身学识水平和工作实践存在局限，本书难免存在疏漏之处。为了进一步提高本书的质量，诚恳地希望各位读者提出宝贵意见。

《临床护理与护理管理》编委会

2024 年 2 月

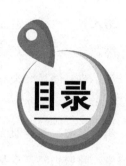

目录

第一章

护理学绪论

第一节　护理学的范畴

一、护理学的理论范畴

（一）护理学研究的对象

护理学的研究对象随学科的发展而不断变化。从研究单纯的生物人向研究整体的人、社会的人转化。

（二）护理学与社会发展的关系

护理学与社会发展的关系体现在研究护理学在社会中的作用、地位和价值，研究社会对护理学发展的促进和制约因素。如老年人口增多使老年护理专业得到重视；慢性疾病患者增多使社区护理迅速发展；信息高速公路的建成使护理工作效率得以提高，也使护理专业向着网络化、信息化迈出了坚实的步伐。

（三）护理专业知识体系

护理专业知识体系是专业实践能力的基础。自 20 世纪 60 年代后，护理界开始致力于发展护理理论与概念模式，并将这些理论用于指导临床护理实践，对提高护理质量、改善护理服务起到了积极作用。

（四）护理交叉学科和分支学科

护理学与自然科学、社会科学、人文科学等多学科相互渗透，在理论上相互促进，在方法上相互启迪，在技术上相互借用，形成许多新的综合型、边缘型的交叉学科和分支学科，从而在更大范围内促进了护理学科的发展。

二、护理学的实践范畴

（一）临床护理

临床护理服务的对象是患者，临床护理包括基础护理和专科护理。

1.基础护理

基础护理是指以护理学的基本理论、基本知识和基本技能为基础，结合患者生理、心理特点和治疗康复的需求，满足患者的基本需要。如基本护理技能操作、口腔护理、饮食护理、病情观

1

察等。

2.专科护理

专科护理是指以护理学及相关学科理论为基础,结合各专科患者的特点及诊疗要求,为患者提供护理。如各专科患者的护理、急救护理等。

(二)社区护理

社区护理是借助有组织的社会力量,将公共卫生学和护理学的知识与技能相结合,以社区人群为服务对象,对个人、家庭和社区提供促进健康、预防疾病、早期诊断、早期治疗、减少残障等服务,提高社区人群的健康水平。社区的护理实践属于全科性质,是针对整个社区人群实施连续及动态的健康服务。

(三)护理管理

护理管理是为了提高人们的健康水平,系统地利用护士的潜在能力、其他相关人员或设备、环境和社会活动的过程。护理管理是运用管理学的理论和方法,对护理工作的诸多要素(人、物、财、时间、信息等)进行科学的计划、组织、指挥、协调和控制,以确保护理服务正确、及时、安全、有效。

(四)护理研究

护理研究是推动护理学科发展,促进护理理论、知识、技能更新的有效措施。护理研究是用科学的方法探索未知,回答和解决护理领域的问题,直接或间接地指导护理实践的过程。护理研究多以人为研究对象。

(五)护理教育

护理教育是以护理学和教育学理论为基础,有目的地培养护理人才,以适应医疗卫生服务和护理学科发展的需要。护理教育分为基本护理教育、毕业后护理教育和继续护理教育三大类。基本护理教育包括中专教育、专科教育和本科教育;毕业后护理教育包括研究生教育、规范化培训;继续护理教育是对从事护理工作的在职人员提供以学习新理论、新知识、新技术、新方法为目的的终身教育。

(李沙沙)

第二节　护理的概念

一、护理的定义

护理英文名为"nursing",原意为抚育、扶助、保护、照顾幼小等。自1860年南丁格尔开创现代护理新时代至今,护理的定义已经发生了深刻的变化。

南丁格尔认为"护理既是艺术,又是科学""护理应从最小限度地消耗患者的生命力出发,使周围环境保持舒适、安静、美观、整洁、空气新鲜、阳光充足、温度适宜,此外还有合理地调配饮食""护理的主要功能在于维护人们良好的状态,协助他们免于疾病,达到他们最高可能的健康水平。"

美国护理学家韩德森认为"护士的独特功能是协助患病的或者健康的人,实施有利于健康、健康的恢复或安详死亡等活动。这些活动,在个人拥有体力、意愿与知识时,是可以独立完成的,护理也就是协助个人尽早不必依靠他人来执行这些活动。"

美国护士协会(ANA)对护理的简明定义为"护理是诊断和处理人类对现存的和潜在的健康问题的反应。"此定义的内涵反映了整体护理概念。从1860年南丁格尔创立第一所护士学校以来,护理已经发展成为一门独立的学科与专业。护理概念的演变体现了人类对护理现象的深刻理解,是现代护理观念的体现。

护理是人文科学(艺术科学)和自然科学的结合。护理是护士与患者之间互动的过程。照顾是护理的核心。护理通过应用护理程序进行实践,通过护理科研不断提高。总体说来,护理起到了满足患者的各种需要,协助患者达到独立,教育患者,增进患者应对及适应的能力,寻求更健康的行为,达到完美的健康状态,为个人、家庭、群体以及社会提供整体护理的作用。

二、护理的基本概念

护理有4个最基本的概念,对护理实践产生重要的影响并起决定性的作用。它们是:①人;②环境;③健康;④护理。这4个概念的核心是人,即护理实践是以人为中心的活动。缺少上述任何一个要素,护理就不可能成为一门独立的专业。

(一)人的概念

人是生理、心理、社会、精神、文化的统一整体,是动态的又是独特的。根据一般系统理论原则,人作为自然系统中的一个次系统,是一个开放系统,在不断与环境进行能量、物质、信息的交换。人的基本目标是保持机体的平衡,也就是机体内部各次系统间和机体与环境间的平衡。

护理的对象是人,既包括个人、家庭、社区和社会4个层面,也包括从婴幼儿到老年的整个年龄段。

(二)环境的概念

人类的一切活动都离不开环境,环境的质量与人类的健康有着密切关系。环境是人类生存或生活的空间,包括与人类的一切生命活动有着密切关系的各种内、外环境。机体内环境的稳态主要依靠各种调节机制(如神经系统和内分泌系统的功能)以自我调整的方式来控制和维持。外环境可分为自然环境和社会环境。自然环境是指存在于人类周围自然界中的各种因素的总和,它是人类及其他一切生物赖以生存和发展的物质基础,如空气、水、土壤和食物等自然因素。社会环境是人为的环境,是人们为了提高物质和文化生活而创造的环境。社会环境中同样有危害健康的各种因素,如人口的超负荷、文化教育落后、缺乏科学管理、社会上医疗卫生服务不完善等。此外,与护理专业有关的环境还包括治疗性环境。治疗性环境是专业人员在以治疗为目的的前提下创造的一个适合患者恢复身心健康的环境。治疗性环境主要考虑两个主要因素:安全和舒适。考虑患者的安全,这就要求医院在建筑设计、设施配置以及治疗护理过程中预防意外的发生,如设有防火装置、紧急供电装置、配有安全辅助用具(轮椅、床栏、拐杖等)、设立护理安全课程等;此外,医院还要建立院内感染控制办公室,加强微生物安全性的监测和管理。舒适既来源于良好的医院物理环境(温度、湿度、光线、噪声等),也来源于医院内工作人员优质的服务和态度。

人类与环境是互相依存、互相影响、对立统一的整体。人类的疾病大部分由环境中的致病因素引起。人体对环境的适应能力,因年龄、神经类型、健康状况的不同而有很大的差别,所以健康的体魄是保持机体与外界环境平衡的必要条件。人类不仅需要有适应环境的能力,更要有能够认识环境和改造环境的能力,使两者处于互相适应和互相协调的平衡关系之中,使环境向着对人类有利的方向发展。

(三)健康的概念

健康不仅是没有躯体上的疾病,而且要保持稳定的心理状态和具有良好的社会适应能力以及良好的人际交往能力。每个人对健康有不同的理解和感知。健康程度还取决于个人对健康、疾病的经历以及个人对健康的认识存在的差别。健康和疾病很难找到明显的界限,健康与疾病可在个体身上并存。

(四)护理的概念

护理是诊断和处理人类对现存和潜在健康问题的反应。护理有利于增进健康、预防疾病,有利于疾病的早期发现、早期诊断、早期治疗,通过护理、调养达到康复。护理的对象是人,人是一个整体,其疾病与健康受着躯体、精神和社会因素的影响。因此,在进行护理时,必须以患者为中心,为患者提供全面、系统、整体的身心护理。

(李沙沙)

第三节　护理的理念

护理的理念是指护理人员对护理的信念、理想和所认同的价值观。护理的理念可以影响护理专业的行为及护理品质。随着医学模式的转变,护理改革不断深入以及人们对健康需求的不断提高,护理的理念也在不断更新和发展。

一、整体护理的理念

整体护理的理念,是以人为中心,以现代护理观为指导,以护理程序为基础框架,并且把护理程序系统化地运用到临床护理和护理管理中去的指导思想。在整体护理的理念指导下,护理人员应以服务对象为中心,根据其需要和特点,提供包含服务对象生理、心理、社会等多方面的深入、细致、全面的帮助和照顾,从而解决服务对象的健康问题。整体护理不仅要求护理人员要对人的整个生命过程提供照顾,还要关注健康-疾病全过程并提供护理服务;并且要求护理人员要对整个人群提供服务。可以说,整体护理进一步充实和改变了护理研究的方向和内容,同时拓展了护理服务的服务范围,也有助于建立新型的护患关系。

二、以人为本的理念

以人为本在本质上是一种以人为中心,对人存在的意义、人的价值以及人的自由和发展珍视和关注的思想。在护理实践中,体现在对患者的价值,即对患者的生命与健康、权利和需求、人格和尊严的关心和关注上。护理人员应该尊重患者的生命,理解患者的信仰、习惯、爱好、人生观、价值观,努力维护患者的人格和尊严,公正地看待每一位患者,维护患者合理的医疗保健权利,承认患者的知情权和选择权等。

三、优质护理服务的理念

优质护理是以患者为中心，强化基础护理，全面落实护理责任制，深化护理专业内涵，整体提升护理服务水平的护理理念。优质护理旨在倡导主动服务、感动服务、人性化服务，营造温馨、安全、舒适、舒心的就医环境，把爱心奉献给患者，为患者提供全程优质服务。称职、关怀、友好的态度、提供及时的护理是优质护理的体现。患者对护士所提供的护理服务的满意程度是优质护理的一种评价标准。优质护理既是医院的一种形象标志，也是指导护士实现护理目标，取得成功的关键所在。

在卫生事业改革发展的今天，面对患者的多种需求，护理人员只有坚持优质护理服务理念，从人的"基本需要"出发，实行人性化、个性化的优质护理服务，力争技术上追求精益求精，服务上追求尽善尽美，信誉上追求真诚可靠，才能锻造护理服务品牌，不断提高护理服务质量，提高患者的满意度。

（闫丽丽）

第二章

护 理 管 理

第一节 管理理论引入护理管理

护理管理学是管理科学在护理事业中的具体应用，是一门系统而完整的管理分支学科。它结合护理工作的特点，研究护理的规律性，在实现护理学科目标中提供一种重要手段及根本保证。在大量的护理实践中，护理人员要运用科学管理方法，组织执行护理职责、完成护理任务，因此，它也是护理中基本的重要的工作内容。

一、概念

联合国世界卫生组织（WHO）护理专家委员会认为："护理管理是发挥护士的潜在能力和有关人员及辅助人员的作用，或者运用设备和环境、社会活动等，在提高人类健康中有系统地发挥这些作用的过程。"我国台湾出版的《护理行政管理学》提出："护理管理是促使护理人员提供良好护理质量之工作'过程'"。美国护理专家吉利斯（Gillies）认为护理管理过程应包括资料收集、规划、组织、人事管理、领导与控制的功能（Gillies，1994）。他认为卓越的护理管理者若能具备规划、组织、领导、控制的能力，对人力、财力、物力、时间能做最经济有效的运用，必能达到最高效率与收到最大效果。

护理管理是以提高护理质量和工作效率为主要目的的活动过程。管理中要对护理工作的诸多输入要素，进行科学的计划、组织、领导、控制、协调，以便使护理系统达到最优运转，放大系统的效能，为服务对象提供最优的护理服务输出，并同时得到工作人员的提高发展和一定的研究成果。

二、护理管理的任务

护理管理是应用现代管理理论，紧密结合我国卫生改革的实际和护理学科的发展，研究护理工作的特点，找出其规律性，对护理工作中的人员、技术、设备及信息等进行科学的管理，以提高护理工作的效率和效果，提高护理质量。所以，护理管理的任务是：①向人们提供最良好的护理。②应用科学化的管理过程。

中国的护理管理学经过了前20多年的建立和发展阶段，已经有所成就，但距离国际先进管理理论和在实践中的应用仍有很大差距。目前，我国护理管理面临的任务仍很艰巨。今后应进一步加快步伐,加强科学研究,并将研究成果推广、应用到卫生改革和医院改革的实践中。主要研究方向可考虑:①我国卫生改革的发展形势和护理管理的环境特点。②我国护理管理实践中的成功经验和存在问题。③研究、学习现代护理管理的理论、经验和技能并加以运用。④结合我国实际,考虑护理管理发展战略和策略。⑤发展、完善具有中国特色的护理管理学科。

三、护理管理研究范围

根据管理学的研究内容和特点,凡护理学研究的领域或护理活动所涉及的范围都是护理管理学的研究范围。

美国护理专家 Barbara J Stevens 博士提出了一个护理管理模型(图 2-1),该模型表示护理管理作为一个过程所涉及的范围。护理实践、护理教育、护理科研、护理理论都是管理应研究的部分。人、物、空间、信息是管理的要素,主要的资源。人力资源包括工作人员的数量、智力和类型;物质资源包括仪器、设备、物资和工程应用技术;空间资源包括建筑设计布局和规模;信息资源将提供社会和环境对护理服务的影响及反映等。

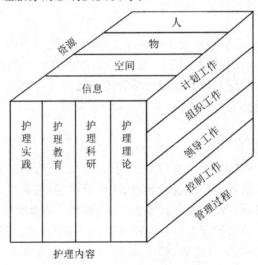

图 2-1 护理管理模型

四、护理管理的特征

现代护理学已经发展为一门独立学科,护理服务的模式也发生了很大变化。护理服务面对的是人的健康和生命,它不同于工业、农业、商业等其他专业,有自己的学科特点。护理管理需要结合护理工作的实际特点和适应其规律性,因此要研究护理学科的特点,注意在实践中与之相适应。护理管理除具有一般管理学的特点外,还有以下特征。

(一)护理管理要适应护理作为独立性学科的要求

现代护理学综合应用了自然科学、社会科学、行为科学方面的知识,帮助、指导、照顾人们保持或重新获得体内外环境的相对平衡,以达到身心健康、精力充沛。护理工作有与医师协作进行诊断、治疗的任务,但主要是要独立地进行护理诊断和治疗人们现存的和潜在的健康问题的反应,有区别于医疗实践,工作有相对独立性。由于医学模式的转变,促使护理工作发展得更具有独立性、规律性的特点,这就要求在管理中应加以适应。例如,对患者的分类与护理、工作人员的分工与培养教育以及质量管理,都应适应整体护理模式的需要与采取护理程序的方法,管理体制和管理方法均需要适应独立性的要求。

(二)护理管理要适应护理与多专业集体协作的协同性要求

医院工作是多种专科技术人员和医护、医技分工协作的单位。护理工作需要与各级医师协作对患者进行诊断、治疗,同时与手术、理疗、药房、放射、其他各种功能检查等医技科室及后勤服务部门工作有密切的联系。大量的护理质量问题与各方协同操作、协调服务有关,需要与各方面加强协同管理,以便更好地发挥整体协调与合作功能。

(三)护理管理要适应专业对护士素质修养的伦理性要求

由于护理职业主要工作对象是患者,面对的是人的健康与生命,是服务性很强的工作。因此对护士素质修养提出了特殊的要求。①安心本职,有良好的医学道德,树立革命的人道主义精神。②要有高度的责任感和认真细致的工作作风。③业务技术上要精益求精,严格操作规程和严谨的科学态度。④仪表整洁、举止大方,使患者感到亲切、信赖、安全并能充分合作。培养和保持护士的良好伦理道德和素质修养是护理管理建设的重要内容之一。

(四)护理管理要适应护理工作的科学性和技术性的要求

现代护理理论和实践的不断发展,新技术、新知识的引入,加强了护理的科学性、技术性。由于护理是为人类健康服务的工作,尤其是临床护理是以患者为中心,具有较强的科学性、技术性和脑力劳动特征,要求护理管理中重视护理业务技术管理;加强专业化、信息化建设;通过继续教育和建立学习型组织,提高人员业务水平和终身学习的自觉性与能力;并培养一批专业带头人才;还要注意培养护理人员工作的责任心、主动性及创造精神。

(五)护理管理要适应护理人员人际沟通广泛性的要求

护理工作在医院内需要与各方协作,因此,与各部门广泛交往,与医师、后勤人员、患者及家属和社区人员的人际关系及沟通技巧甚为重要。培养护理人员良好的人际沟通技巧、准确表达能力与符合专业要求的礼仪也是护理管理建设的重要内容。

(六)护理管理要适应护理工作的连续性、时间性和性别特点的要求

护理工作连续性强,夜班多,操作技术多,接触患者密切,精神紧张,工作劳累,生活很不规律。

时间性对护理工作也非常重要。患者较多时要分清轻重缓急,治疗时要分清药物的时间性,所有治疗、护理必须按时间进行。没有时间概念也就没有护理质量。

护理人员中妇女又占绝大多数,身心均有特殊性,且一般在家庭中负担较重。

护理管理者实施管理措施时,一方面必须十分重视保证临床工作的连续性、时间性、重视护理效果和质量,另一方面也要重视适当解决护理人员各种困难,保证愉快、安心工作。

(七)护理管理要适应护理工作的安全性的要求

患者到医院首先需要在安全的基础上进行诊疗,保证护理安全性是护理管理的重要特点。护理工作中危险因素很多,经常会遇到一些突发或危机事件,造成大量患者同时就诊或住院,需要紧急抢救及护理。护理操作多和工作环节多,也容易发生护理差错和事故,或出现医疗护理纠纷等。这些都需要管理中加强控制,时时处处把关,保证患者的治疗正确、及时、彻底、安全、有效。遇到危机情况,则需加强危机管理。

(八)护理管理综合性和实践性的特点

管理本身即有综合性和实践性,需综合利用有关的知识和理论。护理管理又是以管理学作为基础,在实践中还具有护理学科多种影响因素。例如基层护理管理者决策时,需综合考虑各方面影响因素：①医院内外环境因素，包括政策、法律、风俗习惯、地理位置、建筑条件、设备设施等。②组织机构因素，包括现行体制要求、自己的权限、成员编制数量及选择补充渠道、薪资和培训等管理措施、信息系统等。③组织目标宗旨，包括质量要求、工作效率、社会效益等。④人员状况，包括护理人员学历、经历、价值观、内聚力、工作动机及积极性等素质。⑤任务技术因素：包括医院任务的种类、计划、医疗护理技术水平、工作程序、要求的身体条件等。可见，实践中要综合考虑多方面因素，运用多方面业务和知识。

护理管理的实践性，即需要理论结合我国目前护理实践加以应用，积累自己的管理经验，增加对实际情况的切身体验。不断提高工作艺术性。

(九)护理管理广泛性的特点

护理管理涉及的范围广泛，包括行政管理、业务管理、教学管理、科研管理、信息管理等多方面广泛的内容。由于管理内容广泛，要求管理人员应具有相关的管理理论和较广泛的知识。

在医院内，几个层次护理管理人员各有自己的管理职责。护理副院长、护理部正副主任的职责主要是建立全院性的护理工作目标、任务和有关标准，组织和指导全院性护理工作，控制护理质量等；科护士长主要是组织贯彻执行上层管理部门提出的决策、任务，指导和管理本部门护理管理人员及所管辖的护理工作；基层护士长主要是管理和指导护士及患者工作；护士作为管理者也都有参与管理患者、管理病房、管理物品等职责，进行一定的管理活动。所以，护理中参加管理的人员较广泛。由于以上特点，要求护理管理知识的普及性及广泛性。

五、护理管理的重要性

(一)科学管理的重要性

随着社会发展和生产社会化程度的提高，人们越来越深刻认识到管理的重要性，因此对管理的要求越来越高。我国的现代化建设和改革、开放的实践给管理提出了很多新课题。

科学技术固然能决定社会生产力水平，但如果没有相应的管理科学的发展，则会限制科学技术成果作用的发挥。人们已经认识到管理学是促进社会和经济发展的一门重要学科。在社会生产中，管理的实质将起放大和增效作用，而放大的倍率主要是取决于管理功能的发挥。

实践证明，若管理有方、管理有效，可以使一个组织有崇高的目标、很强的凝聚力；人们可以在重大决策时坦诚讨论；充分发表意见；成员同舟共济，共同为集体成效负责；人们会坚持高标准，勇于承担责任，全力以赴为实现组织目标而奋斗；人人都会关心集体，对发生的问题主动予以解决；相互信任；坚持质量第一；成员间亲密无间、互相关心、互相帮助，不断进步；在实现组织目标、个人目标和社会责任等方面也会取得令人满意的成绩。若管理不利，组织则缺乏一个人们愿意为之努力奋斗的目标；不能鼓励人们同舟共济，有技术的人也不会充分发挥自己的聪明才智而努力工作；会缺乏追求卓越的精神；管理者与员工互不信任，人际关系紧张，甚至相互拆台；人员缺乏培训且素质差、业务水平低；不重视产品质量或服务质量低劣等。总之，管理在组织发挥社会功能、提高系统的社会效益和经济效益中起着非常重要的作用。

(二)科学管理在护理中的重要作用

在现代医学中，护理学作为一门独立的应用学科，是不可缺少的重要组成部分。卫生工作要完成为人民健康服务的任务，提高工作效率和质量，离不开加强护理管理；护理学本身要想获得飞跃发展，也离不开科学管理。近代护理学创始人南丁格尔在克里米亚战争中将伤病员死亡率从 50% 降到 2.2%，就是综合运用护理技术和护理管理的结果。

在医院内,护理人员占卫生技术人员的 50％,工作岗位涉及医院 3/4 的科室、部门,工作职责和任务关系到医疗、教学、科研、预防保健、经济效益、医院管理等很多重要方面。护理管理科学有效,通过护理人员辛勤工作,可以为医务人员和患者提供一个良好的工作、诊疗和修养环境;准备足够、合格的医疗物资、仪器设备、药品、被服等;可以使医疗、护理、医技人员、后勤之间的关系,以及医院工作人员与患者和亲属之间的关系协调,减少冲突;可以为完成治愈疾病、恢复健康的医疗任务提供保证,并使医护工作提高效率和质量;可以加强预防、保健工作、控制或减少医院感染的发生;可以为医学教学、科研的开展创造良好的条件;还通过护士参与记账和核算等经济工作,有利于医院经济效益等。在推进护理专业本身的建设和发展中,护理管理的重要作用也是十分明显的。我国护理学的建设任务也十分艰巨。例如,扩展护理工作领域,发挥护理独特优势,进一步加强社区护理、老年护理等任务就很急迫,深化专科护理业务建设的趋势也要求加强护理管理。护理管理水平还间接反映医院管理水平,因此,护理管理的科学化也有利于医院建设和推动医学科学的发展。

（李本清）

第二节　护理管理思想的形成与发展

护理管理作为专业领域的管理,是随着护理学科的发展而形成和发展的。护理事业的发展与护理管理的发展互相影响,互为因果。

护理管理的形成和发展,一方面是伴随着护理学科发展的需要,管理由简单到复杂;另一方面作为研究专业领域的管理规律,是管理学的分支学科,也受管理学发展的重要影响。护理学与管理学的理论、原则、技能方法不断交叉、融合,使护理管理由经验型到科学化,护理管理学逐渐形成和得到迅速发展。依发展的不同时期,大体可分为以下几个阶段。

一、管理学形成和发展的历史背景

管理学界普遍认为,科学管理理论和管理科学形成于 19 世纪末 20 世纪初。在这之前,人类为了分工发展,共同劳动,已经经历了几千年的管理实践活动,但并没有将管理作为一门学问来研究。

早期的管理活动比较简单,管理也不可能成为人们自觉地有意识地行为。例如,在古代早期家族式的护理中,在后来宗教的修女们以宗教意识对患者的照顾和精神安慰中,护理管理并不那么自觉和明确。但人们在管理实践中积累了丰富的经验,并有许多重要的管理思想形成,大多数记载于当时的经济学、历史学、军事学、哲学著作中。例如,罗马天主教今天的组织结构基本上是在公元 2 世纪建立的,说明组织管理实践已经存在几千年,并有成功的经验。护理方面,在公元 400 年,基督教会的 Phoebe 首先组织修女建立了护理团体,从事护理工作,这是护理管理的开始。

到 14 世纪时,意大利文艺复兴时期,随着管理实践的发展,管理思想有所深化,多包含在统治阶级思想家的政治主张之中。例如,当时的政治思想家、历史学家尼克罗·马基维利（Niccolo Machiavell,1469－1527 年）,在著作《君主论》中提出的关于领导者素质的论述就是典型代表,对管理学中领导理论的形成有重要影响。

当时的护理在一般医疗机构和教会式医疗机构两种医疗环境中发展。教会式的医疗机构都遵循一定的护理管理原则,按照病情轻重对患者进行分类,将患者安排在不同的病房。当时护理管理的重点是改变医疗环境,包括改变采光、通风及空间的安排等。由于战争,使伤病员大量增加,因此需要大量随军救护人员并开始有男性从事护理工作。这一时期,护理管理除了重视医疗环境的改善外,也开始重视护理人员的训练、护理技术的发展、对患者的关怀、工作划分及其他的方面。

文艺复兴后,慈善事业的发展,使护理逐渐脱离教会控制,成为一种独立事业。公元 1517 年发生的宗教改革,使许多基督教团体独立,原修道院医护功能遭到破坏。护理进入长达 200 年的"黑暗时期",护理管理也陷入瘫痪。

1576 年,法国天主教神父,St.Vincent De Paul 在巴黎成立慈善姊妹会,她们经过一定培训后,深入群众为病弱者提供护理服务,深受人们的欢迎。

在资本主义早期,英国古典政治经济学体系的重要创立者亚当·斯密(Adam Smith,1723—1790 年),提出了劳动专业化分工,即将工作分解成一些单一的和重复性的作业,使得因提高工人的技巧和熟练程度,提高了劳动生产率。从 18 世纪的英国开始的产业革命,又使机械力迅速取代了人力,使得大型、高效生产成为可能,则更需要管理的计划、组织、领导和控制工作,这是 20 世纪前促进管理发展的重要背景。

历史背景时期的管理实践和管理思想,为系统的管理理论的形成做了充分的准备。同时,管理思想和方法的形成过程均对护理事业的管理有重要影响。

二、南丁格尔对护理管理的贡献

近代护理管理的发展是从 19 世纪中叶,英国的南丁格尔开创科学的护理开始。1853 年,南丁格尔曾受聘担任伦敦一家看护所的管理者,1854 年 10 月,被任命为"驻土耳其英国总医院妇女护士团团长"。她不论是在当时的看护所里,还是在 1854—1856 年克里米亚战争救护伤员中,都不仅用先进的技术加强护理,而且注意加强管理,在疾病恢复中发挥了巨大作用。

南丁格尔对护理管理的主要贡献表现在以下几个方面。

(一)设立了一套护理管理制度

她提出护理管理要采用系统化方式,强调设立医院必须先确定相应的政策,使护理人员担负起护理患者的责任,适当授权,以充分发挥每位护理人员的潜能。在护理组织的设置上,要求每个医院必须设立护理部并由护理部主任来管理护理工作;各病区设有护士长,管理病房的护理行政及业务。

(二)设立医院设备及环境方面的管理要求

要求重视改善病房环境,包括采光、通风、照明、墙壁的颜色等,使患者有一个舒适的康复环境。强调医院设备要满足护理的需要。

(三)努力提高护理工作效率及质量

要求护理人员做好患者的护理记录,及时认真地对患者护理情况进行统计。强调护理人员除了照顾患者的身体之外,必须重视心理问题。研究改善护理人员的工作环境及节省人力、物力资源的方法。要求病房护理用品有条理的存放,并注意库存量,以保证正常供应。

（四）注重了护理人员的训练及资历要求

她探询一些社会改革者和医师的意见，他们都一致认为对护士素质的要求是必要的，南丁格尔建立世界第一所护校，要求护理人员经过专门培训，护理管理者必须接受一定的管理训练。

南丁格尔的努力使护理学在向科学化、正规化的方向发展的同时，又使护理管理也走上了独立发展的道路，她对近代护理和护理管理的发展产生的影响是深远的。

三、管理学发展的多样化时期及其对护理管理的影响

20世纪的前半期是管理思想发展的多样化时期。不同的管理学家从不同背景和角度出发，对管理加以研究，形成了不同的管理理论和学说，为我们理解管理规律做出了重要贡献，也对现代护理科学管理的形成和发展有重要影响。下面简要介绍4个方面的管理理论及其对护理管理的影响。

（一）科学管理

科学管理理论的创始人是弗雷德里克·温斯洛·泰勒（Frederick Winslow Taylor，1865－1915年），美国人。开始时他在钢铁厂做工人，当体会到工人在生产中有很大潜力时，他开始研究，当工人用铁锹向货车铲料及搬运铁块时，他测定每次活动与停止的时间以及观察如何动作效率最高，经过研究设计出有效的标准化动作、标准化工具，使生产中使用最短时间和最精练的动作，并予以推广，提高了劳动生产率。从科学管理的3个基本出发点：①谋求最高工作效率。科学管理的中心问题是提高劳动生产率。②谋求取得最高效率的重要手段。使生产工具、机器、操作方法、作业环境等均标准化，动作精简化和工作专门化，即合理化三原则（或3S化）。③要求劳资双方实行重大精神变革，在工作中互相协作，共同努力，并把管理职能与执行职能分开。同时泰勒提出实行刺激性的报酬制度。他的著作《科学管理原理》1911年出版，标志着现代管理理论的诞生。

科学管理思想在当时被誉为第二次产业革命，对资本主义社会的影响是划时代的，对管理理论的形成起着里程碑的作用。

科学管理理论在发展过程中，不断应用到护理中，对现代护理管理理论的形成与发展也产生着深远的影响。例如：①使用科学方法改进护理人员在病房工作的分工方式。在以前主要采用个案护理方法，即护士每天当班时负责一位或两位患者的全部护理任务。科学管理提出了专业化分工，护士开始实行功能制护理方式。是按照工作内容分配护理人员。如同工厂的专业化分工-流水作业一样，将相同或相似的工作内容相对集中，划分成一些单一的和重复性的作业。例如，治疗性工作、临床生活护理、处理医嘱和文字书写、临床带教工作等，分别由治疗班、护理班、主班、教学护士等专门护士承担特定任务，一个岗位的1～2位护士面对全体患者，对患者的护理由各班护理人员的相互协作共同完成。由于经常从事一种性质的工作，提高了技术操作的技巧性和熟练程度，也免去了不断更换护理用具的麻烦，因此提高了劳动生产率。这种护理方式较原来的宗教的自然哲学模式前进了一大步，是护理管理发展中有意义的重要阶段。②部分护理工作标准化，并加强对护士的训练。受科学管理加强作业操作管理和实现精简化、标准化管理思想的影响，注意制订标准统一、动作精练的护理技术操作规程和各项护理工作标准，并以此训练护士减少操作中不必要的多余动作和提高效率，并用时间作为衡量技术熟练与否的手段。③改善工作条件和环境。使护理用物、仪器设备、药品等规格化，放置位置均标准、统一、固定，从而使方便使用，提高工作效率和质量。④同时，对护理管理重要性的认识得到加强。

(二)一般行政管理理论

与科学管理同时代的另一批思想家是从整个组织上层管理问题入手关注管理,称为一般行政管理理论家。

1.法约尔的管理职能学说

法约尔(Henri Fayol 1841—1925 年),法国人。担任采矿冶金公司经理,曾将濒临破产的公司改变为成功的企业。他提出在公司管理中有 14 项组织经营原则:合理分工;权责相适应;严格纪律;统一命令;统一领导;个人服从集体,领导人调谐关系;个人报酬公平合理;集中权力;有等级制;事物均有秩序;公平;对下属亲切、友好、公正;人事稳定;有创新精神;保持集体团结合作。法约尔研究企业活动,并将管理职能分为计划、组织、指挥、协调和控制。

2.韦伯的行政组织理论

马克斯·韦伯(Max Weber 1864—1920 年),德国人。在管理思想上提出了"理想的行政组织体系理论"。主要内容是:①理想的行政组织是通过职务和职位按等级来进行管理的。并提出了一系列实施原则和方法。②权力有各种不同的类别。任何一种组织都是以某种形式的权力为基础,才能实现组织的目标。③理想的行政组织的管理制度,意味着以规则为依据来进行控制。在组织体系中,为实现目标,要把全部活动划分为各种基本作业分配给组织中的每个成员,有一定的规章、规定和程序、奖惩制度等。管理制度要适应各种管理工作,有利于提高管理效率。

这些古典组织理论对管理摆脱传统经验方法变成科学方法是一个重大转变。

在护理方面,19 世纪时医院护理组织体系尚未形成,护理部主任和总护士长主要是协助医院干事完成一些具体管理工作。进入 20 世纪以后,在南丁格尔使护理组织管理开始走向正规化的基础上,受一般行政管理理论影响,医院护理组织管理得到迅速发展。主要表现在:①护理组织系统逐渐完善。例如大多数医院采用层级结构,建立护理部;形成护理部正副主任-科护士长-护士长-护士等直线指挥系统,明确沟通路线和权力关系,每一层职位均授予相应职权。②各级管理人员和护士职能不断明确。护理管理中各种岗位、各级职责、各班护士角色与功能划分开始明确。③建立制度和进行考核。奖惩、绩效考核和各部门工作相应的规章制度均给予建立起来,依章处理问题;建立护理操作规程手册,并成为正式的工作说明单,使技术一致化。④强调各级护理管理者负起部门的计划、组织、指挥、协调、控制等事项。⑤建立一套固定的员工薪资办法,使酬劳公平化。⑥人员晋升考虑个人学历、经历,也考虑工作表现和奖惩记录。以上均是在一般行政管理理论的影响下形成和完善的结果。

(三)人际关系和行为科学理论

行为科学理论产生于 20 世纪 20～30 年代。早期被称为"人群关系"学说,20 世纪 40～50 年代被称为"行为科学理论",60 年代中叶发展成"组织行为学"。

行为科学管理阶段应用了心理学、社会学、人类学及其他相关科学,着重研究组织中的人的行为规律,发现人类行为产生的原因及人的行为动机的发展变化。研究改善组织中人与人的关系和激励人的积极性,以提高劳动生产率。现将有代表性的理论学说简介如下。

1.梅奥及人群关系学说

乔治·埃尔顿·梅奥(George Elton Mayo,1880—1949 年),曾担任美国哈佛大学工商管理研究室副教授,领导了著名的"霍桑试验"。

"霍桑试验"是 1924—1932 年在美国芝加哥的霍桑工厂进行的,主要是寻求提高劳动生产率的途径。大体经过 4 个阶段,即研究照明度与工作效率之间的关系;研究工作条件变换对生产率的影响;对工人进行广泛的访谈和试验计件奖金的作用。

经过试验,梅奥等人发现决定工人工作效率最重要的不是工作条件和奖励性计件工资,而是职工在集体中的融洽性(人际关系)和安全感。研究结果表明,"人"不只是"经济人"(即认为工人工作的动机只是经济原因),而且是"社会人"。管理当局和工人之间以及工人相互之间的社会关系是影响劳动生产率最重要的条件,群体的社会准则或标准是决定工人个人行为的关键要素。于1935年,梅奥出版了《工业文明中人的问题》,提出了人群关系学说。

梅奥认为,作为管理者须同时具有专业技术、经济管理技能和搞好人际关系的技巧,这样可以提高领导能力,有利于缓和和解决领导者与被领导者之间的矛盾,提高劳动生产率。

2.马斯洛的人类需要层次理论

在人际关系学说提出后,更多的社会、心理和人类学专家对管理进行研究。

美国心理学家和行为科学家亚伯拉罕·马斯洛(Abraham H·Maslow,1908－1970年),提出了人类需要层次理论。认为人有5种需要,是依次要求、依次满足、递级上升的五个层次。主要是:①生理的需要。②安全的需要。③社会交往(爱和所属)的需要。④自尊和受人尊重的需要。⑤自我实现的需要。当需要未被满足时,可以成为激励的起点。

人类需要层次论为研究人类行为的产生与发展规律奠定了基础,在国内外管理中得到了广泛的应用。并在该理论的基础上,以后又产生了很多学说。

3.麦格雷戈的X-Y理论(Theory X and theory Y)

道格拉斯·麦格雷戈(Douglas.Mc.Gregor,1906－1964年),是美国行为科学家。在1960年提出了X-Y理论,是关于人的特性的两套系统性假设;他把传统的管理假设概括为"X理论",把与X相对立的理论统称为"Y理论"。两种观点决定了管理者的管理行为和方式。

简要地说,X理论基本上是一种关于人性的消极观点,它假设人们缺乏雄心壮志,不喜欢工作,总想回避责任,以及需要在严密地监督下才能有效地工作;另一方面,Y理论提出了一种积极观点,它假设人们能够自我管理,愿意承担责任,以及把工作看作像休息和娱乐一样自然。麦格雷戈相信Y理论假设最恰当地抓住了工人的本质,相信成员能自我激励,强调管理中要启发内因,发挥人的主观能动性和自我控制能力。

4.卢因的群体力学理论

库尔特·卢因(Kurt Lewin,1890－1947年),德国心理学家,于1944年提出"群体力学"概念。重点研究组织中的群体行为。

其主要观点:群体是一种非正式组织,是处于相对平衡状态的一种"力场"。群体行为就是各种相互影响的力的结合,这些力也修正个人行为。并提出了群体目标、群体内聚力、群体活动规范、群体的结构、群体领导方式等概念。此外,卢因对群体内聚力的测定、影响内聚力的因素、内聚力与群体士气和生产率的关系等,都进行了有成效的试验研究。

5.关于领导理论的研究

组织行为学中关于领导理论的研究成果非常丰富,主要有关于领导者和被领导者相比较具有哪些特质的特质理论;有总结领导者工作作风和方式的领导行为理论;有重视具体情境对领导有效性影响的权变理论;还有综合各种领导理论,寻找共同点的最新的领导学说等。

行为科学理论的发展对护理管理也有巨大影响。表现在:①小组制护理产生。小组制护理形成于20世纪50年代初期,管理的人际关系学说和行为科学形成以后。该护理方式是由一位有经验的护士任组长,领导一组护士(一般3～4人)对一组患者(10～20位)提供护理,各小组有较大权责。小组可由不同等级护理人员组成,由所有成员共同参与护理,对患者做护理计划并评估效果,成员间彼此合作、协调、分享成就,可形成良好的工作氛围。小组制护理产生的另一个背景,是二战后正规护校毕业的合格护士数量不足,一些专业训练不足的人员进入护理队伍。小组制可由合格护士任组长,其他人为组员,既可满足护理人员的心理需要(例如,可减少功能制护理时护士单独上一种班的孤独感,新护士也不会因业务不熟练而紧张);又可使不同水平成员各自发挥特长,进行传帮带,容易沟通协调;还因为一组护士仅负责一组患者,比功能制护理时护士面对全病房患者更有利于对患者全面了解,加强沟通,有利于提高护理质量。②在日常管理中关心和尊重护理人员、满足心理需要。例如,医院提供护士宿舍,开办托儿所、幼儿园,提供必要的劳动保护措施,搞好食堂等生活服务,改善环境等。③建立双向沟通渠道。例如,有的医院采用小本子;有的护理部主任开放办公室时间;或用意见箱;或召开护理人员生活检查会等。④改变管理者的领导方式。主张采用参与式管理,贯彻人性化原则。护理人员可参与单位决策,同时也可对全院问题提出建议等。⑤重视人的因素。例如,重视培训;重视对护理人员的激励与奖励;加强人力资源的开发及合理应用,调动护理人员的工作积极性;建立护理人力库等。

(四)定量方法

定量方法还被称为运筹学和管理科学。包括统计学的应用、最优化决策数学模型、信息处理模型和计算机的应用等。此理论应用的目的是降低不确定性,寻找管理的定量化。例如,通过成本-效益分析寻求资源分配决策的定量化。

定量方法对护理管理的影响是使护理管理业务量化和电脑化。例如,使用统计抽样方法检查、监测护理质量问题,应用数学方法计算合格率等;开展了应用计算机排班、计算护理人力编制、统计出勤率、物资管理、质量考核及评估护理单位的劳动生产率等项工作。

(谢应菊)

第三章

基础护理技术

第一节 清洁护理

清洁是患者的基本需求之一,是维持和获得健康的重要保证。清洁可以清除微生物及污垢,防止细菌繁殖,促进血液循环,有利于体内废物排泄,同时清洁使人感到愉快、舒适。

一、口腔护理

口腔护理的目的有以下几方面。①保持口腔的清洁、湿润,使患者舒适,预防口腔感染等并发症。②防止口臭、口垢,促进食欲,保持口腔的正常功能。③观察口腔黏膜和舌苔的变化、特殊的口腔气味,可提供病情的动态信息,如肝功能不全患者出现肝臭,常是肝昏迷的先兆。

常用的漱口液有生理盐水、朵贝尔溶液(复方硼酸溶液)、1％～3％过氧化氢溶液、2％～3％硼酸溶液、1％～4％碳酸氢钠溶液、0.02％呋喃西林溶液、0.1％醋酸溶液。

(一)协助口腔冲洗

1.目的

协助口腔手术后使用固定器,或对有口腔病变的患者清洁口腔。

2.用物准备

治疗碗、治疗巾、弯盘、生理盐水、朵贝尔溶液、口镜、抽吸设备、压舌板、手电筒、20 mL 空针及冲洗针头。

3.操作步骤

(1)洗手。

(2)准备用物携至患者床旁。

(3)向患者解释。协助患者采取半坐位式,并于胸前铺治疗巾及放置弯盘。①装生理盐水及朵贝尔溶液于溶液盘内,并接上,用 20 mL 注射器抽吸并连接针头。②协助医师冲洗。③冲洗毕,擦干患者嘴巴。④整理用物后洗手。⑤记录。

4.注意事项

为了避免冲洗中弄湿患者,必要时给予手电筒照光,冲洗时须特别注意齿缝、前庭外,若有舌苔,可用压舌板外包纱布予以机械性刮除,冲洗中予以持续性的低压抽吸,必要时协助更换湿衣服。

（二）特殊口腔冲洗

1.用物准备

（1）治疗盘：治疗碗（内盛含有漱口液的棉球 12～16 个，棉球湿度以不能挤出液体为宜；弯血管钳、镊子）、压舌板、弯盘、吸水管、杯子、治疗巾、手电筒，需要时备张口器。

（2）外用药：按需准备，如液状石蜡、冰硼散、西瓜霜、金霉素甘油、制霉菌素甘油等，酌情使用。

2.操作步骤

（1）将用物携至床旁，向患者解释以取得合作。

（2）协助患者侧卧，面向护士，取治疗巾，围于颌下，置弯盘于口角边。

（3）先湿润口唇、口角，观察口腔黏膜有无出血、溃疡等现象。对长期应用抗生素、激素者应注意观察有无真菌感染。有活动义齿者，应取下，一般先取上面义齿，后取下面义齿，并放置容器内，用冷开水冲洗刷净，待患者漱口后戴上或浸入清水中备用（昏迷患者的义齿应浸于清水中保存）。浸义齿的清水应每天更换。义齿不可浸在乙醇或热水中，以免变色、变形和老化。

（4）协助患者用温开水漱口后，嘱患者咬合上下齿，用压舌板轻轻撑开一侧颊部，以弯血管钳夹有漱口液的棉球由内向门齿纵向擦洗。同法擦洗对侧。

（5）嘱患者张口，依次擦洗一侧牙齿内侧面、上颌面、下内侧面、下颌面，再弧形擦洗一侧颊部。同法擦洗另一侧。洗舌面及硬腭部（勿触及咽部，以免引起恶心）。

（6）擦洗完毕，帮助患者用冲洗管以漱口水漱口，漱口后用治疗巾拭去患者口角处水。

（7）口腔黏膜如有溃疡，酌情涂药于溃疡处。口唇干裂可涂擦液状石蜡。

（8）撤去治疗巾，清理用物，整理床单。

3.注意事项

（1）擦洗时动作要轻，特别是对凝血功能差的患者要防止碰伤黏膜及牙龈。

（2）昏迷患者禁忌漱口，需用张口器时，应从白齿放入（牙关紧闭者不可用暴力张口），擦洗时须用血管钳夹紧棉球，每次一个，防止棉球遗留在口腔内，棉球蘸漱口水不可过湿，以防患者将溶液吸入呼吸道。

（3）传染病患者的用物按隔离消毒原则处理。

二、头发护理

（一）床上梳发

1.目的

梳发、按摩头皮，可促进血液循环，除去污垢和脱落的头发、头屑，使患者清洁舒适和美观。

2.用物准备

治疗巾、梳子、30%乙醇溶液、纸袋（放脱落头发）。

3.操作步骤

（1）铺治疗巾于枕头上，协助患者把头转向一侧。

（2）将头发从中间梳向两边，左手握住一股头发，发根梳到发梢。长发或遇有打结时，可将头发绕在示指上慢慢梳理。避免强行梳拉，造成患者疼痛。如头发纠结成团，可用 30%乙醇湿润后，再小心梳理，同法梳理另一边。

（3）长发酌情编辫或扎成束，发型尽可能符合患者所好。

(4)将脱落头发置于纸袋中,撤下治疗巾。

(5)整理床单,清理用物。

(二)床上洗发(橡胶马蹄形垫法)

1.目的

同床上梳发、预防头虱及头皮感染。

2.用物准备

治疗车上备一只橡胶马蹄形垫,治疗盘内放小橡胶单,大、中毛巾各一条,眼罩或纱布,别针,棉球两只(以不吸水棉花为宜),纸袋,洗发液或肥皂,梳子,小镜子,护肤霜,水壶内盛 40~45 ℃热水,水桶(接污水)。必要时备电吹风。

3.操作步骤

(1)备齐用物携至床旁,向患者解释,以取得合作,根据季节关窗或开窗,室温以 24 ℃为宜。按需要给予便盆。移开床旁桌椅。

(2)垫小橡胶单及大毛巾于枕上,松开患者衣领向内反折,将中毛巾围于颈部,以别针固定。

(3)协助患者斜角仰卧,移枕于肩下,患者屈膝,可垫膝枕于两膝下,使患者体位安全舒适。

(4)置马蹄形垫垫于患者后颈部,使患者颈部枕于突起处,头在槽中,槽形下部接污水桶。

(5)用棉球塞两耳,用眼罩或纱布遮盖双眼或嘱患者闭上眼。

(6)洗发时先用两手掬少许水于患者头部试温,询问患者感觉,以确定水温是否合适;然后用水壶倒热水充分湿润头发,倒洗发液于手掌上,涂遍头发,用指尖揉搓头皮和头发。用力要适中,揉搓方向由发际向头顶部,使用梳子除去落发,置于纸袋中,用热水冲洗头发,直到冲净为止。观察患者的一般情况,注意保暖,洗发完毕,解下颈部毛巾,包住头发,一手托头,一手撤去橡胶马蹄垫。除去耳内棉球及眼罩,用患者自备的毛巾擦干脸部,酌情使用护肤霜。

(7)帮助患者卧于床正中,将枕、橡胶单、浴巾一起自肩下移至头部,用包头的毛巾揉搓头发,再用大毛巾擦干或电吹风吹干。梳理成患者习惯的发型,撤去上述用物。

(8)整理床单,清理用物。

4.注意事项

(1)要随时观察患者的病情变化,如脉搏、呼吸、血压有异常时应立即停止操作。

(2)注意室温和水温,及时擦干头发,防止患者受凉。

(3)防止水流入眼及耳内,避免沾湿衣服和床单。

(4)衰弱患者不宜洗发。

三、皮肤清洁与护理

(一)床上擦浴

1.用物准备

治疗车上备:面盆两只、水桶两只(一桶盛热水,水温在 50~52 ℃,并按年龄、季节、习惯,增减水温,另一桶接污水)、治疗盘(内置小毛巾两条、大毛巾、浴皂、梳子、小剪刀、50%乙醇、爽身粉)、清洁衣裤、被服。另备便盆、便盆布和屏风。

2.操作步骤

(1)推治疗车至床边,向患者解释,以取得合作。

(2)将用物放在便于操作处,关好门窗调节室温,用屏风或拉布遮挡患者,按需给予便盆。

(3)将脸盆放于床边桌上,倒入热水 2/3 满,测试水温。根据病情放平床头及床尾支架,松开床尾盖被。

(4)将微湿小毛巾包在右手上,为患者洗脸及颈部,左手扶患者头顶部,先擦眼,然后像写"3"字样,依次擦洗一侧额部、颊部、鼻翼部、人中、耳后下颌,直至颈部。另一侧同法。用较干毛巾依次擦洗一遍,注意擦净耳郭、耳后及颈部皮肤。

(5)为患者脱下衣服,在擦洗部位下面铺上浴巾,按顺序擦洗两上肢、胸腹部。协助患者侧卧,背向护士依次擦洗后颈部、背臀部,为患者换上清洁裤子。擦洗中,根据情况更换热水,注意擦净腋窝及腹股沟等处。

(6)擦洗的方法为先用涂肥皂的小毛巾擦洗,再用湿毛巾擦去皂液,清洗毛巾后再擦洗,最后用浴巾边按摩边擦干。动作要敏捷,为取得按摩效果,可适当用力。

(7)擦洗过程中,如患者出现寒战、面色苍白等病情变化时,应立即停止擦浴,给予适当的处理,同时注意观察皮肤有无异常。擦洗毕,可在骨突处用 50%乙醇做按摩,扑上爽身粉。

(8)整理床单,必要时梳发、剪指甲及更换床单。

(9)如有特殊情况,需做记录。

3.注意事项

护士操作时,要站在擦浴的一边,擦洗完一边后再转至另一边。站立时两脚要分开,重心应在身体中央或稍低处,拿水盆时,盆要靠近身边,减少体力消耗。操作时要体贴患者,保护患者自尊,动作要敏捷、轻柔,减少翻动和暴露,防止受凉。

(二)压力性损伤的预防及护理

压力性损伤是指机体局部组织由于长期受压,血液循环障碍,造成组织缺氧、缺血、营养不良而致的溃烂和坏死。导致活动受限的因素一般都会增加压力性损伤的发生。常见的因素有压力、剪力、摩擦力、潮湿等。好发部位为枕部、耳郭、肩胛部、肘部、骶尾部、髋部、膝关节内外侧、外踝、足跟。

1.预防措施

预防压力性损伤在于消除其发生的原因。因此,要求做到勤翻身、勤按摩、勤整理、勤更换。交班时要严格细致地交接局部皮肤情况及护理措施。

(1)避免局部长期受压:①鼓励和协助卧床患者经常更换卧位,使骨骼突出部位交替地受压,翻身间隔时间应根据病情及局部受压情况而定。一般 2 小时翻身 1 次,必要时 1 小时翻身 1 次,建立床头翻身记录卡。②保护骨隆突处和支持身体空隙处,将患者体位安置妥当后,可在身体空隙处垫软枕、海绵垫。需要时可垫海绵垫、气垫褥、水褥等,使支持体重的面积宽而均匀,使作用于患者身上的正压及作用力分布在一个较大的面积上,从而降低在隆突部位皮肤上所受的压强。③对使用石膏、夹板、牵引的患者,衬垫应平整、松软适度,尤其要注意骨骼突起部位的衬垫,要仔细观察局部皮肤和肢端皮肤颜色改变的情况,认真听取患者反映,适当给予调节,如发现石膏绷带凹凸不平,应立即报告医师,及时纠正。

(2)避免潮湿、摩擦及排泄物的刺激:①保持皮肤清洁干燥。大小便失禁、出汗及分泌物多的患者应及时擦干,以保护皮肤免受刺激,床铺要经常保持清洁干燥、平整无碎屑,被服污染要随时更换。不可让患者直接卧于橡胶单上。小儿要勤换尿布;②不可使用破损的便盆,以防擦伤皮肤。

(3)增进局部血液循环:对易发生压力性损伤的患者,要常检查,用温水擦澡、擦背或用湿毛巾行局部按摩。

手法按摩。①全背按摩：协助患者俯卧或侧卧，露出背部，先以热水进行擦洗，再以两手或一手沾上少许50%乙醇按摩。按摩者斜站在患者右侧，左腿弯曲在前，右腿伸直在后，从患者骶尾部开始，沿脊柱两侧边缘向上按摩（力量要能够刺激肌肉组织）至肩部时用环状动作。按摩后，手再轻轻滑至尾骨处。此时，左腿伸直，右腿弯曲，如此有节奏地按摩数次，再用拇指指腹由骶尾部开始沿脊柱按摩至第7颈椎。②受压处局部按摩：沾少许50%乙醇，以手掌大、小鱼际紧贴皮肤，压力均匀向心方向按摩，由轻至重，由重至轻，每次3～5分钟。

电动按摩器按摩。电动按摩器是依靠电磁作用，引导治疗器头震动，以代替各种手法按摩。操作者持按摩器根据不同部位选择合适的按摩头，紧贴皮肤，进行按摩。

（4）增进营养的摄入：营养不良是导致压力性损伤的内因之一，又可影响压力性损伤的愈合。蛋白质是身体修补组织所必需的物质，维生素也可促进伤口愈合，因此在病情允许时可给予高蛋白、高维生素膳食，以增进机体抵抗力和组织修复能力。此外，适当补充矿物质，可促进慢性溃疡的愈合。

2.压力性损伤的分期及护理

（1）1期：皮肤完整，局部出现压之不变白的红斑。常位于骨性突起之上。对肤色深的患者判断为1期压力性损伤时，应根据皮肤温度、湿度、组织一致性变化和皮肤疼痛的情况来判定，而非单纯依据红斑。处理：水胶体敷料；泡沫敷料（适用于消瘦患者）；透明薄膜。更换时间为7～10天。

（2）2期：部分皮层缺失。可伴有真皮层暴露，伤口床呈粉红色或红色、湿润，也可表现为完整或破损的浆液性水疱，脂肪组织和更深层的组织不可见，无肉芽组织、腐肉和焦痂。不应使用2期压力性损伤来描述皮肤撕裂、黏胶相关性皮肤损伤、失禁相关性皮炎或表皮脱落。针对二期出现的水疱，处理原则为保护皮肤、避免感染。<5 mm的小水疱，应减少摩擦，防感染，使其自行吸收；贴水胶体敷料或泡沫敷料，5～7天更换（无脱落、渗漏时）。

（3）3期：全层皮肤缺失。溃疡处可见脂肪，常见肉芽组织及伤口卷边，可能存在腐肉和/或焦痂、窦道和潜行，软骨、骨骼、肌肉、筋膜均不可见。此期压力性损伤的深度依据解剖学位置而不同，脂肪厚的区域会形成很深的伤口，鼻、耳、枕部、足踝等部位发生3期压力性损伤可呈浅表状。处理：遵照TIME原则（清除坏死组织；抗感染；吸收渗出液，促进肉芽生长；促进上皮爬行）。

（4）4期：全层皮肤和组织缺失。溃疡处可见或可直接触及筋膜、肌肉、肌腱、韧带、软骨或骨骼，可见腐肉和/或焦痂，常出现卷边、潜行和/或窦道；可扩展至肌肉和/或支撑结构（如筋膜、肌腱或关节囊），有可能引发骨髓炎。此期压力性损伤的深度依据解剖学位置而不同。处理：同3期。

四、会阴部清洁卫生的实施

（一）目的
保持清洁，清除异味，预防或减轻感染，增进舒适，促进伤口愈合。

（二）用物准备
便盆、屏风、橡胶单、中单、清洁棉球、大量杯、镊子、浴巾、毛巾、水壶（内盛50～52℃的温水）、清洁剂或呋喃西林棉球。

（三）操作方法

1.男患者会阴的护理

（1）携用物至患者床旁，核对后解释。

（2）患者取仰卧位，为遮挡患者可将浴巾折成扇形盖在患者的会阴部及腿部。

（3）带上清洁手套，一手提起阴茎，一手取毛巾或用呋喃西林棉球擦洗阴茎头部、下部和阴囊。擦洗肛门时，患者可取侧卧位，护士一手将臀部分开，一手用浴巾将肛门擦洗干净。

（4）为患者穿好衣裤，根据情况更换衣、裤、床单。整理床单，患者取舒适卧位。

（5）整理用物，清洁整齐，记录。

2.女患者会阴部护理

（1）携用物至患者床旁，核对后解释。

（2）患者取仰卧位，为遮挡患者可将浴巾折成扇形盖在患者的会阴部及腿部。

（3）先将橡胶单及中单置于患者臀下，再置便盆于患者臀下。

（4）护士一手持装有温水的大量杯，一手持夹有棉球的大镊子，边冲水边用棉球擦洗。

（5）冲洗后擦干各部位。撤去便盆及橡胶单和中单。

（6）为患者穿好衣裤，根据情况更换衣、裤、床单。整理床单，患者取舒适卧位。

（7）整理用物，清洁整齐，记录。

（四）注意事项

（1）操作前应向患者说明目的，以取得患者的合作。

（2）在执行操作的原则上，尽可能尊重患者习惯。

（3）注意遮挡患者，保护患者隐私。

（4）冲洗时从上至下。

（5）操作完毕应及时记录所观察到的情况。

（荆　会）

第二节　休息与睡眠护理

休息与睡眠是人类最基本的生理需要。良好的休息和睡眠如同充分的营养和适度的运动一样，对保持和促进健康起着重要作用。作为护士，必须了解睡眠的分期、影响睡眠的因素及患者的睡眠习惯，切实解决患者的睡眠问题，帮助患者达到可能的最佳睡眠状态。

一、休息

休息是指在一段时间内，通过相对地减少机体活动，使身心放松，处于一种没有紧张和焦虑的松弛状态。休息包括身体和心理两方面的放松，通过休息，可以减轻疲劳和缓解精神紧张。

（一）休息的意义和方式

1.休息的意义

对健康人来说，充足的休息是维持机体身心健康的必要条件；对患者来说，充足的休息是促进疾病康复的重要措施。休息对维护健康具有重要的意义,具体表现为:①休息可以减轻或消除疲劳,缓解精神紧张和压力。②休息可以维持机体生理调节的规律性。③休息可以促进机体正常的生长发育。④休息可以减少能量的消耗。⑤休息可以促进蛋白质的合成及组织修复。

2.休息的方式

休息的方式是因人而异的,取决于个体的年龄、健康状况、工作性质和生活方式等因素。对不同的人而言,休息有着不同的含义。例如,对从事脑力劳动的人而言,他的休息方式可以是散步、打球、游泳等;而对于从事这些活动的运动员来讲,他的休息反而是读书、看报、听音乐。无论采取何种方式,只要达到缓解疲劳、减轻压力、促进身心舒适和精力恢复的目的,就是有效的休息。在休息的各种形式中,睡眠是最常见也是最重要的一种。

(二)休息的条件

要想得到充足的休息,应满足以下 3 个条件,即充足的睡眠、生理上的舒适和心理上的放松。

1.充足的睡眠

休息的最基本的先决条件是充足的睡眠。充足的睡眠可以促进个体精力和体力的恢复。虽然每个人所需要的睡眠时间有较大的区别,但都有最低限度的睡眠时数,满足了一定的睡眠时数,才能得到充足的休息。护理人员要尽量使患者有足够的睡眠时间和建立良好的睡眠习惯。

2.生理上的舒适

生理上的舒适也就是身体放松,是保证有效休息的前提。因此,在休息之前必须将患者身体上的不适降至最低程度。护理人员应为患者提供各种舒适服务,包括祛除或控制疼痛、提供舒适的体位或姿势、协助患者搞好个人卫生、保持适宜的温湿度、调节睡眠时所需要的光线等。

3.心理上的放松

要得到良好的休息,必须有效地控制和减少紧张和焦虑,心理上才能得到放松。由于生病、住院时个体无法满足社会上、职业上或个人角色在义务上的需要,加之住院时对医院环境及医务人员感到陌生,对自身疾病的担忧等,患者常常会出现紧张和焦虑。因此,护理人员应耐心与患者沟通,恰当地运用知识和技能,提供及时、准确的服务,尽量满足患者的各种需要,才能帮助患者减少紧张和焦虑。

二、睡眠

睡眠是各种休息中最自然、最重要的方式。人的一生中有 1/3 的时间要用在睡眠上。任何人都需要睡眠,通过睡眠可以使人的精力和体力得到恢复,可以保持良好的觉醒状态,这样人才能精力充沛地从事劳动或其他活动。睡眠对于维持人的健康,尤其是促进疾病的康复,具有重要的意义。

(一)睡眠的定义

现代医学界普遍认为睡眠是一种主动过程,是一种知觉的特殊状态。睡眠时,人脑并没有停止工作,只是换了模式,虽然对周围环境的反应能力降低,但并未完全消失。通过睡眠,人的精力和体力得到恢复,睡眠后可保持良好的觉醒状态。

由此,可将睡眠定义为周期性发生的持续一定时间的知觉的特殊状态,具有不同的时相,睡眠时可相对地不做出反应。

(二)睡眠原理

睡眠是与较长时间的觉醒交替循环的生理过程。目前认为,睡眠由睡眠中枢控制。睡眠中枢位于脑干尾端,它向上传导冲动,作用于大脑皮质(也称上行抑制系统),与控制觉醒状态的脑干网状结构上行激动系统的作用相拮抗,引起睡眠和脑电波同步化,从而调节睡眠与觉醒的相互转化。

(三)睡眠分期

通过脑电图(EEG)测量大脑皮质的电活动,眼电图(EOG)测量眼睛的运动,肌电图(EMG)测量肌肉的状况,发现睡眠的不同阶段,脑、眼睛、肌肉的活动处于不同的水平。正常的睡眠周期可分为两个相互交替的不同时相状态,即慢波睡眠和快波睡眠。成人进入睡眠后,首先是慢波睡眠,持续80~120分钟后转入快波睡眠,维持20~30分钟后,又转入慢波睡眠。整个睡眠过程中有4或5次交替,越近睡眠的后期,快波睡眠持续时间越长。两种睡眠时相状态均可直接转为觉醒状态,但在觉醒状态下,一般只能进入慢波睡眠,而不能进入快波睡眠。

1.慢波睡眠

脑电波呈现同步化慢波时相,伴有慢眼球运动,肌肉松弛但仍有一定张力,亦称正相睡眠或非快速眼球运动睡眠(NREM)。在这段睡眠期间,大脑的活动下降到最低,使得人体能够得到完全的舒缓。此阶段又可分为4期。

(1)第Ⅰ期:为入睡期,是所有睡眠时相中睡得最浅的一期,常被认为是清醒与睡眠的过渡阶段,仅维持几分钟,很容易被唤醒。此期眼球有着缓慢的运动,生理活动开始减少,同时生命体征和新陈代谢逐渐减缓,在此阶段的人们仍然认为自己是清醒的。

(2)第Ⅱ期:为浅睡期。此期的人们已经进入无意识阶段,不过仍可听到声音,仍然容易被唤醒。此期持续10~20分钟,眼球不再运动,机体功能继续变慢,肌肉逐渐放松,脑电图偶尔会产生较快的宽大的梭状波。

(3)第Ⅲ期:为中度睡眠期,持续15~30分钟。此期肌肉完全放松,心搏缓慢,血压下降,但仍保持正常,难以唤醒并且身体很少移动,脑电图显示梭状波与δ波(大而低频的慢波)交替出现。

(4)第Ⅳ期:为深度睡眠期,持续15~30分钟。此期全身松弛,无任何活动,极难唤醒,生命体征比觉醒时明显下降,体内生长激素大量分泌,人体组织愈合加快,遗尿和梦游可能发生,脑电波为慢而高的δ波。

2.快波睡眠

快波睡眠亦称异相睡眠或快速眼球运动睡眠(REM)。此期的睡眠特点是眼球转动很快,脑电波活跃,与觉醒时很难区分。其表现与慢波睡眠相比,各种感觉功能进一步减退,唤醒阈值提高,极难唤醒,同时骨骼肌张力消失,肌肉几乎完全松弛。此外,这一阶段还会有间断的阵发性表现,如眼球快速运动、部分躯体抽动,同时有心排血量增加、血压上升、心率加快、呼吸加快而不规则等交感神经兴奋的表现。多数在醒来后能够回忆的生动、逼真的梦境都是在此期发生的。

睡眠中的一些时相对人体具有特殊的意义,如在NREM第Ⅳ期的睡眠中,机体会释放大量的生长激素来修复和更新上皮细胞和某些特殊细胞,如脑细胞,故慢波睡眠有利于促进生长和体力的恢复。而REM睡眠则对于学习记忆和精力恢复似乎很重要。因为在快波睡眠中,脑耗氧量增加,脑血流量增多,且脑内蛋白质合成加快,有利于建立新的突触联系,可加快幼儿神经系统成熟。同时快波睡眠对保持精神和情绪上的平衡最为重要。因为这一时期的梦境都是生动的、充满感情色彩的,此梦境可减轻、缓解精神压力,使人将忧虑的事情从记忆中消除。非快速眼球运动睡眠与快速眼球运动睡眠的比较见表3-1。

表 3-1　非快速眼球运动睡眠与快速眼球运动睡眠的比较

项目	非快速眼球运动睡眠	快速眼球运动睡眠
脑电图	第Ⅰ期:低电压 α 节律 8～12 次/秒 第Ⅱ期:宽大的梭状波 14～16 次/秒 第Ⅲ期:梭状波与 δ 波交替 第Ⅳ期:慢而高的 δ 波 1～2 次/秒	去同步化快波
眼球运动	慢的眼球转动或没有	阵发性的眼球快速运动
生理变化	呼吸、心率减慢且规则 血压、体温下降 肌肉渐松弛 感觉功能减退	感觉功能进一步减退 肌张力进一步减弱 有间断的阵发性表现:心排血量增加,血压升高, 呼吸加快且不规则,心率加快
合成代谢	人体组织愈合加快	脑内蛋白质合成加快
生长激素	分泌增加	分泌减少
其他	第Ⅳ期发生遗尿和梦游	做梦且为充满感情色彩、稀奇古怪的梦
作用	有利于个体体力的恢复	有利于个体精力的恢复

(四)睡眠周期

对大多数成人而言,睡眠是每 24 小时循环一次的周期性程序。一旦入睡,成人平均每晚经历 4～6 个完整的睡眠周期,每个睡眠周期由不同的睡眠时相构成,分别是 NREM 睡眠的 4 个时相和 REM 睡眠,持续 60～120 分钟不等,平均为 90 分钟。睡眠周期各时相按一定的顺序重复出现。这一模式总是从 NREM 第Ⅰ期开始,依次经过第Ⅱ期、第Ⅲ期、第Ⅳ期之后,返回 NREM 的第Ⅲ期然后到第Ⅱ期,再进入 REM 期,当 REM 期完成后,再回到 NREM 的第Ⅱ期(图 3-1),如此周而复始。在睡眠时相周期的任一阶段醒而复睡时,都需要从头开始依次经过各期。

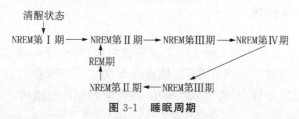

图 3-1　睡眠周期

在睡眠周期中,每一时相所占的时间比例随睡眠的进行而有所改变。一般刚入睡时,个体进入睡眠周期约 90 分钟后才进入 REM 睡眠,随睡眠周期的进展,NREM 第Ⅲ、Ⅳ时相缩短,REM 阶段时间延长。在最后一个睡眠周期中,REM 睡眠可达到 60 分钟。因此,大部分 NREM 睡眠发生在上半夜,REM 睡眠则多在下半夜。

(五)影响睡眠的因素

1.生理因素

(1)年龄:通常人睡眠的需要量与其年龄成反比,但有个体差异。新生儿期每天睡眠时间最长,可达 16～20 小时,成人 7～8 小时。

(2)疲劳:适度的疲劳,有助于入睡,但过度的精力耗竭反而会使入睡发生困难。

(3)昼夜节律:"睡眠-觉醒"周期具有生物钟式的节律性,如果长时间频繁地夜间工作或航空时差,就会造成该节律失调,从而影响入睡及睡眠质量。

(4)内分泌变化:女性月经前期和月经期常出现嗜睡现象,绝经期妇女常失眠,与内分泌变化有关。

(5)寝前习惯:睡前的一些行为习惯,如看报纸杂志、听音乐、喝牛奶、洗热水澡或泡脚等,当这些习惯突然改变或被阻碍进行时,可能使睡眠发生障碍。

(6)食物因素:含有较多 L-色氨酸的食物,如肉类、乳制品和豆类都能促进入睡,缩短入睡时间,是天然的催眠剂;少量饮酒能促进放松和睡眠,但大量饮酒会干扰睡眠,使睡眠变浅;含有咖啡因的浓茶、咖啡及可乐饮用后使人兴奋,即使入睡也容易中途醒来,且总睡眠时间缩短。

2.病理因素

(1)疾病影响:几乎所有疾病都会影响睡眠。例如,各种原因引起的疼痛未能及时缓解时严重影响睡眠,精神分裂症、强迫性神经症等患者常处于过度觉醒状态。生病的人需要更多时间的睡眠来促进机体康复,却往往因为多种症状困扰或特殊的治疗限制而无法获得正常的睡眠。

(2)身体不适:身体的舒适是获得休息与安睡的先决条件,饥饿、腹胀、呼吸困难、憋闷、身体不洁、皮肤瘙痒、体位不适等都是常见的影响睡眠的原因。

3.环境因素

睡眠环境影响睡眠状况,适宜的温湿度、安静、整洁、舒适、空气清新的环境常可增进睡眠,反之则会对睡眠产生干扰。

4.心理因素

焦虑不安、强烈的情绪反应(如恐惧、悲哀、激动、喜悦)、家庭或人际关系紧张等常常影响患者的睡眠。

5.其他

食物摄入多少、体育锻炼情况、某些药物等也会影响睡眠形态。

(六)促进睡眠的护理措施

1.增进舒适

人们在感觉舒适和放松时才能入睡。为了使患者放松,对于一些遭受病痛折磨的患者采用有效镇痛的方法;做好就寝前的晚间护理,如协助患者洗漱、排便;帮助患者处于正确的睡眠姿势,妥善安置身体各部位的导管、引流管以及牵引、固定等特殊治疗措施。

2.环境控制

人们睡眠时需要的环境条件包括适宜的室温和通风、最低限度的声音、舒适的床和适当的照明。一般冬季室温 18～22 ℃,夏季 25 ℃左右,湿度以 50%～60% 为宜;根据患者需要,睡前开窗通风,清除病房内异味,使空气清新;保持病区尽可能地安静,尽量减少晚间交谈;提供清洁、干燥的卧具和舒适的枕头、被服;夜间调节住院单元的灯光。

3.重视心理护理

多与患者沟通交流,找出影响患者休息与睡眠的心理社会因素,通过鼓励倾诉、正确指导,消除患者紧张和焦虑情绪,恢复平静、稳定的状态,提高休息和睡眠质量。

4.建立休息和睡眠周期

针对患者的不同情况,帮助患者建立适宜的休息和睡眠周期。患者入院后,原有的休息和睡眠规律被打乱,护士应在患者醒时进行评估、治疗和常规护理工作,避免因一些非必要任务而唤醒患者,同时鼓励患者合理安排日间活动,适当锻炼。

5.尊重患者的睡眠习惯

病情允许的情况下,护理人员应尽可能根据患者就寝前的一些个人习惯,选择如提供温热饮料,允许短时间的阅读、听音乐,协助沐浴或泡脚等方式促进睡眠。

6.健康教育

使患者了解睡眠对健康与康复的重要作用,心、身放松的重要意义和一些促进睡眠的常用技巧。与患者一起讨论有关休息和睡眠的知识,分析困扰患者睡眠的因素,针对具体情况给予相应指导,帮助患者建立有规律的生活方式,养成良好的睡眠习惯。

（高艳萍）

第三节　静　脉　输　液

一、准备

(一)仪表

着装整洁,佩戴胸牌,洗手、戴口罩。

(二)用物

注射盘内放干棉球缸、一次性输液器、网套、止血带、橡皮小枕及一次性垫巾、弯盘、0.75%碘酊、棉签、胶布、启盖器、药液瓶外贴输液标签(上写患者姓名、床号、输液药品、剂量、用法、日期、时间、输液架)。

二、操作步骤

(1)根据医嘱备齐用物,携至床旁查对床号、姓名、剂量、用法、时间、药液瓶和面貌,并摇动药瓶对光检查。

(2)做好解释工作,询问大小便,备胶布。

(3)开启铝盖中心部分(如备物时加完药可省去)套网套,消毒瓶塞中心及瓶颈,挂于输液架上,检查输液器并打开,插入瓶塞至针头根部。

(4)排气,排液3~5 mL至弯盘内。

(5)选择血管,置小枕及垫巾,扎止血带、消毒皮肤,待干。

(6)再次查对床号、姓名、剂量、用法、时间、药液瓶和面貌。

(7)再次检查空气是否排尽,夹紧,穿刺时左手绷紧皮肤并用拇指固定静脉,见回血,松止血带及螺旋夹。

(8)胶布固定,干棉球遮盖针眼,调节滴速,开始15分钟应慢,无异常调节至正常速度。

(9)交代注意事项,整理床及用物。

(10)爱护体贴患者,协助卧舒适体位。

(11)洗手、消毒用物。

三、临床应用

(一)静脉输液注意事项

(1)严格执行无菌操作和查对制度。

(2)根据病情需要,有计划地安排轮流顺序,如需加入药物,应合理安排,以尽快达到输液目的,注意配伍禁忌。

(3)需长期输液者,要注意保护和合理使用静脉,一般从远端小静脉开始。

(4)输液前应排尽输液管及针头内空气,药液滴尽前要按需及时更换溶液瓶或拔针,严防造成空气栓塞。

(5)输液过程中应加强巡视,耐心听取患者的主诉,严密观察注射部位皮肤有无肿胀,针头有无脱出、阻塞或移位,针头和输液器衔接是否紧密,输液管有无扭曲受压,输液滴速是否适宜以及输液瓶内溶液量等,及时记录在输液卡或护理记录单上。

(6)需 24 小时连续输液者,应每天更换输液器。

(7)颈外静脉穿刺置管,如硅胶管内有回血,须及时用稀释肝素溶液冲注,以免硅胶管被血块堵塞;如遇输液不畅,须注意是否存在硅胶管弯曲或滑出血管外等情况。

(二)常见输液反应及防治

1.发热反应

(1)减慢滴注速度或停止输液,及时与医师联系。

(2)对症处理,寒战时适当增加盖被或用热水袋保暖,高热时给予物理降温。

(3)按医嘱给予抗过敏药物或激素治疗。

(4)保留余液和输液器,必要时送检验室做细菌培养。

(5)严格检查药液质量、输液用具的包装及灭菌有效期等,防止致热物质进入体内。

2.循环负荷过重(肺水肿)

(1)立即停止输液,及时与医师联系,积极配合抢救,安慰患者,使患者有安全感和信任感。

(2)为患者安置端坐位,使其两腿下垂,以减少静脉回流,减轻心脏负担。

(3)加压给氧,可使肺泡内压力升高,减少肺泡内毛细血管渗出液的产生,同时给予 20%～30%乙醇湿化吸氧。因乙醇能降低肺泡内泡沫的表面张力,使泡沫破裂消散,从而改善肺部气体交换,迅速缓解缺氧症状。

(4)按医嘱给用镇静剂、扩血管药物和强心剂如洋地黄等。

(5)必要时进行四肢轮流结扎,即用止血带或血压计袖带做适当加压,以阻断静脉血流,但动脉血流仍通畅。每隔 5～10 分钟轮流放松一侧肢体的止血带,可有效地减少静脉回心血量,待症状缓解后,逐步解除止血带。

(6)严格控制输液滴速和输液量,对心、肺疾病者以及老年人、儿童尤应慎重。

3.静脉炎

(1)严格执行无菌操作,对血管壁有刺激性的药物应充分稀释后应用,并防止药物溢出血管外。同时,要有计划地更换注射部位,以保护静脉。

(2)患肢抬高并制动,局部用 95%乙醇或 50%硫酸镁行热湿敷。

(3)理疗。

（4）如合并感染,根据医嘱给予抗生素治疗。

4.空气栓塞

（1）立即停止输液,及时通知医师,积极配合抢救,安慰患者,以减轻恐惧感。

（2）立即为患者置左侧卧位(可使肺的位置低于右心室,气泡侧向上漂移到右心室,避开肺动脉口)和头低足高位(在吸气时可增加胸内压力,以减少空气进入静脉。由于心脏搏动将空气混成泡沫,分次小量进入肺动脉内)。

（3）氧气吸入。

（4）输液前排尽输液管内空气,输液过程中密切观察,加压输液或输血时应专人守护,以防止空气栓塞发生。

（单士力）

第四节　机械吸痰法

一、目的

清除呼吸道分泌物,保持呼吸道通畅,预防并发症发生。适用于排痰无力、痰液黏稠、意识不清、危重、老年体弱及身体各脏器衰竭者。可通过患者口腔、鼻腔、气管插管或气管切开处进行负压吸引。

二、准备

(一)用物准备

治疗盘外:电动吸引器或中心吸引器包括马达、偏心轮、气体过滤器、压力表、安全瓶、贮液瓶、开口器、舌钳、压舌板、电源插座等。

治疗盘内:带盖缸2只(1只盛消毒一次性吸痰管若干根、1只盛有消毒液的盐水瓶)、消毒玻璃接管、治疗碗2个(1只内盛无菌生理盐水、1只内盛消毒液用于消毒玻璃接管)、弯盘、消毒纱布、无菌弯血管钳一把、消毒镊子一把、棉签一包、液状石蜡、冰硼散等,急救箱1个备用。

(二)患者、护理人员及环境准备

患者取舒适体位,稳定情绪,了解吸痰目的、方法、注意事项及配合要点。护理人员应衣帽整齐,修剪指甲,洗手,戴口罩。环境安静、整洁、光线、温湿度适宜。

三、操作步骤

（1）携用物至病床旁,接通电源,打开开关,调节负压,检查吸引器性能。

（2）检查患者口腔(昏迷患者可借助压舌板及开口器)、鼻腔,有无义齿,如有应先取下活动义齿,患者头部转向一侧,面向操作者。

（3）连接吸痰管,先吸少量生理盐水。用于检查吸痰管是否通畅,并润滑吸痰管前端。

（4）一手反折吸痰管末端,另一手持无菌弯血管钳或无菌镊子夹取吸痰管前端,插入口咽部

10～15 cm(过深可触及支气管处,易堵塞呼吸道)后,放松吸痰管末端,先吸口咽部分泌物,再吸气管内分泌物。吸痰时采取上下左右旋转向上提吸痰管的方法,有利于呼吸道分泌物吸出,避免损伤呼吸道黏膜。每次吸引时间少于 15 秒,防止缺氧。

(5)吸痰管拔出后,用生理盐水抽吸。防止分泌物堵塞吸痰管。

(6)观察患者呼吸道是否畅通及面部、呼吸、心率、血压等情况及吸出液的色、质、量。

(7)协助患者擦净面部分泌物,整理床单位,取舒适体位。

(8)处理用物,吸痰管玻璃接头清洁后,放入盛有消毒液的治疗碗中浸泡,或清洁后,置低温消毒箱内消毒备用。

(9)洗手,观察并记录治疗效果与反应。

四、注意事项

(1)严格无菌操作,吸痰管应即吸即弃。

(2)吸痰动作应轻柔,以防呼吸道黏膜损伤。

(3)痰液黏稠者可配合叩击、雾化吸入,提高治疗效果。

(4)储液瓶内的液体不得超过 2/3。

(5)每次吸痰时间不超过 15 秒,以免缺氧。

(6)两次吸痰间隔不少于 30 分钟。

(7)气管隆嵴处不宜反复刺激,避免引起咳嗽反射。

(李迎迎)

第五节 导 尿 术

一、目的

(1)为尿潴留患者解除痛苦;使尿失禁患者保持会阴清洁干燥。

(2)收集无菌尿标本,做细菌培养。

(3)避免盆腔手术时误伤膀胱,为危重、休克患者正确记录尿量,测尿比重提供依据。

(4)检查膀胱功能,测膀胱容量、压力及残余尿量。

(5)鉴别尿闭和尿潴留,以明确肾功能不全或排尿功能障碍。

(6)诊断及治疗膀胱和尿道的疾病,如进行膀胱造影或对膀胱肿瘤患者进行化疗等。

二、准备

(一)物品准备

治疗盘内:橡皮圈 1 个,别针 1 枚,备皮用物 1 套,一次性无菌导尿包一套(治疗碗两个、弯盘、双腔气囊导尿管根据年龄选不同型号尿管、弯血管钳一把、镊子一把、小药杯内置棉球若干个、液状石蜡棉球瓶一个、洞巾一块),弯盘一个,一次性手套一双,治疗碗一个(内盛棉球若干个),弯血管钳一把,镊子两把,无菌手套一双,常用消毒溶液如 0.1%苯扎溴铵(新洁尔灭),0.1%

氯己定等,无菌持物钳及容器一套,男患者导尿另备无菌纱布 2 块。

治疗盘外:小橡胶单和治疗巾一套(或一次性治疗巾),便盆及便盆巾。

(二)患者、护理人员及环境准备

患者了解导尿目的、方法、注意事项及配合要点。取仰卧屈膝位,调整情绪,指导或协助患者清洗外阴,备便盆。护理人员应衣帽整齐,修剪指甲,洗手,戴口罩。环境安静、整洁、光线、温湿度适宜,关闭门窗,备屏风或隔帘。

三、评估

(1)评估患者病情、治疗情况、意识、心理状态及合作度。

(2)患者排尿功能异常的程度,膀胱充盈度及会阴部皮肤、黏膜的完整性。

四、操作步骤

将用物推至患者处,核对患者床号、姓名,向患者解释导尿的目的、方法、注意事项及配合要点。消除患者紧张和窘迫的心理,以取得合作。①用屏风或隔帘遮挡患者,保护患者的隐私,使患者精神放松。②帮助患者清洗外阴部,减少逆行尿路感染的机会。③检查导尿包的日期,是否严密干燥,确保物品无菌性,防止尿路感染。④根据男女性尿道解剖特点执行不同的导尿术。

(一)男性患者导尿术操作步骤

(1)操作者位于患者右侧,帮助患者取仰卧屈膝位,脱去对侧裤腿,盖在近侧腿上,对侧下肢和上身用盖被盖好,两腿略外展,暴露外阴部。

(2)将一次性橡胶单和治疗巾垫于患者臀下,弯盘放于患者臀部,治疗碗内盛棉球若干个。

(3)左手戴手套,用纱布裹住阴茎前 1/3,将阴茎提起,另一手持镊子夹消毒棉球按顺序消毒,阴茎后 2/3 部-阴阜-阴囊暴露面。

(4)用无菌纱布包裹消毒过的阴茎后 2/3 部-阴阜-阴囊暴露面,消毒阴茎前 1/3,并将包皮向后推,换另一把镊子夹消毒棉球消毒尿道口,向外螺旋式擦拭龟头-冠状沟-尿道口数次,包皮和冠状沟易藏污,应彻底消毒,预防感染。污棉球置于弯盘内移至床尾。

(5)在患者两腿间打开无菌导尿包,用持物钳夹浸消毒液的棉球于药杯内。

(6)戴无菌手套,铺洞巾,使洞巾与包布内面形成无菌区域。嘱患者勿移动肢体保持体位,以免污染无菌区。

(7)按操作顺序排列好用物,用镊子取液状石蜡棉球,润滑导尿管前端。

(8)左手用纱布裹住阴茎并提起,使之与腹壁呈 60°,使耻骨前弯消失,便于插管。将包皮向后推,右手用镊子夹取浸消毒液的棉球,按顺序消毒尿道口、螺旋消毒龟头、冠状沟、尿道口数遍,每个棉球只可用一次,禁止重复使用,确保消毒部位不受污染,污棉球置于弯盘内,右手将弯盘移至靠近床尾无菌区域边沿,便于操作。

(9)左手固定阴茎,右手将治疗碗置于洞巾口旁,男性尿道长而且又有 3 个狭窄处,当插管受阻时,应稍停片刻嘱患者深呼吸,减轻尿道括约肌紧张,再徐徐插入导尿管,切忌用力过猛而损伤尿道。

(10)用另一只血管钳夹持导尿管前端,对准尿道口轻轻插入 20～22 cm,见尿液流出后,再插入约 2 cm,将尿液引流入治疗碗(第一次放尿不超过 1 000 mL,防止大量放尿,腹腔内压力急剧下降,血液大量滞留腹腔血管内,血压下降虚脱及膀胱内压突然降低,导致膀胱黏膜急剧充血,发生血尿)。

(11)治疗碗内尿液盛2/3满后,可用血管钳夹住导尿管末端,将尿液导入便器内,再打开导尿管继续放尿。注意询问患者的感觉,观察患者的反应。

(12)导尿毕,夹住导尿管末端,轻轻拔出导尿管,避免损伤尿道黏膜。撤下洞巾,擦净外阴,脱去手套置弯盘内,撤出臀部一次性橡胶单和治疗巾置治疗车下层。协助患者穿好裤子,整理床单位。

(13)整理用物。

(14)洗手,记录。

(二)女性患者导尿术操作步骤

(1)操作者位于患者右侧,帮助患者取仰卧屈膝位,脱去对侧裤腿,盖在近侧腿上,对侧下肢和上身用盖被盖好,两腿略外展,暴露外阴部。

(2)将一次性橡胶单和治疗巾垫于患者臀下,弯盘放于患者臀部,治疗碗内盛棉球若干个。

(3)左手戴手套,右手持血管钳夹取消毒棉球做外阴初步消毒,按由外向内,自上而下,依次消毒阴阜、两侧大阴唇。

(4)左手分开大阴唇,换另一把镊子按顺序消毒大小阴唇之间-小阴唇-尿道口-自尿道至肛门,减少逆行感染的机会。污棉球置于弯盘内,消毒完毕,脱下手套置于治疗碗内,污物放置治疗车下层。

(5)在患者两腿间打开无菌导尿包,用持物钳夹浸消毒液的棉球于药杯内。

(6)戴无菌手套,铺洞巾,使洞巾与包布内面形成无菌区域。嘱患者勿移动肢体保持体位,以免污染无菌区。

(7)按操作顺序排列好用物,用镊子取液状石蜡棉球,润滑导尿管前端。

(8)左手拇指、食指分开并固定小阴唇,右手持弯持物钳夹取消毒棉球,按由内向外,自上而下顺序消毒尿道口、两侧小阴唇、尿道口,尿道口处要重复消毒一次,污棉球及弯血管钳置于弯盘内,右手将弯盘移至靠近床尾无菌区域边沿,便于操作。

(9)右手将无菌治疗碗移至洞巾旁,嘱患者张口呼吸,用另一只弯血管钳夹持导尿管对准尿口轻轻插入尿道4~6 cm,见尿液后再插入1~2 cm。

(10)左手松开小阴唇,下移固定导尿管,将尿液引入治疗碗。注意询问患者的感觉,观察患者的反应。

(11)导尿毕,夹住导管末端,轻轻拔出导尿管,避免损伤尿道黏膜。撤下洞巾,擦净外阴,脱去手套置弯盘内,撤出臀部一次性橡胶单和治疗巾置治疗车下层。协助患者穿好裤子,整理床单位。

(12)整理用物。

(13)洗手,记录。

五、注意事项

(1)向患者及其家属解释留置导尿管的目的和护理方法,使其认识到预防泌尿道感染的重要性,并主动参与护理。

(2)保持引流通畅,避免导尿管扭曲堵塞,造成引流不畅。

(3)防止泌尿系统逆行感染。

(4)患者每天摄入足够的液体,每天尿量维持在2 000 mL以上,达到自然冲洗尿路的目的,以减少尿路感染和结石的发生。

(5)保持尿道口清洁,女患者用消毒棉球擦拭外阴及尿道口,如分泌物过多,可用0.02%高锰酸钾溶液冲洗,再用消毒棉球擦拭外阴及尿道口。男患者用消毒棉球擦拭尿道口、阴茎头及包皮,1～2次/天。

(6)每周定时更换集尿袋1次,定时排空集尿袋,并记录尿量。

(7)每月定时更换导尿管1次。

(8)采用间歇性夹管方式,训练膀胱反射功能。关闭导尿管,每4小时开放1次,使膀胱定时充盈和排空,促进膀胱功能的回复。

(9)离床活动时,应用胶布将导尿管远端固定在大腿上,集尿袋不得超过膀胱高度,防止尿液逆流。

(10)协助患者更换体位,倾听患者主诉,并观察尿液性状、颜色和量,尿常规每周检查一次,若发现尿液混浊、沉淀、有结晶,应做膀胱冲洗。

(荆　会)

第六节　膀胱冲洗术

一、目的

(1)对留置导尿管的患者,保持其尿液引流通畅。

(2)清除膀胱内的血凝块、黏液、细菌等异物,预防感染的发生。

(3)治疗某些膀胱疾病,如膀胱炎、膀胱肿瘤。

二、准备

(一)用物准备

治疗盘(消毒物品)1套、无菌膀胱冲洗装置1套,冲洗液按医嘱备,弯血管钳1把、输液调节器1个,必要时备启瓶器、输液架各1个。

(二)患者、护理人员及环境准备

患者了解膀胱冲洗目的、方法、注意事项及配合要点。护理人员应衣帽整齐,修剪指甲,洗手,戴口罩。环境安静、整洁,光线、温湿度适宜,关闭门窗。

三、操作步骤

(1)准备物品和冲洗溶液(生理盐水、0.02%呋喃西林溶液、3%硼酸溶液、0.2%氯己定溶液、0.1%新霉素溶液、0.1%雷夫奴尔溶液、2.5%醋酸等),仔细检查冲洗液有无浑浊、沉淀或絮状物;备齐用物,携至患者床边。

(2)核对患者床号、姓名,向患者解释操作目的和过程。

(3)按医嘱取冲洗液,冬季冲洗液应加温至38～40 ℃,以防低温刺激膀胱,常规消毒瓶塞,打开膀胱冲洗装置,将冲洗导管针头插入瓶塞,严格执行无菌操作技术,将冲洗液瓶倒挂于输液架上,瓶内液面距床面 60 cm,以便产生一定的压力使液体能够顺利滴入膀胱,排气后用弯血管钳夹导管。

(4)打开引流管夹子,排空膀胱,降低膀胱内压,便于冲洗液顺利滴入膀胱。

(5)夹毕引流管,开放冲洗管,使溶液滴入膀胱,调节滴速,滴速一般为 60～80 滴/分钟,以免患者尿意强烈,膀胱收缩,迫使冲洗液从导尿管侧溢出尿道外。

(6)待患者有尿意或滴入溶液 200～300 mL 后,夹闭冲洗管,放开引流管,将冲洗液全部引流出来后,再夹闭引流管。

(7)按需要量,如此反复冲洗,一般每天冲洗 2 次,每次 500～1 000 mL,冲洗过程中,经常询问患者感受,观察患者反应及引流液性状。

(8)冲洗完毕,取下冲洗管,清洁外阴部,固定好导尿管。

(9)协助患者取舒适卧位,整理床单位,清理物品。

(10)洗手记录冲洗液名称、冲洗量、引流量、引流液性质,冲洗过程中患者的反应。

四、注意事项

(1)严格遵医嘱并根据病情准备冲洗液。

(2)根据膀胱冲洗"微温、低压、少量、多次"的原则进行冲洗。

(3)保持冲洗管及引流管的无菌,冲洗过程中注意无菌原则。

(4)冲洗过程若患者出现不适或有出血情况,应立即停止冲洗,并与医师联系。

(5)如滴入治疗用药,须在膀胱内保留 30 分钟后再引流出体外,有利于药液与膀胱内液充分接触,并保持有效浓度。

(6)冲洗时不宜按压膀胱。

(荆　会)

第七节　灌　肠　术

一、目的

(1)刺激肠蠕动,软化和清除粪便,排出肠内积气,减轻腹胀。

(2)清洁肠道,为手术、检查和分娩做准备。

(3)稀释和清除肠道内有害物质,减轻中毒。

(4)为高热患者降温。

根据灌肠的目的不同分为保留灌肠和不保留灌肠。不保留灌肠按灌入液体量不同,分大量不保留灌肠和小量不保留灌肠(小量不保留灌肠适用于危重患者、老年体弱、小儿、孕妇等)。

二、准备

(一)物品准备

治疗盘内备:通便剂按医嘱备,一次性手套一双,剪刀(用开塞露时)1 把,弯盘一个,卫生纸,纱布1块。

治疗盘外备:温开水(用肥皂栓时)适量,屏风、便盆、便盆布1个。

(二)患者、护理人员及环境准备

患者了解通便目的、方法、注意事项及配合要点。取侧卧屈膝位,调整情绪,指导或协助患者清洗肛周,备便盆。护理人员应衣帽整齐,修剪指甲,洗手、戴口罩。环境安静、整洁,光线、温湿度适宜,关闭门窗,备屏风或隔帘,保护患者隐私,消除紧张、恐惧心理,取得合作。

三、评估

(1)评估患者病情、治疗情况、意识、心理状态及合作度。

(2)评估患者的腹胀情况、肛周皮肤、黏膜的完整性。

四、操作步骤

(1)关闭门窗,用屏风遮挡患者,保护患者隐私。

(2)条件许可患者可帮助其取左侧卧位,双腿屈曲,背向操作者,暴露肛门,便于操作。

(3)患者臀部移至床沿,臀下铺一次性尿垫,保持床单位清洁,便器放置在床旁。

(4)将弯盘置于臀部旁,用血管钳关闭灌肠筒胶管倒灌肠液于筒内,悬挂灌肠筒于输液架上,灌肠筒内液面与肛门距离不超过30 cm。

(5)将玻璃接头一头连接肛管,另一头连接灌肠筒胶管。

(6)戴一次性手套,一手分开肛门,暴露肛门口,嘱患者张口呼吸,使者放松便于插管,另一手将肛管轻轻旋转插入肛门,沿着直肠壁进入直肠7～10 cm。

(7)固定肛管,打开血管钳,缓缓注入灌肠液,速度不可过快过猛,以防刺激肠黏膜,出现排便。

(8)用血管钳关闭灌肠筒胶管,一手持卫生纸紧贴肛周下沿,防止灌肠液流出,另一手将肛管轻轻拔出,置弯盘内。

(9)擦净肛周,协助患者取舒适卧位,灌肠液在体内保留10～20分钟后再排便。充分软化粪便,提高灌肠效果。

(10)清理用物。

(11)协助患者排便,整理床单位。洗手、记录。

五、注意事项

(1)灌肠液温度控制在38 ℃,温度过高损伤肠黏膜,温度过低可引起肠痉挛。

(2)灌肠如遇患者有便意、腹胀时,嘱患者做深呼吸,让灌肠液在体内尽量保留10～20分钟后再排便。

(3)消化道出血、急腹症、妊娠、严重心血管疾病患者禁忌灌肠。

六、相关护理方法

(一)人工取便术

(1)条件许可患者可帮助其取左侧卧位,双腿屈曲,背向操作者,暴露肛门,便于操作。

(2)患者臀下铺一次性尿垫保持床单位清洁,便器放置在床旁。

（3）戴一次性手套，在右手示指端倒 1～2 mL 的 2% 利多卡因，插入肛门停留 5 分钟，利多卡因对肛管和直肠起麻醉作用，能减少刺激，减轻疼痛。

（4）嘱患者张口呼吸，轻轻旋转插入肛门，沿着直肠壁进入直肠。

（5）手指轻轻摩擦，松弛粪块，取出粪块，放入便器，重复数次，直至取净，动作轻柔，避免损伤肠黏膜或引起肛周水肿。

（6）取便过程中注意观察患者的生命体征和反应，如发现面色苍白、出汗、疲惫等表现，应暂停，休息片刻，若患者心率明显改变，应立即停止操作。

（7）操作结束，清洗肛门和臀部并擦干，病情许可时可行热水坐浴，促进局部血液循环，减轻疼痛防止病原微生物传播。

（8）整理消毒用物，洗手并做记录。

（9）注意事项：有肛门黏膜溃疡、肛裂及肛门剧烈疼痛者禁用此法。

（二）便秘的护理

（1）正确引导，安排合理膳食结构。

（2）协助患者适当增加运动量。

（3）养成良好的排便习惯。

（4）腹部进行环形按摩，通过按摩腹部，刺激肠蠕动，促进排便。方法：用右手或双手叠压稍微按压腹部，自右下腹盲肠部开始，依结肠蠕动方向，经升结肠、横结肠、降结肠、乙状结肠做环形按摩，或在乙状结肠部，由近心端向远心端做环形按摩，每次 5～10 分钟，每天 2 次。可由护士操作或指导患者自己进行。

（5）遵医嘱给予口服缓泻药物，禁忌长期使用，产生依赖性而失去正常的排便功能。

（6）简便通便术包括通便剂通便术和人工取便术。是患者及家属经过护士指导，可自行完成的一种简单易行、经济有效的护理技术。常用通便剂有开塞露（由 50% 的甘油或少量山梨醇制成，装于塑料胶壳内一种溶剂）、甘油栓（由甘油和硬脂酸制成，为无色透明或半透明栓剂，呈圆锥形，密封于塑料袋内一种溶剂，需冷藏储存）、肥皂栓（将普通肥皂削成底部直径 1 cm，长 3～4 cm 圆锥形栓剂），具有吸收水分、软化粪便、润滑肠壁刺激肠蠕动的作用。人工取便术是用手指插入直肠，破碎并取出嵌顿粪便的方法。常用于粪便嵌塞的患者采用灌肠等通便术无效时，以解除患者痛苦的方法。

（王　珍）

第四章

神经内科疾病护理

第一节 短暂性脑缺血发作

短暂性脑缺血发作(TIA)是局灶性脑缺血导致突发短暂性可逆性神经功能障碍。症状通常在几分钟内达到高峰,发作持续 5～30 分钟后可完全恢复,但反复发作。传统的 TIA 定义时限为 24 小时内恢复。TIA 是公认的缺血性卒中最重要的独立危险因素。近期频繁发作的 TIA 是脑梗死的特级警报,应予高度重视。

一、护理评估

(一)病因及发病机制

TIA 病因尚不完全清楚。基础病因是动脉粥样硬化,这种反复发作主要是供应脑部的大动脉痉挛、缺血,小动脉发生微栓塞所致;也可能由于血流动力学的改变、血液成分的异常等引起局部脑缺血症状。治疗上以祛除病因、减少和预防复发、保护脑功能为主,对由明确的颈部血管动脉硬化斑块引起明显狭窄或闭塞者可选用手术治疗。

(二)健康史

了解发病的诱因、症状及持续时间。一般 TIA 多发于 50～70 岁中老年人,男性较多。突然起病,迅速出现局限性神经功能缺失的症状与体征,数分钟达到高峰,持续数分钟或十余分钟缓解,不遗留后遗症;可反复发作,每次发作症状相似。

(三)身体评估

1.了解分型与临床表现

临床上常将 TIA 分为颈内动脉系统和椎-基底动脉系统两大类。

(1)颈内动脉系统 TIA:持续时间短,发作频率低,较易发生脑梗死。常见症状有对侧单肢无力或轻度偏瘫,感觉异常或减退,病变侧单眼一过性黑是颈内动脉分支眼动脉缺血的特征性症状,优势半球受累可出现失语症。

(2)椎-基底动脉系统 TIA:持续时间长,发作频率高,进展至脑梗死机会少。常见症状有阵发性眩晕、平衡障碍,一般不伴耳鸣。其特征性症状为跌倒发作和短暂性全面性遗忘症。还可出现复视、眼震、构音障碍、共济失调、吞咽困难等。

跌倒发作是指患者转头或仰头时下肢突然失去张力而跌倒,发作时无意识丧失。短暂性全面性遗忘症是指发作性短时间记忆丧失,持续数分至数十分钟。

2.了解既往史和用药情况

既往是否有原发性高血压、心脏病、高脂血症和糖尿病病史,并且了解用药情况,血压血糖控制情况。

3.了解患者的饮食习惯和家族史

了解患者是否长期摄入高胆固醇饮食,是否偏食、嗜食,是否吸烟、饮酒,了解其长辈及家属有无脑血管病的患病情况。

(四)实验室及其他检查

数字减影血管造影(DSA)可见颈内动脉粥样硬化斑块、狭窄等;彩色经颅多普勒(TCI)脑血流检查可显示血管狭窄、动脉粥样硬化斑块。

(五)心理-社会评估

突然发病引起患者的恐惧、焦虑。

二、护理诊断

(一)知识缺乏

缺乏本病防治知识。

(二)有受伤的危险

危险与突发眩晕、平衡失调及一过性失明等有关。

(三)潜在并发症

脑卒中。

三、护理目标

能够对疾病的病因和诱发因素有一定的了解,积极治疗相关疾病,患者的焦虑有所减轻。

四、护理措施

(一)祛除危险因素

帮助患者寻找和祛除自身的危险因素,积极治疗原发病,让患者了解肥胖、吸烟、酗酒、饮食结构不合理与本病的关系,改变不良生活方式,养成良好的生活习惯,防止发生高血压和动脉粥样硬化,从而预防 TIA 的发生。

(二)饮食护理

让患者了解高盐、低钙、高肉类、高动物脂肪饮食以及吸烟、酗酒等与本病的关系;指导患者进食低脂、低胆固醇、低盐、低糖、充足蛋白质和丰富维生素饮食,戒除烟酒,忌刺激性及辛辣食物,避免暴饮暴食。

(三)用药护理

TIA 治疗目的是消除病因、减少及预防复发、保护脑功能,对短时间内反复发作者,应采取有效治疗,防止脑梗死发生。病因明确者应针对病因进行治疗。目前对短暂性脑缺血发作的治疗性和预防性用药主要是抗血小板聚集药和抗凝药物两大类。抗血小板聚集药可减少微栓子及TIA 复发。常见药物有阿司匹林和噻氯匹定;而抗凝治疗适用于发作次数多,症状较重,持续时间长,且每次发作症状逐渐加重,又无明显禁忌证的患者,常见药物有肝素和华法林。还可给予钙通道阻滞剂、脑保护治疗和中医中药。抗凝治疗首选肝素。

按医嘱服药,在用抗凝药治疗时,应密切观察有无出血倾向。抗血小板聚集药如阿司匹林宜饭后服,以防胃肠道刺激,并注意观察有无上消化道出血征象。详细告知药物的作用机制、不良反应及用药注意事项,并注意观察药物的疗效情况。

(四)健康指导

(1)疾病知识指导:详细告知患者本病的病因、常见症状、预防及治疗知识。帮助患者消除恐惧心理,同时强调本病的危害性。

(2)适当运动:坚持适当的体育锻炼和运动,注意劳逸结合。鼓励患者坚持慢跑、快走、打太极拳、练气功等,促进心血管功能,改善脑血液循环。对频繁发作的患者应尽量减少独处时间,避免发生意外。

(3)用药指导:嘱患者按医嘱服药,不要随意更改药物及停药;告知患者药物的作用、不良反应及用药注意事项。如发现 TIA 反复发作,症状加重,应及时就医。

(4)保持心情愉快,情绪稳定,避免精神紧张和过度疲劳。

(五)心理护理

帮助患者了解本病治疗和预后的关系,消除患者的紧张、恐惧心理,保持乐观心态,积极配合治疗,并自觉改变不良生活方式,建立良好生活习惯。

五、护理评价

患者对疾病相关知识有了一定的认识,知道如何服用药物和自我监测病情,学会积极地配合治疗,患者的焦虑减轻或消失,有效地预防了并发症的发生。

(王艳红)

第二节 脑 梗 死

脑梗死(CI)或称缺血性卒中,是脑血液供应障碍引起缺血缺氧,导致局限性脑组织缺血性坏死或脑软化,约占全部脑卒中的 70%,临床最常见的类型为脑血栓形成和脑栓塞。

脑血栓形成(CT)是脑血管疾病中最常见的一种,是脑动脉主干或皮质支动脉粥样硬化导致血管增厚、管腔狭窄闭塞和血栓形成,造成脑局部血流减少或供血中断,脑组织缺血缺氧导致软化坏死,出现相应的神经系统症状体征。

脑栓塞是由于各种栓子(血流中异常的固体、液体、气体)沿血液循环进入脑动脉,造成血流中断而引起相应供血区的脑功能障碍。

一、护理评估

(一)病因及发病机制

1.脑血栓形成

在脑血管壁病变的基础上,动脉内膜损害破裂或形成溃疡。当血流缓慢、血压下降时,胆固醇易于沉积在内膜下层,引起血管壁脂肪透明变性、纤维增生、动脉变硬、血小板及纤维素沉着,血栓形成。血栓逐渐扩大,使动脉管腔狭窄,最终完全闭塞。缺血区的脑组织出现不同程度、不同范围的梗死。常见部位见图4-1。

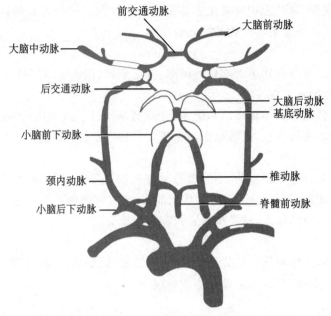

图4-1 脑各动脉分支示意图
白色区域是颅内动脉粥样硬化好发部位

脑血栓形成的病因:①血管病变,最常见的为脑动脉粥样硬化,常伴高血压病,与动脉粥样硬化互为因果,糖尿病和高脂血症也可加速动脉粥样硬化的进程。其次为脑动脉炎(如结缔组织病和细菌、病毒、螺旋体感染等)。②血液成分的改变如真性红细胞增多症、血小板增多症、血栓栓塞性血小板减少性紫癜、弥漫性血管内凝血等疾病均使血栓形成易于发生。③血液速度的改变,血压改变是影响局部血流量的重要因素。

2.脑栓塞

(1)心源性原因为脑栓塞最常见的原因。有一半以上为风湿性心脏病二尖瓣狭窄合并心房颤动,另外心肌梗死或心肌病时心内膜病变形成的附壁血栓脱落形成的栓子,以及心脏手术、心脏导管等也可发生脑栓塞。

(2)非心源性原因常见的是主动脉弓及其发出的大血管的动脉粥样硬化斑块和附着物脱落引起栓塞。

(3)其他如败血症的脓栓、长骨骨折的脂肪栓子等。

(二)健康史

1.年龄

好发于中老年人,多见于60岁以上患有动脉粥样硬化者,多伴有高血压、冠心病或糖尿病。脑栓塞起病年龄不一,因多数与风湿性心脏病有关,所以发病年龄以中青年居多,冠心病引起者多为中老年。

2.发病情况

脑血栓形成常在安静休息时发病,或睡眠中发生,于次晨起床时发现不能说话,一侧肢体瘫痪。最初可有头痛、头昏、肢体麻木、无力等,约有1/4的患者曾有 TIA 史。病情通常在1～2天达到高峰。脑栓塞的主要特征是起病急骤,在数秒或很短的时间内症状达高峰,常见的症状为局限性抽搐、偏盲、偏瘫、偏身感觉障碍、失语等,如有意识障碍症状较轻且很快恢复。严重者可突然昏迷、全身抽搐,因脑水肿或颅内出血发生脑疝而死亡。

3.了解既往史和用药情况

询问患者的身体状况,了解既往有无脑动脉硬化、原发性高血压及糖尿病病史。询问患者是否进行过治疗,目前用药情况怎样。

4.了解生活方式和饮食习惯

有无不良生活方式及饮食习惯,有无烟酒等嗜好。

(三)身体评估

(1)观察神志、瞳孔和生命体征情况:患者意识清楚或有轻度意识障碍,生命体征一般无明显改变。

(2)评估有无神经功能受损:神经系统体征视脑血管闭塞的部位及梗死的范围而定,常见为各种类型的偏瘫、失语。

脑卒中的临床类型:①完全型,神经功能缺失症状体征较严重、较完全,进展较迅速,常于6小时内病情达高峰。②进展型,神经功能缺失症状较轻,但呈渐进性加重,在48小时内仍不断进展,直至出现较严重的神经功能缺损。③可逆性缺血性神经功能缺失,神经功能缺失症状较轻,但持续存在,可在3周内恢复。

(四)实验室及其他检查

脑血栓形成患者应常规进行 CT 检查,发病 24 小时后梗死区出现低密度梗死灶;MRI 可清晰显示梗死区;脑血管造影可发现血管狭窄及闭塞部位。

(五)心理-社会评估

是否因偏瘫、失语等影响工作、生活而出现焦虑、自卑、依赖、悲观失望等心理反应。有无患者长期住院而加重家庭经济负担,或由于长期照顾患者而致家属身心疲惫。

二、护理诊断

(一)躯体移动障碍

躯体移动障碍与偏瘫或平衡能力降低有关。

(二)语言沟通障碍

语言沟通障碍与语言中枢功能受损有关。

(三)有废用综合征的危险

有废用综合征的危险与意识障碍、偏瘫、长期卧床有关。

(四)吞咽障碍

吞咽障碍与意识障碍或延髓麻痹有关。

(五)焦虑

焦虑与偏瘫、失语有关。

(六)有皮肤完整性受损的危险

危险与长期卧床有关。

(七)潜在并发症

肺内感染、脑疝。

三、护理目标

患者能掌握各种运动锻炼及语言康复训练方法,躯体活动能力和语言表达能力逐步增强;防止肌肉萎缩、关节畸形;不发生误吸、受伤、压力性损伤等;情绪稳定。

四、护理措施

(一)一般护理

1.体位

患者宜采取平卧位,以便较多血液供给脑部,禁用冰袋等冷敷头部以免血管收缩、血流减少而加重病情。

2.饮食护理

给予低盐低脂饮食,如有吞咽困难、饮水呛咳时,可给予糊状流食或半流食,从健侧小口慢慢喂食,必要时给予鼻饲流质饮食,并按鼻饲要求做好相关护理。苹果、香蕉等高纤维素食物可以减少便秘。肥肉、蛋类、动物内脏等含胆固醇高的食物要少吃或不吃。

3.生活护理

指导和协助卧床患者完成日常生活(如穿衣、洗漱、沐浴、大小便等),及时更换衣服、床单、定时翻身、叩背,以免发生压力性损伤。恢复期尽量要求患者独立完成生活自理活动,如鼓励患者用健侧手进食、洗漱等。指导患者保持口腔清洁,保持大小便通畅和会阴部清洁。

4.安全护理

对有意识障碍和躁动不安的患者,床周应加护栏,以防坠床;对步行困难、步态不稳等运动障碍的患者,地面应保持干燥平整,以防跌倒;走道和卫生间等患者活动场所均应设置扶手。

(二)病情观察

密切观察病情变化,如患者再次出现偏瘫或原有症状加重等,应考虑是否为梗死灶扩大及合并颅内出血,立即报告医师。

(1)注意监测患者的意识状态、瞳孔及生命体征的变化。

(2)注意有无呼吸障碍、发绀及气管分泌物增加等现象。必要时协助医师行气管内插管及使用呼吸器来辅助患者呼吸。及时吸痰保持呼吸道通畅。

(3)做好出入量记录,限制液体的摄入量,以预防脑水肿加剧。

(三)用药护理

急性卒中是神经内科的急症。治疗以挽救生命、降低病残、预防复发为目的,除应及时进行病因治疗外,临床超早期治疗非常重要,可选用尿激酶、链激酶等药物溶栓治疗,其目的是溶解血栓,迅速恢复梗死区血流灌注,挽救尚未完全死亡的脑细胞,力争超早期恢复脑血流。尽快使用溶栓药是治疗成功的关键。根据病情适当采用脑保护治疗、抗凝治疗,必要时外科手术治疗。因血管扩张剂可加重脑水肿或使病灶区的血流量降低,故一般不主张使用。

护理人员应了解各类药物的作用、不良反应及注意事项。如静脉滴注扩血管药物时,滴速宜慢,并随时观察血压的变化,根据血压情况调整滴速;甘露醇用量不当、持续时间过长易出现肾损害、水电解质紊乱,应注意尿常规及肾功检查;用溶栓、抗凝药物时,严格注意药物剂量,监测出凝血时间、凝血酶原时间,发现皮疹、皮下瘀斑、牙龈出血等立即报告医师处理。

（四）康复护理

康复治疗应早期进行,主要目的是促进神经功能的恢复,包括患肢运动和语言功能等的训练和康复治疗,应从起病到恢复期,贯穿于医疗和护理各个环节和全过程。

(1)在病情稳定,心功能良好,无出血倾向时及早进行。一般是在发病1周后即开始。

(2)教会患者及家属保持关节功能位置,教会患者及家属锻炼和翻身技巧,训练患者平衡和协调能力,在训练时保持环境安静,使患者注意力集中。

(3)鼓励患者做力所能及的活动,锻炼患者日常生活活动能力,训练时不可操之过急,要循序渐进,被动与主动运动、床上与床下运动相结合,语言训练与肢体锻炼相结合。

（五）心理护理

脑血栓形成的患者因偏瘫、失语、生活不能自理,常常产生自卑、消极的不良情绪,甚至变得性情急躁,好发脾气,这样会使血压升高,病情加重。护理人员应主动关心体贴患者,同时嘱家属给予患者物质和精神上的支持,树立患者战胜疾病的信心。增强患者自我照顾的能力。

五、健康指导

（一）疾病知识指导

向患者和家属介绍脑血栓形成的基本知识,说明积极治疗原发病、祛除诱因、养成良好的生活习惯,是干预危险因素、防止脑血栓形成的重要环节。使患者及家属了解超早期治疗的重要性和必要性,发病后立即就诊。

（二）康复护理

教会家属及患者康复训练的基本方法,积极进行被动和主动锻炼,鼓励患者做力所能及的事情,不要过度依赖别人。

（三）饮食指导

平时生活起居要有规律,克服不良嗜好。饮食宜低盐、低脂、低胆固醇、高维生素,忌烟酒,忌暴饮暴食或过分饥饿。

（四）适当锻炼

根据病情,适当参加体育活动,以促进血液循环。

（五）注意安全

老年人晨间睡醒时不要急于起床,最好安静10分钟后缓慢起床,以防直立性低血压致脑血栓形成;外出时要防摔倒,注意保暖,防止感冒。

六、护理评价

患者能按要求进行适当的肢体和语言功能康复训练,肢体活动及言语功能逐渐恢复,具有一定的生活自理能力;无肌肉萎缩、关节畸形;未发生各种并发症;情绪稳定,积极配合治疗及护理。

（王艳红）

第三节 脑 出 血

脑出血(ICH)是指原发性非外伤性脑实质内的出血,好发于50～70岁中老年人。占全部脑卒中的10％～30％,出血多在基底节、内囊和丘脑附近,脑水肿、颅内压增高和脑疝形成是导致患者死亡的主要原因。脑出血病死率高、致残率高。

一、护理评估

(一)病因及发病机制

1.病因

高血压合并小动脉硬化是脑出血最常见的病因,脑出血的其他病因还有血液病、脑淀粉样血管病、动脉瘤、动静脉畸形、烟雾病、脑动脉炎、夹层动脉瘤、原发性或转移性肿瘤、抗凝及溶栓治疗不良反应等。

2.发病机制

(1)长期高血压导致脑内小动脉或深穿支动脉壁纤维素样坏死或脂质透明变性、小动脉瘤或微夹层动脉瘤形成,当情绪激动、活动用力时,使血压进一步升高,病变血管易于破裂而发生脑出血。

(2)高血压引起脑小动脉痉挛,造成其远端脑组织缺氧、坏死而出血。

(3)脑动脉壁薄弱,肌层和外膜结缔组织较少,缺乏外弹力层,易破裂出血。

(4)大脑中动脉与其所发出的深穿支——豆纹动脉呈直角,后者是由动脉主干直接发出一个小分支,故豆纹动脉所受的压力高,且此处也是微动脉瘤多发部位,受高压血流冲击最大,是脑出血最好发部位(图4-2)。

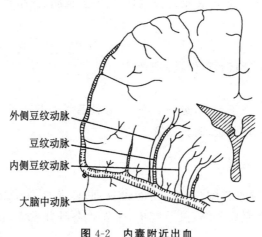

图 4-2　内囊附近出血

(二)健康史

(1)了解发病时间与发病情况:是否正在活动或者情绪激动、劳累、用力排便时骤然起病。临床症状常在数分钟至数小时达到高峰。

（2）询问患者有无明显的头痛、头晕等前驱症状。大多数脑出血患者病前无预兆。

（3）了解有无头痛、恶心、呕吐等伴随症状。

（4）了解患者的既往史和用药情况：询问患者的身体状况，了解既往有无原发性高血压、动脉粥样硬化、高脂血症病史。询问患者是否进行过治疗，目前用药情况怎样。

（5）了解生活方式和饮食习惯：①询问患者工作与生活情况，是否长期处于紧张忙碌状态，是否缺乏适宜的体育锻炼和休息时间。②询问患者是否长期摄取高盐、高胆固醇饮食。③询问患者是否有嗜烟、酗酒等不良习惯以及家族卒中病史。

（三）身体评估

（1）观察神志是否清楚，有无意识障碍及其类型。

（2）观察瞳孔大小及对光反射是否正常。

（3）观察生命体征的情况。脑出血患者呼吸深沉带有鼾声，重则呈潮式呼吸或不规则呼吸，脉搏缓慢有力，血压升高。

（4）观察有无三偏征。脑出血患者常出现偏瘫、偏身感觉障碍和偏盲。

（5）了解有无失语及失语类型。脑出血累及优势半球时常出现失语症。

（6）有无眼球运动及视力障碍。

（7）检查有无肢体瘫痪和瘫痪类型。

（四）实验室及其他检查

CT 检查是临床确诊脑出血的首选检查，可显示边界清楚的均匀高密度血肿，可早期发现脑出血的部位、范围和出血量，以及是否破入脑室。MRI 检查可发现 CT 不能确定的出血。

（五）心理-社会评估

脑出血患者急性期后常因留有后遗症，肢体功能和语言功能恢复慢，而易产生烦躁、抑郁情绪，从而影响治疗、护理及患者的生活质量。

二、护理诊断

（一）意识障碍

意识障碍与脑出血、脑水肿有关。

（二）意识障碍

意识障碍与语言中枢功能受损有关。

（三）有皮肤完整性受损的危险

危险与长期卧床有关。

（四）躯体移动障碍

躯体移动障碍与意识障碍、肢体运动障碍有关。

（五）自理能力缺陷

自理能力缺陷与肢体运动功能障碍有关。

（六）潜在并发症

脑疝、消化道出血、坠积性肺炎、泌尿系统感染。

三、护理目标

（1）患者意识障碍无加重，或神志逐渐清醒。

（2）能说出逐步进行功能锻炼的方法，能使用合适的器具增加活动量。

（3）生活自理能力逐渐增强，能满足基本生活需求。

（4）能说出训练语言功能的方法，语言功能好转或恢复。

（5）能说出引起患者受伤的危险因素，未发生外伤。

（6）生命体征稳定，不发生脑疝、消化道出血、感染及压力性损伤等并发症。

四、护理措施

（一）一般护理

1.休息

急性期应绝对卧床休息，发病 24～48 小时内避免搬动，同时抬高床头 15°～30°，以促进脑部静脉回流，减轻脑水肿；取侧卧位，防止呕吐物反流引起误吸；头置冰袋或冰帽，以减少脑细胞耗氧量；保持环境安静，保持情绪稳定，避免各种刺激，避免咳嗽和用力排便，进行各项护理操作均需动作轻柔，以免加重出血。

2.饮食护理

给予高蛋白、高维生素、高热量饮食，并且限制钠盐摄入。有意识障碍、消化道出血的患者禁食 24～48 小时，发病 3 天后，如不能进食者，鼻饲流质，以保证营养供给。恢复期患者应给予清淡、低盐、低脂、适量蛋白质、高维生素食物，戒烟酒。

3.二便护理

便秘者可用缓泻剂，排便时避免屏气用力，以免颅内压增高。尿潴留者，应及时导尿，给予膀胱冲洗防止泌尿系统感染。

4.生活护理

同脑血栓形成患者护理。

（二）病情观察

1.脑疝的观察

脑疝是脑出血的主要死亡原因之一，因此应严密观察神志、瞳孔和生命体征的变化。如发现烦躁不安、频繁呕吐、意识障碍进行性加重、两侧瞳孔大小不等、血压进行性升高、脉搏加快、呼吸不规则等脑疝前驱症状时，应立即与医师联系，迅速采取措施降低颅内压。

2.上消化道出血的观察

急性期还应注意观察患者有无呕血、便血，及时发现有无发生消化道出血。每次鼻饲前要抽吸胃液，若胃液呈咖啡色或患者大便呈黑色，应立即协助医师处理。

3.迅速出现的持续高热

常由于脑出血累及下丘脑体温调节中枢所致，应给予物理降温，头部置冰袋或冰帽，并予以氧气吸入，提高脑组织对缺氧的耐受性。

4.随时给患者吸痰、翻身拍背

做好口腔护理，清除呼吸道分泌物，以防误吸。

（三）用药护理

遵医嘱快速给予脱水剂等药物。甘露醇应在 15～30 分钟内滴完，注意防止药液外渗，注意尿量与电解质的变化，尤其应注意有无低血钾发生。

(四)康复护理

急性期患者绝对卧床休息,每 2 小时翻身 1 次,以免局部皮肤长时间受压,翻身后保持肢体于功能位置。神经系统症状稳定 48~72 小时后,患者即应开始早期康复训练,包括肢体功能康复训练、语言功能康复训练等。

(五)心理护理

应鼓励患者增强生活的信心,消除不良心理反应。在康复护理时向患者及家属说明早期锻炼的重要性,告知患者病情稳定后即尽早锻炼,越早疗效越好。告诉患者只要坚持功能锻炼,许多症状体征可在 1~3 年内逐渐改善,以免因心理压力而影响脑功能的恢复。

五、健康指导

(一)避免诱发因素

告知患者避免情绪激动和不良刺激,勿用力大便。生活规律,保证充足睡眠,适当锻炼,劳逸结合。

(二)饮食指导

饮食以清淡为主,多吃蔬菜和水果,戒烟、忌酒。

(三)积极治疗原发病

如高血压病、糖尿病、心脏病等;按医嘱服药,将血压控制在适当水平,以防脑出血再发。

(四)坚持康复训练

教会家属有关护理知识和改善后遗症的方法,尽量使患者做到日常生活自理,康复训练时注意克服急于求成的心理,做到循序渐进,持之以恒。

(五)向患者及家属介绍

脑出血的先兆症状,如出现严重头痛、眩晕、肢体麻木、活动不灵、口齿不清时,应及时就诊,教会家属再次发生脑出血时现场急救处理措施。

(六)教会患者家属测量血压的方法

每天定时监测血压,发现血压异常波动及时就诊。

六、护理评价

患者意识障碍减轻,或神志渐清醒;未发生或控制减轻脑和上消化道出血,无感染、压力性损伤发生;积极配合和坚持肢体功能康复训练和语言康复训练,肢体功能和语言功能逐步增强。

(王艳红)

第四节 蛛网膜下腔出血

蛛网膜下腔出血(SAH)通常为脑底部动脉瘤或脑动静脉畸形破裂,血液直接流入蛛网膜下腔所致。临床表现为急骤起病的剧烈头痛、呕吐、意识障碍、脑膜刺激征、血性脑脊液等。SAH 约占急性脑卒中的 10%,占出血性卒中的 20%。

一、护理评估

(一)病因及发病机制

最常见的病因是粟粒样动脉瘤,约占 75%,可能与遗传和先天性发育缺陷有关,其次有动静脉畸形,约占 10%。多见于青年人,当重体力劳动或情绪变化、血压突然升高、酗酒或重体力劳动时,畸形血管团破裂出血。脑动脉炎也可造成血管壁病变导致血管破裂出血,肿瘤可直接侵蚀血管而造成出血。

(二)健康史

1.询问患者起病的形式

是否在用力或情绪激动等情况时急性起病。

2.了解既往病史和用药情况

了解是否有动脉硬化、高血压、动静脉畸形等病史。询问患者过去和现在的用药情况,是否进行过抗凝治疗。

3.了解有无明显诱因和前驱症状

询问患者起病前数天内是否有头痛、恶心、呕吐等前驱症状。

4.了解起病有无伴随症状

多见的有短暂意识障碍、项背部或下肢疼痛、畏光等伴随症状。

(三)身体评估

1.观察神志、瞳孔及生命体征的情况

询问患者病情,了解患者有无神志障碍。少数患者神志清醒,半数以上患者有不同程度的意识障碍,轻者出现神志模糊,重者昏迷逐渐加深。监测生命体征的变化。

2.评估有无神经功能受损

多数患者来求诊时都有头痛、恶心、呕吐,常有颈项强直等脑膜刺激征。评估患者有无肢体功能障碍和失语,有无眼睑下垂等一侧动眼神经麻痹的表现。

(四)实验室及其他检查

脑脊液检查压力增高,外观呈均匀一致血性,CT 检查是确诊蛛网膜下腔出血的首选诊断方法,可见蛛网膜下腔高密度出血灶,并可显示出血部位、出血量、血液分布、脑室大小和有无再出血。

(五)心理-社会评估

发病后神志清楚时可能存在焦虑、紧张、恐惧、绝望的心理。

二、护理诊断

(一)疼痛

疼痛与颅内压增高、血液刺激脑膜或继发性脑血管痉挛有关。

(二)恐惧

恐惧与剧烈疼痛、担心再次出血有关。

(三)潜在并发症

再出血、脑疝。

三、护理目标

患者的头痛减轻或消失;患者未发生严重并发症;患者的基本生活需要得到满足。

四、护理措施

与脑出血护理相似,主要是防止再出血。

(一)一般护理

应绝对卧床休息 4～6 周,抬高床头 15°～30°,避免搬动和过早离床活动,保持环境安静,严格限制探视,避免各种刺激。

(二)饮食护理

多食蔬菜、水果,保持大便通畅,避免过度用力排便;避免辛辣刺激性强的食物,戒烟酒。

(三)保持乐观情绪

避免精神刺激和情绪激动。防止咳嗽和打喷嚏,对剧烈头痛和躁动不安者,可应用止痛剂、镇静剂。

(四)密切观察病情

初次发病第 2 周最易发生再出血。如患者再次出现剧烈头痛、呕吐、昏迷、脑膜刺激征等情况,及时报告医师并处理。

五、护理评价

患者头痛逐渐得到缓解。患者情绪稳定,未发生严重并发症。

(王艳红)

第五节 多发性硬化

多发性硬化(multiple sclerosis,MS)是中枢神经系统白质脱髓鞘疾病,其病因不清,病理特征为中枢神经系统白质区域多个部位的炎症、脱髓鞘及胶质增生病灶。临床上多为青壮年起病,症状和体征提示中枢神经系统多部位受累,病程有复发缓解的特征。

一、病因及发病机制

病因及发病机制尚未完全清楚。有研究认为该病与病毒感染有关,但尚未从患者的脑组织中发现和分离出病毒;亦有认为 MS 可能是中枢神经系统病毒感染引起的自身免疫性疾病。MS还具有明显的家族性倾向,MS 患者的一级亲属中患病的危险比一般人群要高得多,其遗传易感性可能是多基因产物相互作用的结果。环境、种族、免疫接种、外伤、怀孕等因素均可能与该病的发病或复发有关。

二、临床表现

(一)发病年龄

发病通常在青壮年,20～30 岁是发病的高峰年龄。10 岁以前或 60 岁以后很少发病。但有

3 岁和67 岁发病的报道。

(二)发病形式

起病快慢不一,通常急性或亚急性起病。病程有加重与缓解交替。临床病程会由数年至数十年,亦有极少数重症患者在发病后数月内死亡。部分患者首次发作症状可以完全缓解,但随着复发,缓解会不完全。

(三)症状和体征

可出现中枢神经系统各部位受累的症状和体征。其特征是症状和体征复杂,且随着时间变化,其性质和严重程度也发生着变化。

(1)视觉症状包括复视、视觉模糊、视力下降、视野缺损。眼底检查可见有视神经炎的改变,晚期可出现视神经萎缩。内侧纵束病变可造成核间性眼肌麻痹,是多发性硬化的重要体征。其特征表现为内直肌麻痹而造成一侧眼球不能内收,并有对侧外直肌无力和眼震。

(2)某些患者三叉神经根部可能会损害,表现为面部感觉异常,角膜反射消失。三叉神经痛应考虑多发性硬化的可能。

(3)其他如眩晕、面瘫、构音障碍、假性延髓性麻痹均可以出现。

(4)肢体无力是最常见的体征。单瘫、轻偏瘫、四肢瘫均能见到,还可能有不对称性四肢瘫。肌力常与步行困难不成比例。某些患者,特别是晚发性患者,会表现为慢性进行性截瘫,可能只出现锥体束征及较轻的本体感觉异常。

(5)小脑及其与脑干的联系纤维常常受累,引起构音障碍、共济失调、震颤及肢体协调不能,其语言具有特征性的扫描式语言,系腭和唇肌的小脑性协调不能加上皮质脑干束受累所致,出现所谓夏科氏三联征:构音不全、震颤及共济失调。

(6)排尿障碍症状包括尿失禁、尿急、尿频等。排便障碍少于排尿障碍。男性患者可以出现性欲减低和阳痿。女性性功能障碍亦不少见。

(7)感觉异常较常见。颈部被动或主动屈曲时会出现背部向下放射的闪电样疼痛,即 Lhermitte征,提示颈髓后柱的受累。各种疼痛除 Lhermitte 征外,还有三叉神经痛、咽喉部疼痛、肢体的痛性痉挛、肢体的局部疼痛及头痛等。

(8)精神症状亦不少见,常见有抑郁、欣快,亦有可能合并情感性精神病。认知、思维、记忆等均可受累。

三、辅助检查

(一)影像学检查

磁共振是最有用的诊断手段。90％以上的患者可以通过 MRI 发现白质多发病灶,因而是诊断多发性硬化的首选检查。T_2 加权相是常规检查,质子相或压水相能提高检查的正确率。典型改变应在白质区域有 4 处直径大于 3 mm 的病灶,或 3 处病灶至少有一处在脑室旁。

(二)脑脊液检查

对于诊断可以提供支持证据。脑脊液 γ 球蛋白改变及出现寡克隆区带,提示鞘内有免疫球蛋白合成,这是 MS 的脑脊液改变之一。

(三)电生理检查

视觉诱发电位及脑干诱发电位对发现临床病灶有重要意义。视觉诱发电位对视神经、视交叉、视束病灶非常敏感。

四、治疗原则

治疗原则包括针对病因和对症治疗。

(一)激素治疗

糖皮质激素具有抗炎和免疫抑制作用，用于治疗 MS 可以缩短病程和减少复发。急性发作较严重，可给予甲泼尼龙 1 000 mg，加入 5％葡萄糖 500 mL 中静脉滴注，3～4 小时滴完，连续 3 天，然后口服泼尼松治疗：80 mg/d，10～14 天，以后可根据病情调整剂量和用药时间，逐渐减量。亦可予地塞米松 10～20 mg/d，或氢化可的松 200～300 mg/d，静脉滴注，一般使用 10～14 天后改服泼尼松。从对照研究来看，激素治疗可加速急性发作的缓解，但对于最终预后的影响尚不清楚。促皮质激素多数人认为不宜使用。

(二)干扰素

目前认为可能改变 MS 病程和病情。有两种制剂，β-1a、β-1b。这些药物治疗可能降低复发缓解期的发作次数 30％，也可降低症状的严重程度。β-干扰素治疗的不良反应较小，有些患者可能产生肝功能异常及骨髓抑制。

(三)免疫抑制剂

1.环磷酰胺

成人剂量一般 0.2～0.4 g 加入 0.9％生理盐水 20 mL 中静脉注射，隔天一次，累计总量 8～10 g 为 1 个疗程。

2.硫唑嘌呤

口服剂量 1～2 mg/kg，累积剂量 8～10 g 为 1 个疗程。

3.甲氨蝶呤

对于进展性 MS 可能有效，剂量为 7.5～15.0 mg，每周一次。使用免疫抑制剂时应注意其毒性反应。

(四)Copolymer1

Copolymer1 是一种由 L-丙氨酸、L-谷氨酸、L-赖氨酸和 L-酪氨酸按比例合成的一种多肽混合物。它在免疫化学特性上模拟多发性硬化的推测抗原，可清除自身抗原分子，对早期复发缓解性多发性硬化患者可减少复发次数，但对重症患者无效。用法为每天皮下注射 120 mg。

(五)对症治疗

减轻痉挛，可用 Baclofen 40～80 mg/d，分数次给予，地西泮和其他肌松药也可给予。尿失禁患者应注意预防泌尿道感染。有痛性强直性痉挛发作或其他发作性症状，可予卡马西平 0.1～0.2 g，每天 3 次口服，应注意该药对血液系统和肝功能的不良反应。功能障碍患者应进行康复训练，加强营养。注意预防肺部感染。感冒、妊娠、劳累可能诱发复发，应注意避免。

五、护理评估

(一)健康史

有无家族史；有无病毒感染史。

(二)症状

1.视力障碍

表现为急性视神经炎或球后视神经炎，常伴眼球疼痛。部分有眼肌麻痹和复视。

2.运动障碍

四肢瘫、偏瘫、截瘫或单瘫,以不对称瘫痪最常见。易疲劳,可为疾病首发症状。

3.感觉异常

浅感觉障碍,肢体、躯干或面部针刺麻木感、异常的肢体发冷、蚁走感、瘙痒感或尖锐、烧灼样疼痛及定位不明确的感觉异常。

4.共济失调

不同程度的共济运动障碍。

5.自主神经功能障碍

尿频、尿失禁、便秘,或便秘与腹泻交替出现,性欲减退、半身多汗和流涎等。

6.精神症状和认知功能障碍

抑郁、易怒、脾气暴躁,也可表现为淡漠、嗜睡、强哭强笑等。

7.发作性症状

发作性症状指持续时间短暂、可被特殊因素诱发的感觉或运动异常。如构音障碍、共济失调、单肢痛性发作及感觉迟钝、面肌痉挛、阵发性瘙痒和强直性发作等。

(三)身体状况

(1)生命体征,尤其是呼吸、血氧饱和度。

(2)肢体活动障碍:肌力分级、肌力有无下降。

(3)二便障碍:有无尿失禁、尿潴留,有无尿管,有无便秘。

(4)呼吸:有无呼吸困难、咳嗽咳痰费力。

(5)视力:有无视力障碍、复视。

(四)心理状况

(1)有无焦虑、恐惧、抑郁等情绪。

(2)疾病对生活、工作有无影响。

六、护理诊断/问题

(一)生活自理能力缺陷

生活自理能力缺陷与肢体无力有关。

(二)躯体移动障碍

躯体移动障碍与脊髓受损有关。

(三)有受伤的危险

危险与视神经受损有关。

(四)有皮肤完整性受损的危险

危险与瘫痪及大小便失禁有关。

(五)便秘

便秘与脊髓受累有关。

(六)潜在并发症——感染

感染与长期应用激素导致机体抵抗力下降有关。

七、护理措施

(1)环境与休息:保持病室安静舒适,病房内空气清新,温湿度适宜。病情危重患者应卧床休息。病情平稳时应鼓励患者下床活动,预防跌倒、坠床等不良事件的发生。

(2)饮食护理:指导患者进高热量、易消化、高维生素的食物,少食多餐,多吃新鲜蔬菜和水果。出现吞咽困难等症状时,进食应抬高床头,速度宜慢,并观察进食情况,避免呛咳,必要时遵医嘱留置胃管,并进行吞咽康复锻炼。

(3)严密观察病情变化,保持呼吸道通畅,出现咳嗽无力、呼吸困难症状给予吸氧、吸痰,并观察缺氧的程度,备好抢救物品。

(4)视力下降、视野缺损的患者要注意用眼卫生,不用手揉眼,保持室内光线良好,环境简洁整齐。将呼叫器、水杯等必需品放在患者视力范围内,暖瓶等危险物品远离患者。复视患者活动时建议戴眼罩遮挡一侧眼部,以减轻头晕症状。

(5)感觉异常的患者,指导其选择宽松、棉质衣裤,以减轻束带感。洗漱时,以温水为宜,可以缓解疲劳。禁止给予患者使用热水袋,避免泡热水澡。避免因过热而导致症状波动。

(6)排泄异常的患者嘱其养成良好的排便习惯,定时排便。每天做腹部按摩,促进肠蠕动,排便困难时可使用开塞露等缓泻药物。平时多食含粗纤维食物,以保证大便通畅。留置尿管的患者,保持会阴部清洁、干燥。定时夹闭尿管,协助患者每天做膀胱、盆底肌肉训练,帮助患者控制膀胱功能。

(7)卧床患者加强基础护理。保持床单位清洁、干燥,保证患者"六洁四无"。定时翻身、拍背、吸痰,保持呼吸道通畅,保持皮肤完好。肢体处于功能位,每天进行肢体的被动活动及伸展运动训练。能行走的患者,鼓励进行主动锻炼。锻炼要适度,并保证患者安全,避免外伤。

(8)注射干扰素时,选择正确的注射方式,避免重复注射同一部位,选择注射部位轮流注射。注射前15~30分钟将药物从冰箱取出,置室温环境复温,以减少注射部位反应。注射前冰敷注射部位1~2分钟,以缓解疼痛。注射部位在注射后先轻柔按摩1分钟再冰敷(勿大于5分钟),以降低红肿及硬块的发生。

(9)使用激素时要注意观察生命体征、血糖变化。保护胃黏膜,避免进食坚硬、有刺激的食物。长期应用者,要注意预防感染。

(10)要做好患者心理护理,介绍有关疾病知识,鼓励患者配合医护人员的治疗,树立战胜疾病的信心,减轻恐惧、焦虑、抑郁等不良情绪,以促进疾病康复。

八、健康指导

(1)合理安排工作、学习,生活有规律。

(2)保证充足睡眠,保持积极乐观的精神状态,增加自我照顾能力和应对疾病的信心。

(3)避免紧张和焦虑。

(4)进行康复锻炼,以保持活动能力,强度要适度。

(5)避免诱发因素,如感冒、发热、外伤、过劳、手术、疫苗接种。控制感染。

(6)正确用药,合理饮食。

(7)女性患者首次发作后2年内避免妊娠。

(王艳红)

第六节 癫 痫

癫痫是慢性反复发作性短暂脑功能失调综合征,以脑神经元异常放电引起反复痫性发作为特征的慢性脑部疾病,是发作性意识丧失的常见原因。痫性发作是脑神经元过度同步放电引起的短暂脑功能障碍,通常指一次发作过程,患者可同时有几种痫性发作。癫痫是神经系统疾病中仅次于脑卒中的第二大常见疾病。一般人群的癫痫年发病率为(50～70)/10万,患病率约为5‰。

一、护理评估

(一)病因及发病机制

痫性发作的机制十分复杂,影响因素颇多。

1.特发性癫痫

特发性癫痫主要有遗传倾向,多数患者在儿童或青春期首次发病,药物治疗效果良好。

2.症状性癫痫

症状性癫痫是各种中枢神经系统病变所致,如染色体异常、先天性畸形、围生期损伤、颅脑外伤、中枢神经系统感染、中毒、脑肿瘤、脑血管疾病、代谢性遗传疾病、变性疾病等。

3.隐源性癫痫

临床表现提示为症状性癫痫,但未找到明确病因,这类患者占相当大的比例。

4.状态关联性癫痫发作

发作与特殊状态有关,如高热、缺氧、内分泌改变、电解质失调、药物过量、长期饮酒戒断、睡眠剥夺、过度饮水等,在正常人也可导致发作。

(二)健康史

(1)应询问发病前身体的健康情况,包括有无脑部疾病、药物中毒史、代谢障碍病史、癫痫家族史等。

(2)发作时有无前驱症状,比如头晕、头痛等。

(3)了解发作的频率、时间和地点;询问患者的年龄、有无妊娠或正在行经期。

(4)发作前有无睡眠不足、疲乏、饥饿、饮酒、便秘、感情冲动、过度换气、过度饮水等诱发因素。

(5)有无在某种特定条件下(如闪光、音乐、下棋、刷牙等)发作的情况。

(三)身体评估

癫痫的临床表现极多,但均有短暂性、刻板性、反复发作性的特征。常见的发作类型有以下几种。

1.部分性发作

部分性发作为最常见的类型。根据患者的表现可分为以下3种发作。

(1)单纯部分性发作:多为症状性癫痫,痫性发作的起始症状常提示痫性灶在对侧脑部,发作时程较短,一般不超过1分钟,无意识障碍。常以发作性一侧肢体、局部肌肉感觉障碍或节律性抽动为特征,或表现为特殊感觉性发作。

如抽搐按大脑皮质运动区的分布顺序扩延,发作自一侧拇指、脚趾、口角开始,渐传至半身,称为 Jackson 发作。

(2)复杂部分性发作:又称精神运动性发作,其主要特征是意识障碍,常出现精神症状及自动症。病灶多在颞叶,故又称颞叶癫痫。

(3)部分性发作继发全面性强直-阵挛发作:大发作后如可回忆起部分发作时的情景,即称先兆。

2.全身性发作

(1)全身性强直-阵挛发作(GTCS):又称大发作,是最常见的发作类型之一,以意识丧失和全身抽搐为特征。发作前可有前驱症状如头晕、气血上涌、上腹部异常感、幻觉等。发作可分三期。①强直期:患者突然意识丧失,跌倒在地,所有骨骼肌呈持续性收缩,表现为眼球上翻、喉部痉挛发出尖叫、口先强张而后突闭、颈部和躯干先屈曲后反张、上肢屈曲、双拇指对掌握拳、下肢伸直、呼吸暂停、瞳孔扩大及对光反射消失,此期持续 10～20 秒,可有跌倒、外伤、尿失禁;②阵挛期:全身肌肉节律性一张一弛地抽动、阵挛频率由快变慢,松弛期逐渐延长,最后一次强烈阵挛后抽搐突然终止,此期持续约 1 分钟;③惊厥后期:抽搐停止后患者生命体征逐渐恢复正常,患者进入昏睡,然后逐渐清醒,清醒后常感头昏、头痛、全身酸痛和疲乏无力,对发作过程全无记忆,个别患者在完全清醒前可有自动动作或情感变化。自发作开始至意识恢复历时 5～10 分钟。

(2)失神发作:又称小发作,多见于儿童,表现意识短暂中断,持续 3～15 秒,患者停止当时的活动,呼之不应,两眼瞪视不动,一般不会跌倒,手中持物可坠落,事后立即清醒,继续原先的活动,但对发作无记忆。

(3)肌阵挛发作:多为遗传性疾病,表现为突然、快速、短暂的肌肉或肌群收缩,一般无意识障碍。

(4)阵挛性发作:仅见于婴幼儿,表现为全身重复性阵挛性抽搐,恢复较 GTCS 快。

(5)强直性发作:常在睡眠中发作,表现为全身强直性肌痉挛。

3.癫痫持续状态

癫痫持续状态是指一次癫痫发作持续 30 分钟以上,或连续多次发作、发作间期意识或神经功能未恢复至正常水平。任何类型癫痫均可出现癫痫持续状态,但通常是指全面强直-阵挛发作持续状态。多由于突然停用抗癫痫药或因饮酒、合并感染、孕产等所致,常伴有高热、脱水和酸中毒。

(四)实验室及其他检查

1.脑电图检查

对本病诊断有重要价值,且有助于分型、估计预后及手术前定位。

2.头颅 X 线、脑血管造影、头颅 CT 及 MRI 检查

有助于发现继发性癫痫的病因。

3.血常规、血糖、血寄生虫检查

可了解患者有无贫血、低血糖、寄生虫病等。

(五)心理-社会评估

癫痫某些类型发作有碍自身形象,尤其是发作时伴尿失禁,常严重挫伤了患者的自尊心。此外,癫痫反复发作影响正常生活与工作,使患者终日忧心忡忡,害怕及担忧发作,对生活缺乏自

信。如家庭、社会对患者抛弃、隔离,更可使其出现自卑、孤独离群的异常心态。

二、护理诊断

(一)清理呼吸道无效
清理呼吸道无效与癫痫发作时意识丧失有关。

(二)生活自理缺陷
生活自理缺陷与癫痫发作时意识丧失有关。

(三)知识缺乏
缺乏长期正确服药的知识。

(四)有受伤的危险
有受伤的危险与癫痫发作时意识突然丧失、全身抽搐有关。

(五)有窒息的危险
有窒息的危险与癫痫发作时喉头痉挛、意识丧失、气道分泌物增多误入气管有关。

(六)潜在并发症
脑水肿、酸中毒或水电解质失衡。

三、护理目标

(1)患者呼吸道通畅。

(2)未发生外伤、窒息等并发症。

(3)患者的生活需要得到满足。

(4)对疾病的过程、预后、预防有一定了解。

四、护理措施

(一)一般护理
保持环境安静,避免过劳、便秘、睡眠不足、感情冲动及强光刺激等;适当参加体力和脑力活动,劳逸结合,做力所能及的工作,间歇期可下床活动,出现先兆即刻卧床休息;癫痫发作时应有专人护理,并加以防护,以免坠床及碰伤。切勿用力按压患者的肢体以免骨折。

(二)饮食护理
给予清淡饮食,避免过饱,戒烟、酒。因发作频繁不能进食者给予鼻饲流质。

(三)症状护理
当患者正处在意识丧失和全身抽搐时,首先应采取保护性措施,防止发生意外,而不是先给药。

1.防止外伤

迅速使患者就地躺下,用厚纱布包裹的压舌板或筷子、纱布、手绢等置于上、下臼齿间以防咬伤舌头及颊部;癫痫发作时切勿用力按压抽搐的肢体,以免造成骨折及脱臼;抽搐停止前,护理人员应守护在床边观察患者是否意识恢复,有无疲乏、头痛等。

2.防止窒息

患者应取头低侧卧位,下颌稍向前,解开衣领和腰带,取下活动性假牙,及时吸出痰液。必要时托起下颌,将舌用舌钳拉出,以防舌后坠引起呼吸道阻塞。不可强行喂食、喂水,以免误入气管窒息或致肺内感染。

(四)用药护理

根据癫痫发作的类型遵医嘱用药,切不可突然停药、间断、不规则服药,注意观察用药疗效和不良反应。常见的抗癫痫药物见表 4-1。

表 4-1　抗癫痫药的剂量及不良反应

| 药物 | 有效发作类型 | 成人剂量(mg/d) | | 儿童剂量 mg/(kg·d) | 不良反应 |
		起始	维持		
苯妥英钠	GTCS,部分性发作	200	300~500	4~12	胃肠道症状,毛发增多,齿龈增生,面容粗糙,小脑征,复视,精神症状
卡马西平	部分性发作首选	200	600~2 000	10~40	胃肠道症状,小脑征,复视,嗜睡,体重增加
丙戊酸钠	全面性发作,GTCS,合并典型失神发作首选	500	1 000~3 000	10~70	肥胖,震颤,毛发减少,合并典型踝肿胀,嗜睡,肝损伤
苯巴比妥	小儿癫痫首选		60~300	2~6	嗜睡,小脑征,复视,认知与行为异常
托吡酯	部分性发作,GTCS	25	200~400	3~6	震颤,头痛,头晕,小脑征,肾结石,胃肠道症状,体重减轻,认知或精神症状
拉莫三嗪	部分性发作,GTCS	25	100~500		头晕,嗜睡,恶心,精神症状

(五)癫痫持续状态护理

严密观察病情变化,一旦发生癫痫持续状态,应立即采取相应的抢救措施。

(1)立即按医嘱地西泮 10~20 mg 缓慢静脉推注,速度每分钟不超过 2 mg,用药中密切观察呼吸、心律、血压的变化,如出现呼吸变浅、昏迷加深、血压下降,应暂停注射。

(2)保持病室环境安静,避免外界各种刺激,应设专人守护,床周加设护栏以保护患者免受外伤。护理人员的所有操作动作要轻柔,尽量集中。

(3)严密观察病情变化,做好生命体征、意识、瞳孔等方面的监测,及时发现并处理高热、周围循环衰竭、脑水肿等严重并发症。

(4)连续抽搐者应控制入液量,按医嘱快速静脉滴注脱水剂,并给氧气吸入,以防缺氧所致脑水肿。

(5)保持呼吸道通畅和口腔清洁,防止继发感染。

(六)心理护理

癫痫患者常因反复发作、长期服药而精神负担加重,感到生气、焦虑、无能为力。护理人员应了解患者的心理状态,有针对性提供帮助。避免采取强制性措施等损害患者自尊心的行为。鼓励患者正确认识疾病,克服自卑心理,努力消除诱发因素,以乐观心态接受治疗。鼓励家属、亲友向患者表达不嫌弃和关爱的情感,解除患者的精神负担,增强其自信心。

五、健康指导

(一)避免诱发因素

向患者及家属介绍本病基本知识及发作时家庭紧急护理方法。避免诱发因素如过度疲劳、睡眠不足、便秘、感情冲动、受凉感冒、饥饿过饱等,反射性癫痫还应避免突然的声光刺激、惊吓、外耳道刺激等因素。

(二)合理饮食

保持良好的饮食习惯,给予清淡且营养丰富的饮食为宜,不宜辛辣、过咸,避免饥饿或过饱,戒烟酒。

(三)适当活动

鼓励患者参加有益的社交活动,适当参与体力和脑力活动,做力所能及的工作,注意劳逸结合,保持乐观情绪。

(四)注意安全

避免单独行动,禁止参与危险性的工作和活动,如攀高、游泳、驾驶车辆、带电作业等;随身携带简要病情诊疗卡,注明姓名、地址、病史、联系电话等,以备发作时取得联系,便于抢救。

(五)用药指导

应向患者及家属说明遵守用药原则的重要性,要坚持长期、规律服药,不得突然停药、减药、漏服药等。注意药物不良反应,一旦发现立即就医。

六、护理评价

患者的基本生活需要得到满足,能够避免诱因,有效地预防发作,积极配合治疗。未发生并发症。

(王艳红)

第七节　急性脊髓炎

急性脊髓炎是非特异性炎症引起脊髓白质脱髓鞘病变或坏死所致的急性横贯性脊髓损害,也称为急性横贯性脊髓炎,临床特征为病变水平以下肢体瘫痪、传导束性感觉障碍和尿便障碍。若病变迅速上升波及高颈段脊髓或延髓,称为急性上升性脊髓炎。

一、护理评估

(一)病因及发病机制

病因不清,大部分病例可能是因病毒感染或疫苗接种后引起自身免疫反应。脊髓血管缺血和病毒感染后,抗病毒抗体所形成的免疫复合物在脊髓血管内沉积也可能是本病的发病原因。

(二)健康史

(1)是否为急性起病,发病时有何异常感觉。本病多为急性起病,常在数小时至3天发展至完全性瘫痪,首发症状多为双下肢麻木无力。

(2)了解有无前驱症状:病前数天或1~2周有无发热、全身不适或呼吸道感染症状,或有无过劳、外伤或受凉等诱因。

(三)身体评估

检查患者有无运动障碍,有无感觉障碍,有无自主神经功能障碍,评估其大、小便排泄情况,评估患者皮肤是否干燥或湿润。首发症状多为双下肢麻木无力,病变相应部位有背痛、病变节段束带感。典型的临床表现为病变水平以下肢体瘫痪、感觉缺失和括约肌障碍。严重者常出现脊髓休克，即瘫痪肢体肌张力低、腱反射消失、病理征引不出、尿潴留等。休克期多为2～4周，如合并肺部及尿路感染和压力性损伤等并发症，则可延长至数月。若无并发症，3～4周进入恢复期，表现为瘫痪肢体肌张力增高、腱反射亢进，出现病理征，肌力由远端逐渐恢复，感觉障碍平面逐渐下降。上升性脊髓炎起病急骤，病情发展迅速，出现吞咽困难、构音障碍、呼吸肌瘫痪，甚至死亡。

（四）实验室及其他检查

腰穿脑脊液压力正常，细胞数、蛋白含量正常或轻度增高；少数脊髓水肿严重者，脊髓腔可部分梗阻；脊髓造影或磁共振成像可见病变部位脊髓增粗等改变。

（五）心理-社会评估

是否因瘫痪而焦虑，是否因呼吸麻痹、濒死感而恐惧、紧张或害怕。

二、护理诊断

（一）躯体移动障碍

躯体移动障碍与脊髓病变所致截瘫有关。

（二）排尿异常

排尿异常与自主神经功能障碍有关。

（三）低效性呼吸形态

低效性呼吸形态与高位脊髓病变所致呼吸肌麻痹有关。

（四）自理能力缺陷

自理能力缺陷与躯体运动功能障碍有关。

（五）感知改变

感知改变与脊髓病变、感觉传导通路受损有关。

（六）有皮肤受损的危险

危险与长期卧床有关。

（七）潜在并发症

肺炎、压力性损伤、尿路感染。

三、护理目标

患者能够配合治疗，情绪稳定；防止肌肉萎缩、关节畸形；不发生误吸、受伤、压力性损伤、呼吸困难等并发症。

四、护理措施

（一）一般护理

急性期卧床休息，有呼吸困难者应抬高床头；避免厚棉被等重物压迫肢体，瘫痪肢体应保持功能位，每天给予肢体按摩，防止肢体痉挛和关节挛缩；定时翻身，保持床单清洁、干燥，避免皮肤受压和机械性刺激，防止压力性损伤。

（二）饮食护理

给予高营养、高蛋白且易消化的食物，供给足够的热量和水分。多食瘦肉，多饮水，多食新鲜蔬菜、水果及含纤维素多的食物，以刺激肠蠕动，减轻便秘及肠胀气。

（三）用药护理

大剂量使用激素时,注意观察有无消化道出血倾向,观察大便颜色,必要时做大便隐血试验。

（四）症状护理

（1）对躯体功能障碍的患者,应协助其生活护理,做好晨、晚间护理。尽早进行康复,帮助患者进行肢体被动和主动运动,并辅以肢体按摩,防止肌肉挛缩和关节强直。

（2）对感觉障碍的患者,防烫伤和冻伤,禁用热水袋,每天用温水擦洗,以促进血液循环和感觉恢复,给患者做知觉训练。

（3）对有排尿功能障碍的患者,应留置导尿管,及时更换导尿管及引流袋,定期夹闭导尿管以训练膀胱的舒缩功能,严格无菌操作。

（4）密切观察呼吸的频率、节律变化,及时发现上升性脊髓炎的征兆,如瘫痪从下肢迅速波及上肢或延髓支配肌群,出现吞咽困难、构音障碍、呼吸无力等立即通知医师并做好相应护理。

（五）心理护理

患者常因卧床、生活不能自理而焦虑,心理负担重,护理人员应以高度的同情心和责任心加强与患者沟通,倾听他们的感受,解释疾病的过程和预后,帮助患者树立战胜疾病的信心。

五、健康指导

加强营养,增强体质;加强肢体的主动和被动运动,促进肌力恢复。锻炼时要加以保护,以防跌伤等意外。急性脊髓炎患者若无严重并发症,常在3～6个月可恢复到生活自理。如发生压力性损伤、肺部及泌尿系统感染则往往影响康复,或留有不同程度的后遗症。

六、护理评价

患者接受治疗,配合肢体康复训练;未发生并发症。

（王艳红）

第八节　脊髓压迫症

脊髓压迫症是各种原因的病变引起脊髓或供应脊髓的血管受压所出现的受累脊髓以下脊髓功能障碍的一组病症。病变发展呈进行性,最后导致不同程度的脊髓横贯损害和椎管阻塞。

一、护理评估

（一）病因及发病机制

肿瘤最常见,占1/3以上,绝大多数起源于脊髓组织及邻近结构,如神经鞘膜瘤、脊膜瘤、髓内恶性胶质瘤等。其次为炎症,包括脊髓非特异性炎症、结核性脑脊髓膜炎等。另外还有脊柱外伤(如骨折、脱位及椎管内血肿形成)和脊柱退行性病变(如椎间盘脱出等导致椎管狭窄)。

脊髓受压早期可通过移位、排挤脑脊液和表面静脉血液得到代偿,外形虽有明显改变,但神经传导路径并未中断,不出现神经功能受损。后期代偿可出现骨质吸收,使局部椎管扩大,则出现明显的神经系统症状、体征。

(二)身体评估

脊髓压迫症的病因多样,故发病形式、临床表现差别很大。主要评估发病的缓急、疾病的临床表现、诱发因素等。急性脊髓压迫症发病及进展迅速,常于数小时至数天内脊髓功能完全丧失,多表现为脊髓横贯性损害,出现脊髓休克,病变以下呈弛缓性瘫痪。慢性脊髓压迫症病情缓慢进展,通常可分为三期。

1.根痛期

出现神经根痛及脊膜刺激症状。

2.脊髓部分受压期

表现脊髓半切综合征。

3.脊髓完全受压期

出现脊髓完全性横贯性损害。

(三)实验室及其他检查

腰穿脑脊液检查显示梗阻愈完全,蛋白含量则愈高,压颈试验可证实有无椎管梗阻,对脊髓压迫症诊断有重要意义。脊柱 X 线片可发现骨折、脱位、错位、结核、骨质破坏及椎管狭窄。CT 和MRI 检查对疾病的定位、定性诊断有重要参考价值。

(四)心理-社会评估

是否因瘫痪而焦虑,是否因呼吸麻痹、濒死感而恐惧、紧张或害怕。

二、护理诊断

(一)焦虑

焦虑与缺乏疾病的相关知识或对治疗及预后不可知有关。

(二)躯体移动障碍

躯体移动障碍与脊髓受压所致截瘫有关。

(三)感知改变

感知改变与脊髓受压、感觉传导通路受损有关。

(四)尿潴留

尿潴留与自主神经功能障碍有关。

(五)疼痛

疼痛与手术所致组织损伤有关。

三、护理措施

见本章"急性脊髓炎患者的护理"。

(王艳红)

第九节　三叉神经痛

三叉神经痛是三叉神经分布区短暂的反复发作性剧痛。

一、护理评估

(一)病因及发病机制

原发性三叉神经痛病因不明,多数人认为由脑干三叉神经感觉主核或半月神经节细胞发作性放电,也有人认为是半月节附近的动脉硬化,小血管团压迫三叉神经根等原因引起。继发性三叉神经痛常为脑桥小脑占位性病变、多发性硬化等所致。

(二)健康史

询问患者疼痛的部位、性质和频率;仔细询问患者疼痛的部位是一侧还是两侧,痛点位于哪里;询问患者是否有特别敏感的区域;是否有诱发因素;疼痛的感觉如何,持续时间有多久。

(三)身体评估

了解起病形式及病程特点:三叉神经痛者多呈周期性发作,每次发作期可为数天、数周或数月不等;缓解期亦可数天至数年不等。

(四)心理-社会评估

疼痛严重时可昼夜发作,使患者夜不能眠,常导致患者面色憔悴甚至精神抑郁或情绪低落。

(五)实验室及其他检查

了解神经系统有无阳性体征:原发性三叉神经痛一般无神经系统阳性体征。

二、护理诊断

(一)疼痛

疼痛与三叉神经受损有关。

(二)焦虑

焦虑与疼痛反复、频繁发作有关。

三、护理措施

(一)一般护理

保持室内光线柔和,周围环境安静、安全,避免患者因周围环境刺激而产生焦虑加重疼痛。

(二)饮食护理

饮食宜清淡,保证机体营养,避免粗糙、干硬、辛辣食物,严重者予以流质饮食。

(三)症状护理

观察患者疼痛的部位、性质,与患者进行交谈,帮助患者了解疼痛的原因与诱因;指导患者运用想象、分散注意力、放松、适当按摩疼痛部位等技巧减轻疼痛;指导患者生活有规律,合理休息,鼓励患者参加一些娱乐活动(如看电视、杂志,听音乐,跳交谊舞等),以减轻疼痛和消除紧张情绪。

(四)用药护理

按时服药,并将药物不良反应向患者说明,使之更好配合。如使用卡马西平可致眩晕、嗜睡、恶心、步态不稳,多在数天后消失;偶有皮疹、白细胞减少,需停药。迅速有效的止痛是治疗本病的关键。

1.药物治疗

卡马西平为三叉神经痛的首选药物,其次可选用苯妥英钠、氯硝西泮、巴氯芬等;轻者也可服用解热镇痛药。

2.封闭治疗

服药无效者可行三叉神经纯乙醇封闭治疗。

3.射频电凝疗法

采用射频电凝治疗对大多数患者有效,可缓解疼痛数月至数年。

以上治疗均无效时可考虑三叉神经感觉根部分切断术,止痛效果为目前首选。

(五)心理护理

护士应怀着同情心去理解和体谅患者的情况,对缺乏知识的恐惧,应做耐心的解释工作。

(六)健康指导

帮助患者及家属掌握本病有关治疗和训练方法。如洗脸、刷牙时动作轻柔,进软食,禁食较硬的食物,以免诱发疼痛;遵医嘱合理用药,学会识别药物不良反应;不要随意更换药物或停药;若有眩晕、步态不稳、皮疹等应及时就诊。

四、护理评价

患者疼痛有所减轻,并且能够说出疼痛的诱发因素。

(王艳红)

第十节　面　神　经　炎

面神经炎又称特发性面神经麻痹或 Bell 麻痹,是茎乳孔内面神经非特异性炎症导致的周围性面瘫,是自发性面神经瘫痪中最常见的疾病。

一、护理评估

(一)病因及发病机制

本病的病因与发病机制尚未完全阐明。由于骨性面神经管仅能容纳面神经通过,面神经一旦发生炎性水肿,可导致面神经受压。风寒、病毒感染(如带状疱疹)和自主神经功能紊乱等可引起局部神经营养血管痉挛,导致神经缺血水肿。早期病理改变为神经水肿和脱髓鞘,严重者可出现轴索变性。

(二)健康史

本病可发生于任何年龄,男性略多。通常急性发病,于数小时或 1～3 天内达高峰。病初可有麻痹侧乳突区、耳内或下颌角后疼痛。常于起床后刷牙时从病侧口角漏水而发现。

(三)身体评估

临床症状主要表现为患侧面部表情肌瘫痪,额纹消失,不能皱额整眉,眼裂增宽,闭合不能或闭合不全。闭眼时眼球向上外方转动,显露白色巩膜,称为 Bell 征。病侧鼻唇沟变浅,口角下垂,示齿时口角偏向健侧,不能吹口哨,不能鼓腮等。面神经病变在中耳鼓室段者可出现讲话时回响过度和患侧舌前 2/3 味觉丧失,影响膝状神经节者,除上述表现外,还出现患侧乳头部疼痛、耳郭与外耳道感觉减退、外耳道或鼓膜疱疹,称 Hunt 综合征。

(四)心理-社会评估

突然的口角歪斜、流涎等面部形象改变常可导致焦急、烦躁或情绪低落。

二、护理诊断

(一)自我形象紊乱

自我形象紊乱与面神经受损而致口眼歪斜有关。

(二)疼痛

疼痛与面神经病变累及膝状神经节有关。

(三)焦虑

与疾病相关治疗的知识缺乏有关。

三、护理措施

(一)一般护理

急性期注意休息,避免风寒,特别是患侧茎乳孔周围应加以保护,如出门穿风衣或系围巾等。

(二)饮食护理

饮食宜清淡,保证机体营养,严重者予以流质饮食;应注意食物的冷热度,防止烫伤与冻伤口腔黏膜。保持口腔清洁,饭后及时漱口,预防口腔感染。

(三)对症护理

对不能闭眼者,应以眼罩加以保护,局部涂眼膏、滴眼药水,以防角膜感染;尽早加强面肌的主动和被动运动,可教患者对着镜子做皱眉、举额、闭眼、露齿、鼓腮和吹口哨等动作,每天数次,每次 5～15 分钟,并辅以面部肌肉按摩。

(四)用药护理

使用糖皮质激素治疗的患者,应注意药物的不良反应,观察有无胃肠道出血、感染征象,并及时测量血压。治疗原则为改善局部血液循环,减轻面神经水肿,促进功能恢复。

1.药物治疗

急性期应尽早使用糖皮质激素。并用大剂量维生素 B_1、维生素 B_{12} 等肌内注射,改善神经营养。如系带状疱疹病毒感染引起 Hunt 综合征,可口服阿昔洛韦。

2.理疗

急性期可用茎乳孔附近红外线照射或超短波透热疗法,恢复期可行碘离子透入疗法、针刺或电针治疗。

3.康复治疗

患侧面肌活动开始恢复时应尽早进行功能训练,进行面肌的被动或主动运动。

(五)心理护理

因患者突然出现口角歪斜,尤其是在说话时面神经抽搐加剧,造成心理负担加重,应鼓励患者表达自身的感受,给予正确指导。鼓励患者尽早治疗并告诉患者疾病的过程、治疗手段及预后,以增强患者的信心。护士注意语言柔和、态度亲切,避免伤害患者自尊的行为。

四、健康指导

预防面神经炎应针对诱因采取措施。除保持生活规律,适当锻炼,增强体质,预防病毒等微生物感染外,还要注意防止着凉和调节情绪,保持心境平和。

（王艳红）

第十一节　吉兰-巴雷综合征

吉兰-巴雷综合征(GBS)是可能与感染有关和免疫抑制参与的急性(或亚急性)特发性多发性神经病。以周围神经和神经根脱髓鞘,以及小血管周围淋巴细胞及吞噬细胞的炎性反应为病理特点。

一、护理评估

(一)病因及发病机制

本病的确切病因不清,多数认为属神经系统的一种迟发性过敏性自身免疫性疾病。可发生于感染性疾病、疫苗接种或外科处理后,也可无明显诱因。与先期空肠弯曲菌感染有关,还可能与巨细胞病毒、EB病毒、肺炎支原体、乙型肝炎病毒和人类免疫缺陷病毒等感染有关。

(二)健康史

了解疾病发生是否为急性起病,病前有无感染史。此病各年龄组均可发病,以儿童和青壮年多见,一年四季均可发病。多数患者病前1~4周有上呼吸道、消化道感染症状或有疫苗接种史。

(三)身体评估

1.运动障碍

急性或亚急性起病,出现肢体对称性弛缓性瘫痪,通常自双下肢开始,多于数天至2周达到高峰。病情危重者在1~2天内迅速加重,出现四肢完全性瘫痪、呼吸肌和吞咽肌麻痹,危及生命。腱反射减低或消失,发生轴索变性可出现肌萎缩。

2.感觉障碍

比运动障碍轻,表现为肢体远端感觉异常如烧灼感、麻木、刺痛和不适感和(或)手套袜子型感觉缺失。

3.脑神经损害

以双侧面瘫多见。

4.自主神经症状

可有发汗异常,皮肤潮红、发凉、发热,手足肿胀及营养障碍;严重病例可有心动过速、直立性

65

低血压。

(四)实验室及其他检查

典型的脑脊液改变为起病 1 周后蛋白质含量明显增高而细胞数正常,称蛋白-细胞分离现象,为本病特征性表现。

(五)心理-社会评估

是否因瘫痪而焦虑,是否因呼吸麻痹、濒死感而恐惧、紧张或害怕,是否因恢复慢而出现消极情绪。

二、护理诊断

(一)低效性呼吸形态

低效性呼吸形态与呼吸肌麻痹有关。

(二)躯体移动障碍

躯体移动障碍与四肢肌肉进行性瘫痪有关。

(三)吞咽困难

吞咽困难与脑神经受损所致延髓麻痹、咀嚼肌无力及气管切开等因素有关。

(四)有发生废用综合征的危险

危险与躯体运动障碍有关。

(五)有皮肤完整性受损的危险

危险与长期卧床有关。

(六)焦虑、恐惧

焦虑、恐惧与呼吸困难、濒死感有关。

三、护理目标

患者的呼吸功能能够维持正常;患者的肢体保持功能位,未出现废用综合征;患者的基本生活需求得到满足;患者未出现压力性损伤;患者和家属的焦虑感得到缓解。

四、护理措施

(一)一般护理

急性期卧床休息,重症患者应在重症监护病房治疗;鼓励患者多咳嗽和深呼吸。当患者有四肢瘫时给予使用床档,需要加强陪护,保证患者的安全,防止坠床或跌倒。

(二)饮食护理

给予高蛋白、高维生素、高热量且易消化的食物,保证机体足够的营养,吞咽困难者予以鼻饲流质饮食,进食时和进食后 30 分钟应抬高床头,防止窒息。

如有缺氧症状如呼吸困难、烦躁、出汗、指(趾)甲及口唇发绀,肺活量降至 1 L 以下或动脉氧分压低于 9.3 kPa(70 mmHg)时宜及早使用呼吸机。一般先用气管内插管,如 1 天以上无好转,则行气管切开,使用呼吸机。

(三)症状护理

1.密切观察患者的生命体征

尤其是呼吸的变化,严格掌握使用呼吸机的指征。护理人员应熟悉血气分析的正常值,如发现异常及时报告医师,调整呼吸机各项指标。保持呼吸道通畅,使其头偏向一侧。定时翻身、叩背、吸痰,给予雾化吸入,及时排除呼吸道分泌物,预防肺不张和肺部感染。

2.肢体运动障碍的护理

应对患者说明早期肢体锻炼的重要性,保持肢体的轻度伸展,帮助患者被动运动,防止肌肉挛缩,维持肢体正常运动功能及正常功能位置,防止足下垂。

3.感觉障碍患者的护理

注意保护皮肤勿被烫伤、冻伤及擦破,定时翻身,每小时 1 次,加用按摩气垫床,防止发生压力性损伤。

(四)用药护理

按医嘱正确给药,注意药物的作用、不良反应。某些安眠、镇静药可产生呼吸抑制,告知患者不能轻易使用,以免掩盖或加重病情。治疗要点主要为如下。

1.病因治疗

血浆交换(PE)及免疫球蛋白静脉滴注(IVIG)是 AIDP 的一线治疗,可消除外周血免疫活性细胞、细胞因子和抗体等,减轻神经损害。此两种疗法的费用昂贵,且 PE 需在有特殊设备的医疗中心进行。糖皮质激素通常认为对 GBS 无效,并有不良反应,但无条件应用 IVIG 和 PE 时可试用。应用免疫球蛋白治疗时应注意点滴速度不宜太快,注意观察患者有无头痛、发冷、寒战等变态反应。

2.辅助呼吸

呼吸肌麻痹是 GBS 的主要危险,呼吸麻痹的抢救是增加本病的治愈率、降低病死率的关键。因此,密切观察呼吸情况,对有呼吸困难者及时行气管切开及插管,使用呼吸机进行人工辅助呼吸。

(五)心理护理

本病发病急,病情进展快,恢复期较长,加之长期活动受限,患者常产生孤独、焦虑、恐惧、失望等情绪,不利于疾病的康复。护理人员应及时了解患者的心理状况,主动关心患者,告诉患者本病经积极治疗和康复锻炼,绝大多数可以恢复,以增强患者与疾病作斗争的信心,降低患者的焦虑、恐惧及失望感。

五、健康指导

病愈后仍应坚持适当的运动,增强机体抵抗力,避免受凉及感冒;给予高热量饮食,保证足够的营养;肢体锻炼应持之以恒,防止肌肉失用性萎缩;患者出院后要按时服药,并注意药物不良反应。

六、护理评价

患者的呼吸功能正常,无呼吸困难;患者未发生并发症,生活需要得到满足;患者和家属的焦虑情绪得到缓解,获得适当心理支持。

(王艳红)

第十二节　重症肌无力

重症肌无力(MG)是乙酰胆碱受体抗体(AchR-Ab)介导的,细胞免疫依赖及补体参与者的神经-肌肉接头处传递障碍的自身免疫性疾病。病变主要累及神经-肌肉接头突触后膜上乙酰胆碱受体(AchR)。临床特征为部分或全身骨骼肌易疲劳,通常在活动后加重、休息后减轻,具有晨轻暮重等特点。MG 在一般人群中发病率为 8/10 万～20/10 万,患病率约为 50/10 万。

一、病因

(1)重症肌无力确切的发病机制目前仍不明确,但是有关该病的研究还是很多的,其中,研究最多的是有关重症肌无力与胸腺的关系,以及乙酰胆碱受体抗体在重症肌无力中的作用。大量的研究发现,重症肌无力患者神经-肌肉接头处突触后膜上的乙酰胆碱受体(AchR)数目减少,受体部位存在抗 AchR 抗体,且突触后膜上有 IgG 和 C3 复合物的沉积。

(2)血清中的抗 AchR 抗体的增高和突触后膜上的沉积所引起的有效的 AchR 数目的减少,是本病发生的主要原因。而胸腺是 AchR 抗体产生的主要场所,因此,本病的发生一般与胸腺有密切的关系。所以,调节人体 AchR,使之数目增多,化解突触后膜上的沉积,抑制抗 AchR 抗体的产生是治愈本病的关键。

(3)很多临床现象也提示本病和免疫机制紊乱有关。

二、诊断要点

(一)临床表现

本病根据临床特征诊断不难。起病隐袭,主要表现受累肌肉病态疲劳,肌肉连续收缩后出现严重肌无力甚至瘫痪,经短暂休息后可见症状减轻或暂时好转。肌无力多于下午或傍晚劳累后加重,晨起或休息后减轻,称之为"晨轻暮重"。首发症状常为眼外肌麻痹,出现非对称性眼肌麻痹和上睑下垂,斜视和复视,严重者眼球运动明显受限,甚至眼球固定,瞳孔光反射不受影响。面肌受累表现皱纹减少,表情困难,闭眼和示齿无力;咀嚼肌受累使连续咀嚼困难,进食经常中断;延髓肌受累导致饮水呛咳,吞咽困难,声音嘶哑或讲话鼻音;颈肌受损时抬头困难。严重时出现肢体无力,上肢重于下肢,近端重于远端。呼吸肌、膈肌受累,出现咳嗽无力、呼吸困难,重症可因呼吸肌麻痹继发吸入性肺炎可导致死亡。偶有心肌受累可突然死亡,平滑肌和膀胱括约肌一般不受累。感染、妊娠、月经前常导致病情恶化,精神创伤、过度疲劳等可为诱因。

(二)临床试验

肌疲劳试验,如反复睁闭眼、握拳或两上肢平举,可使肌无力更加明显,有助诊断。

(三)药物试验

1.新斯的明试验

以甲基硫酸新斯的明 0.5 mg 肌内注射或皮下注射。如肌力在半至 1 小时内明显改善时可以确诊,如无反应,可次日用 1 mg、1.5 mg,直至 2 mg 再试,如 2 mg 仍无反应,一般可排除本病。为防止新期的明的毒碱样反应,需同时肌内注射阿托品 0.5～1.0 mg。

2.依酚氯铵试验

适用于病情危重、有延髓性麻痹或肌无力危象者。用 10 mg 溶于 10 mL 生理盐水中缓慢静脉注射，至 2 mg 后稍停 20 秒，若无反应可注射 8 mg，症状改善者可确诊。

(四)辅助检查

1.电生理检查

常用感应电持续刺激，受损肌反应及迅速消失。此外，也可行肌电图重复频率刺激试验，低频刺激波幅递减超过 10%，高频刺激波幅递增超过 30% 为阳性。单纤维肌电图出现颤抖现象延长，延长超过 50 微秒者也属于阳性。

2.其他

血清中抗 AchR 抗体测定约 85% 患者增高。胸部 X 线摄片或胸腺 CT 检查，胸腺增生或伴有胸腺肿瘤，也有辅助诊断价值。

三、鉴别要点

(1)本病眼肌型需与癔症、动眼神经麻痹、甲状腺毒症、眼肌型营养不良症、眼睑痉挛鉴别。

(2)延髓肌型者，需与真假延髓性麻痹鉴别。

(3)四肢无力者需与神经衰弱、周期性瘫痪、感染性多发性神经炎、进行性脊肌萎缩症、多发性肌炎和癌性肌无力等鉴别。特别由支气管小细胞肺癌所引起的 Lambert-Eaton 综合征与本病十分相似，但药物试验阴性。肌电图(EMG)有特征异常，静息电位低于正常，低频重复电刺激活动电位渐次减小，高频重复电刺激活动电位渐次增大。

四、规范化治疗

(一)胆碱酯酶抑制剂

主要药物是溴吡斯的明，剂量为 60 mg，每天 3 次，口服。可根据患者症状确定个体化剂量，若患者吞咽困难，可在餐前 30 分钟服药；如晨起行走无力，可起床前服长效溴吡斯的明 180 mg。

(二)皮质激素

皮质激素适用于抗胆碱酯酶药反应较差并已行胸腺切除的患者。由于用药早期肌无力症状可能加重，患者最初用药时应住院治疗，用药剂量及疗程应根据患者具体情况做个体化处理。

1.大剂量泼尼松

开始剂量为 60～80 mg/d，口服，当症状好转时可逐渐减量至相对低的维持量，隔天服 5～15 mg/d，隔天用药可减轻不良反应发生。通常 1 个月内症状改善，常于数月后疗效达到高峰。

2.甲泼尼龙冲击疗法

反复发生危象或大剂量泼尼松不能缓解，住院危重病例、已用气管插管或呼吸机可用，每天 1 g，口服，连用 3～5 天。如 1 个疗程不能取得满意疗效，隔 2 周可再重复 1 个疗程，共治疗 2～3 个疗程。

(三)免疫抑制剂

严重的或进展型病例必须做胸腺切除术，并用抗胆碱酯酶药。症状改善不明显者可试用硫唑嘌呤；小剂量皮质激素未见持续疗效的患者也可用硫唑嘌呤替代大剂量皮质激素，常用剂量为 2～3 mg/(kg·d)，最初自小剂量 1 mg/(kg·d) 开始，应定期检查血常规和肝、肾功能。白细胞计数低于 3×10^9/L 应停用；可选择性抑制 T 细胞和 B 细胞增生，每次 1 g，每天 2 次，口服。

(四)血浆置换

用于病情急骤恶化或肌无力危象患者,可暂时改善症状,或于胸腺切除术前处理,避免或改善术后呼吸危象,疗效持续数天或数月,该法安全,但费用昂贵。

(五)免疫球蛋白

通常剂量为 0.4 g/(kg·d),静脉滴注,连用 3～5 天,用于各种类型危象。

(六)胸腺切除

60 岁以下的 MG 患者可行胸腺切除术,适用于全身型 MG 包括老年患者,通常可使症状改善或缓解,但疗效常在数月或数年后显现。

(七)危象的处理

1.肌无力危象

肌无力危象最常见,常因抗胆碱酯药物剂量不足引起,注射依酚氯铵或新斯的明后症状减轻,应加大抗胆碱酯药的剂量。

2.胆碱能危象

抗胆碱酯酶药物过量可导致肌无力加重,出现肌束震颤及毒蕈碱样反应,依酚氯铵静脉注射无效或加重,应立即停用抗胆碱酯酶药,待药物排出后重新调整剂量或改用其他疗法。

3.反拗危象

抗胆碱酯酶药不敏感所致。依酚氯铵试验无反应。应停用抗胆碱酯酶药,输液维持或改用其他疗法。

(八)慎用和禁用的药物

奎宁、吗啡及氨基苷类抗生素、新霉素、多黏菌素、巴龙霉素等应禁用,地西泮、苯巴比妥等应慎用。

五、护理

(一)护理诊断

1.活动无耐力

活动无耐力与神经-肌肉联结点传递障碍;肌肉萎缩、活动能力下降;呼吸困难、氧供需失衡有关。

2.废用综合征

废用综合征与神经-肌肉障碍导致活动减少有关。

3.吞咽障碍

吞咽障碍与神经-肌肉障碍(呕吐反射减弱或消失;咀嚼肌肌力减弱;感知障碍)有关。

4.生活自理缺陷

生活自理缺陷与眼外肌麻痹、眼睑下垂或四肢无力、运动障碍有关。

5.营养不足

低于机体需要量与咀嚼无力、吞咽困难致摄入减少有关。

(二)护理措施

(1)轻症者适当休息,避免劳累、受凉、感染、创伤、激怒。病情进行性加重者须卧床休息。

(2)在急性期,鼓励患者充分卧床休息。将患者经常使用的日常生活用品(便器、卫生纸、茶杯等)放在患者容易拿取的地方。根据病情或患者的需要协助其日常生活活动,以减少能量消耗。

(3)指导患者使用床档、扶手、浴室椅等辅助设施,以节省体力和避免摔伤。鼓励患者在能耐受的活动范围内,坚持身体活动。患者活动时,注意保持周围环境安全,无障碍物,以防跌倒,路面防滑,防止滑倒。

(4)给患者和家属讲解活动的重要性,指导患者和家属对受累肌肉进行按摩和被动/主动运动,防止肌肉萎缩。

(5)选择软饭或半流质饮食,避免粗糙干硬、辛辣等刺激性食物。根据患者需要供给高蛋白、高热量、高维生素的食物。吃饭或饮水时保持端坐、头稍前倾的姿势。给患者提供充足的进餐时间、喂饭速度要慢,少量多餐,交替喂液体和固体食物,让患者充分咀嚼、吞咽后再继续喂。把药片碾碎后制成糊状再喂药。

(6)注意保持进餐环境安静、舒适;进餐时,避免讲话或进行护理活动等干扰因素。进食宜在口服抗胆碱酯酶药物后 30～60 分钟,以防呛咳。如果有食物滞留,鼓励患者把头转向健侧,并控制舌头向受累的一侧清除残留的食物或喂食数口汤,让食物咽下。如果误吸液体,让患者上身稍前倾,头稍微低于胸口,便于分泌物引流,并擦去分泌物。在床旁备吸引器,必要时吸引。患者不能由口进食时,遵医嘱给予营养支持或鼻饲。

(7)注意观察抗胆碱酯酶药物的疗效和不良反应,严格执行用药时间和剂量,以防因用量不足或过量导致危象的发生。

(三)应急措施

(1)一旦出现重症肌无力危象,应迅速通知医师;立即给予吸痰、吸氧、简易呼吸器辅助呼吸,做好气管插管或切开,人工呼吸机的准备工作;备好新斯的明等药物,按医嘱给药,尽快解除危象。

(2)避免应用一切加重神经-肌肉传导障碍的药物,如吗啡、利多卡因、链霉素、卡那霉素、庆大霉素和磺胺类药物。

(四)健康指导

1.入院教育

(1)给患者讲解疾病的名称,病情的现状、进展及转归。

(2)根据患者需要,给患者和家属讲解饮食营养的重要性,取得他们的积极配合。

2.住院教育

(1)仔细向患者解释治疗药物的名称、药物的用法、作用和不良反应。

(2)告知患者常用药治疗方法、不良反应、服药注意事项,避免因服药不当而诱发肌无力危象。

(3)肌无力症状明显时,协助做好患者的生活护理,保持口腔清洁防止外伤和感染等并发症。

3.出院指导

(1)保持乐观情绪、生活规律、饮食合理、睡眠充足,避免疲劳、感染、情绪抑郁和精神创伤等诱因。

(2)注意根据季节、气候,适当增减衣服,避免受凉、感冒。

(3)按医嘱正确服药,避免漏服、自行停服和更改药量。

(4)患者出院后应随身带有卡片,包括姓名、年龄、住址、诊断证明,目前所用药物及剂量,以便在抢救时参考。

(5)病情加重时及时就诊。

（王艳红）

第五章

呼吸内科疾病护理

第一节　急性上呼吸道感染

急性呼吸道感染通常包括急性上呼吸道感染和急性气管-支气管炎。急性上呼吸道感染是鼻腔、咽或喉部急性炎症的总称。常见病原体为病毒,仅有少数由细菌引起。本病全年皆可发病,但冬春季节多发,具有一定的传染性,有时引起严重的并发症,应积极防治。急性气管-支气管炎是指感染、物理、化学、过敏等因素引起的气管-支气管黏膜的急性炎症。可由急性上呼吸道感染蔓延而来。多见于寒冷季节或气候多变时,或气候突变时多发。

一、护理评估

(一)病因及发病机制

1.急性上呼吸道感染

急性上呼吸道感染有 $70\%\sim80\%$ 由病毒引起。其中主要包括流感病毒、副流感病毒、呼吸道合胞病毒、腺病毒、鼻病毒等。由于感染病毒类型较多,又无交叉免疫,人体产生的免疫力较弱且短暂,同时在健康人群中有病毒携带者,故一个人可有多次发病。细菌感染占 $20\%\sim30\%$,可直接或继病毒感染之后发生,以溶血性链球菌最为多见,其次为流感嗜血杆菌、肺炎球菌和葡萄球菌等。偶见革兰阴性杆菌。当全身或呼吸道局部防御功能降低时,尤其是年老体弱或有慢性呼吸道疾病者更易患病,原先存在于上呼吸道或外界侵入的病毒和细菌迅速繁殖,引起本病。通过含有病毒的飞沫或被污染的用具传播,引起发病。

2.急性气管-支气管炎

(1)感染:由病毒、细菌直接感染,或急性上呼吸道病毒(如腺病毒、流感病毒)、细菌(如流感嗜血杆菌、肺炎链球菌)感染迁延而来,也可在病毒感染后继发细菌感染。亦可为衣原体和支原体感染。

(2)物理、化学性因素:过冷空气、粉尘、刺激性气体或烟雾的吸入使气管-支气管黏膜受到急性刺激和损伤,引起本病。

(3)变态反应:花粉、有机粉尘、真菌孢子等的吸入以及对细菌蛋白质过敏等,均可引起气管-支气管的变态反应。寄生虫(如钩虫、蛔虫的幼虫)移行至肺,也可致病。

(二)健康史

有无受凉、淋雨、过度疲劳等使机体抵抗力降低等情况,应注意询问本次起病情况,既往健康情况,有无呼吸道慢性疾病史等。

(三)身体状况

1.急性上呼吸道感染

急性上呼吸道感染主要症状和体征个体差异大,根据病因不同可有不同类型,各型症状、体征之间无明显界定,也可互相转化。

(1)普通感冒:又称急性鼻炎或上呼吸道卡他,以鼻咽部卡他症状为主要表现,俗称"伤风"。成人多为鼻病毒所致,起病较急,初期有咽干、咽痒或咽痛,同时或数小时后有打喷嚏、鼻塞、流清水样鼻涕,2~3 天后分泌物变稠,伴咽鼓管炎可引起听力减退,伴流泪、味觉迟钝、声嘶、少量咳嗽、低热不适、轻度畏寒和头痛。检查可见鼻腔黏膜充血、水肿、有分泌物,咽部轻度充血。如无并发症,一般经 5~7 天痊愈。

(2)病毒性咽炎和喉炎:临床特征为咽部发痒、不适和灼热感、声嘶、讲话困难、咳嗽、咳嗽时咽喉疼痛,无痰或痰呈黏液性,有发热和乏力,伴有咽下疼痛时,常提示有链球菌感染,体检发现咽部明显充血和水肿、局部淋巴结肿大且触痛,提示流感病毒和腺病毒感染,腺病毒咽炎可伴有眼结膜炎。

(3)疱疹性咽峡炎:主要由柯萨奇病毒 A 引起,夏季好发。有明显咽痛、常伴有发热,病程约 1 周。体检可见咽充血,软腭、腭垂、咽和扁桃体表面有灰白色疱疹及浅表溃疡,周围有红晕。多见儿童,偶见于成人。

(4)咽结膜热:常为柯萨奇病毒、腺病毒等引起。夏季好发,游泳传播为主,儿童多见。表现为发热、咽痛、畏光、流泪、咽及结膜明显充血。病程为 4~6 天。

(5)细菌性咽-扁桃体炎多由溶血性链球菌感染所致,其次为流感嗜血杆菌、肺炎球菌、葡萄球菌等引起。起病急,咽痛明显、伴畏寒、发热,体温超过 39 ℃。检查可见咽部明显充血,扁桃体充血肿大,其表面有黄色点状渗出物,颌下淋巴结肿大伴压痛,肺部无异常体征。

本病如不及时治疗可并发急性鼻窦炎、中耳炎、急性气管-支气管炎。部分患者可继发病毒性心肌炎、肾炎、风湿热等。

2.急性气管-支气管炎

急性气管-支气管炎起病较急,常先有急性上呼吸道感染的症状,继之出现干咳或少量黏液性痰,随后可转为黏液脓性或脓性痰液,痰量增多,咳嗽加剧,偶可痰中带血。全身症状一般较轻,可有发热,38 ℃左右,多于 3~5 天后消退。咳嗽、咳痰为最常见的症状,常为阵发性咳嗽,咳嗽、咳痰可延续 2~3 周才消失,如迁延不愈,则可演变为慢性支气管炎。呼吸音常正常或增粗,两肺可听到散在干、湿性啰音。

(四)实验室及其他检查

1.血常规

病毒感染者白细胞计数正常或偏低,淋巴细胞比例升高;细菌感染者白细胞计数和中性粒细胞增高,可有核左移现象。

2.病原学检查

可做病毒分离和病毒抗原的血清学检查,确定病毒类型,以区别病毒和细菌感染。细菌培养及药物敏感试验,可判断细菌类型,并可指导临床用药。

3.X 线检查

胸部 X 线多无异常改变。

二、主要护理诊断及医护合作性问题

(一)舒适的改变

鼻塞、流涕、咽痛、头痛与病毒和(或)细菌感染有关。

(二)潜在并发症

鼻窦炎、中耳炎、心肌炎、肾炎、风湿性关节炎。

三、护理目标

患者躯体不适缓解,日常生活不受影响;体温恢复正常;呼吸道通畅;睡眠改善;无并发症发生或并发症被及时控制。

四、护理措施

(一)一般护理

注意隔离患者,减少探视,避免交叉感染。患者咳嗽或打喷嚏时应避免对着他人。患者使用的餐具、痰盂等用具应按规定消毒,或用一次性器具,回收后焚烧弃去。多饮水,补充足够的热量,给予清淡易消化、高热量、丰富维生素、富含营养的食物。避免刺激性食物,戒烟、酒。患者以休息为主,特别是在发热期间。部分患者往往因剧烈咳嗽而影响正常的睡眠,可给患者提供容易入睡的休息环境,保持病室适宜温度、湿度和空气流通。保证周围环境安静,关闭门窗。指导患者运用促进睡眠的方式,如睡前泡脚、听音乐等。必要时可遵医嘱给予镇咳、祛痰或镇静药物。

(二)病情观察

关注疾病流行情况、鼻咽部发生的症状、体征及血常规和 X 线胸片改变。注意并发症,如耳痛、耳鸣、听力减退、外耳道流脓等提示中耳炎;如头痛剧烈、发热、伴脓涕、鼻窦有压痛等提示鼻窦炎;如在恢复期出现胸闷、心悸、眼睑水肿、腰酸和关节痛等提示心肌炎、肾炎或风湿性关节炎,应及时就诊。

(三)对症护理

1.高热护理

体温超过 37.5 ℃,应每 4 小时测体温 1 次,观察体温过高的早期症状和体征,体温突然升高或骤降时,应随时测量和记录,并及时报告医师。体温超过 39 ℃时,要采取物理降温。降温效果不好可遵照医嘱选用适当的解热剂进行降温。患者出汗后应及时处理,保持皮肤的清洁和干燥,并注意保暖。鼓励多饮水。

2.保持呼吸道通畅

清除气管、支气管内分泌物,减少痰液在气管、支气管内的聚积。指导患者采取舒适的体位进行有效咳嗽。观察咳痰情况,如痰液较多且黏稠,可嘱患者多饮水,或遵照医嘱给予雾化吸入治疗,以湿润气道、利于痰液排出。

(四)用药护理

1.对症治疗

选用抗感冒复合剂或中成药减轻发热、头痛,减少鼻、咽充血和分泌物,如对乙酰氨基酚、银翘解毒片等。干咳者可选用右美沙芬、喷托维林等;咳嗽有痰可选用复方氯化铵合剂、溴己新或雾化祛痰。咽痛者可含服喉片或草珊瑚片等。气喘者可用平喘药,如特布他林、氨茶碱等。

2.抗病毒药物

早期应用抗病毒药有一定疗效,可选用利巴韦林、奥司他韦、金刚烷胺、吗啉胍和抗病毒中成药等。

3.抗菌药物

如有细菌感染,最好根据药物敏感试验选择有效抗菌药物治疗,常可选用大环内酯类、青霉素类、氟喹诺酮类及头孢菌素类。

根据医嘱选用药物,告知患者药物的作用、可能发生的不良反应和服药的注意事项,如按时服药;应用抗生素者,注意观察有无迟发变态反应发生;对于应用解热镇痛药者注意避免大量出汗引起虚脱等。发现异常及时就诊等。

(五)心理护理

急性呼吸道感染预后良好,多数患者于1周内康复,仅少数患者可因咳嗽迁延不愈而发展为慢性支气管炎,患者一般无明显心理负担。但如果咳嗽较剧烈,加之伴有发热,可能会影响患者的休息、睡眠,进而影响工作和学习,个别患者产生急于缓解咳嗽等症状的焦虑情绪。护理人员应与患者进行耐心、细致的沟通,通过对病情的客观评价,解除患者的心理顾虑,建立治疗疾病的信心。

(六)健康指导

1.疾病知识指导

帮助患者和家属掌握急性呼吸道感染的诱发因素及本病的相关知识,避免受凉、过度疲劳,注意保暖;外出时可戴口罩,避免寒冷空气对气管、支气管的刺激。积极预防和治疗上呼吸道感染,症状改变或加重时应及时就诊。

2.生活指导

平时应加强耐寒锻炼,增强体质,提高机体免疫力。有规律生活,避免过度劳累。室内空气保持新鲜、阳光充足。少去人群密集的公共场所。戒烟、酒。

五、护理评价

患者舒适度改善;睡眠质量提高;未发生并发症或发生后被及时控制。

(徐磊磊)

第二节 支气管扩张

支气管扩张是指直径大于 2 mm 的支气管由于管壁的肌肉和弹性组织破坏引起的慢性异常扩张。临床特点为慢性咳嗽、咳大量脓性痰和(或)反复咯血。患者常有童年麻疹、百日咳或支气管肺炎等病史。随着人民生活条件的改善,麻疹、百日咳疫苗的预防接种,以及抗生素的应用,本病发病率已明显降低。

一、病因及发病机制

(一)支气管-肺组织感染和支气管阻塞

支气管-肺组织感染和支气管阻塞是支气管扩张的主要病因。感染和阻塞症状相互影响,促使支气管扩张的发生和发展。其中婴幼儿期支气管-肺组织感染是最常见的病因,如婴幼儿麻疹、百日咳、支气管肺炎等。

由于儿童支气管较细,易阻塞,且管壁薄弱,反复感染破坏支气管壁各层结构,尤其是平滑肌和弹性纤维的破坏削弱了对管壁的支撑作用。支气管炎使支气管黏膜充血、水肿、分泌物阻塞管腔,导致引流不畅而加重感染。支气管内膜结核、肿瘤、异物引起管腔狭窄、阻塞,也是导致支气管扩张的原因之一。由于左下叶支气管细长,且受心脏血管压迫引流不畅,容易发生感染,故支气管扩张左下叶比右下叶多见。肺结核引起的支气管扩张多发生在上叶。

(二)支气管先天性发育缺陷和遗传因素

此类支气管扩张较少见,如巨大气管-支气管症、Kartagener 综合征(支气管扩张、鼻窦炎和内脏转位)、肺囊性纤维化、先天性丙种球蛋白缺乏症等。

(三)全身性疾病

目前已发现类风湿关节炎、Crohn 病、溃疡性结肠炎、系统性红斑狼疮、支气管哮喘等疾病可同时伴有支气管扩张;有些不明原因的支气管扩张患者,其体液免疫和(或)细胞免疫功能有不同程度的异常,提示支气管扩张可能与机体免疫功能失调有关。

二、临床表现

(一)症状

1.慢性咳嗽、大量脓痰

痰量与体位变化有关。晨起或夜间卧床改变体位时,咳嗽加剧、痰量增多。痰量多少可估计病情严重程度。感染急性发作时,痰量明显增多,每天可达数百毫升,外观呈黄绿色脓性痰,痰液静置后出现分层的特征:上层为泡沫;中层为脓性黏液;下层为坏死组织沉淀物。合并厌氧菌感染时痰有臭味。

2.反复咯血

50％～70％的患者有程度不等的反复咯血,咯血量与病情严重程度和病变范围不完全一致。大量咯血最主要的危险是窒息,应紧急处理。部分发生于上叶的支气管扩张,引流较好,痰量不多或无痰,以反复咯血为唯一症状,称为"干性支气管扩张"。

3.反复肺部感染

其特点是同一肺段反复发生肺炎并迁延不愈。

4.慢性感染中毒症状

反复感染者可出现发热、乏力、食欲减退、消瘦、贫血等,儿童可影响发育。

(二)体征

早期或干性支气管扩张多无明显体征,病变重或继发感染时在下胸部、背部常可闻及局限性、固定性湿啰音,有时可闻及哮鸣音;部分慢性患者伴有杵状指(趾)。

三、辅助检查

(一)胸部 X 线检查

早期无异常或仅见患侧肺纹理增多、增粗现象。典型表现是轨道征和卷发样阴影,感染时阴影内出现液平面。

(二)胸部 CT 检查

管壁增厚的柱状扩张或成串成簇的囊状改变。

(三)纤维支气管镜检查

有助于发现患者出血的部位,鉴别腔内异物、肿瘤或其他支气管阻塞原因。

四、诊断要点

根据患者有慢性咳嗽、大量脓痰、反复咯血的典型临床特征,以及肺部闻及固定而局限性的湿啰音,结合儿童时期有诱发支气管扩张的呼吸道病史,一般可作出初步临床诊断。胸部影像学检查和纤维支气管镜检查可进一步明确诊断。

五、治疗要点

治疗原则是保持呼吸道引流通畅,控制感染,处理咯血,必要时手术治疗。

(一)保持呼吸道通畅

1.药物治疗

祛痰药及支气管扩张剂具有稀释痰液、促进排痰作用。

2.体位引流

对痰多且黏稠者作用尤其重要。

3.经纤维支气管镜吸痰

若体位引流排痰效果不理想,可经纤维支气管镜吸痰及生理盐水冲洗痰液,也可局部注入抗生素。

(二)控制感染

控制感染是支气管扩张急性感染期的主要治疗措施。应根据症状、体征、痰液性状,必要时参考细菌培养及药物敏感试验结果选用抗菌药物。

(三)手术治疗

对反复呼吸道急性感染或大咯血,病变局限在一叶或一侧肺组织,经药物治疗无效,全身状况良好的患者,可考虑手术切除病变肺段或肺叶。

六、常用护理诊断

(一)清理呼吸道无效

咳嗽、大量脓痰、肺部湿啰音与痰液黏稠和无效咳嗽有关。

(二)有窒息的危险

与痰多、痰液黏稠或大咯血造成气道阻塞有关。

(三)营养失调

乏力、消瘦、贫血、发育迟缓与反复感染导致机体消耗增加以及患者食欲缺乏、营养物质摄入不足有关。

(四)恐惧

精神紧张、面色苍白、出冷汗与突然或反复大咯血有关。

七、护理措施

(一)一般护理

1.休息与环境

急性感染或咯血时应卧床休息,大咯血患者需绝对卧床,取患侧卧位。病室内保持空气流通,维持适宜的温、湿度,注意保暖。

2.饮食护理

提供高热量、高蛋白、高维生素饮食,发热患者给予高热量流质或半流质饮食,避免冰冷、油腻、辛辣食物诱发咳嗽。鼓励患者多饮水,每天 1 500 mL 以上,以稀释痰液。指导患者在咳痰后及进食前后用清水或漱口液漱口,保持口腔清洁,促进食欲。

(二)病情观察

观察痰液量、颜色、性质、气味和与体位的关系,记录 24 小时痰液排出量;定期测量生命体征,记录咯血量,观察咯血的颜色、性质及量;病情严重者需观察有无窒息前症状,发现窒息先兆,立即向医师汇报并配合处理。

(三)对症护理

1.促进排痰

(1)指导有效咳嗽和正确的排痰方法。

(2)采取体位引流者需依据病变部位选择引流体位,使病肺居上,引流支气管开口向下,利于痰液流出。一般于饭前 1 小时进行。引流时可配合胸部叩击,提高引流效果。

(3)必要时遵医嘱选用祛痰剂或 β_2 受体激动剂喷雾吸入,扩张支气管、促进排痰。

2.预防窒息

(1)痰液排除困难者,鼓励多饮水或雾化吸入,协助患者翻身、拍背或体位引流,以促进痰液排除,减少窒息发生的危险。

(2)密切观察患者的表情、神志、生命体征,观察并记录痰液的颜色、量与性质,及时发现和判断患者有无发生窒息的可能。如患者突然出现烦躁不安、神志不清、面色苍白或发绀、出冷汗、呼吸急促、咽喉部明显的痰鸣音,应警惕窒息的发生,并及时通知医师。

(3)对意识障碍、年老体弱、咳嗽咳痰无力、咽喉部明显的痰鸣音、神志不清者、突然大量呕吐物涌出等高危者,立即做好抢救准备,如迅速备好吸引器、气管插管或气管切开等用物,积极配合抢救工作。

(四)心理护理

病程较长,咳嗽、咳痰、咯血反复发作或逐渐加重时,患者易产生焦虑、沮丧情绪。护士应多与其交谈,讲明支气管扩张反复发作的原因及治疗进展,帮助患者树立战胜疾病的信心,缓解焦虑不安情绪。咯血时医护人员应陪伴、安慰患者,帮助情绪稳定,避免因情绪波动加重出血。

(五)健康教育

1.疾病知识指导

帮助患者及家属了解疾病发生、发展与治疗、护理过程。与其共同制订长期防治计划。宣传防治百日咳、麻疹、支气管肺炎、肺结核等呼吸道感染的重要性；及时治疗上呼吸道慢性病灶；避免受凉，预防感冒；戒烟、减少刺激性气体吸入，防止病情恶化。

2.生活指导

讲明加强营养对机体康复的作用，使患者能主动摄取必需的营养素，以增强机体抗病能力。鼓励患者参加体育锻炼，建立良好的生活习惯，劳逸结合，以维护心、肺功能状态。

3.用药指导

向患者介绍常用药物的用法和注意事项，观察疗效及不良反应。指导患者及家属学习和掌握有效咳嗽、胸部叩击、雾化吸入和体位引流的方法，以利于长期坚持，控制病情的发展；了解抗生素的作用、用法和不良反应。

4.自我监测指导

定期复查。嘱患者按医嘱服药，教患者学会观察药物的不良反应。教会患者识别病情变化的征象，观察痰液量、颜色、性质、气味和与体位的关系，并记录24小时痰液排出量。如有咯血，窒息先兆，立即前往医院就诊。

（徐磊磊）

第三节　支气管哮喘

支气管哮喘是一种慢性气管炎症性疾病，其支气管壁存在以肥大细胞、嗜酸性粒细胞和T淋巴细胞为主的炎性细胞浸润，可经治疗缓解或自然缓解。本病多发于青少年，儿童多于成人，城市多于农村。近年的流行病学显示，哮喘的发病率或病死率均有所增加，我国哮喘发病率为1‰～2‰。支气管哮喘的病因较为复杂，大多在遗传因素的基础上，受到体内外多种因素激发而发病，并反复发作。

一、临床表现

（一）症状和体征

典型的支气管哮喘，发作前多有鼻痒、打喷嚏、流涕、咳嗽、胸闷等先兆症状，进而出现呼气性的呼吸困难伴喘鸣，患者被迫呈端坐呼吸，咳嗽、咳痰。发作持续几十分钟至数小时后自行或经治疗缓解。此为速发性哮喘反应。迟发性哮喘反应时，患者气管呈持续高反应性状态，上述表现更为明显，较难控制。

少数患者可出现哮喘重度或危重度发作，表现为重度呼气性呼吸困难、焦虑、烦躁、端坐呼吸、大汗淋漓、嗜睡或意识模糊，经应用一般支气管扩张药物不能缓解。此类患者不及时救治，可危及生命。

（二）辅助检查

1.血液检查

嗜酸性粒细胞、血清总免疫球蛋白E(IgE)及特异性免疫球蛋白E均可增高。

2.胸部X线检查

哮喘发作期由于肺脏充气过度，肺部透亮度增高，合并感染时可见肺纹理增多及炎症阴影。

3.肺功能检查

哮喘发作期有关呼气流速的各项指标,如第一秒用力呼气容积(FEV_1)、最大呼气流速峰值(PEF)等均降低。

二、治疗原则

本病的防治原则是去除病因,控制发作和预防发作。控制发作应根据患者发作的轻重程度,抓住解痉、抗炎两个主要环节,迅速控制症状。

(一)解痉

哮喘轻、中度发作时,常用氨茶碱稀释后静脉注射或加入液体中静脉滴注。根据病情吸入或口服 β_2-受体激动剂。常用的 β_2 受体激动剂气雾吸入剂有特布他林、沙丁胺醇、甲泼尼龙等。

哮喘重度发作时,应及早静脉给予足量氨茶碱及琥珀酸氢化可的松或甲泼尼龙琥珀酸钠,待病情得到控制后再逐渐减量,改为口服泼尼松龙,或根据病情吸入糖皮质激素,应注意不宜骤然停药,以免复发。

(二)抗感染

肺部感染的患者,应根据细菌培养及药敏结果选择应用有效抗生素。

(三)稳定内环境

及时纠正水、电解质及酸碱失衡。

(四)保证气管通畅

痰多而黏稠不易咳出或有严重缺氧及二氧化碳潴留者,应及时行气管插管吸出痰液,必要时行机械通气。

三、护理

(一)一般护理

(1)将患者安置在清洁、安静、空气新鲜、阳光充足的房间,避免接触变应原,如花粉、皮毛、油烟等。护理操作时防止灰尘飞扬。喷洒灭蚊蝇剂或某些消毒剂时要转移患者。

(2)患者哮喘发作呼吸困难时应给予适宜的靠背架或过床桌,让患者伏桌而坐,以帮助呼吸,减少疲劳。

(3)给予营养丰富的易消化的饮食,多食蔬菜、水果,多饮水。同时注意保持大便通畅,减少因用力排便所致的疲劳。严禁食用与患者发病有关的食物,如鱼、虾、蟹等,并协助患者寻找变应原。

(4)危重期患者应保持皮肤清洁干燥,定时翻身,防止压力性损伤发生。因大剂量使用糖皮质激素,应做好口腔护理,防止发生口腔炎。

(5)哮喘重度发作时,由于大汗淋漓,呼吸困难甚至有窒息感,所以患者极度紧张、烦躁、疲倦。要耐心安慰患者,及时满足患者需求,缓解紧张情绪。

(二)观察要点

1.观察哮喘发作先兆

如患者主诉有鼻、咽、眼部发痒及咳嗽、流鼻涕等黏膜过敏症状时,应及时报告医师采取措施,减轻发作症状,尽快控制病情。

2.观察药物毒副反应

氨茶碱 0.25 g 加入 25％～50％葡萄糖注射液 20 mL 中静脉推注,时间要在 5 分钟以上,因浓度过高或推注过快可使心肌过度兴奋而产生心悸、惊厥、血压骤降等严重反应。使用时要现配现用,静脉滴注时,不宜和维生素 C、促皮质激素、去甲肾上腺素、四环素类等配伍。糖皮质激素类药物久用可引起钠潴留、血钾降低、消化道溃疡病、高血压、糖尿病、骨质疏松、停药反跳等,须加强观察。

3.根据患者缺氧情况调整氧流量

一般为 3 ～5 L/min。保持气体充分湿化,氧气湿化瓶每天更换、消毒,防止医源性感染。

4.观察痰液黏稠度

哮喘发作患者由于过度通气,出汗过多,因而身体丢失水分增多,致使痰液黏稠形成痰栓,阻塞小支气管,导致呼吸不畅,感染难以控制。应通过静脉补液和饮水补足水分和电解质。

5.严密观察有无并发症

如自发性气胸、肺不张、脱水、酸碱失衡、电解质紊乱、呼吸衰竭、肺性脑病等并发症。监测动脉血气、生化指标,如发现异常需及时对症处理。

6.注意呼吸频率、深浅幅度和节律

重度发作患者喘鸣音减弱乃至消失,呼吸变浅,神志改变,常提示病情危急,应及时处理。

（三）家庭护理

1.增强体质,积极防治感染

平时注意增加营养,根据病情做适量体力活动,如散步、做简易操、打太极拳等,以提高机体免疫力。当感染发生时应及时就诊。

2.注意防寒避暑

寒冷可引起支气管痉挛,分泌物增加,同时感冒易致支气管及肺部感染。因此,冬季应适当提高居室温度,秋季进行耐寒锻炼防治感冒,夏季避免大汗,防止痰液过稠不易咳出。

3.尽量避免接触变应原

患者应戒烟,尽量避免到人员众多、空气污浊的公共场所。保持居室空气清新,室内可安装空气净化器。

4.防止呼吸肌疲劳

坚持进行呼吸锻炼。

5.稳定情绪

一旦哮喘发作,应控制情绪,保持镇静,及时吸入支气管扩张气雾剂。

6.家庭氧疗

家庭氧疗又称缓解期氧疗,对于患者的病情控制,存活期的延长和生活质量的提高有着重要意义。家庭氧疗时应注意氧流量的调节,严禁烟火,防止火灾。

7.缓解期处理

哮喘缓解期的防治非常重要,对于防止哮喘发作及恶化,维持正常肺功能,提高生活质量,保持正常活动量等均具有重要意义。哮喘缓解期患者,应坚持吸入糖皮质激素,可有效控制哮喘发作,吸入色甘酸钠和口服酮替酚亦有一定的预防哮喘发作的作用。

（徐磊磊）

第四节　慢性支气管炎

慢性支气管炎是由于感染或非感染因素引起气管、支气管黏膜及其周围组织的慢性非特异性炎症。临床以咳嗽、咳痰或伴有喘息反复发作为特征,每年持续 3 个月以上,且连续 2 年以上。

一、病因和发病机制

慢性支气管炎的病因极为复杂,迄今尚有许多因素还不够明确,往往是多种因素长期相互作用的综合结果。

(一)感染

病毒、支原体和细菌感染是本病急性发作的主要原因。病毒感染以流感病毒、鼻病毒、腺病毒和呼吸道合胞病毒常见;细菌感染以肺炎链球菌、流感嗜血杆菌和卡他莫拉菌及葡萄球菌常见。

(二)大气污染

化学气体如氯气、二氧化氮、二氧化硫等刺激性烟雾,空气中的粉尘等均可刺激支气管黏膜,使呼吸道清除功能受损,为细菌入侵创造条件。

(三)吸烟

吸烟为本病发病的主要因素。吸烟时间的长短与吸烟量决定发病率的高低,吸烟者的患病率较不吸烟者高 2～8 倍。

(四)过敏因素

喘息型支气管患者,多有过敏史。患者痰中嗜酸性粒细胞和组胺的含量及血中 IgE 明显高于正常。此类患者实际上应属慢性支气管炎合并哮喘。

(五)其他因素

气候变化,特别是寒冷空气对慢支的病情加重有密切关系。自主神经功能失调,副交感神经功能亢进,老年人肾上腺皮质功能减退,慢性支气管炎的发病率增加。维生素 C 缺乏,维生素 A 缺乏,易患慢性支气管炎。

二、临床表现

(一)症状

患者常在寒冷季节发病,出现咳嗽、咳痰,尤以晨起明显,白天多于夜间。病毒感染痰液为白色黏液泡沫状,继发细菌感染,痰液转为黄色或黄绿色黏液脓性,偶可带血。慢性支气管炎反复发作后,支气管黏膜的迷走神经感受器反应性增高,副交感神经功能亢进,可出现过敏现象而发生喘息。

(二)体征

早期多无体征。急性发作期可有肺底部闻及干、湿性啰音。喘息型支气管炎在咳嗽或深吸气后可闻及哮鸣音,发作时,有广泛哮鸣音。

（三）并发症

（1）阻塞性肺气肿：为慢性支气管炎最常见的并发症。

（2）支气管肺炎：慢性支气管炎蔓延至支气管周围肺组织中，患者表现寒战、发热、咳嗽加剧、痰量增多且呈脓性；白细胞总数及中性粒细胞增多；X线胸片显示双下肺野有斑点状或小片阴影。

（3）支气管扩张症。

三、诊断

（一）辅助检查

1.血常规

白细胞总数及中性粒细胞数可升高。

2.胸部X线检查

单纯型慢性支气管炎，X线片检查阴性或仅见双下肺纹理增多、增粗、模糊、呈条索状或网状。继发感染时为支气管周围炎症改变，表现为不规则斑点状阴影，重叠于肺纹理之上。

3.肺功能检查

早期病变多在小气道，常规肺功能检查多无异常。

（二）诊断要点

凡咳嗽、咳痰或伴有喘息，每年发作持续3个月，连续2年或2年以上者，并排除其他心、肺疾病（如肺结核、肺尘埃沉着病、支气管哮喘、支气管扩张症、肺癌、肺脓肿、心脏病、心功能不全等）、慢性鼻咽疾病后，即可诊断。如每年发病不足3个月，但有明确的客观检查依据（如胸部X线片、肺功能等）亦可诊断。

（三）鉴别诊断

1.支气管扩张

多于儿童或青年期发病，常继发于麻疹、肺炎或百日咳后，并有咳嗽、咳痰反复发作的病史，合并感染时痰量增多，并呈脓性或伴有发热，病程中常反复咯血。在肺下部周围可闻及不易消散的湿性啰音。晚期重症患者可出现杵状指（趾）。胸部X线片上可见双肺下野纹理粗乱或呈卷发状。薄层高分辨CT（HRCT）检查有助于确诊。

2.肺结核

活动性肺结核患者多有午后低热、消瘦、乏力、盗汗等中毒症状。咳嗽痰量不多，常有咯血。老年肺结核的中毒症状多不明显，常被慢性支气管炎的症状所掩盖而误诊。胸部X线片上可发现结核病灶，部分患者痰结核菌检查可获阳性。

3.支气管哮喘

支气管哮喘常为特质性患者或有过敏性疾病家族史，多于幼年发病。一般无慢性咳嗽、咳痰史。哮喘多突然发作，且有季节性，血和痰中嗜酸性粒细胞常增多，治疗后可迅速缓解。发作时双肺布满哮鸣音，呼气延长，缓解后可消失，且无症状，但气道反应性仍增高。慢性支气管炎合并哮喘的患者，病史中咳嗽、咳痰多发生在喘息之前，迁延不愈较长时间后伴有喘息，且咳嗽、咳痰的症状多较喘息更为突出，平喘药物疗效不如哮喘等可资鉴别。

4.肺癌

肺癌多发生于40岁以上男性，并有多年吸烟史的患者，刺激性咳嗽常伴痰中带血和胸痛。

X 线胸片检查肺部常有块影或反复发作的阻塞性肺炎。痰脱落细胞及支气管镜等检查,可明确诊断。

5.慢性肺间质纤维化

慢性咳嗽,咳少量黏液性非脓性痰,进行性呼吸困难,双肺底可闻及爆裂音(Velcro 啰音),严重者发绀并有杵状指;X 线胸片见中下肺野及肺周边部纹理增多紊乱呈网状结构,其间见弥漫性细小斑点阴影。肺功能检查呈限制性通气功能障碍,弥散功能降低,PaO_2 下降。肺活检是确诊的手段。

四、治疗

(一)急性发作期及慢性迁延期的治疗

以控制感染、祛痰、镇咳为主,同时解痉平喘。

1.抗感染药物

及时、有效、足量,感染控制后及时停用,以免产生细菌耐药或二重感染。一般患者可按常见致病菌用药。可选用青霉素 G 80 万单位肌内注射;复方磺胺甲噁唑(SMZ),每次 2 片,2 次/天;阿莫西林 2～4 g/d,3～4 次口服;氨苄西林 2～4 g/d,分 4 次口服;头孢氨苄 2～4 g/d 或头孢拉定1～2 g/d,分 4 次口服;头孢呋辛 2 g/d 或头孢克洛 0.5～1.0 g/d,分 2～3 次口服。亦可选择新一代大环内酯类抗生素,如罗红霉素,0.3 g/d,2 次口服。抗菌治疗疗程一般 7～10 天,反复感染病例可适当延长。严重感染时,可选用氨苄西林、环丙沙星、氧氟沙星、阿米卡星、奈替米星或头孢菌素类联合静脉滴注给药。

2.祛痰镇咳药

刺激性干咳者不宜单用镇咳药物,否则痰液不易咳出。可给盐酸溴环己胺醇 30 mg 或羧甲基半胱氨酸 500 mg,3 次/天口服。乙酰半胱氨酸及氯化铵甘草合剂均有一定的疗效。α-糜蛋白酶雾化吸入亦有消炎祛痰的作用。

3.解痉平喘

解痉平喘主要为解除支气管痉挛,利于痰液排出。常用药物为氨茶碱 0.1～0.2 g,1 次/8 小时口服;丙卡特罗50 mg,2 次/天;特布他林 2.5 mg,2～3 次/天。慢性支气管炎有可逆性气道阻塞者应常规应用支气管舒张剂,如异丙托溴铵气雾剂、特布他林等吸入治疗。阵发性咳嗽常伴不同程度的支气管痉挛,应用支气管扩张药后可改善症状,并有利于痰液的排出。

(二)缓解期的治疗

应以增强体质,提高机体抗病能力和预防发作为主。

(三)中药治疗

采取扶正固本原则,按肺、脾、肾的虚实辨证施治。

五、护理措施

(一)常规护理

1.环境

保持室内空气新鲜,流通,安静,舒适,温湿度适宜。

2.休息

急性发作期应卧床休息,取半卧位。

3.给氧

持续低流量吸氧。

4.饮食

给予高热量、高蛋白、高维生素易消化饮食。

(二)专科护理

1.解除气道阻塞,改善肺泡通气

及时清除痰液,神志清醒患者应鼓励咳嗽,痰稠不易咯出时,给予雾化吸入或雾化泵药物喷入,减少局部淤血水肿,以利痰液排出。危重体弱患者,定时更换体位,叩击背部,使痰易于咯出,餐前应给予胸部叩击或胸壁震荡。

方法:患者取侧卧位,护士两手手指并拢,手背隆起,指关节微屈,自肺底由下向上,由外向内叩拍胸壁,震动气管,边拍边鼓励患者咳嗽,以促进痰液的排出,每侧肺叶叩击 3～5 分钟。对神志不清者,可进行机械吸痰,需注意无菌操作,抽吸压力要适当,动作轻柔,每次抽吸时间不超过15 秒,以免加重缺氧。

2.合理用氧减轻呼吸困难

根据缺氧和二氧化碳潴留的程度不同,合理用氧,一般给予低流量、低浓度、持续吸氧,如病情需要提高氧浓度,应辅以呼吸兴奋剂刺激通气或使用呼吸机改善通气,吸氧后如呼吸困难缓解、呼吸频率减慢、节律正常、血压上升、心率减慢、心律正常、发绀减轻、皮肤转暖、神志转清、尿量增加等,表示氧疗有效。若呼吸过缓、意识障碍加深,需考虑二氧化碳潴留加重,必要时采取增加通气量措施。

(徐磊磊)

第五节　慢性阻塞性肺疾病

慢性阻塞性肺疾病(chronic obstructive pulmonary disease,COPD)是一种以不完全可逆性气流受限为特征,呈进行性发展的肺部疾病。COPD 是呼吸系统疾病中的常见病和多发病,由于其患者数多,死亡率高,社会经济负担重,已成为一个重要的公共卫生问题。在世界范围内,COPD 的死亡率居所有死因的第四位。根据世界银行/世界卫生组织发表的研究,至 2020 年 COPD 将成为世界疾病经济负担的第五位。在我国,COPD 同样是严重危害人民群体健康的重要慢性呼吸系统疾病,1992 年对我国北部及中部地区农村 102 230 名成人调查显示,COPD 占 15 岁以上人群的 3%,近年来对我国 7 个地区 20 245 名成年人进行调查,COPD 的患病率占 40 岁以上人群的 8.2%,患病率之高是十分惊人的。

COPD 与慢性支气管炎及肺气肿密切相关。慢性支气管炎(简称慢支)是指气管、支气管黏膜及其周围组织的慢性、非特异性炎症。如患者每年咳嗽、咳痰达 3 个月以上,连续两年或以上,并排除其他已知原因的慢性咳嗽,即可诊断为慢性支气管炎。阻塞性肺气肿(简称肺气肿)是指肺部终末细支气管远端气腔出现异常持久的扩张,并伴有肺泡壁和细支气管的破坏而无明显肺纤维化。当慢性支气管炎和(或)肺气肿患者肺功能检查出现气流受限并且不能完全可逆时,可视为 COPD。如患者只有慢性支气管炎和(或)肺气肿,而无气流受限,则不能视为 COPD,而视为 COPD 的高危期。支气管哮喘也具有气流受限。但支气管哮喘是一种特殊的气道炎症性疾病,其气流受限具有可逆性,它不属于 COPD。

一、护理评估

(一)病因及发病机制

确切的病因不清,可能与下列因素有关。

1.吸烟

吸烟是最危险的因素。国内外的研究均证明吸烟与慢支的发生有密切关系,吸烟者慢性支气管炎的患病率比不吸烟者高 2～8 倍,吸烟时间越长,量越大,COPD 患病率越高。烟草中的多种有害化学成分,可损伤气道上皮细胞使巨噬细胞吞噬功能降低和纤毛运动减退;黏液分泌增加,使气道净化能力减弱;支气管黏膜充血水肿、黏液积聚,而易引起感染。慢性炎症及吸烟刺激黏膜下感受器,引起支气管平滑肌收缩,气流受限。烟草、烟雾还可使氧自由基增多,诱导中性粒细胞释放蛋白酶,抑制抗蛋白酶系统,使肺弹力纤维受到破坏,诱发肺气肿形成。

2.职业性粉尘和化学物质

职业性粉尘及化学物质,如烟雾、变应原、工业废气及室内污染空气等,浓度过大或接触时间过长,均可导致与吸烟无关的 COPD。

3.空气污染

大气污染中的有害气体(如二氧化硫、二氧化氮、氯气等)可损伤气道黏膜,并有细胞毒作用,使纤毛清除功能下降,黏液分泌增多,为细菌感染创造条件。

4.感染

感染是 COPD 发生发展的重要因素之一。长期、反复感染可破坏气道正常的防御功能,损伤细支气管和肺泡。主要病毒为流感病毒、鼻病毒和呼吸道合胞病毒等;细菌感染以肺炎链球菌、流感嗜血杆菌、卡他莫拉菌及葡萄球菌为多见,支原体感染也是重要因素之一。

5.蛋白酶-抗蛋白酶失衡

蛋白酶对组织有损伤和破坏作用;抗蛋白酶对弹性蛋白酶等多种蛋白酶有抑制功能。在正常情况下,弹性蛋白酶与其抑制因子处于平衡状态。其中 α_1-抗胰蛋白酶(α_1-AT)是活性最强的一种。蛋白酶增多和抗蛋白酶不足均可导致组织结构破坏产生肺气肿。

6.其他

机体内在因素如呼吸道防御功能及免疫功能降低、自主神经功能失调、营养、气温的突变等都可能参与 COPD 的发生、发展。

(二)病理生理

COPD 的病理改变主要为慢性支气管炎和肺气肿的病理改变。COPD 对呼吸功能的影响,早期病变仅局限于细小气道,表现为闭合容积增大。病变侵入大气道时,肺通气功能明显障碍;随肺气肿的日益加重,大量肺泡周围的毛细血管受膨胀的肺泡挤压而退化,使毛细血管大量减少,肺泡间的血流量减少,导致通气与血流比例失调,使换气功能障碍。由通气和换气功能障碍引起缺氧和二氧化碳潴留,进而发展为呼吸衰竭。

(三)健康史

询问患者是否存在引起慢支的各种因素如感染、吸烟、大气污染、职业性粉尘和有害气体的长期吸入、过敏等;是否有呼吸道防御功能及免疫功能降低、自主神经功能失调等。

（四）身体状况

1.主要症状

（1）慢性咳嗽：晨间起床时咳嗽明显，白天较轻，睡眠时有阵咳或排痰。随病程发展可终生不愈。

（2）咳痰：一般为白色黏液或浆液性泡沫痰，偶可带血丝，清晨排痰较多。急性发作伴有细菌感染时，痰量增多，可有脓性痰。

（3）气短或呼吸困难：早期仅在体力劳动或上楼等活动时出现，随着病情发展逐渐加重，日常活动甚至休息时也感到气短，是COPD的标志性症状。

（4）喘息和胸闷：重度患者或急性加重时出现喘息，甚至静息状态下也感气促。

（5）其他：晚期患者有体重下降，食欲减退等全身症状。

2.护理体检

早期可无异常，随疾病进展慢性支气管炎病例可闻及干啰音或少量湿啰音。有喘息症状者可在小范围内出现轻度哮鸣音。肺气肿早期体征不明显，随疾病进展出现桶状胸，呼吸活动减弱，触觉语颤减弱或消失；叩诊呈过清音，心浊音界缩小或不易叩出，肺下界和肝浊音界下移，听诊心音遥远，两肺呼吸音普遍减弱，呼气延长，并发感染时，可闻及湿啰音。

3.COPD严重程度分级

根据第一秒用力呼气容积占用力肺活量的百分比（$FEV_1/FVC\%$）、第一秒用力呼气容积占预计值百分比（$FEV_1\%$预计值）和症状对COPD的严重程度做出分级。

（1）Ⅰ级：轻度，$FEV_1/FVC<70\%$、$FEV_1\geqslant80\%$预计值，有或无慢性咳嗽、咳痰症状。

（2）Ⅱ级：中度，$FEV_1/FVC<70\%$、50%预计值$\leqslant FEV_1<80\%$预计值，有或无慢性咳嗽、咳痰症状。

（3）Ⅲ级：重度，$FEV_1/FVC<70\%$、30%预计值$\leqslant FEV_1<50\%$预计值，有或无慢性咳嗽、咳痰症状。

（4）Ⅳ级：极重度，$FEV_1/FVC<70\%$、$FEV_1<30\%$预计值或$FEV_1<50\%$预计值且伴慢性呼吸衰竭。

4.COPD病程分期

COPD按病程可分为急性加重期和稳定期，前者指在短期内咳嗽、咳痰、气短和（或）喘息加重、脓痰量增多，可伴发热等症状；稳定期指咳嗽、咳痰、气短症状稳定或轻微。

5.并发症

COPD可并发慢性呼吸衰竭、自发性气胸、慢性肺源性心脏病。

（五）实验室及其他检查

1.肺功能检查

肺功能检查是判断气流受限的主要客观指标，对COPD诊断、严重程度评价、疾病进展、预后及治疗反应等有重要意义。第一秒用力呼气容积（FEV_1）占用力肺活量（FVC）的百分比（$FEV_1/FVC\%$）是评价气流受限的敏感指标。第一秒用力呼气容积（FEV_1）占预计值百分比（$FEV_1\%$预计值），是评估COPD严重程度的良好指标。当$FEV_1/FVC<70\%$及$FEV_1<80\%$预计值者，可确定为不能完全可逆的气流受限。FEV_1的逐渐减少，大致提示肺部疾病的严重程度和疾病进展的阶段。

肺气肿呼吸功能检查示残气量增加，残气量占肺总量的百分比增大，最大通气量低于预计值的 80%；第一秒时间肺活量常低于 60%；残气量占肺总量的百分比增大,往往超过 40%；对阻塞性肺气肿的诊断有重要意义。

2.胸部 X 线检查

早期胸片可无变化,可逐渐出现肺纹理增粗、紊乱等非特异性改变,肺气肿的典型 X 线表现为胸廓前后径增大,肋间隙增宽,肋骨平行,膈低平。两肺透亮度增加,肺血管纹理减少或有肺大泡征象。X 线检查对 COPD 诊断特异性不高。

3.动脉血气分析

早期无异常,随病情进展可出现低氧血症、高碳酸血症、酸碱平衡失调等,用于判断呼吸衰竭的类型。

4.其他

COPD 合并细菌感染时,血白细胞计数增高,核左移。痰培养可能检出病原菌。

(六)心理-社会评估

COPD 由于病程长、反复发作,每况愈下,给患者带来较重的精神和经济负担,出现焦虑、悲观、沮丧等心理反应,甚至对治疗丧失信心。病情一旦发展到影响工作和会导致患者心理压力增加,生活方式发生改变,也会影响到工作,甚至因无法工作孤独。

二、主要护理诊断及医护合作性问题

(一)气体交换受损
气体交换受损与气道阻塞、通气不足、呼吸肌疲劳、分泌物过多和肺泡呼吸有关。
(二)清理呼吸道无效
清理呼吸道无效与分泌物增多而黏稠、气道湿度降低和无效咳嗽有关。
(三)低效性呼吸型态
低效性呼吸型态与气道阻塞、膈肌变平以及能量不足有关。
(四)活动无耐力
活动无耐力与疲劳、呼吸困难、氧供与氧耗失衡有关。
(五)营养失调
低于机体需要量与食欲降低、摄入减少、腹胀、呼吸困难、痰液增多关。
(六)焦虑
焦虑与健康状况的改变、病情危重、经济状况有关。

三、护理目标

患者痰能咳出,喘息缓解;活动耐力增强;营养得到改善;焦虑减轻。

四、护理措施

(一)一般护理
1.休息和活动

患者采取舒适的体位,晚期患者宜采取身体前倾位,使辅助呼吸肌参与呼吸。发热、咳喘时应卧床休息,视病情安排适当的活动量,活动以不感到疲劳、不加重症状为宜。室内保持合适的温湿度,冬季注意保暖,避免直接吸入冷空气。

2.饮食护理

呼吸功率的增加可使热量和蛋白质消耗增多,导致营养不良。应制订出高热量、高蛋白、高维生素的饮食计划。正餐进食量不足时,应安排少量多餐,避免餐前和进餐时过多饮水。餐后避免平卧,有利于消化。为减少呼吸困难,保存能量,患者饭前至少休息 30 分钟。每天正餐应安排在患者最饥饿、休息最好的时间。指导患者采用缩唇呼吸和腹式呼吸减轻呼吸困难。为促进食欲,提供给患者舒适的就餐环境和喜爱的食物,餐前及咳痰后漱口,保持口腔清洁;腹胀的患者应进软食,细嚼慢咽。避免进产气的食物,如汽水、啤酒、豆类、马铃薯和胡萝卜等;避免易引起便秘的食物,如油煎食物、干果、坚果等。如果患者通过进食不能吸收足够的营养,可应用管喂饮食或全胃肠外营养。

(二)病情观察

观察咳嗽、咳痰的情况,痰液的颜色、量及性状,咳痰是否顺畅;呼吸困难的程度,能否平卧,与活动的关系,有无进行性加重;患者的营养状况、肺部体征及有无慢性呼吸衰竭、自发性气胸、慢性肺源性心脏病等并发症产生。监测动脉血气分析和水、电解质、酸碱平衡情况。

(三)氧疗的护理

呼吸困难伴低氧血症者,遵医嘱给予氧疗。一般采用鼻导管持续低流量吸氧,氧流量 1~2 L/min。对 COPD 慢性呼吸衰竭者提倡进行长期家庭氧疗(LTOT)。LTOT 为持续低流量吸氧,它能改变疾病的自然病程,改善生活质量。LTOT 是指一昼夜吸入低浓度氧 15 小时以上,并持续较长时间,使 $PaO_2 \geq 8.0$ kPa(60 mmHg),或 SaO_2 升至 90% 的一种氧疗方法。

LTOT 指征:①$PaO_2 \leq 7.3$ kPa(55 mmHg)或 $SaO_2 \leq 88\%$,有或没有高碳酸血症。②PaO_2 8.0~7.3 kPa(55~60 mmHg)或 $SaO_2 < 88\%$,并有肺动脉高压、心力衰竭所致的水肿或红细胞增多症(血细胞比容>0.55)。LTOT 对血流动力学、运动耐力、肺生理和精神状态均会产生有益的影响,从而提高 COPD 患者的生活质量和生存率。

COPD 患者因长期二氧化碳潴留,主要靠缺氧刺激呼吸中枢,如果吸入高浓度的氧,反而会导致呼吸频率和幅度降低,引起二氧化碳潴留。而持续低流量吸氧维持 $PaO_2 \geq 8.0$ kPa(60 mmHg),既能改善组织缺氧,也可防止因缺氧状态解除而抑制呼吸中枢。护理人员应密切注意患者吸氧后的变化,如观察患者的意识状态、呼吸的频率及幅度、有无窒息或呼吸停止和动脉血气复查结果。

氧疗有效指标:患者呼吸困难减轻、呼吸频率减慢、发绀减轻、心率减慢、活动耐力增加。

(四)用药护理

1.稳定期治疗用药

(1)支气管扩张剂:短期应用以缓解症状,长期规律应用预防和减轻症状。常选用 β_2 肾上腺素受体激动剂、抗胆碱药、氨茶碱或其缓(控)释片。

(2)祛痰药:对痰不易咳出者可选用盐酸氨溴索或羧甲司坦。

2.急性加重期的治疗用药

使用支气管扩张剂及对低氧血症者进行吸氧外,应根据病原菌类型及药物敏感情况合理选用抗生素治疗。如给予 β-内酰胺类/β-内酰胺酶抑制剂;第二代头孢菌素、大环内酯类或喹诺酮类。如出现持续气道阻塞,可使用糖皮质激素。

3.遵医嘱用药

遵医嘱应用抗生素,支气管扩张剂,祛痰药物,注意观察疗效及不良反应。

(五)呼吸功能锻炼

COPD 患者需要增加呼吸频率来代偿呼吸困难,这种代偿多数是依赖于辅助呼吸肌参与呼吸,即胸式呼吸,而非腹式呼吸。然而胸式呼吸的有效性要低于腹式呼吸,患者容易疲劳。因此,护理人员应指导患者进行缩唇呼气、腹式呼吸、膈肌起搏(体外膈神经电刺激)、吸气阻力器等呼吸锻炼,以加强胸、膈呼吸肌肌力和耐力,改善呼吸功能。

1.缩唇呼吸

缩唇呼吸的技巧是通过缩唇形成的微弱阻力来延长呼气时间,增加气道压力,延缓气道塌陷。患者闭嘴经鼻吸气,然后通过缩唇(吹口哨样)缓慢呼气,同时收缩腹部。吸气与呼气时间比为 1：2 或1：3。缩唇大小程度与呼气流量,以能使距口唇 15～20 cm 处,与口唇等高点水平的蜡烛火焰随气流倾斜又不至于熄灭为宜。

2.膈式或腹式呼吸

患者可取立位、平卧位或半卧位,两手分别放于前胸部和上腹部。用鼻缓慢吸气时,膈肌最大程度下降,腹肌松弛,腹部凸出,手感到腹部向上抬起。呼气时用口呼出,腹肌收缩,膈肌松弛,膈肌随腹腔内压增加而上抬,推动肺部气体排出,手感到腹部下降。

另外,可以在腹部放置小枕头、杂志或书锻炼腹式呼吸。如果吸气时,物体上升,证明是腹式呼吸。缩唇呼吸和腹式呼吸每天训练 3～4 次,每次重复 8～10 次。腹式呼吸需要增加能量消耗,因此指导患者只能在疾病恢复期如出院前进行训练。

(六)心理护理

COPD 患者因长期患病,社会活动减少、经济收入降低等方面发生的变化,容易形成焦虑和压抑的心理状态,失去自信,躲避生活。也可由于经济原因,患者可能无法按医嘱常规使用某些药物,只能在病情加重时应用。医护人员应详细了解患者及其家庭对疾病的态度,关心体贴患者,了解患者心理、性格、生活方式等方面发生的变化,与患者和家属共同制订和实施康复计划,定期进行呼吸肌功能锻炼、合理用药等,减轻症状,增强患者战胜疾病的信心;对表现焦虑的患者,教会患者缓解焦虑的方法,如听轻音乐、下棋、做游戏等娱乐活动,以分散注意力,减轻焦虑。

(七)健康指导

1.疾病知识指导

使患者了解 COPD 的相关知识,识别和消除使疾病恶化的因素,戒烟是预防 COPD 的重要且简单易行的措施,应劝导患者戒烟;避免粉尘和刺激性气体的吸入;避免和呼吸道感染患者接触,在呼吸道传染病流行期间,尽量避免去人群密集的公共场所。指导患者要根据气候变化,及时增减衣物,避免受凉感冒。学会识别感染或病情加重的早期症状,尽早就医。

2.康复锻炼

使患者理解康复锻炼的意义,充分发挥患者进行康复的主观能动性,制订个体化的锻炼计划,选择空气新鲜、安静的环境,进行步行、慢跑、气功等体育锻炼。在潮湿、大风、严寒气候时,避免室外活动。教会患者和家属依据呼吸困难与活动之间的关系,判断呼吸困难的严重程度,以便合理地安排工作和生活。

3.家庭氧疗

对实施家庭氧疗的患者,护理人员应指导患者和家属做到以下几点。

(1)了解氧疗的目的、必要性及注意事项;注意安全,供氧装置周围严禁烟火,防止氧气燃烧爆炸;吸氧鼻导管需每天更换,以防堵塞,防止感染;氧疗装置定期更换、清洁、消毒。

（2）告诉患者和家属宜采取低流量（氧流量 1～2 L/min 或氧浓度 25％～29％）吸氧，且每天吸氧的时间不宜少于 15 小时，因夜间睡眠时，部分患者低氧血症更为明显，故夜间吸氧不宜间断；监测氧流量，防止随意调高氧流量。

4.心理指导

引导患者适应慢性病并以积极的心态对待疾病，培养生活乐趣，如听音乐、培养养花种草等爱好，以分散注意力，减少孤独感，缓解焦虑、紧张的精神状态。

五、护理评价

氧分压和二氧化碳分压维持在正常范围内；能坚持药物治疗；能演示缩唇呼吸和腹式呼吸技术；呼吸困难发作时能采取正确体位，使用节能法；清除过多痰液，保持呼吸道通畅；使用控制咳嗽方法；增加体液摄入；减少症状恶化；根据身高和年龄维持正常体重；减少急诊就诊和入院的次数。

（徐磊磊）

第六节　胸腔积液

一、疾病概述

（一）概念和特点

胸膜腔内液体简称胸液，其形成与吸收处于动态平衡状态，正常情况下胸膜腔内仅有 13～15 mL 的微量液体，在呼吸运动时起润滑作用。任何原因使胸液形成过多或吸收过少时，均可导致胸液异常积聚，称为胸腔积液。胸腔积液可以根据其发生机制和化学成分不同分为漏出液、渗出液、血液（称为血胸）、脓液（称为脓胸）和乳糜液。

（二）相关病理生理

胸液的形成主要取决于壁层和脏层毛细血管与胸膜腔内的压力梯度，有两种方向相反的压力促使液体的移动，即流体静水压和胶体渗透压。胸膜腔内液体自毛细血管的静脉端再吸收，其余的液体由淋巴系统回收至血液，滤过与吸收处于动态平衡。许多肺、胸膜和肺外疾病破坏了此种动态平衡，致使胸膜腔内液体形成过快或吸收过缓，从而导致液体不正常地积聚在胸膜腔内引起胸腔积液。

（三）病因与诱因

1.胸膜毛细血管内静水压升高

体循环静水压的升高是生成胸腔积液最重要的因素，充血性心力衰竭、缩窄性心包炎、血容量增加、上腔静脉或奇静脉受阻等因素均可使胸膜毛细血管内静水压升高，胸膜液体滤出增加，产生胸腔漏出液。

2.胸膜毛细血管通透性增加

胸膜炎症、结缔组织病（如系统性红斑狼疮、类风湿关节炎）、胸膜肿瘤、肺梗死等，可使胸膜毛细血管通透性增加，毛细血管内细胞、蛋白和液体等大量渗入胸膜腔，产生胸腔渗出液。

3.胸膜毛细血管内胶体渗透压降低

如低蛋白血症、肝硬化、肾病综合征、急性肾小球肾炎等,产生胸腔漏出液。

4.壁层胸膜淋巴引流障碍

如淋巴导管阻塞、发育性淋巴引流异常等,产生胸腔渗出液。

5.损伤

如主动脉瘤破裂、食管破裂、胸导管破裂等,产生血胸、脓胸和乳糜胸。

(四)临床表现

1.症状

胸腔积液局部症状的轻重取决于积液量,全身症状取决于原发疾病。

(1)呼吸困难:最常见,与胸腔积液的量有关。少量胸腔积液常无症状或仅有咳嗽,常为干咳。当胸腔积液量超过500 mL时,大量积液可使胸廓顺应性下降、膈肌受压、纵隔移位和肺容量下降,患者出现胸闷和呼吸困难,并随积液量的增多而加重。

(2)胸痛:多为单侧锐痛,并随呼吸或咳嗽加重,可向患侧肩、颈或腹部放射,疼痛程度随着胸腔积液增多反而缓解。

(3)伴随症状:病因不同,其伴随症状不同。炎性积液多为渗出性,伴有咳嗽、咳痰和发热;心力衰竭所致胸腔积液为漏出液,伴有心功能不全的其他表现;结核性胸膜炎多见于青年人,常有发热、干咳;恶性胸腔积液多见于中年以上患者,伴有消瘦和呼吸道或原发部位肿瘤的症状;肝脓肿所致的右侧胸腔积液可为反应性胸膜炎,亦可为脓胸,常伴有发热和肝区疼痛。

2.体征

少量积液时,体征不明显或可闻及胸膜摩擦音。典型积液患者的体征为患侧肋间隙饱满,呼吸运动减弱;语颤减弱或消失,可伴有气管、纵隔向健侧移位;局部叩诊呈浊音;积液区呼吸音减弱或消失。肺外疾病引起的胸腔积液可有原发病的体征。

(五)辅助检查

相关辅助检查可帮助医师确定患者有无胸腔积液,区别漏出液和渗出液,寻找胸腔积液的病因。

1.X线检查

少量胸腔积液时,仅见患侧肋膈角变钝;中等量积液时,呈内低外高的弧形积液影;平卧时积液散开,使整个肺野透亮度降低;大量积液时整个患侧胸部呈致密阴影,气管和纵隔推向健侧。CT检查有较高的敏感性与密度分辨率,有助于病因诊断。

2.B超检查

可探查胸液掩盖的肿块,估计胸腔积液的量和深度,协助胸腔穿刺的定位。

3.胸腔积液检查

(1)外观:漏出液常为清晰、透明的淡黄色液体,静置不凝固,渗出液可因病因不同而颜色不一,以草黄色多见,可有凝块。血性胸液呈程度不等的洗肉水样或静脉血样。乳糜胸的胸腔积液呈乳状。

(2)细胞:正常胸液中有少量间皮细胞或淋巴细胞。漏出液细胞数较少,常低于$100 \times 10^6 /L$(与渗出液鉴别时以$500 \times 10^6 /L$为界),以淋巴细胞与间皮细胞为主。渗出液的细胞数较多,以白细胞为主,常高于$500 \times 10^6 /L$。中性粒细胞增多时,提示为急性炎症;淋巴细胞为主则多为结核性或恶性。胸液中红细胞高于$5 \times 10^9 /L$时呈淡红色,多由恶性肿瘤或结核所致。

(3)pH:正常胸液 pH 7.6 左右,pH 降低见于脓胸、食管破裂、结核性和恶性胸腔积液。

(4)生化检查:葡萄糖、蛋白质、类脂、酶和肿瘤标志物。漏出液和大多数渗出液葡萄糖定量与血糖近似,当葡萄糖含量低于 3.35 mmol/L 时可能为脓胸、类风湿关节炎所致的胸腔积液、结核性或恶性胸腔积液,当葡萄糖和 pH 均较低,提示肿瘤广泛浸润。类脂用于鉴别乳糜胸。胸腔积液中乳酸脱氢酶(LDH)水平则是反映胸膜炎症程度的指标,其值越高,炎症越明显。胸腔积液淀粉酶升高可见于急性胰腺炎、恶性肿瘤等。结核性胸膜炎时,胸腔积液中腺苷脱氨酶(ADA)多高于 45 U/L。肿瘤标志物的测定可以用于区别良、恶性胸腔积液。

(5)病原体:胸液涂片查找细菌及培养,有助于病原学诊断。

(6)免疫学检查:结核性胸膜炎胸腔积液的 T 细胞增高;系统性红斑狼疮及类风湿关节炎引起的胸腔积液中补体 C3、C4 成分降低,免疫复合物的含量增高。

4.胸膜活检

经皮闭式胸膜活检或胸膜针刺活检对确定胸腔积液的病因具有重要意义;CT 或 B 超引导下活检可提高成功率,但脓胸或有出血倾向者不宜做胸膜活检。

5.纤维支气管镜检查

用于咯血或疑有气道阻塞患者。

(六)治疗原则

病因治疗最重要,因胸腔积液为胸部或全身疾病的一部分。漏出液常在纠正病因后可吸收,渗出液常见于结核性胸膜炎、类肺炎性胸腔积液、脓胸及恶性肿瘤。

1.结核性胸膜炎

(1)胸腔抽液:结核性胸膜炎患者胸腔积液中的蛋白含量高,为防止和减轻胸膜粘连,故应尽早抽尽胸腔内积液。抽液治疗可解除积液对心肺和血管的压迫作用,使被压迫的肺迅速复张,改善呼吸,减轻结核中毒症状。大量胸腔积液者首次抽液量不超过 700 mL,每周抽液 2~3 次,每次抽液量不应超过 1 000 mL,直至胸腔积液完全消失。抽液后无须向胸腔注入抗结核药物,但可注入链激酶预防胸膜粘连。

(2)抗结核药物治疗:执行早期、联合、适量、规律和全程的化疗原则。

(3)糖皮质激素:全身中毒症状严重、有大量胸腔积液者,需在有效抗结核药物治疗的同时,加用糖皮质激素治疗至体温正常,全身中毒症状消退、胸腔积液明显减少止。通常用泼尼松每天 30 mg,分 3 次口服,一般疗程为 4~6 周。

2.类肺炎性胸腔积液和脓胸

少量类肺炎性胸腔积液经有效抗生素治疗后可吸收,大量胸腔积液时需胸腔穿刺抽液,胸腔积液 pH<7.2 时需行胸腔闭式引流。脓胸治疗原则是控制感染、引流胸腔积液、促使肺复张、恢复肺功能。

(1)抗生素治疗:原则是足量和联合用药,可全身和(或)胸腔内给药。体温正常后还需继续用药 2 周以上,以防复发。

(2)引流:反复抽脓或胸腔闭式引流为脓胸最基本的治疗方法。可用 2% 碳酸氢钠或生理盐水反复冲洗胸腔,然后注入抗生素及链激酶,使脓液稀释易于引流。支气管胸膜瘘患者不宜进行胸腔冲洗,以免窒息或感染播散。慢性脓胸应改进原有的胸腔引流,也可采用外科胸膜剥脱术等治疗。

3.恶性胸腔积液

恶性胸腔积液是晚期恶性肿瘤的常见并发症,肺癌、乳腺癌、淋巴瘤、卵巢癌的转移是恶性胸腔积液最常见的病因,治疗方法包括原发病的治疗和胸腔积液的治疗。

(1)去除胸腔积液:恶性胸腔积液的生长速度极快,常因大量积液的压迫引起严重呼吸困难,甚至导致死亡,需反复穿刺抽液。可用细管做胸腔内插管进行持续闭式引流,细管引流具有创伤小、易固定、效果好、可随时胸腔内注入药物等优点。

(2)减少胸腔积液的产生:化学性胸膜固定术和免疫调节治疗可减少胸腔积液的产生。化学性胸膜固定术指在抽吸胸腔积液或胸腔插管引流后,在胸腔内注入博来霉素、顺铂、丝裂霉素等抗肿瘤药物,也可注入胸膜粘连剂如滑石粉等,使胸膜发生粘连,以减缓胸腔积液的产生。免疫调节治疗是在胸腔内注入生物免疫调节剂如短小棒状杆菌疫苗、白细胞介素-2、干扰素等,可抑制恶性肿瘤细胞、增强淋巴细胞局部浸润及活性,并使胸膜粘连。

(3)外科治疗:经上述治疗仍不能使肺复张者,可行胸腹腔分流术或胸膜切除术。

二、护理评估

(一)一般评估

1.患者主诉

有无胸闷、气促、咳嗽、咳痰、疲倦、乏力等症状。

2.生命体征

体温正常或偏高,结核性胸膜炎患者可为午后潮热,脓胸患者体温可为高热。

3.通气功能

严密监测呼吸的形态、频率、节律、深浅和音响,观察患者的痰液情况和排痰能力。观察患者意识状态、皮肤黏膜的颜色、血氧饱和度的变化,判断呼吸困难的程度。患者呼吸可正常或增快,大量积液或感染严重时可伴随不同程度的呼吸困难和发绀。

4.疼痛情况

观察患者体位,疼痛的部位、范围、性质、程度、持续时间、伴随的症状和影响因素等。

5.其他

血气分析、血氧饱和度、体重、体位、出入量等记录结果。

(二)身体评估

1.头颈部

有无心慌气促、鼻翼翕动、口唇发绀等呼吸困难和缺氧的体征;患者的意识状态,呼吸方式;有无急性面容。

2.胸部

判断患者有无被迫体位;检查胸廓的弹性,两肺呼吸运动是否一致,有无胸廓的挤压痛,是否存在气管、纵隔向健侧移位。病变部位叩诊呈浊音。积液区呼吸音减弱或消失,可闻及胸膜摩擦音。

3.其他

重点观察胸腔引流液的量、颜色、性质、气味和与体位的关系,记录 24 小时胸腔引流液排出量。

(三)心理-社会评估

询问健康史,发病原因、病程进展时间以及以往所患疾病对胸腔积液的影响,评估患者对胸部疼痛的控制能力、疲劳程度和应激水平。

（四）辅助检查阳性结果评估

血氧饱和度的数值；血气分析结果报告；组织灌注情况；胸腔积液生化检查结果；胸部 CT 检查明确的病变部位。

（五）常用药物治疗效果的评估

1.抗结核药物

严密观察体温、体重的变化；补充 B 族维生素可减轻胃肠道不良反应；注意观察的药物的毒性反应，定期检查视力和听力，定期复查肝、肾功能。

2.糖皮质激素及免疫抑制剂

严密观察患者有无体温过高及上呼吸道、泌尿道、皮肤等继发感染的表现。定期检查肝、肾功能和外周血象，及时发现骨髓抑制这一极为严重的不良反应。

三、主要护理诊断/问题

（一）气体交换受损

气体交换受损与气体交换面积减少有关。

（二）疼痛：胸痛

胸痛与胸膜摩擦或胸腔穿刺术有关。

（三）体温过高

体温过高与感染有关。

（四）营养失调

低于机体需要量与机体高消耗状态有关。

四、护理措施

（一）环境

提供安全舒适的环境，保持室内空气新鲜流通，维持适宜的温湿度，减少不良刺激。

（二）休息和活动

大量胸腔积液致呼吸困难或发热者，应卧床休息减少氧耗，以减轻呼吸困难症状。按照胸腔积液的部位采取舒适的体位，抬高床头，半卧或患侧卧位，减少胸腔积液对健侧肺的压迫以利于呼吸。胸腔积液消失后，患者还需继续休养 2～3 个月，可适当进行户外活动，但要避免剧烈活动。

（三）饮食护理

给予高蛋白质、高热量、高维生素、营养丰富的食物，增强机体抵抗力。大量胸腔积液患者应控制液体入量，保持水、电解质平衡。

（四）促进呼吸功能

1.保持呼吸道通畅

避免剧烈咳嗽，鼓励患者积极排痰，保持呼吸道通畅。

2.给氧

大量胸腔积液影响呼吸时按患者的缺氧情况给予低、中流量持续吸氧（2～4 L/min，30%～40%），增加氧气吸入可弥补气体交换面积的不足，改善患者的缺氧状态。

3.缓解胸痛

胸腔积液患者常有随呼吸运动而加剧的胸痛，为了减轻疼痛，患者常采取浅快的呼吸方式，可导致缺氧加重和肺不张,因此,需协助患者取患侧卧位,必要时用宽胶布固定胸壁,以减少胸廓活动幅度,减轻疼痛,或遵医嘱给予止痛剂。

4.呼吸锻炼

胸膜炎患者在恢复期,应每天督导患者进行缓慢的腹式呼吸。经常进行呼吸锻炼可减少胸膜粘连的发生,提高通气量。

(五)病情观察

注意观察患者胸痛及呼吸困难的程度、体温的变化;监测血氧饱和度或动脉血气分析的改变;正确记录每天胸腔引流液的量及性状,必要时留取标本。有呼吸困难者准备好气管插管机械通气、吸痰、吸氧设备。

(六)用药护理

遵医嘱使用抗生素、抗结核药物、糖皮质激素,指导患者掌握药物的疗效、剂量、用法和不良反应。注意观察抗结核药物的毒性反应,糖皮质激素治疗时停药速度不宜过快,应逐渐减量至停用,避免出现反跳现象。

(七)胸腔闭式引流的护理

胸腔引流管是指放置在胸膜腔用于排出胸腔内积气或积液的管道。留置胸腔引流管可达到重建胸腔负压,维持纵隔的正常位置,平衡两侧胸腔压力,促使患侧肺复张,防止感染的作用。胸腔闭式引流是胸腔内插入引流管,管下端连接至引流瓶水中,维持引流单一方向,避免逆流,以重建胸腔负压。引流液体时,选腋中线和腋后线之间的第6~8肋间;引流气体时,一般选锁骨中线第2肋间或腋中线第3肋间插管。

1.体位

胸腔闭式引流术后常置患者于半卧位,以利呼吸和引流。鼓励患者进行有效咳嗽和深呼吸运动,利于积液排出,恢复胸膜腔负压,使肺扩张。

2.保持胸腔引流管的无菌

严格执行无菌操作,防止感染。胸壁伤口引流管周围,用油纱布包盖严密,每48~72小时更换。管道与水封瓶做好时间、刻度标识,接口处用无菌纱布包裹,并保持干净,每天更换。

3.保持管道的密闭性和有效固定

确认整个引流装置固定妥当、连接紧密,水封瓶长管应浸入水中3~4 cm,并确保引流瓶保持直立状态。运送患者或更换引流瓶时必须用两把钳双向夹闭管道,防止气体进入胸膜腔。若引流管从胸腔滑脱,应迅速用无菌敷料堵塞、包扎胸壁引流管处伤口。

4.维持引流通畅

注意检查引流管是否受压、折曲、阻塞、漏气等,通过观察引流液的情况和水柱波动来判断引流是否通畅,一般水柱上下波动在4~6 cm。定期以离心方向闭挤捏引流管,以免管口被血凝块堵塞。若患者出现胸闷气促,气管向健侧偏移等肺受压的症状,应疑为引流管被血块堵塞,需设法挤捏或使用负压间断抽吸引流管的短管,促使其通畅,并通知医师。

5.观察记录

观察引流液的量、颜色、性状、水柱波动范围,并准确记录。

6.拔管

24小时引流液小于50 mL,脓液小于10 mL,无气体溢出,患者无呼吸困难,听诊呼吸音恢复,X线检查肺膨胀良好,即可拔管。拔管后应观察患者有无胸闷、呼吸困难、切口漏气、渗液、出血、皮下气肿等症状。

(八)心理护理

耐心向患者解释病情,消除悲观、焦虑不安的情绪,配合治疗。教会患者调整自己的情绪和行为,指导使用各种放松技巧,采取减轻疼痛的合适体位。

(九)健康教育

(1)饮食指导:向患者及家属讲解加强营养是胸腔积液治疗的重要组成部分,需合理调配饮食,高热量、高蛋白、富含维生素饮食。

(2)指导患者合理安排休息与活动,适当进行户外运动以增加肺活量,但应避免剧烈活动或突然改变体位。

(3)指导患者有意识地使用控制呼吸的技巧,如进行缓慢的腹式呼吸、有效咳嗽运动等。

(4)用药指导:向患者及家属解释本病的特点及目前的病情,介绍所采用的治疗方法,药物剂量、用法和不良反应。对结核性胸膜炎的患者需特别强调坚持用药的重要性,即使临床症状消失,也不可自行停药。

(5)病情监测:遵从治疗、定期复查,每2个疗程复查胸腔积液1次。

(6)及时到医院就诊的指标:体温过高;出现胸闷、胸痛、气促、呼吸困难、发绀、面色苍白、出冷汗、烦躁不安等症状。

五、护理效果评估

(1)患者无气体交换障碍的发生,血氧饱和度、动脉血气分析值在正常范围。

(2)患者主动参与疼痛治疗护理,疼痛程度得到有效控制。

(3)患者胸腔闭式引流留置管道期间能保持有效的引流效果,患者自觉症状好转,无感染等并发症的发生。

(徐磊磊)

第七节 肺 脓 肿

肺脓肿是由多种病原菌引起肺实质坏死的肺部化脓性感染。早期为肺组织的化脓性炎症,继而坏死、液化,由肉芽组织包绕形成脓肿。高热、咳嗽和咳大量脓臭痰为其临床特征。本病可见于任何年龄,青壮年男性及年老体弱有基础疾病者多见。自抗生素广泛应用以来,发病率有明显降低。

一、护理评估

(一)病因及发病机制

急性肺脓肿的主要病原体是细菌,常为上呼吸道、口腔的定植菌,包括需氧、厌氧和兼性厌氧菌。厌氧菌感染占主要地位,较重要的厌氧菌有核粒梭形杆菌、消化球菌等。常见的需氧和兼性厌氧菌为金黄色葡萄球菌、化脓链球菌(A组溶血性链球菌)、肺炎克雷伯杆菌和铜绿假单胞菌等。免疫力低下者,如接受化疗、白血病或艾滋病患者其病原菌也可为真菌。根据不同病因和感染途径,肺脓肿可分为以下 3 种类型。

1.吸入性肺脓肿

吸入性肺脓肿是临床上最多见的类型,病原体经口、鼻、咽吸入致病,误吸为最主要的发病原因。正常情况下,吸入物可由呼吸道迅速清除,但当由于受凉、劳累等诱因导致全身或局部免疫力下降时;在有意识障碍,如全身麻醉或气管插管、醉酒、脑血管意外时,吸入的病原菌即可致病。此外,也可由上呼吸道的慢性化脓性病灶,如扁桃体炎、鼻窦炎、牙槽脓肿等脓性分泌物经气管被吸入肺内致病。吸入性肺脓肿发病部位与解剖结构有关,常为单发性,由于右主支气管较陡直,且管径较粗大,因而右侧多发。病原体多为厌氧菌。

2.继发性肺脓肿

继发性肺脓肿可继发于:①某些肺部疾病如细菌性肺炎、支气管扩张、空洞型肺结核、支气管肺癌、支气管囊肿等感染。②支气管异物堵塞也是肺脓肿尤其是小儿肺脓肿发生的重要因素。③邻近器官的化脓性病变蔓延至肺,如食管穿孔感染、膈下脓肿、肾周围脓肿及脊柱脓肿等波及肺组织引起肺脓肿。阿米巴肝脓肿可穿破膈肌至右肺下叶,形成阿米巴肺脓肿。

3.血源性肺脓肿

因皮肤外伤感染、痈、疖、骨髓炎、静脉吸毒、感染性心内膜炎等肺外感染病灶的细菌或脓毒性栓子经血行播散至肺部引起小血管栓塞,产生化脓性炎症、组织坏死导致肺脓肿。金黄色葡萄球菌、表皮葡萄球菌及链球菌为常见致病菌。

(二)病理

肺脓肿早期为含致病菌的污染物阻塞细支气管,继而形成小血管炎性栓塞,进而致病菌繁殖引起肺组织化脓性炎症、坏死,形成肺脓肿,继而肺坏死组织液化破溃经支气管部分排出,形成有气液平的脓腔。另因病变累及部位不同,可并发支气管扩张、局限性纤维蛋白性胸膜炎、脓胸、脓气胸、支气管胸膜瘘等。急性肺脓肿经积极治疗或充分引流,脓腔缩小甚至消失,或仅剩少量纤维瘢痕。如治疗不彻底或支气管引流不畅,炎症持续存在,超过 3 个月称为慢性肺脓肿。

(三)健康史

多数吸入性肺脓肿患者有齿、口咽部的感染灶,故要了解患者是否有口腔、上呼吸道慢性感染病灶如龋齿、化脓性扁桃体炎、鼻窦炎、牙周溢脓等;或手术、劳累、受凉等;是否应用了大量抗生素。

(四)身体状况

1.症状

急性肺脓肿患者,起病急,寒战、高热,体温高达 39～40 ℃,伴有咳嗽、咳少量黏液痰或黏液脓性痰,典型痰液呈黄绿色、脓性,有时带血。炎症累及胸膜可引起胸痛。伴精神不振、全身乏力、食欲减退等全身毒性症状。如感染未能及时控制,于发病后 10～14 天可突然咳出大量脓臭痰及坏死组织,痰量可达 300～500 mL/d,痰静置后分 3 层。厌氧菌感染时痰带腥臭味。一般在咳出大量脓痰后,体温明显下降,全身毒性症状随之减轻。约 1/3 患者有不同程度的咯血,偶有中、大量咯血而突然窒息死亡者。部分患者发病缓慢,仅有一般的呼吸道感染症状。血源性肺脓肿多先有原发病灶引起的畏寒、高热等全身脓毒血症的表现。经数天或数周后出现咳嗽、咳痰,痰量不多,极少咯血。慢性肺脓肿患者除咳嗽、咳脓痰、不规则发热、咯血外,还有贫血、消瘦等慢性消耗症状。

2.体征

肺部体征与肺脓肿的大小、部位有关。早期病变较小或位于肺深部,多无阳性体征;病变发展较大时可出现肺实变体征,有时可闻及异常支气管呼吸音;病变累及胸膜时,可闻及胸膜摩擦音或胸腔积液体征。慢性肺脓肿常有杵状指(趾)、消瘦、贫血等。血源性肺脓肿多无阳性体征。

(五)实验室及其他检查

1.实验室检查

急性肺脓肿患者血常规白细胞计数明显增高,中性粒细胞计数在 90% 以上,多有核左移和中毒颗粒。慢性肺脓肿血白细胞计数可稍升高或正常,红细胞和血红蛋白含量减少。血源性肺脓肿患者的血培养可发现致病菌。并发脓胸时,可做胸腔脓液培养及药物敏感试验。

2.痰细菌学检查

气道深部痰标本细菌培养可有厌氧菌和(或)需氧菌存在。血培养有助于确定病原体和选择有效的抗菌药物。

3.影像学检查

X 线胸片早期可见肺部炎性阴影,肺脓肿形成后,脓液排出,脓腔出现圆形透亮区和气液平面,四周有浓密炎症浸润。炎症吸收后遗留有纤维条索状阴影。慢性肺脓肿呈厚壁空洞,周围有纤维组织增生及邻近胸膜增厚。CT 能更准确定位及发现体积较小的脓肿。

4.纤维支气管镜检查

纤维支气管镜检查有助于明确病因、病原学诊断及治疗。

(六)心理-社会评估

部分肺脓肿患者起病多急骤,畏寒、高热伴全身中毒症状明显,厌氧菌感染时痰有腥臭味等,使患者及家属常深感不安。患者会表现出忧虑、悲观、抑郁和恐惧。

二、主要护理诊断及医护合作性问题

(一)体温过高

体温过高与肺组织炎症性坏死有关。

(二)清理呼吸道无效

清理呼吸道无效与脓痰聚积有关。

(三)营养失调

低于机体需要量与肺部感染导致机体消耗增加有关。

(四)气体交换受损

气体交换受损与气道内痰液积聚、肺部感染有关。

(五)潜在并发症

咯血、窒息、脓气胸、支气管胸膜瘘。

三、护理目标

体温降至正常,营养改善,呼吸系统症状减轻或消失,未发生并发症。

四、护理措施

(一)一般护理

保持室内空气流通、适宜温湿度、阳光充足。晨起、饭后、体位引流后及睡前协助患者漱口，做好口腔护理。鼓励患者多饮水，进食高热量、高蛋白、高维生素等营养丰富的食物。

(二)病情观察

观察痰的颜色、性状、气味和静置后是否分层。准确记录 24 小时排痰量。当大量痰液排出时，要注意观察患者咳痰是否顺畅，咳嗽是否有力，避免脓痰引起窒息；当痰液减少时，要观察患者中毒症状是否好转，若中毒症状严重，提示痰液引流不畅，做好脓液引流的护理，以保持呼吸道通畅。若发现血痰，应及时报告医师，咯血量较多时，应严密观察体温、脉搏、呼吸、血压以及神志的变化，准备好抢救药品和用品，嘱患者患侧卧位，头偏向一侧，警惕大咯血或窒息的突然发生。

(三)用药及体位引流护理

肺脓肿治疗原则是抗生素治疗和痰液引流。

1.抗生素治疗

吸入性肺脓肿一般选用青霉素，对青霉素过敏或不敏感者可用林可霉素、克林霉素或甲硝唑等药物。开始给药采用静脉滴注，体温通常在治疗后 3～10 天降至正常，然后改为肌内注射或口服。如抗生素有效，宜持续 8～12 周，直至胸片上空洞和炎症完全消失，或仅有少量稳定的残留纤维化。若疗效不佳，要注意根据细菌培养和药物敏感试验结果选用有效抗菌药物。遵医嘱使用抗生素、祛痰药、支气管扩张剂等药物，注意观察疗效及不良反应。

2.痰液引流

痰液引流可缩短病程，提高疗效。无大咯血、中毒症状轻者可进行体位引流排痰，每天 2～3 次，每次 10～15 分钟。痰黏稠者可用祛痰药、支气管扩张剂或生理盐水雾化吸入以利脓液引流。有条件应尽早应用纤维支气管镜冲洗及吸引治疗，脓腔内还可注入抗生素，加强局部治疗。

3.手术治疗

内科积极治疗 3 个月以上效果不好，或有并发症可考虑手术治疗。

(四)心理护理

向患者及家属及时介绍病情，解释各种症状和不适的原因，说明各项诊疗、护理操作目的、操作程序和配合要点。由于疾病带来口腔脓臭气味使患者害怕与人接近，在帮助患者口腔护理的同时消除患者的紧张心理。主动关心并询问患者的需要，使患者增加治疗的依从性和信心，指导患者正确对待本病，使其勇于说出内心感受，并积极进行疏导。教育患者家属配合医护人员做好患者的心理指导，使患者树立治愈疾病的信心，以促进疾病早日康复。

(五)健康指导

1.疾病知识指导

指导患者及家属了解肺脓肿发生、发展、治疗和有效预防方面的知识。积极治疗肺炎、皮肤疖、痈或肺外化脓性等原发病灶。教会患者练习深呼吸，鼓励患者咳嗽并采取有效的咳嗽方式进行排痰，保持呼吸道的通畅，促进病变的愈合。对重症患者做好监护，教育家属及时发现病情变化，并及时向医师报告。

2.生活指导

指导患者生活要有规律，注意休息，劳逸结合，应增加营养物质的摄入。提倡健康的生活方式,重视口腔护理,在晨起、饭后、体位引流后、晚睡前要漱口、刷牙,防止污染分泌物误吸入下呼吸道。鼓励平日多饮水,戒烟、酒。保持环境整洁、舒适,维持适宜的室温与湿度,注意保暖,避免受凉。

3.用药指导

抗生素治疗非常重要,但需要时间较长,为防止病情反复,应遵从治疗计划。指导患者及家属根据医嘱服药,向患者讲解抗生素等药物的用药疗程、方法、不良反应,发现异常及时向医师报告。

4.加强易感人群护理

对意识障碍、慢性病、长期卧床者,应注意指导家属协助患者经常变换体位、翻身、拍背促进痰液排出,疑有异物吸入时要及时清除。有感染征象时应及时就诊。

五、护理评价

患者体温平稳,呼吸系统症状消失,营养改善,无并发症发生或发生后及时得到处理。

（徐磊磊）

第六章

消化内科疾病护理

第一节 常见症状与体征的护理

一、恶心与呕吐

恶心为上腹部不适、紧迫欲吐的感觉,可伴有迷走神经兴奋的症状,如皮肤苍白、出汗、流涎、血压降低及心动过缓等;呕吐是通过胃的强烈收缩迫使胃或部分小肠的内容物经食管、口腔而排出体外的现象,二者均为复杂的反射动作,可单独发生,但多数患者先有恶心,继而呕吐。

引起恶心与呕吐的消化系统常见疾病:①胃癌、胃炎、消化性溃疡并发幽门梗阻。②肝、胆囊、胆管、胰腺、腹膜的急性炎症。③胃肠功能紊乱引起的功能性呕吐。④肠梗阻。⑤消化系统以外的疾病也可引起呕吐,如脑部疾病(脑出血、脑炎、脑部肿瘤等)、前庭神经病变(梅尼埃病等)、代谢性疾病(甲状腺功能亢进、尿毒症等)。

(一)护理评估

1.病史

恶心与呕吐发生的时间、频度、原因或诱因,与进食的关系;呕吐的特点及呕吐物的性质、量;呕吐伴随的症状,如是否伴有腹痛、腹泻、发热、头痛、眩晕等,呕吐出现的时间、频度、呕吐物的量与性状因病种而异。上消化道出血时呕吐物呈咖啡色甚至鲜红色;消化性溃疡并发幽门梗阻时呕吐常在餐后发生,呕吐量大,呕吐物含酸性发酵宿食;低位肠梗阻时呕吐物带粪臭味;急性胰腺炎可出现频繁剧烈的呕吐,吐出胃内容物甚至胆汁。呕吐频繁且量大者可引起水电解质紊乱、代谢性碱中毒。长期呕吐伴厌食者可致营养不良。

2.身体评估

患者的生命体征、神志、营养状况,有无失水表现,有无腹胀、腹肌紧张,有无压痛、反跳痛及其部位、程度,肠鸣音是否正常。

3.心理-社会资料

长期反复恶心与呕吐,常使患者烦躁、不安,甚至焦虑和恐惧,而不良的心理反应,又可使症状加重,应注意评估患者的精神状态,有无疲乏无力,有无焦虑、抑郁及其程度,呕吐是否与精神因素有关等。

4.辅助检查

必要时做呕吐物毒物分析或细菌培养等检查,呕吐物量大者注意有无水、电解质代谢和酸碱平衡失调。

(二)常见护理诊断及医护合作性问题

1.有体液不足的危险

危险与大量呕吐导致失水有关。

2.活动无耐力

活动无耐力与频繁呕吐导致失水、电解质丢失有关。

3.焦虑

焦虑与频繁呕吐、不能进食有关。

(三)护理目标

患者生命体征在正常范围内,不发生水、电解质代谢和酸碱平衡失调;呕吐减轻或停止,逐步恢复进食,活动耐力恢复或有所改善;焦虑程度减轻。

(四)护理措施

1.体液不足的危险

(1)监测生命体征:定时测量和记录生命体征直至稳定。血容量不足时可发生心动过速、呼吸急促、血压降低,特别是直立性低血压。持续性呕吐致大量胃液丢失,发生代谢性碱中毒时,患者呼吸可浅、慢。

(2)观察患者有无失水征象:准确测量和记录每天的出入量、尿比重、体重。依失水程度不同,患者可出现软弱无力、口渴、皮肤黏膜干燥、弹性减低,尿量减少、尿比重增高,并可有烦躁、神志不清以至昏迷等表现。

(3)严密观察患者呕吐:观察患者呕吐的特点,记录呕吐的次数,呕吐物的性质、量、颜色和气味。动态观察实验室检查结果,例如血清电解质、酸碱平衡状态。

(4)积极补充水分和电解质:剧烈呕吐不能进食或严重水、电解质失衡时,主要通过静脉输液给予纠正。口服补液时,应少量多次饮用,以免引起恶心、呕吐。如口服补液未能达到所需补液量时,仍需静脉输液以恢复和保持机体的液体平衡状态。

2.活动无耐力

协助患者活动,患者呕吐时应帮助其坐起或侧卧,头偏向一侧,以免误吸。吐毕给予漱口,更换污染衣物被褥,开窗通风以去除异味。告诉患者突然起身可能出现头晕、心悸等不适。故坐起时应动作缓慢,以免发生直立性低血压。及时遵医嘱应用止吐药及其他治疗,促使患者逐步恢复正常饮食和体力。

3.焦虑

(1)评估患者的心理状态:关心患者,通过与患者及家属交流,了解其心理状态。

(2)缓解患者焦虑:耐心解答患者及家属提出的问题,向患者解释精神紧张不利于呕吐的缓解,特别是有的呕吐与精神因素有关,紧张、焦虑还会影响食欲和消化功能,而治病的信心及情绪稳定则有利于症状的缓解。

(3)指导患者减轻焦虑的方法:常用深呼吸、转移注意力等放松技术,减少呕吐的发生。①深呼吸法:用鼻吸气,然后张口慢慢呼气,反复进行。②转移注意力:通过与患者交谈,或倾听轻快的音乐,或阅读喜爱的文章等方法转移患者注意力。

（五）护理评价

患者生命体征稳定在正常范围,无口渴、尿少、皮肤干燥、弹性减退等失水表现,血生化指标正常;呕吐及其引起的不适减轻或消失,逐步耐受及增加进食量;活动耐量增加,活动后无头晕、心悸、气促或直立性低血压出现;能认识自己的焦虑状态并运用适当的应对技术。

二、腹痛

腹痛在临床上一般按起病急缓、病程长短分为急性与慢性腹痛。急性腹痛多由腹腔器官急性炎症、空腔脏器阻塞或扩张、腹膜炎症、腹腔内血管阻塞等引起;慢性腹痛的原因常为腹腔脏器的慢性炎症、空腔脏器的张力变化、胃十二指肠溃疡、腹腔脏器的扭转或梗阻、脏器包膜的牵张等。此外,某些全身性疾病、泌尿生殖系统疾病、腹外脏器疾病如急性心肌梗死和下叶肺炎等亦可引起腹痛。

（一）护理评估

1.病史

腹痛发生的原因或诱因,腹痛的部位、性质和程度;腹痛的时间,特别是与进食、活动、体位的关系;腹痛发生时的伴随症状,有无恶心与呕吐、腹泻、发热等;有无缓解的方法。

腹痛可表现为隐痛、钝痛、灼痛、胀痛、刀割样痛、钻痛或绞痛等,可为持续性或阵发性疼痛,其部位、性质和程度常与疾病有关。如胃十二指肠疾病引起的腹痛多为中上腹部隐痛、灼痛或不适感,伴厌食、恶心、呕吐、嗳气、反酸等。小肠疾病疼痛多在脐部或脐周,并有腹泻、腹胀等表现。大肠病变所致的腹痛为下腹部一侧或双侧疼痛。急性胰腺炎常出现上腹部剧烈疼痛,为持续性钝痛、钻痛或绞痛,并向腰背部呈带状放射。急性腹膜炎时疼痛弥漫全腹,腹肌紧张,有压痛、反跳痛。

2.身体评估

患者的生命体征、神态、神志、营养状况。有无腹胀、腹肌紧张、压痛、反跳痛及其部位、程度,肠鸣音是否正常。

3.心理-社会资料

疼痛可使患者精神紧张及焦虑,而紧张、焦虑又可加重疼痛,因此,应注意评估患者有无因疼痛或其他因素而产生的精神紧张、焦虑不安等。

4.辅助检查

根据病种不同行相应的实验室检查,必要时需做X线钡餐检查、消化道内镜检查等。

（二）常见护理诊断及医护合作性问题

腹痛与胃肠道炎症、溃疡、肿瘤有关。

（三）护理目标

患者的疼痛逐渐减轻或消失。

（四）护理措施

1.疼痛监测

严密观察患者腹痛的部位、性质及程度,如果疼痛性质突然发生改变,且经一般对症处理疼痛不仅不能减轻,反而加重,需警惕某些并发症的出现,如溃疡穿孔、弥漫性腹膜炎等。应立即请医师进行必要的检查,严禁随意使用镇痛药物,以免掩盖症状,延误病情。

2.教会患者非药物性缓解疼痛的方法

对疼痛,特别是有慢性疼痛的患者,采用非药物性止痛方法,可减轻其焦虑、紧张,提高其疼痛阈值和对疼痛的控制感。

(1)指导式想象:利用一个人对某特定事物的想象而达到特定正向效果,如回忆一些有趣的往事可转移注意力,从而减轻疼痛。

(2)局部热疗法:除急腹症外,对疼痛局部可应用热水袋进行热敷,从而解除痉挛而达到止痛效果。

(3)气功疗法:指导患者通过自我意识,集中注意力,使全身各部分肌肉放松,进而增强对疼痛的耐受力。

(4)其他指导:患者应用深呼吸法和转移注意力有助于其减轻疼痛。

3.针灸止痛

根据不同疾病,不同疼痛部位采取不同穴位针疗。

4.药物止痛

镇痛药物的种类甚多,应根据病情,疼痛性质和程度选择性给药。癌性疼痛应遵循按需给药的原则有效控制患者的疼痛。疼痛缓解或消失后及时停药,防止药物不良反应及患者对药物的耐药性和成瘾性。急性剧烈腹痛诊断未明时,不可随意使用镇痛药物,以免掩盖症状,延误病情。

(五)护理评价

患者疼痛减轻或消失。

三、腹泻

腹泻是指排便的次数多于平日习惯的频率,粪质稀薄。腹泻多由于肠道疾病引起,其他原因有药物、全身性疾病、过敏和心理因素等。发生机制为肠蠕动亢进、肠分泌增多或吸收障碍。

(一)护理评估

1.病史

腹泻发生的时间、起病原因或诱因、病程长短;排便的次数,粪便的性状、量、气味和颜色;有无腹痛及疼痛的部位,有无里急后重、恶心与呕吐、发热等伴随症状;有无口渴、疲乏无力等失水表现。

2.身体评估

急性严重腹泻时,应注意评估患者的生命体征、神志、尿量、皮肤弹性等,注意患者有无水、电解质紊乱、酸碱失衡、血容量减少。慢性腹泻时应注意患者的营养状况,有无消瘦、贫血的体征。评估患者有无腹胀、腹部包块、压痛,肠鸣音有无异常。有无因排便频繁及粪便刺激,引起肛周皮肤糜烂。

小肠病变引起的腹泻粪便呈糊状或水样,可含有未完全消化的食物成分,大量水泻易导致脱水和电解质丢失,部分慢性腹泻患者可发生营养不良。大肠病变引起的腹泻粪便可含脓、血、黏液,病变累及直肠时可出现里急后重。

3.心理-社会资料

频繁腹泻常影响患者正常的工作和社会活动,使患者产生自卑心理。应注意评估患者有无自卑、忧虑、紧张等心理反应,患者的腹泻是否与其心理精神反应有关。

4.辅助检查

正确采集新鲜粪便标本做显微镜检查,必要时做细菌学检查。急性腹泻者注意监测血清电解质、酸碱平衡状况。

(二)常见护理诊断及医护合作性问题

1.腹泻

腹泻与肠道疾病或全身性疾病有关。

2.营养失调

低于机体需要量与严重腹泻导致水、电解质紊乱有关。

3.有体液不足的危险

危险与大量腹泻引起失水有关。

(三)护理目标

患者的腹泻及其不适减轻或消失,能保证机体所需水分、电解质和营养素的摄入,生命体征、尿量、血生化指标在正常范围内。

(四)护理措施

1.腹泻

(1)病情监测:包括排便情况、伴随症状、全身情况及血生化指标的监测。

(2)饮食选择:饮食以少渣、易消化食物为主,避免生冷、多纤维、味道浓烈的刺激性食物。急性腹泻应根据病情和医嘱,给予禁食、流质、半流质或软食。

(3)指导患者活动和减轻腹泻:急性起病,全身症状明显的患者应卧床休息,注意腹部保暖。可用暖水袋腹部热敷,以减弱肠道运动,减少排便次数,并有利于减轻腹痛等症状。慢性、轻症者可适当活动。

(4)加强肛周皮肤的护理:排便频繁时,因粪便的刺激,可使肛周皮肤损伤,引起糜烂及感染。排便后应用温水清洗肛周,保持清洁干燥,涂无菌凡士林或抗生素软膏以保护肛周皮肤,促进损伤处愈合。

(5)心理护理:慢性腹泻治疗效果不明显时,患者往往对预后感到担忧,纤维结肠内镜等检查有一定痛苦。某些腹泻如肠易激综合征与精神因素有关,故应注意患者心理状况的评估和护理,通过解释、鼓励来提高患者配合检查和治疗的认识,稳定患者情绪。

2.营养失调

(1)饮食护理:可经口服者,注意饮食选择,以少渣、易消化食物为主,避免生冷、多纤维、味道浓烈的刺激性食物。严重腹泻,伴恶心与呕吐者,积极静脉补充营养。注意输液速度的调节,因老年人易因腹泻发生脱水,也易因输液速度过快引起循环衰竭,故尤应及时补液,并注意输液速度。

(2)营养评价:观察并记录患者每天进餐次数、量、品种,以了解其摄入的营养能否满足机体需要。定期测量体重,监测有关营养指标的变化,如血红蛋白浓度、人血清蛋白等。

3.有体液不足的危险

动态观察患者的液体平衡状态,按医嘱补充水分、电解质和各种营养物质。具体措施见本章恶心与呕吐的相关护理措施。

(五)护理评价

患者的腹泻及其伴随症状减轻或消失;机体获得足够的热量、水、电解质和各种营养物质,营养状态改善;生命体征正常,无失水、电解质紊乱的表现。

(郭东云)

第二节 急性胃炎

一、概述

急性胃炎指由各种原因引起的急性胃黏膜炎症,其病变可以仅局限于胃底、胃体、胃窦的任何一部分,病变深度大多局限于黏膜层,严重时可达黏膜下层、肌层,甚至达浆膜层。临床表现多种多样,可以有上腹痛、恶心、呕吐、上腹不适、呕血、黑粪,也可无症状,而仅有胃镜下表现。急性胃炎的病因虽然多种多样,但各种类型在临床表现、病变的发展规律和临床诊治等方面有一大共性,大多数患者,通过及时诊治能很快痊愈,也有部分患者,其病变可长期存在并转化为慢性胃炎。

二、护理评估

(一)健康史

评估患者既往有无胃病史,有无服用对胃有刺激的药物,如阿司匹林、保泰松、洋地黄、铁剂等,评估患者的饮食情况及睡眠。

(二)临床症状评估与观察

1.腹痛的评估

患者主要表现为上腹痛、饱胀不适。多数患者无症状,或症状被原发疾病所掩盖。

2.恶心、呕吐的评估

患者可有恶心、呕吐、食欲缺乏等症状,注意观察患者呕吐的次数及呕吐物的性质、量的情况。

3.腹泻的评估

食用沙门菌、嗜盐菌或葡萄球菌毒素污染食物引起的胃炎患者常伴有腹泻。评估患者的大便次数、颜色、性状及量的情况。

4.呕血和(或)黑粪的评估

在所有上消化道出血的病例中,急性糜烂出血性胃炎所致的消化道出血占 $10\%\sim30\%$,仅次于消化性溃疡。

(三)辅助检查的评估

1.病理

主要表现为中性粒细胞浸润。

2.胃镜检查

可见胃黏膜充血、水肿、糜烂、出血及炎性渗出。

3.实验室检查

血常规检查:糜烂性胃炎可有红细胞、血红蛋白减少。便常规检查:便潜血阳性。血电解质检查:剧烈腹泻患者可有水、电解质紊乱。

(四)心理-社会因素评估

1.生活方式

评估患者生活是否规律,包括学习或工作、活动、休息与睡眠的规律性,有无烟酒嗜好等。评估患者是否能得到亲人及朋友的关爱。

2.饮食习惯

评估患者是否进食过冷、过热、过于粗糙的食物;是否食用刺激性食物如辛辣、过酸或过甜的食物,以及浓茶、浓咖啡、烈酒等;是否注意饮食卫生。

3.焦虑或恐惧

是否因出现呕血、黑粪或症状反复发作而产生紧张、焦虑、恐惧心理。

4.认知程度

是否了解急性胃炎的病因及诱发因素,以及如何防护。

(五)腹部体征评估

上腹部压痛是常见体征,有时上腹胀气明显。

三、护理问题

(一)腹痛

由于胃黏膜的炎性病变所致。

(二)营养失调:低于机体需要量

由于胃黏膜的炎性病变所致的食物摄入、吸收障碍。

(三)焦虑

由于呕血、黑粪及病情反复所致。

四、护理目标

(1)患者腹痛症状减轻或消失。

(2)患者住院期间保证机体所需热量,维持水电解质及酸碱平衡。

(3)患者焦虑程度减轻或消失。

五、护理措施

(一)一般护理

1.休息

患者应注意休息,减少活动,对急性应激造成者应卧床休息,同时应做好患者的心理疏导。

2.饮食

一般可给予无渣、半流质的温热饮食。如少量出血可给予牛奶、米汤以中和胃酸,有利于黏膜的修复。剧烈呕吐、呕血的患者应禁食,可静脉补充营养。

3.环境

为患者创造整洁、舒适、安静的环境,定时开窗通风,保证空气新鲜及温度适宜,使其心情舒畅。

(二)心理护理

1.解释症状出现的原因

患者因出现呕血、黑粪或症状反复发作而产生紧张、焦虑、恐惧心理,护理人员应向其耐心说明出血原因,并给予解释和安慰。应告知患者,通过有效治疗,出血会很快停止;并通过自我护理和保健,可减少本病的复发次数。

2.心理疏导

耐心解答患者及家属提出的问题,向患者解释精神紧张不利于呕吐的缓解,特别是有的呕吐与精神因素有关,紧张、焦虑还会影响食欲和消化能力,而树立信心及情绪稳定则有利于症状的缓解。

3.应用放松技术

利用深呼吸、转移注意力等放松技术,减少呕吐的发生。

(三)治疗配合

1.患者腹痛的时候

遵医嘱给予局部热敷,按摩、针灸,或给予止痛药物等缓解腹痛症状,同时应安慰、陪伴患者以使其精神放松,消除紧张恐惧心理,保持情绪稳定,从而增强患者对疼痛的耐受性;非药物止痛方法还包括分散注意力法,如数数、谈话、深呼吸等;行为疗法,如放松技术、冥想、音乐疗法等。

2.患者恶心、呕吐、上腹不适

评估症状是否与精神因素有关,关心和帮助患者消除紧张情绪,观察患者呕吐的次数及呕吐物的性质和量的情况。一般呕吐物为消化液和食物时有酸臭味。混有大量胆汁时呈绿色,混有血液呈鲜红色或棕色残渣。及时为患者清理呕吐物,更换衣物,协助患者采取舒适体位。

3.患者呕血、黑粪

排除鼻腔出血及进食大量动物血、铁剂等所致呕吐物呈咖啡色或黑粪的情况。观察患者呕血与黑粪的颜色性状和量的情况,必要时遵医嘱给予输血、补液、补充血容量治疗。

(四)用药护理

(1)向患者讲解药物的作用、不良反应、服用时的注意事项,如抑制胃酸的药物多于饭前服用;抗生素类多于饭后服用,并询问患者有无过敏史,严密观察用药后的反应;应用止泻药时应注意观察排便情况,观察大便的颜色、性状、次数及量,腹泻控制时应及时停药;保护胃黏膜的药物大多数是餐前服用,个别药例外;应用解痉止痛药如山莨菪碱或阿托品时,会出现口干等不良反应,并且青光眼及前列腺肥大者禁用。

(2)保证患者每天的液体摄入量,根据患者情况和药物性质调节滴注速度,合理安排所用药物的前后顺序。

(五)健康教育

(1)应向患者及家属讲明病因,如是药物引起,应告诫今后禁止用此药;如疾病需要必须用该药,必须遵医嘱配合服用制酸剂以及胃黏膜保护剂。

(2)嗜酒者应劝告戒酒。

(3)嘱患者进食要有规律,避免食生、冷、硬及刺激性食物和饮料。

(4)让患者及家属了解本病为急性病,应及时治疗及预防复发,防止发展为慢性胃炎。

(5)应遵医嘱按时用药,如有不适,及时来院就医。

(郭东云)

第三节　慢性胃炎

一、概述

慢性胃炎是指不同病因引起的慢性胃黏膜炎性病变,其发病率在各种胃病中居首位。随着年龄增长而逐渐增高,男性稍多于女性。

二、护理评估

(一)健康史

评估患者既往有无其他疾病,是否长期服用 NSAID 类消炎药如阿司匹林、吲哚美辛等,有无烟酒嗜好及饮食、睡眠情况。

(二)临床症状评估与观察

1.腹痛的评估

评估腹痛发生的原因或诱因,疼痛的部位、性质和程度;与进食、活动、体位等因素的关系,有无伴随症状。慢性胃炎进展缓慢,多无明显症状。部分患者可有上腹部隐痛与饱胀的表现。腹痛无明显节律性,通常进食后较重,空腹时较轻。

2.恶心、呕吐的评估

评估恶心、呕吐发生的时间、频率、原因或诱因,与进食的关系;呕吐的特点及呕吐物的性质、量;有无伴随症状,是否与精神因素有关。慢性胃炎的患者进食硬、冷、辛辣或其他刺激性食物时可引发恶心、反酸、嗳气、上腹不适、食欲缺乏等症状。

3.贫血的评估

慢性胃炎合并胃黏膜糜烂者可出现少量或大量上消化道出血,表现以黑粪为主,持续 3～4 天停止。长期少量出血可引发缺铁性贫血,患者可出现头晕、乏力及消瘦等症状。

(三)辅助检查的评估

1.胃镜及黏膜活组织检查

这是最可靠的诊断方法,可直接观察黏膜病损。慢性萎缩性胃炎可见黏膜呈颗粒状、黏膜血管显露、色泽灰暗、皱襞细小;慢性浅表性胃炎可见红斑、黏膜粗糙不平、出血点(斑)。两种胃炎皆可见伴有糜烂、胆汁反流。活组织检查可进行病理诊断,同时可检测幽门螺杆菌。

2.胃酸的测定

慢性浅表性胃炎胃酸分泌可正常或轻度降低,而萎缩性胃炎胃酸明显降低,其分泌胃酸功能随胃腺体的萎缩、肠腺化生程度的加重而降低。

3.血清学检查

慢性胃体炎患者血清抗壁细胞抗体和内因子抗体呈阳性,血清胃泌素明显升高;慢性胃窦炎患者血清抗壁细胞抗体多呈阴性,血清胃泌素下降或正常。

4.幽门螺杆菌检测

通过侵入性和非侵入性方法检测幽门螺杆菌。慢性胃炎患者胃黏膜中幽门螺杆菌阳性率的高低与胃炎活动与否有关,且不同部位的胃黏膜其幽门螺杆菌的检测率亦不相同。幽门螺杆菌的检测对慢性胃炎患者的临床治疗有指导意义。

(四)心理社会因素评估

1.生活方式

评估患者生活是否有规律;生活或工作负担及承受能力;有无过度紧张、焦虑等负性情绪;睡眠的质量等。

2.饮食习惯

评估患者平时饮食习惯及食欲,进食时间是否规律;有无特殊的食物喜好或禁忌,有无食物过敏,有无烟酒嗜好。

3.心理-社会状况

评估患者的性格及精神状态;患病对患者日常生活、工作的影响。患者有无焦虑、抑郁、悲观等负性情绪及其程度。评估患者的家庭成员组成,家庭经济、文化、教育背景,对患者的关怀和支持程度;医疗费用来源或支付方式。

4.认知程度

评估患者对慢性胃炎的病因、诱因及如何预防的了解程度。

(五)腹部体征的评估

慢性胃炎的体征多不明显,少数患者可出现上腹轻压痛。

三、护理问题

(一)疼痛

由于胃黏膜炎性病变所致。

(二)营养失调:低于机体需要量

由于厌食、消化吸收不良所致。

(三)焦虑

由于病情反复、病程迁延所致。

(四)活动无耐力

由于慢性胃炎引起贫血所致。

(五)知识缺乏

缺乏对慢性胃炎病因和预防知识的了解。

四、护理目标

(1)患者疼痛减轻或消失。

(2)患者住院期间能保证机体所需热量、水分、电解质的摄入。

(3)患者焦虑程度减轻或消失。

(4)患者活动耐力恢复或有所改善。

(5)患者能自述疾病的诱因及预防保健知识。

五、护理措施

(一)一般护理

1.休息

指导患者急性发作时应卧床休息,并可用转移注意力、做深呼吸等方法来减轻。

2.活动

病情缓解时,进行适当的锻炼,以增强机体抵抗力。嘱患者生活要有规律,避免过度劳累,注意劳逸结合。

3.饮食

急性发作时可予少渣半流食,恢复期患者指导其食用富含营养、易消化的食物,避免食用辛辣、生冷等刺激性食物及浓茶、咖啡等饮料。嗜酒患者嘱其戒酒。指导患者加强饮食卫生并养成良好的饮食习惯,定时进餐、少量多餐、细嚼慢咽。如胃酸缺乏者可酌情食用酸性食物如山楂、食醋等。

4.环境

为患者创造良好的休息环境,定时开窗通风,保证病室的温湿度适宜。

(二)心理护理

1.减轻焦虑

提供安全舒适的环境,减少患者的不良刺激。避免患者与其他有焦虑情绪的患者或亲属接触。指导其散步、听音乐等转移注意力的方法。

2.心理疏导

首先帮助患者分析这次产生焦虑的原因,了解患者内心的期待和要求;然后共同商讨这些要求是否能够实现,以及错误的应对机制所产生的后果。指导患者采取正确的应对机制。

3.树立信心

向患者讲解疾病的病因及防治知识,指导患者如何保持合理的生活方式和去除对疾病的不利因素。并可以请有过类似疾病的患者讲解采取正确应对机制所取得的良好效果。

(三)治疗配合

1.腹痛

评估患者疼痛的部位、性质及程度。嘱患者卧床休息,协助患者采取有利于减轻疼痛的体位。可利用局部热敷、针灸等方法来缓解疼痛。必要时遵医嘱给予药物止痛。

2.活动无耐力

协助患者进行日常生活活动。指导患者体位改变时动作要慢,以免发生直立性低血压。根据患者病情与患者共同制订每天的活动计划,指导患者逐渐增加活动量。

3.恶心、呕吐

协助患者采取正确体位,头偏向一侧,防止误吸。安慰患者,消除患者紧张、焦虑的情绪。呕吐后及时为患者清理,更换床单并协助患者采取舒适体位。观察呕吐物的性质、量及呕吐次数。必要时遵医嘱给予止吐药物治疗。

(四)用药护理

(1)向患者讲解药物的作用、不良反应及用药的注意事项,观察患者用药后的反应。

(2)根据患者的情况进行指导,避免使用对胃黏膜有刺激的药物,必须使用时应同时服用抑酸剂或胃黏膜保护剂。

（3）有幽门螺杆菌感染的患者,应向其讲解清除幽门螺杆菌的重要性,嘱其连续服药两周,停药 4 周后再复查。

（4）静脉给药患者,应根据患者的病情、年龄等情况调节滴注速度,保证入量。

（五）健康教育

（1）向患者及家属介绍本病的有关病因,指导患者避免诱发因素。

（2）教育患者保持良好的心理状态,平时生活要有规律,合理安排工作和休息时间,注意劳逸结合,积极配合治疗。

（3）强调饮食调理对防止疾病复发的重要性,指导患者加强饮食卫生和饮食营养,养成有规律的饮食习惯。

（4）避免刺激性食物及饮料,嗜酒患者应戒酒。

（5）向患者介绍所用药物的名称、作用、不良反应,以及服用的方法剂量和疗程。

（6）嘱患者定期按时服药,如有不适及时就诊。

六、呕吐物性质及特点分析

（1）呕吐不伴恶心,呕吐突然发生,无恶心、干呕的先兆,伴明显头痛,且呕吐于头痛剧烈时出现,常见于神经血管头痛、脑震荡、脑出血、脑炎、脑膜炎及脑肿瘤等。

（2）呕吐伴恶心,多见于胃源性呕吐,例如胃炎、胃溃疡、胃穿孔、胃癌等,呕吐多与进食、饮酒、服用药物有关,吐后常感轻松。

（3）清晨呕吐,多见于妊娠呕吐和酒精性胃炎的呕吐。

（4）食后即恶心、呕吐,如果食物尚未到达胃内就发生呕吐,多为食管的疾病,如食管癌、食管贲门失弛缓症。食后即有恶心、呕吐伴腹痛、腹胀者常见于急性胃肠炎、阿米巴痢疾。

（5）呕吐发生于饭后 2~3 小时可见于胃炎、胃溃疡和胃癌。

（6）呕吐发生于饭后 4~6 小时可见于十二指肠溃疡。

（7）呕吐发生在夜间,且量多有发酵味者,常见于幽门梗阻、胃及十二指肠溃疡、胃癌。

（8）呕吐物如为大量,提示有幽门梗阻、胃潴留或十二指肠淤滞。

（9）少量呕吐,呕吐常不费力,每口吐出量不多,可有恶心,进食后可立即发生,吐完后可再进食,多见于神经官能性呕吐。

（10）呕吐物性质辨别。①呕吐物酸臭:呕吐物酸臭或呕吐隔天食物见于幽门梗阻、急性胃炎。②呕吐物中有血:应考虑消化性溃疡、胃癌。③呕吐黄绿苦水:应考虑十二指肠梗阻。④呕吐物带粪便:见于肠梗阻晚期,带有粪臭味见于小肠梗阻。

（郭东云）

第四节　消化性溃疡

一、概述

消化系统的重要生理功能是将人体所摄取的食物进行消化、吸收,以供全身组织利用。消化器官是由消化道和消化腺组成,包括食管、胃、肠、肝、胆和胰腺等。消化系统疾病主要包括食管、胃、肠、肝、胆、胰等的病变,可为器质性或功能性疾病,病变可局限于消化系统或累及其他系统。全身性疾病也可引起消化系统疾病或症状,引起消化系统疾病的病因复杂,常见的有感染、理化因素、大脑皮质功能失调、营养缺乏、代谢紊乱、吸收障碍、变态反应、自身免疫、遗传和医源性因素等。由于消化系统包含的器官较多,且消化道与外界相通,其黏膜直接接触病原体、毒性物质、致癌物质的机会较多,容易发生感染、炎症和损伤,消化系统肿瘤发病率较高可能与此有关。多数消化系统疾病是慢性病程,易造成严重的消化、吸收功能障碍,消化系统疾病的发生常与患者的心理状态和行为方式关系密切,在护理过程中,尤应强调整体观念,关心患者的精神心理状况,调整不良情绪,指导患者建立良好的生活方式。

消化性溃疡是指发生在胃和十二指肠的慢性溃疡,因溃疡形成与胃酸和胃蛋白酶的消化作用有关,所以称为消化性溃疡,根据发生的部位不同又将消化性溃疡分为胃溃疡和十二指肠溃疡。

本病是全球性常见病,约10％的人一生中患过此病。临床上十二指肠溃疡比胃溃疡多见,两者之比为3∶1,男性多于女性,十二指肠溃疡好发于青壮年,胃溃疡发病年龄较十二指肠溃疡约迟10年。

二、护理评估

(一)临床表现

十二指肠溃疡多发生在壶腹部,胃溃疡多发生在胃角和胃窦小弯。典型的消化性溃疡具有三大临床特点:①慢性过程,病程长,病史可达数年或数十年;②周期性发作,发作和缓解期交替出现,每年秋冬季节和第二年的早春季节是好发季节,精神因素和过度疲劳可诱发;③节律性疼痛。

(二)症状

1.上腹部腹痛

上腹部腹痛是消化性溃疡的主要症状。胃溃疡疼痛多位于剑突正中或偏左,十二指肠溃疡疼痛在上腹部正中或偏右。性质多为隐痛、胀痛、烧灼痛、钝痛、剧痛或饥饿样不适感。疼痛的范围有手掌大小。此外,疼痛还具有节律性,与饮食关系密切。胃溃疡疼痛常在进餐后0.5～1小时出现,持续1～2小时后逐渐缓解,典型节律为进食—疼痛—缓解。十二指肠溃疡患者疼痛为饥饿痛,空腹痛或夜间痛,节律为疼痛—进食—缓解。

2.其他

患者常有反酸、嗳气、恶心、呕吐等胃肠道症状。可有失眠、多汗、脉缓等自主神经功能失调表现。临床上少数溃疡患者可无症状,这类患者首发症状多为呕血和黑粪。

(三)并发症

1.出血

发生率为10％～15％,是消化性溃疡最常见的并发症,其中以十二指肠溃疡并发出血较为常见。出血是由于溃疡侵蚀周围血管所致。出血临床表现视出血的部位、速度和出血量决定,一般可表现为呕血和(或)黑粪。

2.穿孔

溃疡病灶向深部发展穿透浆膜层引起穿孔,发生率为2％～7％,多见于十二指肠溃疡,表现为突发上腹部剧烈疼痛,如刀割样,可迅速遍及全腹,大汗淋漓,烦躁不安,服用抑酸剂不能缓解,是外科常见急腹症之一,腹部检查可见腹肌紧张,呈板状腹,压痛及反跳痛,肠鸣音减弱或消失,部分患者出现休克。

3.幽门梗阻

发生率 $2\%\sim4\%$,大多由十二指肠溃疡或幽门溃疡引起,分功能性梗阻和器质性梗阻。功能性梗阻是由溃疡周围组织炎性充血水肿或幽门平滑肌痉挛而造成,为暂时性,炎症消退即可好转。器质性梗阻是由溃疡愈合瘢痕收缩或黏膜连造成的,梗阻为持久性,需外科手术治疗。临床上表现为持续性胀痛、嗳气、反酸,且餐后加重、呕吐大量酸腐味的宿食,呕吐后腹部症状减轻,严重者频繁呕吐可致失水或低氯低钾碱性中毒、营养不良等。腹部可见胃型、蠕动波,可闻及振水音。

4.癌变

十二指肠溃疡极少发生癌变。胃溃疡发生癌变的概率为 1% 以下,临床上对年龄在 45 岁以上,有长期胃溃疡病史、溃疡顽固不愈者,大便隐血持续阳性者要提高警惕,必要时定期检查。

(四)辅助检查

1.胃镜检查及胃黏膜活组织检查

是确诊消化性溃疡的首选方法,是评定溃疡的活动程度、有无恶变以及疗效的最佳方法,并能通过活体组织做病理检查。

2.X 线钡餐检查

适用于胃镜检查有禁忌证或者不接受胃镜检查者,发现龛影是诊断溃疡的直接证据,对溃疡有确诊价值;局部压痛、胃大弯侧痉挛性切迹、十二指肠壶腹部激惹合乎腹部变形均为间接征象,仅提示有溃疡的可能。

3.幽门螺杆菌检查

因为此项检查对消化性溃疡治疗方案的选择有指导意义,已将该项检查列为消化性溃疡诊断的常规检查项目。

4.胃液分析

胃溃疡患者胃酸分泌正常或稍低,十二指肠溃疡胃酸分泌过多。

5.大便隐血试验

活动期消化性溃疡常有少量渗血,大便隐血试验呈阳性,但应注意排除假阳性。

三、护理问题

(一)疼痛

上腹痛与消化道黏膜受损有关。

(二)营养失调

低于机体需要与疼痛导致摄入量减少、消化吸收障碍有关。

(三)知识缺乏

缺乏溃疡病防治的知识。

(四)焦虑

焦虑与疼痛症状反复出现、病程迁延不愈有关。

（五）潜在并发症

上消化道大出血、胃穿孔。

（六）活动无耐力

活动无耐力与频繁呕吐导致失水、电解质丢失有关。

四、护理措施

（一）生活护理

1.休息

轻症者适当休息，可参加轻微工作，劳逸结合，避免过度劳累。活动性溃疡大便隐血试验阳性患者应卧床休息1～2周。

2.饮食护理

宜选用营养丰富、清淡、易消化的食物，以利于黏膜修复和提高抵抗力。急性活动期应少食多餐，每天5～6餐，以牛奶、稀饭、面条等偏碱性食物为宜。少食多餐可中和胃酸，减少胃饥饿性蠕动，同时可避免过饱所引起的胃窦扩张增加促胃液素的分泌。忌食辛辣、浓茶、过冷、油炸等刺激性食物和饮料，戒烟酒。

（二）心理护理

不良的心理因素可诱发和加重病情，而消化性溃疡的患者因疼痛刺激或并发出血，易产生紧张、焦虑等不良情绪，使胃黏膜保护因素减弱，损害因素增加，使病情加重，故应为患者创造安静舒适的环境，减少不良刺激；同时多与患者交流，使患者了解本病的诱发因素、疾病过程和治疗效果，增强治疗信心，克服焦虑、紧张的心理。

（三）治疗配合——用药的护理

（1）H_2受体拮抗剂药物应在餐后或餐中即刻服用，也可一天的剂量夜间顿服。西咪替丁可通过血脑屏障，偶尔引起精神症状，此药可与雄激素受体结合影响性功能，与肝细胞色素P-450结合影响华法林、利多卡因等药物的肝内代谢，用药期间注意监测肝、肾功能和血常规检查。雷尼替丁和法莫替丁不良反应较少，患者用药过程中护士要注意观察药物不良反应，发现后应及时报告医师。

（2）质子泵抑制剂不良反应较少，可有头晕。因此，初次应用时应较少活动。

（3）胃黏膜保护药因硫糖铝在酸性环境下有效，所以，应在餐前1小时给药。硫糖铝全身不良反应少，常引起便秘；本药含糖量高，糖尿病患者不宜用。胶体铋剂在酸性环境下起作用，故在餐前0.5小时服用，短期服用除出现舌苔和粪便变黑外，很少有其他不良反应。长期服用可造成铋在体内大量堆积引起神经毒性，故不宜长期用。米索前列醇的不良反应是腹泻，并可引起子宫收缩，故孕妇禁用。

（4）针对幽门螺杆菌的药物治疗通常采用三联疗法，质子泵抑制剂（如奥美拉唑等选一种）或铋剂（枸橼酸铋钾）＋抗生素（阿莫西林、克拉霉素、甲硝唑三种选两种），1～2周为1个疗程。

（四）健康教育

1.饮食指导

指导患者定时进餐，不宜过饱，避免进食辛辣、浓茶等刺激性食物和饮料。戒烟酒，因烟雾中的尼古丁可直接损害胃黏膜，使胃酸分泌过多而加重病情。

2.心理指导

指导患者了解紧张焦虑的情绪可增加胃酸分泌,诱发疼痛加重或溃疡复发,所以,平时生活宜身心放松,胸怀宽广,保持乐观主义精神,促进溃疡愈合。

3.活动与休息指导

指导患者生活要有规律,劳逸结合,合理安排休息时间,保证充沛的睡眠,避免精神过度紧张,保持良好的精神状况,在秋冬或冬春气候变化明显的季节要注意保暖。

4.用药指导

嘱咐患者避免应用对胃十二指肠黏膜有损害的药物,遵医嘱按时服药,学会观察药物的不良反应,不要随意停药,避免复发。

5.定期复查

嘱咐患者定期门诊复查,如有疼痛持续不缓解、规律性消失、排黑粪等应立即到门诊检查。

（郭东云）

第五节　肠易激综合征

肠易激综合征(IBS)是一种以腹痛或腹部不适伴排便习惯改变为特征的功能性肠病,经检查排除可引起这些症状的器质性疾病。本病是最常见的一种功能性肠道疾病,患者以中青年居多,50 岁以后首次发病少见。男女比例约 1∶2。

一、常见病因

本病病因尚不清楚,与多种因素有关。目前认为,IBS 的病理生理学基础主要是胃肠动力学异常和内脏感觉异常,而造成这些变化的机制则尚未阐明。肠道感染后和精神心理障碍是 IBS 发病的重要因素。

二、临床表现

起病隐匿,症状反复发作或慢性迁延,病程可长达数年至数十年,但全身健康状况却不受影响。精神、饮食等因素常诱使症状复发或加重。最主要的临床表现是腹痛与排便习惯和粪便性状的改变。

(一)症状

1.腹痛

以下腹和左下腹多见,多于排便或排气后缓解,睡眠中痛醒者极少。

2.腹泻

一般每天 3～5 次,少数严重发作期可达十数次。大便多呈稀糊状,也可为成形软便或稀水样,多带有黏液;部分患者粪质少而黏液量很多,但绝无脓血。排便不干扰睡眠。部分患者腹泻与便秘交替发生。

3.便秘

排便困难,粪便干结、量少,呈羊粪状或细杆状,表面可附黏液。

4.其他消化道症状

多伴腹胀感,可有排便不净感、排便窘迫感。部分患者同时有消化不良症状。

5.全身症状

相当部分患者可有失眠、焦虑、抑郁、头晕、头痛等精神症状。

(二)体征

无明显体征,可在相应部位有轻压痛,部分患者可触及腊肠样肠管,直肠指检可感到肛门痉挛、张力较高,可有触痛。

三、治疗原则

主要是积极寻找并去除促发因素和对症治疗,强调综合治疗和个体化的治疗原则。

(一)一般治疗

详细询问病史以求发现促发因素,并设法予以去除。告知患者 IBS 的诊断并详细解释疾病的性质,以解除患者顾虑和提高对治疗的信心,是治疗最重要的一步。教育患者建立良好的生活习惯。饮食上避免诱发症状的食物,一般而言宜避免产气的食物如乳制品、大豆等。高纤维食物有助改善便秘。对失眠、焦虑者可适当给予镇静药。

(二)针对主要症状的药物治疗

(1)胃肠解痉药抗胆碱药物可作为缓解腹痛的短期对症治疗使用。

(2)止泻药洛哌丁胺或地芬诺酯止泻效果好,适用于腹泻症状较重者,但不宜长期使用。

(3)对便秘型患者酌情使用泻药,宜使用作用温和的轻泻剂以减少不良反应和药物依赖性。

(4)抗抑郁药对腹痛症状重、上述治疗无效且精神症状明显者可适用。

(5)其他肠道菌群调节药如双歧杆菌、乳酸杆菌、酪酸菌等制剂,可纠正肠道菌群失调,据报道对腹泻、腹胀有一定疗效,但确切临床疗效尚待证实。

(三)心理和行为疗法

症状严重而顽固,经一般治疗和药物治疗无效者应考虑予以心理行为治疗,包括心理治疗、认知疗法、催眠疗法和生物反馈疗法等。

四、护理

(一)评估

1.一般情况

患者的年龄、性别、职业、婚姻状况、健康史、心理、既往史,饮食习惯等。

2.身体状况

主要是评估腹部不适的部位、性状、时间等;了解腹泻的次数、性状、量、色、诱因及便秘的情况。

(二)护理要点及措施

1.饮食的护理

IBS 不论哪种类型都或多或少与饮食有关,腹泻为主型 IBS 患者 80％的症状发作与饮食有密切的相关性。因此,应避免食用诱发症状的食物,因个人而异,通常应避免产气的食物,如牛奶、大豆等。早期应尽量低纤维素饮食,但便秘型患者可进高纤维素饮食,以改善便秘症状。

2.排便及肛周皮肤护理

可以通过人为干预,尽量改变排便习惯。对于腹泻型患者,观察粪便的量、性状、排便次数并记录。多卧床休息,少活动。避免受凉,注意腹部及下肢保暖。做好肛门及周围皮肤护理,便后及时用温水清洗,勤换内裤,保持局部清洁、干燥。如肛周皮肤有淹红、糜烂,可使用抗生素软膏涂擦,或行紫外线理疗。对于便秘型患者可遵医嘱给予开塞露等通便药物。

3.心理护理

IBS多发生于中青年,尤以女性居多。多数患者由于工作、家庭、生活等引起长期而过度的精神紧张,因此应该给予患者更多的关怀,自入院始尽可能给予他们方便,使他们对新的环境产生信任感和归属感。在明确诊断后更要耐心细致地向给他们讲解病情,使他们对所患疾病有深刻的认识,避免对疾病产生恐惧,消除紧张情绪。耐心细致的讲解,也会使患者产生信任感和依赖感,有利于病情缓解。

(三)健康教育

(1)指导患者应保持良好的精神状态,注意休息,适当运动(如散步、慢跑等),以增强体质,保持心情舒畅。

(2)纠正不良的饮食及生活习惯,戒除烟酒,作息规律,保证足够的睡眠时间,睡前温水泡足,不饮咖啡、茶等兴奋性的饮料。

(3)如再次复发时应首先通过心理、饮食调整。效果不佳者应到医院就诊治疗。

(郭东云)

第六节　肝　硬　化

一、概述

肝硬化是一种全球性常见病,在我国也是多发病,肝硬化在人类主要死亡原因中居第4～6位。

肝硬化是由多种病因引起的一种慢性、进行性、弥漫性肝脏疾病,在多种致病因素持续或反复作用下,肝脏细胞呈现弥漫性变性、坏死、凋亡,同时残存肝细胞再生,诱发肝脏广泛的纤维结缔组织增生、正常的肝小叶结构破坏、假小叶形成,纤维间隔包绕再生的肝细胞而使肝脏形成大、小结节。在上述肝脏病理改变的基础上导致肝脏功能的减退,临床上表现为肝功能损害与门静脉高压。

二、护理评估

(一)评估方法

与患者交谈,询问、倾听患者讲述疾病经过、不适主诉、个人对肝硬化的心理感受、愿望;进行体格检查,收集阳性体征和可能出现并发症的阴性体征,收集各种辅助检查阳性结果等;综合分析。

(二)护理评估内容

1.评估肝硬化病因、疾病进程、病理生理改变程度

肝硬化的病因大部分是非常明确的,只有一小部分原因不明,原因不明的肝硬化通称为隐源性肝硬化。明确的肝硬化原因主要有七个方面。

(1)病毒性肝炎:以慢性乙型、丙型肝炎引起的肝炎性肝硬化常见。在我国由病毒性肝炎引起的肝硬化居于首位,据报道占肝硬化的68%,其中乙型肝炎肝硬化约占全部病例的2/3。

(2)血吸虫病:血吸虫卵沉积于门静脉小分支中引起肝纤维化的病理改变,晚期发生肝硬化。主要分布于我国血吸虫流行的南方13个省。

(3)慢性酒精中毒:每天饮酒量和饮酒年限与酒精性肝硬化有关,而不同酒种对肝是否作用不一,仍在研究。大多饮酒史10年以上,通常每天饮酒中酒精含量大于或等于100 g。

(4)遗传代谢性疾病:如肝豆状核变性、血色病等。

(5)慢性胆汁淤积:如原发性胆汁性肝硬化、原发性硬化性胆管炎。

(6)循环障碍性疾病:如慢性心功能不全、缩窄性心包炎等。

(7)其他:药物及毒物引起的肝硬化、自身免疫性肝病等。

肝硬化的病因,世界各地有所不同。其中,美国、欧洲以酒精性肝硬化为多见,亚洲、非洲以病毒性肝炎肝硬化为多见。

不同病因、不同疾病进程(患病时间)导致肝脏损害程度不同。各种肝硬化的病因均能引起肝细胞的炎症、坏死,只有肝细胞的炎症、坏死是持续不断的,才能引起肝硬化。肝细胞对各种炎症、坏死的损伤产生一种高度代偿性反应:肝细胞再生。同时,弥漫性结缔组织增生肝纤维化,形成假小叶。这种病理变化导致肝内血管扭曲、受压、闭塞,造成肝脏血运循环紊乱,形成肝功能减退和门静脉高压。

2.评估肝硬化临床表现

肝硬化常常起病缓慢,症状隐匿。临床上常区别为代偿期肝硬化和失代偿期肝硬化。

(1)代偿期肝硬化:大多数患者缺乏临床症状或症状缺乏特异性,可以因劳累、感染而诱发出现非特异性的乏力及消化道症状,如食欲减退、腹胀、厌油、肝区疼痛等,经适当休息可缓解。

(2)失代偿期肝硬化:主要表现为两类症候,肝功能不全及门静脉高压。①消化系统症候:食欲减退、上腹不适、腹胀、对脂肪耐受性差,易腹泻。甚至会厌食、恶心、呕吐、有肝臭气味。②乏力、体重减轻:乏力与肝功能损害程度相平行;体重减轻与消化功能障碍及营养不良有关。③内分泌失调:男性可有性功能障碍、毛发脱落、乳房肿大等。女性可有月经失调等,部分患者可有面部、颈部色素沉着、面色黝黑(肝病面容)。④贫血及出血:2/3患者有轻度、中度贫血。常因有出血倾向使皮肤摩擦处易见出血点、鼻出血或齿龈出血、月经过多等。⑤发热:一般为不超过38.5 ℃的不规则低热。⑥皮肤表现:肝病面容为面色灰暗、黝黑。可以出现肝掌、蜘蛛痣、下肢踝部水肿、黄疸等。⑦腹水:是肝硬化患者失代偿期最突出的表现,腹水呈蛙腹,可有脐痛。部分患者有胸腔积液。⑧脾大、脾亢:大量血液积于脾内,致使脾脏血肿大、功能亢进,破坏血细胞增多。⑨侧支循环开放:食管下段和胃底静脉曲张,可破裂引起上消化道大出血;腹壁和脐周静脉曲张,以脐周为中心向上及向下延伸;痔核形成,破裂时引起便血。⑩肝脏改变:肝脏表面有结节,质地硬而坚实,晚期缩小。

3.评估肝硬化并发症

(1)肝硬化最常见最凶险的并发症是上消化道出血。

（2）肝硬化时肝脏维持人体内、外环境的屏障作用减退,造成各种感染,加重病情。

（3）电解质平衡紊乱:常出现低钾、低钠、低氯血症。

（4）肝性脑病。

（5）肝肾综合征。

（6）肝细胞性肝癌。

（7）肝肺综合征。

（8）门脉血栓形成。

4.评估肝硬化辅助检查结果

（1）实验室检查。①血常规检查:红细胞、白细胞、血小板均减少。②生化检查:血清转氨酶、γ-谷氨酰转肽酶、碱性磷酸酶活性增高;血清胆红素增高;血清蛋白减低;凝血酶原时间延长;血清胆汁酸升高。③病原学检查:如乙肝、丙肝病毒检测。④腹水检查:鉴别漏出性和渗出性腹水。

（2）影像学检查:①超声检查。②计算机断层扫描、磁共振检查。③肝动脉造影:可以发现肝硬化小肝癌。④食管钡餐。

（3）内镜检查:胃镜、腹腔镜等。

（4）肝脏穿刺活组织检查:提示肝硬化的活动性与严重度。

5.评估肝硬化既往治疗情况

（1）病因治疗:如病毒性肝炎肝硬化有病毒复制者,宜采用适宜的抗病毒治疗;酒精性肝硬化应绝对戒断饮酒等。

（2）保肝、支持治疗。

（3）降低门静脉高压:如普萘洛尔。

（4）腹水治疗:限制食盐摄入,利尿、排水治疗,如腹水浓缩回输术。

6.评估体格检查阳性结果

肝界缩小、移动性浊音阳性等。

三、主要护理诊断

（一）营养失调
低于机体需要量与肝硬化有关。

（二）体液过多
体液过多与肝硬化门静脉高压有关。

（三）活动无耐力
活动无耐力与肝功能减退有关。

（四）焦虑
焦虑与病程长、经济负担有关。

（五）皮肤黏膜完整性受损
皮肤黏膜完整性受损与脐痛、腹泻、阴囊水肿等有关。

（六）医护合作性问题
潜在并发症为上消化道出血、感染、电解质紊乱等。

（七）知识缺乏
缺乏对各种检查、治疗、护理的目的、方法、过程的认识。

(八)预感性悲哀

预感性悲哀与疾病久治不愈逐渐加重有关。

(九)有传染的危险

危险与病毒性(乙型、丙型肝炎)肝硬化病毒水平高有关。

四、主要护理措施

(1)讲解患者希望了解的和应该了解的肝硬化相关知识,如抗病毒治疗意义、注意事项,腹水回输的过程,戒酒等。

(2)安排高蛋白、高热量、高维生素、易消化、低盐饮食或遵医嘱静脉补充。

(3)每天患者以卧床休息为主,测量并记录出入量、体重、腹围、电解质等。如在家休养宜适当参加家务劳动。

(4)保护皮肤完整、清洁。

(5)腹水浓缩回输护理术前向患者讲解过程及配合要点,测量并记录生命体征、体重,准备腹腔穿刺用品,安装腹水回输管路并冲洗等。术中严格无菌操作,观察回输过程,倾听患者主诉,有问题及时调整。术后测量并记录生命体征、体重,安排患者卧床休息、饮食及记录尿量;用物处理,注意消毒隔离。①操作流程:准备环境→准备用物(机器、管路、滤器、腹穿包)→0.9%生理盐水管路排气→调节机器→患者准备(舒适平卧、测量血压、脉搏)→超声定位→穿刺、连接管路、运行腹水超滤、监测→整理用物、消毒→患者测体重→护理记录等。②注意事项:a.严格无菌操作。b.固定好穿刺部位。c.防止气体进入腹腔。d.生命体征、腹水观察。e.预防污染。

(6)放射导管介入治疗方法的护理如脾功能亢进的脾栓塞术、经颈静脉肝内支架体分流术等。术前向患者讲解脾栓塞治疗方法、过程及配合要点,留取各种相关检查指标的标本,测量并记录生命体征,碘过敏试验、抗生素皮试并记录结果,备皮,物品准备等。术后加压包扎穿刺部位,观察有无出血,24小时穿刺点无血肿可去除压迫;观察生命体征及腹痛情况,观察有无并发症,留取血标本并记录血常规等检查结果。遵医嘱安排患者饮食限制蛋白及服用抗凝血药等。

(7)肝硬化预后判断Child-Pugh肝硬化预后指标计分、评级标准作为门-腔分流术或肝移植选择患者的标准,预测短期存活率的敏感性及特异性约80%。据报道,门-腔分流术患者的死亡率A级为29%,B级为38%,C级为88%。

(8)食管胃底静脉曲张破裂出血抢救护理配合流程。

(9)配合医师了解患者有无肝移植可能性及相关准备。

(10)根据患者情况,做出有针对性的护理评价、出院指导及心理指导。

(郭东云)

第七节 胆 道 疾 病

一、胆囊炎

急性胆囊炎是胆囊发生的急性化学性和细菌性炎症反应。发病率女性多于男性。95%的患者合并有胆囊结石,称结石性胆囊炎;未合并胆囊结石者,称非结石性胆囊炎。

(一)病因和病理

胆囊炎症和结石互为因果关系,结石引起梗阻,导致胆汁淤积,细菌侵入繁殖,而致胆囊感染;炎症刺激胆囊分泌异常,导致胆汁成分和理化性质改变,促使结石形成。主要致病原因:①胆囊管梗阻;②细菌感染;③其他,创伤、化学性刺激、手术、长时间应用 TPN 等引起炎性反应。

依据胆囊内有无结石嵌顿,其感染严重程度,病理变化也不同。主要病理改变:①单纯性胆囊炎;②化脓性胆囊炎;③坏疽性胆囊炎;④胆囊穿孔;⑤慢性胆囊炎。

(二)临床表现

1.症状

(1)腹痛:常在摄入油腻食物后胆囊收缩、结石等引起胆囊管梗阻,胆汁排空受阻,胆囊内压突然增加,表现为突发性右上腹部疼痛。结石引起者,呈阵发性剧烈绞痛;非结石引起者,呈持续性疼痛。疼痛可放射至右肩或右腰背部。慢性胆囊炎常表现为右上腹部和肩背部隐痛,易误诊为胃病。

(2)消化道症状:常有食欲缺乏,腹胀,腹部不适,厌食油腻食物等消化道症状。腹痛的同时常伴有恶心、呕吐。

(3)发热:可有轻度发热,发展至化脓性胆囊炎或合并胆道感染时,出现寒战、高热。慢性胆囊炎体温多正常。

(4)黄疸:10%～25%的患者出现轻度黄疸,为胆色素通过受损的胆囊黏膜进入血液循环,或 Oddi 括约肌痉挛所致。黄疸较重且持续,表明有胆总管梗阻。

2.体征

急性期右上腹部有不同程度、不同范围的腹膜刺激征,Murphy 征阳性,胆囊区叩击痛;胆囊增大时,可扪及肿大而有触痛的胆囊。发生胆囊坏死、穿孔,可出现弥漫性腹膜炎。若病变发展较慢,大网膜黏膜连包裹胆囊,可形成边界不清、固定的压痛性包块。慢性期胆囊区有轻压痛和压之不适感。

(三)辅助检查

1.实验室检查

80%的患者有轻度白细胞升高,血清氨基转移酶、AKP 升高较常见;50%的患者血清胆红素升高;30%的患者血清淀粉酶升高。

2.影像学检查

B 超、CT 检查对急性结石性胆囊炎的准确率为 65%～90%。

(四)治疗原则

1.非手术治疗

非手术治疗包括禁食、胃肠减压、补液;解痉、止痛;应用抗生素控制感染。胆囊炎症状控制后合并结石者,可行溶石治疗。

2.手术治疗

手术治疗包括胆囊切除术和胆囊造口术。

二、胆石症

胆石症指发生于胆囊和胆管的结石,自然人群发病率为 10% 左右。随着生活水平的提高,胆结石的发病特点发生了明显变化,发生胆囊结石高于胆管结石、胆固醇结石高于胆色素结石、女性高于男性。

(一)病因和病理

胆结石形成因素复杂,多数学者认为主要与胆道感染和代谢异常等因素密切相关。

1.胆道感染

各种原因所致胆汁滞留,细菌或寄生虫侵入胆道而致感染。胆汁内的大肠埃希菌产生的葡萄糖醛酸酶使可溶性的结合胆红素水解为游离胆红素,后者与钙结合形成胆红素钙,促发胆红素结石形成。虫卵(常见为蛔虫、中华睾吸虫)和成虫的尸体,感染脱落的细胞,也可作为核心形成结石。

2.代谢异常

胆汁内的主要成分为胆盐、磷脂酰胆碱和胆固醇,正常情况下,保持相对高的浓度而又呈溶解状态,该三种成分按一定比例组成,三种成分的聚合点均落在胆固醇饱和曲线;其中胆固醇一旦代谢失调,如回肠切除术后、胆盐的肝肠循环被破坏,三种成分聚合点落在 ABC 曲线范围外,即可使胆固醇呈过饱和状态,析出结晶,沉淀而成为胆固醇结石。

胆结石按其化学成分不同分三类。①胆固醇结石:约占 50%,80% 发生在胆囊,X 线多不显影;②胆色素结石:约占 37%,几乎均发生于胆囊,X 线常不显影;③混合性结石:约占 6%,60% 发生在胆囊内,40% 发生在胆管内,X 线常可显影。

结石刺激胆道黏膜,使其分泌大量的黏液糖蛋白:结石形成后引起胆囊收缩能力减低;胆道阻塞使胆汁淤滞;胆汁引流不畅又有利于结石形成。主要病理变化:①胆管梗阻;②继发感染;③胆管梗阻并感染可引起肝细胞损害,甚至发生肝细胞坏死或胆源性肝脓肿;胆管炎症反复发作可致胆汁性肝硬化;④胆石嵌顿于壶腹时可引起急、慢性胰腺炎;⑤胆道长期受结石、炎症及胆汁中致癌物质的刺激,可发生癌变。

(二)临床表现

临床表现取决于结石的大小、部位,是否合并感染、梗阻。无症状而在其他检查、手术或尸体解剖时被偶尔发现者,称静止性结石。

1.症状

(1)消化道症状:大多数患者仅在进食后,特别是进食油腻食物后,出现上腹部或右上腹部不适,隐痛、饱胀、嗳气、呃逆等,常被误诊为"胃病"。

(2)胆绞痛:为典型症状,当饱餐、进食油腻食物后胆汁分泌增加,胆囊收缩,或睡眠时改变体位,引起结石移位刺激胆道或嵌顿,而发生胆绞痛。疼痛多位于上腹部或右上腹部,呈阵发性,可向右肩胛部和背部放射,常伴有恶心、呕吐。

(3)寒战、高热:胆道梗阻继发感染后内压进一步升高,细菌及毒素经毛细胆管进入肝窦至肝静脉,引起全身性感染。胆管感染时患者寒战、高热明显高于胆囊感染,体温可高达 39～40 ℃。

(4)黄疸:胆管梗阻后即可出现黄疸,其程度和持续时间取决于胆管梗阻的程度、有无并发感染和胆囊等因素。胆囊结石形成 Mirizzi 综合征时黄疸明显。黄疸时常有尿色变深,粪色变浅。腹痛、寒战、高热和黄疸的典型临床表现称为 Charcot 三联征。

(5)Mirizzi 综合征:胆囊内较大结石持续嵌顿压迫胆囊壶腹部和颈部时,可引起肝总管狭窄或胆囊胆管瘘,以及反复发作的胆囊炎、胆管炎及梗阻性黄疸,称 Mirizzi 综合征,其发生率占胆囊切除术患者的 0.7%～1.1%。解剖学变异,尤其是胆囊管与肝总管平行是发生本病的重要

（6）胆囊积液：胆囊结石长期嵌顿但未合并感染时，胆汁中的胆色素逐渐被胆囊黏膜吸收，分泌的黏液性物质积存于胆囊形成胆囊积液。积液呈无色透明，故称为"白胆汁"。

（7）肝内胆管结石：肝内胆管结石一般无黄疸，但当双侧胆管均有梗阻或伴有感染时，则出现寒战、高热、黄疸。晚期发生胆汁性肝硬化，可引起门静脉高压征。

（8）其他：①胆囊结石进入胆总管后或胆总管的结石通过 Oddi 括约肌时引起损伤或嵌顿于壶腹部引起的胰腺炎，称为胆源性胰腺炎；②因结石压迫可致胆囊十二指肠瘘；③结石及炎症的反复刺激可诱发胆道癌变。

2.体征

胆道结石未合并感染时，仅有剑突下和右上腹部轻度压痛。如胆管内压过高或合并感染时，则剑突下和右上腹部有明显压痛。严重时如发生胆汁外渗，甚至发生胆管壁坏死者，可出现不同程度和范围的腹膜刺激征，并可出现肝区叩击痛。胆囊肿大时可被触及、并有触痛。

肝内胆管结石主要表现为肝呈不对称性肿大，肝区有压痛及叩击痛。合并感染和并发症时，则出现相应体征。

（三）辅助检查

1.实验室检查

（1）血常规：白细胞计数及中性粒细胞升高。

（2）血清学检查：可有血清胆红素值及 1 分钟胆红素比值升高，血清氨基转移酶和（或）碱性磷酸酶升高；尿中胆红素升高，尿胆原降低或消失，粪中尿胆原减少。胆囊结石时升高不明显或无，胆总管结石时升高较显著。

2.影像学检查

（1）B 超：为首选方法，对结石的诊断率高达 90％以上，在胆道疾病及黄疸的鉴别诊断中有重要意义。对黄疸原因可进行定位和定性诊断。亦可在手术中检查胆道并引导手术取石。

（2）放射学检查。①腹部 X 线：15％的胆囊结石可在腹部平片中显影。由于其确诊率较低，一般不作为常规检查手段。②口服胆囊造影（OC）：口服碘番酸经肠道吸收后进入肝并随胆汁排入胆囊，含有造影剂的胆汁浓缩后使胆囊在 X 线下显影，可了解胆囊有无结石、肿瘤或息肉等。脂肪餐后可观察胆囊的收缩情况。③静脉胆道造影（IVC）：经静脉注射造影剂后随肝分泌的胆汁排入胆道，可使胆道在 X 线下显影，以了解胆道系统有无结石、蛔虫、肿瘤、梗阻等；亦可了解胆囊、胆道形态和功能变化。该方法因受多种因素影响而显影率较低，故现已基本被核素胆道造影、内镜逆行胰胆管造影、PTC 等方法所取代。④经皮肝穿刺胆管造影（PTC）：在 X 线透视或 B 超引导下，利用特制穿刺针经皮肤经肝穿刺胆管，成功后将造影剂直接注入肝内胆管，使整个胆道系统显影，了解胆道梗阻情况及病变部位，必要时置管引流。该法为有创伤检查，有发生胆汁外漏、出血、胆道感染等并发症的可能，故术前应做好充分准备，术后注意观察并发症的发生。⑤内镜逆行胰胆管造影（ERCP）：可了解胆道及胰管有无梗阻、狭窄、受压，钳取组织行病理学检查，收集十二指肠液、胆汁和胰液行理化及细胞学检查，取出胆道结石等。⑥术中及术后胆管造影：胆道手术时，可经胆囊管插管至胆总管做胆道造影。术后拔除 T 形管前，应常规行 T 型管造影，检查胆道有无残余结石、狭窄，了解胆总管下端或胆肠吻合口通畅情况。⑦CT、MRI：能清晰地显示肝、胆、胰的形态和结构，结石、肿瘤或梗阻的情况，准确性较高。主要用于 B 超诊断不清，疑有肿瘤的患者。⑧核素扫描检查：适用于肝内胆管结石、急慢性胆囊炎、胆道畸形、胆道术后观察以及黄疸的鉴别诊断。⑨纤维胆道镜检查:用于协助诊断和治疗胆道结石,了解胆道有无狭窄、畸形、肿瘤、蛔虫等。术中胆道镜(IOC):术中经胆总管切口直接置入胆道镜进行检查和治疗,适用于术前胆道疾病诊断不明;术中发现与术前诊断不符;胆囊造瘘取石术及腹腔镜取石术后。术后胆道镜(POC)适用于胆道术后疑有残余结石、胆道蛔虫、狭窄、肿瘤等;胆道出血。术后单纯胆道镜检查应于术后4周、胆道镜取石于术后6周方可进行。

(四)治疗原则

根据临床症状和体征,结合辅助检查,一般可明确诊断。结石直径较小时,可应用药物排石治疗,目前主要以手术治疗为主。

1.胆囊结石

胆囊切除是治疗胆囊结石的首选方法。对于无症状的胆囊结石,一般认为不需立即行胆囊切除,只需观察和随诊。对于老年,有严重疾病不能耐受手术者,可考虑溶石治疗。

2.肝外胆管结石

肝外胆管结石目前以手术治疗为主。常用手术方法有:①胆总管切开取石加T形管引流;②胆肠吻合术;③Oddi括约肌成形术;④经内镜下括约肌切开取石术。

3.肝内胆管结石

肝内胆管结石的治疗采用以手术为主的综合治疗。手术方法:①高位胆管切开取石;②胆肠内引流;③去除肝内感染性病灶。

4.中西医结合治疗

在手术和其他综合治疗的同时,可配合针灸和服用消炎利胆类中药,对控制炎症,排除结石有一定作用。

5.残石的处理

术后T形管造影发现胆道残留结石时,可拔除T形管。经其窦道插入纤维胆道镜取石或经T形管注入接触性溶石药物。

三、急性梗阻性化脓性胆管炎

急性胆管炎是细菌感染引起的胆道系统的急性炎症,大多在胆道梗阻的基础上发生。如胆道梗阻未能解除,感染未被控制,病情进一步发展至胆道系统脓液形成,称为急性梗阻性化脓性胆管炎(AOSC),急性胆管炎和AOSC为同疾病的不同发展阶段。

(一)病因和病理

最常见原因为胆管结石(76.0%~88.5%),其次为胆道蛔虫(22.6%~26.6%)和胆管狭窄(8.7%~11.0%),胆管及壶腹部肿瘤,原发性硬化性胆管炎,胆肠吻合术后,经T形管造影或PTC术后亦可引起。正常情况下,由肠道经门静脉系进入肝的少量细菌可被肝单核-巨噬细胞系统所吞噬。即使由于正常的防御机制未能防止细菌进入胆汁,或细菌由肠道逆行进入胆道,如胆道系统完整无损,胆汁引流通畅,也足以清除胆汁中的细菌。但当胆管梗阻时,胆汁中的细菌则大量繁殖而导致胆管炎或化脓性变化。

胆道梗阻后,胆管内压升高,梗阻以上胆管扩张,管壁增厚,胆管黏膜充血、水肿,炎性细胞浸润,黏膜上皮糜烂脱落,形成溃疡。肝充血肿大,镜下肝细胞肿胀、变性,汇管区炎性细胞浸润,胆小管胆汁淤积。病变晚期肝细胞发生大片坏死,胆小管可破裂形成胆小管门静脉瘘,可在肝内形成多发性脓肿及引起胆道出血。肝窦扩张,内皮细胞肿胀,内含胆色素颗粒血栓。大量细菌和毒素经肝静脉进入体循环引起全身性化脓性感染和多器官功能损害或衰竭。

(二)临床表现

患者多有胆道疾病史或胆道手术史,发病急剧,病情进展快,并发症严重。除有一般胆道感染的 Charcot 三联征(腹痛、寒战高热、黄疸)外,可较快出现休克、神经中枢系统受抑制表现,即 Reynolds 五联征。

1.症状

(1)发热:起病初期即出现明显寒战、发热,体温持续升高。

(2)疼痛:疼痛依据梗阻部位而异,肝外梗阻者明显,呈上腹部阵发性剧烈绞痛或持续性胀痛,肝内梗阻者较轻或无。

(3)黄疸:多数患者可出现明显黄疸,但如仅为一侧肝胆管梗阻可不出现黄疸,行胆肠内引流术后的患者黄疸较轻或无。

(4)神经系统症状:主要表现为精神淡漠、嗜睡、神志不清,甚至昏迷;合并休克时可表现为躁动、谵妄等。

2.体征

体温常持续在 39～40 ℃或更高。脉搏快而弱,可达 120 次/分以上,血压下降,呈急性重病容,可出现皮下斑或全身发紫。剑突下及右上腹部有不同范围和不同程度的压痛或腹膜刺激征;可有肝大及肝区叩击痛,Murphy 征阳性有时可扪及肿大的胆囊。

(三)辅助检查

1.实验室检查

白细胞常大于 $20 \times 10^9/L$,中性粒细胞升高,胞浆内可出现中毒颗粒。血小板计数降低,如小于 $10 \times 10^9/L$ 表示预后严重。凝血酶原时间延长,肝、肾功能受损,低氧血症、脱水、酸中毒、电解质紊乱较常见,特别是老年人或合并休克者。

2.影像学检查

以 B 超为主,可床旁检查,能及时了解胆道梗阻的部位和病变性质,以及肝内、外胆管扩张等情况。必要时可行 CT、ERCP 等检查进一步明确诊断。

(四)治疗原则

1.非手术治疗

既是治疗的手段,又可作为术前准备。①联合应用足量有效的广谱抗生素。②纠正水、电解质、酸碱紊乱。③恢复血容量,纠正休克;应用肾上腺糖皮质激素,血管活性剂,改善通气功能。④对症给予解痉、止痛剂、应用维生素 K 等处理。如病情严重或恶化者应立即手术治疗。

2.手术治疗

首要目的在于抢救患者生命,手术应力求简单有效。常采用胆总管切开减压、取石、T 形管引流。

3.其他方法

经内镜鼻胆管引流术(ENAD);当胆囊肿大时,亦可行胆囊穿刺置管引流。

四、胆道蛔虫病

胆道蛔虫病指肠道蛔虫上行钻入胆道后所引起的一系列临床症状。以青少年和儿童多见,农村发病率高于城市。随着卫生条件的改善,近年来本病发生率已有明显下降。

（一）病因和病理

蛔虫寄生于中下段小肠内，喜碱厌酸。当其寄生环境改变时，如胃肠道功能紊乱、饥饿、发热、驱虫不当等，蛔虫可上行至十二指肠，如有 Oddi 括约肌功能失调，有钻孔习性的蛔虫即可钻入胆道。蛔虫钻入刺激 Oddi 括约肌引起强烈痉挛诱发胆绞痛，亦可诱发急性胰腺炎；虫体带入的细菌可引起胆道感染，甚至引起急性梗阻性化脓性胆管炎、肝脓肿等。蛔虫可经胆囊管钻入胆囊，引起胆囊穿孔。虫体在胆道内死亡后，其残骸及虫卵可成为结石形成的核心。

（二）临床表现

突发性剑突下阵发性钻顶样剧烈绞痛，可向右肩背部放射，患者多坐卧不安，呻吟不止，大汗淋漓，常伴有恶心、呕吐或呕出蛔虫。疼痛可突然缓解，间歇期宛如正常人，片刻后可突然再次发作。体格检查一般仅有剑突下或稍右方有轻度深压痛。若合并胆道系统感染、胰腺炎时，出现相应的症状和体征。

（三）辅助检查

B 超为本病首选检查方法，可见胆管内有平行强光带，偶见活虫体蠕动。ERCP 偶见胆管开口处有蛔虫，并可行取虫、胆道引流治疗。

（四）处理原则

剧烈的腹部绞痛与腹部体征轻微不相称是本病的特点，结合 B 超或 ERCP 检查，一般可明确诊断。以非手术治疗为主，仅在非手术治疗无效或出现严重并发症时才考虑手术治疗。

1.非手术治疗

解痉止痛；利胆驱虫；抗感染治疗；ERCP 取虫。

2.手术治疗方法

无合并症者可采用胆总管探查取虫及 T 形管引流；有合并症时选用相应术式。术中和术后均应行驱虫治疗，以防复发。

五、护理

（一）护理评估

1.术前评估

(1)健康史：了解患者年龄、性别、饮食习惯、营养状况、工作环境、妊娠史等。有无反酸、嗳气、饭后饱胀、厌油腻食物、进食后引起腹痛发作或不适感史；有无类似发作史，有无粪便排出蛔虫史。了解有无胆道疾病，胆道手术史。有无慢性疾病和重要器官功能不全史。以及家族中有无类似疾病史。

(2)身体状况：①了解腹痛的诱因、性质、部位、程度，有无放射性痛及疼痛部位的变化。有无伴随消化道症状；局部有无腹膜刺激征，其部位、范围、程度；有无肝大、肝区压痛和叩击痛，有无胆囊肿大，有无压痛性包块、Murphy 阳性等。②有无黄疸，出现的时间、变化过程和程度；有无皮肤瘙痒、尿黄等；有无发热、寒战，其程度及变化；有无表情淡漠、反应迟钝、嗜睡，甚至昏迷；有无休克现象出现或可能，有无脱水或循环血容量不足的表现；重要器官有无功能障碍。③辅助检查 B 超、CT 检查阳性发现，血常规、血清学各项检查结果有无异常及其程度；重要器官功能状态。

(3)心理-社会状况：了解患者及其家属对疾病的发生、发展、治疗及护理措施的了解程度；对术前治疗和护理配合知识的掌握程度。了解患者的心理承受能力，家庭经济承受能力，其家属和社会对患者的关心、支持程度。

2.术后评估

(1)了解麻醉方式,手术名称,术中失液量、补液量及性质,放置引流管的部位、数量、目的,手术经过是否顺利,术中病情变化情况。

(2)了解术后生命体征是否平稳,如原有休克时,休克是否得到控制或好转。

(3)引流管是否通畅,引流液的颜色、性质、量;引流管口有无渗血、渗液。有无并发症发生,重要器官功能状态,患者疼痛是否缓解。

(4)了解患者及其家属对术后各种不适的心理反应,对术后康复知识的掌握程度,是否担心并发症及预后,对患者的支持程度。

(5)了解有无腹腔感染、胆汁性腹膜炎、胆囊管残端炎、胆瘘、结石残留等并发症发生。有无肝功能不全发生或可能。

(二)护理问题

1.疼痛

疼痛与炎症反应刺激,胆道梗阻、感染,手术创伤有关。

2.体温升高

体温升高与术前感染、术后炎症反应等有关。

3.营养失调

低于机体需要量与摄入量不足、消耗增加等有关。

4.体液不足

体液不足与 T 形管引流、呕吐、感染性休克等有关。

5.焦虑、恐惧

焦虑、恐惧与胆道疾病反复发作危重,担心手术及预后有关。

6.潜在并发症

休克、胆瘘、胆道结石残留、腹腔感染、肝功能不全等。

(三)护理目标

(1)患者疼痛缓解或减轻。

(2)体温恢复正常,感染未发生或得到控制。

(3)营养状况得到改善,恶心、呕吐消失,消化功能恢复正常。

(4)体液维持正常,休克得到控制、纠正。

(5)焦虑减轻或消失,心情舒畅,能够积极配合治疗和护理。

(6)未发生并发症,或并发症得到预防、被及时发现和处理。

(四)护理措施

1.术前护理

(1)一般护理:急性期或准备手术者,应禁食或胃肠减压。积极补充体液、电解质和足够的热量等,以维持患者水、电解质、酸碱平衡和良好营养状态。慢性或非手术治疗病情稳定者,给以低脂肪、低蛋白、高热量、高维生素易消化饮食。体温升高者给以降温处理。

(2)病情观察:胆道疾病多为急、重症,病情变化快,应动态观察患者生命体征,循环血容量,心、肺功能状态变化;定时检查血清学等各项化验指标变化。若出现腹痛加重,腹痛范围扩大等,应考虑病情加重,并及时报告医师,并积极配合处理。

（3）防治休克：建立两条以上有效静脉通路，有条件时应放置中心静脉导管；快速给予补液，恢复有效循环血容量；留置尿管；准确记录24小时出入量，保持水、电解质和酸碱平衡。

（4）疼痛护理：根据疼痛的部位、性质、程度、诱因，采取积极护理措施给以缓解。先给予解痉剂扩张胆管，使胆汁得以引流减轻梗阻；抑制胆道收缩，降低胆道内压力，可达到缓解疼痛的目的。明确诊断和治疗方案后或术前给予止痛剂。

（5）防治感染：胆道系统致病菌主要为肠道细菌，以大肠埃希和厌氧菌为主；故选用2～3种有效抗生素，遵医嘱联合应用。

（6）术前准备：急诊患者在抢救、治疗的同时，应完善术前各项准备，留置胃肠减压，配血等。需手术治疗的非急诊患者，应行常规术前准备。

（7）心理护理：根据患者及其家属不同的文化层次和病情，耐心倾听患者及其家属的诉说，根据具体情况给予安慰和解释，说明治疗方法的目的、意义、疾病的转归、手术的重要性和必要性，使患者及其家属消除顾虑、能够积极配合治疗和护理。

2.术后护理

（1）一般护理：胃肠功能恢复后给予流质饮食，3～5天后给以低脂肪、高蛋白、高维生素易消化食物，禁油腻食物及饱餐。

（2）病情观察：注意观测患者生命体征变化，腹部症状和体征，有无腹膜刺激征出现，胃肠功能恢复情况。急性梗阻性化脓性胆管炎患者多在术前已发生休克，手术虽使病情缓解但对重要器官功能仍有损害；术后在严密观察患者生命体征的变化同时，准确记录各项指标。观察引流液的色、量、性质。发现异常及时报告医师，并积极配合医师进行治疗。

（3）防治感染：观察患者体温变化，遵医嘱合理应用抗生素。

（4）维持水、电解质和酸碱平衡：禁食、胃肠减压、胆管引流使消化液和体液丢失较多，应准确记录引流量，及时补充晶体和胶体液，以保持内环境稳定。

（5）引流管的护理：术后常放置胃肠减压和腹腔引流管，术后2～3天，胃肠功能恢复后可拔除胃管；腹腔引流液小于10 mL，无腹膜刺激征，可拔除腹腔引流管。若引流液含有胆汁，应考虑胆瘘发生，应妥善固定引流管，保持通畅，密切观察腹部变化，配合医师行非手术或手术治疗。

3.T形管引流的护理

胆总管探查或切开取石术后常规放置T形管引流。

（1）目的：①引流胆汁；②引流残余结石；③支撑胆道。

（2）固定方法：术后除用缝线将T形管固定于腹壁外，还应用胶布将其固定于腹壁皮肤。但不可固定于床上，以防因翻身、活动、搬动时受到牵拉而脱出。对躁动不安的患者应有专人守护或适当加以约束，避免将T管拔出。

（3）保持有效引流：平卧时引流袋应低于腋中线，站立或活动时应低于腹部切口，以防胆汁逆流引起感染。若引流袋的位置较低，可使胆汁流出过量，影响脂肪的消化和吸收。避免T形管受压、扭曲、折叠，经常给予挤捏，保持引流通畅。若术后1周内发现阻塞，可用细硅胶管插入管内行负压吸引；1周后阻塞，可用生理盐水加庆大霉素8万单位严格无菌下低压冲洗。

（4）观察并记录引流液的颜色、量和性状：术后24小时内引流量较少，常呈淡红色血性或褐色、深绿色，有时可含有少量细小结石和絮状物；以后引流量逐渐增加，呈淡黄色、渐加深呈橘黄色、清亮，随着胆道末端通畅，引流量逐渐减少。若胆汁突然减少甚至无胆汁流出，则可能有受压、扭曲、折叠、阻塞或脱出，应立即检查，并通知医师及时处理。若引流量较多，常提示胆道下端引流不畅或梗阻。

(5)预防感染:长期置管者,每周更换无菌引流袋1～2次。引流管周围皮肤每天75％乙醇消毒,管周垫无菌纱布,防止胆汁浸润皮肤引起红肿、糜烂。行T形管造影后,应立即接好引流袋进行引流,以减少造影对胆道的刺激和继发胆道感染,造影后常规应用抗生素2～3天。

(6)拔管:术后2周以上;患者无腹痛、发热,黄疸已消退;血常规、血清黄疸指数正常;胆汁引流量减少至200 mL,引流液呈黄色清亮无沉渣;胆管造影或胆道镜证实胆管无狭窄、结石、异物,通畅良好;试夹管36小时以上无不适可考虑拔管。拔管前引流管应开放2～3天,使造影剂完全排出。拔除后残留窦道用凡士林纱布填塞,1～2天内可自行闭合。

(五)护理评价

(1)患者疼痛是否得到有效控制,有无疼痛的症状和体征。

(2)体温是否恢复正常,感染是否得到有效控制。

(3)营养需求能否维持,体重有无减轻,饮食、消化吸收是否良好。

(4)体液是否维持正常,休克是否被及时发现和纠正。

(5)其家属焦虑是否减轻,情绪是否稳定,能否积极配合治疗和护理。

(6)未发生并发症,或得到预防、被及时发现和处理。

(六)健康指导

(1)选择低脂、高糖、高蛋白、高维生素易消化饮食,避免暴饮暴食。养成良好的饮食和休息习惯。

(2)培养良好的卫生习惯,做到餐前、便后洗手,水果等彻底清洗后再食用。有排虫史者及时驱虫,或秋末预防性驱虫。驱虫时宜于清晨空腹或睡前服药。

(3)带T形管出院的患者告知出院后的注意事项,妥善固定引流管,按时更换引流袋,注意观察引流液的颜色、量和性质,发现异常及时到医院就诊。

(郭东云)

第八节　急性胰腺炎

急性胰腺炎是常见的急腹症之一,是严重的胰腺病变。它是胰酶在胰腺内被激活引起胰腺自身消化的化学性炎症。炎症较轻者有胰腺充血、水肿,重者有出血、坏死。急性胰腺炎不仅可引起急性腹膜炎,而且常引起休克等严重并发症,病情凶险,死亡率高。根据病理变化,急性胰腺炎一般分为间质性(水肿性)胰腺炎和出血性(坏死性)胰腺炎两种。水肿性胰腺炎病情较轻,有自限性,急性发作后可恢复,预后较好;坏死性胰腺炎临床表现较重,并发症多,预后差。

一、病因及发病机制

急性胰腺炎病因较为复杂,国内外文献报道主要有以下发病原因。

(一)胆道疾病

大部分急性胰腺炎患者有胆道疾病。胆总管与主胰管有共同通路,胆道疾病如胆石症、胆道蛔虫症、胆管炎等造成壶腹部狭窄,使共同通路受阻,胆汁和胰液引流不畅,胆汁反流进入胰管,激活胰酶,引起胰腺组织损害。胆道疾病还可能损伤胆总管、壶腹部,造成 Oddi 括约肌暂时性松弛,使含有肠激酶的十二指肠液反流进入胰管,激活胰酶,引起急性胰腺炎。由胆道疾病所引起的急性胰腺炎称为胆源性胰腺炎。

(二)过量饮酒

长期饮酒也是急性胰腺炎发作的常见原因。酒精可引起促胃液素增多,刺激胰液分泌增加同时还可引起 Oddi 括约肌痉挛、水肿,造成胰液引流不畅;此外,酒精还对胰腺腺泡细胞有直接损害作用。长期饮酒者在急性胰腺炎第一次发作之前往往已经有未被诊断的慢性胰腺炎存在。

(三)高脂血症

高脂血症诱发急性胰腺炎的机制,还不十分明确,可能是三酰甘油在胰脂酶的作用下生成游离脂肪酸,直接损伤腺泡所致。高脂血症所致血黏度升高也可能加重胰腺病变及其他器官功能损害。近年来,重症急性胰腺炎伴有高血脂的患者越来越多。

(四)其他饮食因素

如暴饮暴食,感染因素如流行性腮腺炎、败血症等,与外伤及手术有关的创伤因素,与妊娠和高血钙有关的内分泌和代谢因素,与使用利尿剂及避孕药有关的药物因素,情绪因素等。

正常情况下,酶原如胰蛋白酶原和糜蛋白酶原在胰腺组织内没有活性,胰腺和血液中也有抑制胰酶的物质;胰管上皮有黏多糖层保护,因此胰液不会损害胰腺组织。当胰液引流受阻时,胰液反流进入胰腺组织,同时,胰管上皮因管内压力增高或因反流胆汁的作用而受损,胰酶被激活而对胰腺组织起消化作用。胰腺发生充血、水肿,包膜紧张度增高。显微镜下可见急性炎症反应,但坏死病灶尚不多。此种改变称为水肿性胰腺炎。如梗阻因素不能及时解除或发病开始即有胰腺组织的大量破坏,胰腺可能发生广泛的自体消化,多种胰酶被激活,造成血管壁损害、脂肪分解,胰腺发生出血、坏死,称为坏死性胰腺炎。如胰液侵犯到腹膜后和腹膜腔,腹腔内可出现血性腹水,大小网膜、肠系膜、腹膜后脂肪组织发生溶解,形成皂化斑;浆膜下有多处出血斑或血肿形成,甚至胃肠道也有水肿、出血等改变。

急性胰腺炎得到控制后,可能形成胰腺假性囊肿或慢性胰腺炎,在某些条件下慢性胰腺炎又可转为急性过程,称为复发性胰腺炎。

二、病理

水肿性胰腺炎大体上可见胰腺肿大、水肿、分叶模糊、质脆,累及部分或整个胰腺,胰腺周围有少量脂肪坏死。显微镜下可见间质水肿、充血和炎症细胞浸润、点状脂肪坏死、无明显实质坏死和出血。

出血坏死性胰腺大体上呈红褐色或灰褐色,有新鲜出血区,分叶结构消失,有大范围的脂肪坏死和钙化斑。病程长者可并发脓肿、假性囊肿或瘘管形成。显微镜下见胰腺凝固性坏死、细胞结构消失。坏死灶周围有炎性细胞包绕。常见静脉炎、淋巴管炎、血栓形成和出血坏死。

三、护理评估

(一)健康史

评估患者饮食习惯,如是否喜油腻饮食、是否有长期大量饮酒习惯;发病前有无暴饮暴食;既往有无胆道病史、高脂血症或慢性胰腺炎病史;近期有无腮腺炎、肝炎、伤寒等疾病发生;近期有无腹部外伤或手术史;是否使用过诱发胰腺炎的药物等。

(二)身体评估

1.腹痛

剧烈腹痛是急性胰腺炎的主要症状。疼痛发生于饱餐或饮酒后,突然发生,非常剧烈,一般镇痛剂不能缓解,多位于左上腹、向左肩及左腰背部放射。胆源性患者腹痛始发于右上腹,逐渐向左侧转移。病变累及全胰时,疼痛范围较宽并呈束带状向腰背部放射。当炎症侵及后腹膜和腹膜腔时,疼痛呈全腹性,没有明确定位。胰腺包膜紧张和胰管梗阻是疼痛的原因,腹痛放射至背部是由于胰腺炎症刺激神经根所致。

2.腹胀

腹胀与腹痛同时存在,是腹腔神经丛受刺激产生肠麻痹的结果,早期为反射性,继发感染后则由腹膜后的炎症刺激所致。腹膜后的炎症越严重,腹胀越明显。腹胀进一步加重时,表现为腹内高压,严重时引起器官功能障碍,被称为腹腔间隔室综合征,常见于暴发性胰腺炎。

3.恶心、呕吐

早期即可出现,常与腹痛伴发。呕吐剧烈而频繁。呕吐物通常是胃十二指肠内容物,也可呈胆汁样,偶可呈咖啡色。呕吐后疼痛不缓解。

4.腹膜炎体征

上腹部或全腹部有触痛或反跳痛,并伴有腹肌紧张、肠鸣音减弱或消失,移动性浊音多为阳性。

5.发热

急性胰腺炎早期,只有中度发热,约 38 ℃,胆源性胰腺炎伴有胆道梗阻者,可有高热、寒战。胰腺坏死有感染时,高热为主要症状之一。

6.黄疸

部分患者有黄疸,程度一般较轻。需要仔细观察。因为黄疸提示胆道梗阻存在。

7.休克

可发生于早期或后期,是急性胰腺炎最常见的并发症。其原因是胰蛋白酶、血小板破坏,组织坏死、感染毒素等使大量血管活性物质释放,加之失液、心肌抑制因子释放、弥散性血管内凝血等促进了休克的发生。患者表现为血压下降、呼吸加快、四肢厥冷、面色苍白、表情淡漠、尿少或无尿等。

8.出血征象

由于溶纤维蛋白酶和弹力蛋白酶损伤血管壁或由于弥散性血管内凝血,可出现出血征象,如皮肤瘀斑、腰部出现蓝-棕色斑(Gray-Turner 征)或脐周蓝色改变(Cullen 征),还可出现呕血、便血等。

9.其他

如急性胰腺炎并发休克和感染,常可导致急性肾衰竭、急性呼吸窘迫综合征、中毒性脑病等多器官功能障碍综合征,出现呼吸困难、发绀、焦虑、心律失常、尿少或无尿、定向力障碍、谵妄等。

(三)辅助检查

1.胰酶测定

血清、尿淀粉酶升高对诊断急性胰腺炎有意义。血清淀粉酶在发病数小时开始升高,24 小时达高峰,4～5 天后逐渐降至正常;尿淀粉酶在 24 小时才开始升高,48 小时达高峰,下降缓慢,1～2 周恢复正常。血清淀粉酶超过 500 U/dL(正常值 40～180 U/dL,Somogyi 法),尿淀粉酶也明显升高(正常值80～300 U/dL,Somogyi法),有诊断价值。因此发病当日夜测定血清淀粉酶,而次日起可测定尿淀粉酶。淀粉酶值愈高,诊断正确率也越大。但淀粉酶升高的幅度和病变严重程度不成正相关。血清淀粉同工酶的测定提高了本病诊断的准确性。虽然血清淀粉酶升高,但P-同工酶不高也不能考虑急性胰腺炎的诊断。

2.腹腔穿刺

腹腔穿刺液中淀粉酶明显增高,腹水为血性。

3.B超、CT

可以了解胰腺病变部位、性质及周围组织情况。

4.腹部X线平片

可见左肺下叶不张、胃肠胀气、膈肌上升、左下胸腔积液等。

(四)心理-社会评估

(1)评估患者是否了解疾病发生的原因以及治疗方法。

(2)评估患者对疾病的反应,有无焦虑、恐惧等。

(3)评估患者的社会支持情况,评估能够为患者提供支持的关键人物对患者病情、治疗方案、预后的了解程度及其反应。

四、护理诊断及医护合作性问题

(一)疼痛

疼痛与胰腺及周围组织炎症有关。

(二)焦虑

焦虑与担心疾病预后有关。

(三)体温过高

体温过高与感染有关。

(四)营养失调

低于机体需要量与禁食及机体消耗有关。

(五)潜在并发症

水、电解质紊乱,与禁食、呕吐、胃肠减压、感染有关。

(六)外周组织灌注减少

外周组织灌注减少与禁食、呕吐、胰腺严重病变有关。

(七)低效性呼吸型

低效性呼吸型与剧烈疼痛、胸腔积液有关。

(八)知识缺乏

缺乏疾病的预防及治疗方面的知识。

五、计划与实施

通过治疗和护理,患者能够了解疾病的预防及治疗的知识,能够正确面对疾病的发生,焦虑程度减轻;患者体温能够维持正常,患者的营养状况能够得到改善;能够有效地呼吸;护士能够及时发现并发症或患者没有发生严重的并发症如急性肾衰竭、急性呼吸窘迫综合征、心律失常等;患者在恢复后,能够表示改变不良的生活习惯。

(一)胃肠减压的护理

胃肠减压可以引流出胃液,从而减少胰液的分泌,并可减轻呕吐和腹胀。因此,急性胰腺炎发作期间,患者应禁食,并留置胃肠减压。留置胃肠减压期间,应保持负压吸引的有效状态,负压一般是$-1.5\sim-1.2$ kPa($-15\sim-12$ cmH$_2$O);各连接部位不能有漏气;妥善固定,防止患者在活动时将胃管拔出;保持胃管通畅,每天应用生理盐水冲洗胃管,每次$30\sim50$ mL;观察胃液的颜色、性质和量并准确记录,急性胰腺炎患者胃液一般呈黄绿色,如合并有应激性溃疡,则呈红色或咖啡色,如果每天引出的胃液量少于100 mL,且患者呕吐、腹痛或腹胀症状不缓解,应怀疑胃管是否堵塞、脱出等;如果胃液量多,应注意患者电解质的变化,过多的胃酸被吸出,可能会出现代谢性碱中毒;每天应给予患者雾化吸入和口腔护理。

(二)饮食护理

急性胰腺炎发作期间,由于禁食、呕吐、胃肠减压和疾病消耗,患者会出现营养状况差,水、电解质紊乱等。因此,护士应观察患者营养状况和水、电解质水平,如每周测体重、观察患者皮肤弹性、准确记录每天出入量,了解水、电解质、酸碱平衡状况。当急性胰腺炎症状消退,可进无脂、低蛋白流质食物,如果汁、藕粉、米汤、面汤等;病情进一步好转,进低脂流质饮食,如鸡汤、豆浆、蛋汤等;以后逐渐进低脂半流食,每天$5\sim6$餐;痊愈后,严禁暴饮暴食,禁烟酒,忌辛辣食物,饮食宜低脂、易消化,以免复发。护士应向患者及其家属讲解各阶段饮食的内容和意义,并观察患者进食情况,要了解患者家属为患者提供的食物。

(三)用药的护理

1.解痉镇痛药

可给予阿托品或山莨菪碱肌内注射$2\sim3$次/日,疼痛剧烈者,可同时加用哌替啶($50\sim100$ mg)。避免使用吗啡,以免引起Oddi括约肌痉挛。

2.抑制胰腺外分泌药物

(1)抗胆碱药:如阿托品、山莨菪碱等,抗胆碱药能够起到减少胰液分泌的作用,但能引起口干、心率加快等不良反应。青光眼、前列腺肥大和肠麻痹者不宜使用阿托品,因阿托品可加重青光眼和排尿困难的症状,可加重腹胀。

(2)抑制胰腺分泌及胰酶抑制剂:H$_2$受体阻滞剂(如西咪替丁)可间接抑制胰液分泌;生长抑素(如奥曲肽)能抑制各种因素引起的胰酶分泌,减轻Oddi括约肌痉挛,但价格昂贵;胰蛋白酶抑制剂如抑肽酶等。

3.抗菌药物

大多数急性胰腺炎常合并细菌感染,如大肠埃希菌、变形杆菌感染等,合理使用抗生素可以有效地防止或控制感染。

4.乌司他丁

乌司他丁是在人尿液中发现的尿胰蛋白酶抑制剂,无免疫原性,安全性较高。乌司他丁通过抑制多种胰酶活性、控制炎症递质过度释放、改善微循环和组织灌注等,从而缓解胰腺炎的临床症状,减轻炎症递质对胰腺功能的损害,减少急性肾衰竭、胸腔积液等并发症的发生。

5.清胰汤方剂

清胰汤方剂为天津市南开医院经多年研制而成的经验方。目前临床上大多根据患者的症候特点给予药味的加减。基本药物组成为黄芩、元胡、白芍、大黄、柴胡、木香等,通方具有清热解毒、通便排毒、去浊化湿之功效。其中柴胡、白芍疏肝理气,黄芩清热解毒,木香行气化滞,元胡行气止痛,大黄通腑泻下,诸药相伍,使脏腑气机得以疏利,实热之邪得解,以达到减轻病痛的目的。

(四)心理护理

急性胰腺炎发病急,病情重,并发症多,患者往往没有足够的思想准备,因此,容易产生焦虑和恐惧心理。胰腺炎恢复较慢,尤其是重症患者,需要较长的治疗时间,患者会出现烦躁情绪,甚至不配合治疗。因此,应多与患者沟通,了解患者的心理需求;向患者介绍治疗方案及其意义,增加患者对预后的信心,使之积极配合治疗;加强与患者家属的沟通,鼓励家属多与患者交谈,解除患者的不良情绪;对于患者及家属提出的疑问,给予恰当的解答。

(五)手术患者的护理

急性胰腺炎轻型患者可采用非手术疗法,而重型则需要手术治疗。手术方法有清除坏死组织、灌洗引流和规则性胰腺切除,如是胆源性胰腺炎,则需手术解除胆道疾病,并留置"T"管。为减轻术后胃内压力,可行胃造瘘术;术后若需要营养支持,常行空肠造瘘术。

1.术前护理

(1)严密观察病情,防止水、电解质和酸碱失衡及多器官功能障碍综合征。

(2)术前常规准备,备皮、配血、皮试,如非急诊手术,给予灌肠等。

(3)心理护理:急性胰腺炎需急诊手术者,往往对手术没有很好的思想准备,护士应对患者及家属说明手术前的准备和意义,使其积极配合;与患者交谈时,不要过多地谈论病情,以免加重患者的紧张心理;保持环境的整洁和安静,使患者能得到充分的休息。

2.术后护理

(1)严密观察生命体征

(2)"T"管的护理:留置"T"管的目的是减小胆道张力、保护吻合口;避免胆汁渗漏所致胆汁性腹膜炎;促进胆道炎症消退;防止胆道狭窄或梗阻形成。"T"管的护理应注意以下方面:①妥善固定:将"T"管接引流袋,并固定在床边。注意检查"T"管在皮肤外固定情况,一般将"T"管用缝线结扎固定。连接管的长度要适宜,如果过短,患者翻身不慎可将"T"管拉出,而过长则易扭曲、受压,使胆汁引流不畅。②保持引流通畅:如观察胆汁引流量突然减少,应注意是否有管道堵塞、扭曲、受压。如有堵塞,可用手由近向远挤压引流管或用少量无菌盐水缓慢冲洗,切勿用力推注。③保持清洁:引流袋应定期更换,更换时应无菌操作。④观察并记录胆汁量及性状:胆汁引流一般每天 300~700 mL,呈深绿色或棕黄色,混浊或有泥沙样沉淀为异常现象。⑤拔管:手术后 10~14 天,胆总管下端逐渐恢复通畅,可做拔管准备。拔管前,应行"T"管造影,以了解胆管是否通畅,如胆管已通畅,可考虑拔管,造影后仍需接引流管继续引流 2~3 天,如未发生黄疸、发热等,再将引流管夹闭,观察 2~3 天,患者无症状出现,即可将引流管拔出。如有恶心、腹痛、发热等症状,则仍需引流。

(3)双套管引流的护理:双套管是用两根粗细不等的乳胶管,细管套入粗管内。细管内径为 0.4~0.6 cm,头端有一侧孔,粗管内径为 0.8~1.0 cm,围绕管壁有 6~8 个孔,两管之间借负压吸引相互流通,以使引流通畅无阻。由于双套管开孔较多,接触面大,故引流效果好。

使用双套管引流时,应将近端置于引流腔的最低位,将管妥善固定;保持引流管周围皮肤清洁干燥,可用凡士林纱布或氧化锌油膏保护局部皮肤;观察引流液的颜色、性质和量,如果引流液突然减少,患者有腹胀伴发热,应及时检查管腔有无堵塞或管是否滑脱。如有堵塞可用生理盐水冲洗。

(4)胃造瘘及空肠造瘘的护理:胃造瘘可以保证胃的减压,空肠造瘘可以供给营养物质,但经静脉给营养者,可不行空肠造瘘。术后,造瘘管要妥善固定,保持管道通畅,如有堵塞,可用生理盐水冲洗,瘘管周围皮肤用凡士林纱布保护。

(5)腹腔冲洗的护理:腹腔冲洗可清除腹腔内渗出物,减少毒性物质吸收入血液循环。冲洗时,保持腹腔冲洗管的通畅。操作时保持无菌,冲洗液应现配现用,温度适宜,观察冲洗出液体的颜色和量;保证冲洗液出入量的平衡。

(六)预防并发症的护理

1.观察生命体征的变化

给予心电监测,及时发现休克表现,如血压下降、四肢厥冷、面色苍白等,如有上述症状发生,应及时通知医师,尽快建立静脉通路或加大输液速度,遵医嘱给药、为患者保暖。

2.及时发现呼吸窘迫综合征

表现如呼吸困难、发绀、血氧饱和度下降等。如出现异常表现,应及时给予氧气吸入、保持呼吸道通畅、遵医嘱给药,并做好气管插管的准备和配合,给予呼吸机辅助呼吸。

3.留置导尿

保持尿管通畅,观察尿液的颜色、性质、量。如发生少尿或无尿,及时通知医师。遵医嘱给予利尿剂并观察用药后的效果。必要时,给予血液透析或血滤。

4.了解患者凝血功能

如出血、凝血时间,呕吐物、排泄物的颜色,穿刺后止血时间,皮肤有无瘀斑等。如发现凝血时间异常,应及时通知医师。

5.观察患者的神志

患者可出现头痛及脑膜刺激征,或出现反应迟钝、谵妄、兴奋、抽搐、昏迷等。

(七)中药治疗的护理

患者需行间断胃肠减压并鼻饲中药,大黄一般每次 50 mL,鼻饲前 15～30 分钟行胃肠减压,吸出胃内容物以减少胰腺分泌和减轻腹胀、肠麻痹,同时观察胃液的性状及量,了解有无胃潴留及消化道有无出血。中药灌肠可刺激肠蠕动,改善肠麻痹,促进肠腔内毒素的排出,减轻腹胀。为提高灌肠效果,可采用高位灌肠肛管,插入的长度为 30 cm。灌肠后大便次数多者,做好肛周护理,准确记录大便的次数、性状及量。

六、预期结果与评价

(1)患者主诉疼痛及不适减轻。

(2)患者体温维持在正常范围内。

(3)患者营养状况良好。

(4)护士及时发现并发症或患者未出现严重并发症。

(5)患者能够叙述疾病的预防及治疗的知识,并能遵从医护人员的治疗与护理方案。

(郭东云)

第七章

妇科疾病护理

第一节　外阴炎与阴道炎

一、外阴炎

外阴炎是妇科常见病,是外阴部的皮肤与黏膜的炎症,可发生于任何年龄,以生育期及绝经后妇女多见。

(一)护理评估

1.健康史

(1)病因评估:外阴炎主要指外阴部的皮肤与黏膜的炎症,以大、小阴唇为多见。由于外阴与尿道、肛门、阴道邻近且暴露,同时,阴道分泌物、月经血、产后的恶露、尿液、粪便的刺激、糖尿病患者的糖尿的长期浸渍,均可引起外阴不同程度的炎症,此外,穿化纤内裤、紧身内裤、使用卫生巾使局部透气性差等,均可诱发外阴部的炎症。

(2)病史评估:评估有无外阴炎的因素存在,有无糖尿病、阴道炎病史。

2.身心状况

(1)症状:外阴瘙痒、疼痛、红、肿、灼热,性交及排尿时加重。

(2)体征:局部充血、肿胀、糜烂,常有抓痕,严重者形成溃疡或湿疹。慢性炎症者,外阴局部皮肤或黏膜增厚、粗糙、皲裂等。

(3)心理-社会状况:了解病程,了解患者对症状的反应,有无烦躁、不安等心理。

(二)护理诊断及合作性问题

(1)皮肤或黏膜完整性受损:与皮肤黏膜炎症有关。

(2)舒适改变:与外阴瘙痒、疼痛、分泌物增多有关。

(3)焦虑:与性交障碍、行动不便有关。

(三)护理目标

(1)患者皮肤与黏膜完整。

(2)患者病情缓解或好转,舒适感增加。

(3)患者情绪稳定,积极配合治疗与护理。

(四)护理措施

1.一般护理

炎症期间宜进食清淡且富含营养的食物,禁食辛辣、刺激性食物。

2.心理护理

患者常出现烦躁不安、焦虑紧张,应帮助患者树立信心,减轻心理负担,坚持治疗,讲究卫生。

3.病情监护

积极寻找病因,消除刺激原。

4.治疗护理

(1)治疗原则:去除病因,积极治疗原发病,如阴道炎、尿瘘、粪瘘、糖尿病等。

(2)治疗配合:保持外阴清洁干燥,局部使用约 40 ℃的 1∶5 000 高锰酸钾溶液坐浴,每天2 次,每次15~30分钟,5~10 次为 1 个疗程。如有破溃,可涂抗生素软膏或紫草油,急性期可用物理治疗。

(五)健康指导

(1)卫生宣教,指导妇女穿棉质内裤,减少分泌物刺激,对公共场所,如游泳池、公共浴室等谨慎出入,注意经期、孕期、产期及流产后的生殖道清洁,防止感染。

(2)定期妇科检查,积极参与普查与普治。

(3)指导用药方法及注意事项。

(4)加强性道德教育,纠正不良性行为。

(六)护理评价

(1)患者诉说外阴瘙痒症状减轻,舒适感增加。

(2)患者焦虑缓解或消失,掌握了卫生保健常识,能养成良好卫生习惯。

二、前庭大腺炎

细菌侵入前庭大腺腺管内致腺管充血、水肿称为前庭大腺炎。

(一)护理评估

1.健康史

(1)病因评估前庭大腺腺管开口位于小阴唇与处女膜之间,在性交、流产、分娩或其他情况污染外阴部时,病原体易侵入引起炎症,因此,以育龄妇女多见,主要病原体为葡萄球菌、链球菌、大肠埃希菌、淋病奈瑟菌及沙眼衣原体等。急性炎症发作时,细菌先侵犯腺管,腺管口因炎症肿胀阻塞,渗出物不能排出,积存而形成脓肿,称为前庭大腺脓肿(又称巴氏腺脓肿),多发于一侧。如急性炎症消退,腺管口粘连阻塞,分泌物不能外流,脓液转清,则形成前庭大腺囊肿,多为单侧,大小不等,可持续数年不增大。患者往往无自觉症状。

(2)病史评估了解患者有无反复的外阴感染史及卫生习惯。

2.身心状况

(1)症状:初起时局部肿胀、疼痛、烧灼感,行走不便,可伴有大小便困难等。有时可出现发热等全身症状(表 7-1)。

(2)体征:外阴部皮肤红肿、压痛明显。当脓肿形成时,疼痛加剧,并可触及波动感,脓肿直径可达5~6 cm。

表 7-1 前庭大腺炎临床类型及身体状况

临床类型	身体状况
急性期	(1)大阴唇下 1/3 处疼痛、肿胀,严重时行走受限。检查局部可见皮肤红、肿、热、压痛 (2)脓肿形成时,可触及波动感,脓肿直径可达 5～6 cm,可自行破溃。如破口大,引流通畅,脓液流出后炎症消退;如破口小,引流欠佳,炎症持续不退或反复发作 (3)可出现全身不适、发热等全身症状
慢性期	慢性期囊肿形成,患者感到外阴部有坠胀感或性交不适。检查时局部可触及囊性肿物,大小不一,有时可反复急性发作

(3)心理-社会状况:了解病程,了解患者对症状的反应,有无烦躁、不安等心理,患者常有因害羞或怕痛而未及时诊治的心理障碍。

(二)辅助检查

取前庭大腺开口处分泌物做细菌培养,确定病原体。

(三)护理诊断及合作性问题

(1)皮肤完整性受损:与脓肿自行破溃或手术切开引流有关。

(2)疼痛:与局部炎症刺激有关。

(四)护理目标

(1)患者皮肤保持完整。

(2)疼痛缓解或好转。

(五)护理措施

1.一般护理

急性期患者应卧床休息,饮食易消化,富含营养。

2.心理护理

患者常常烦躁不安、焦虑紧张,应尊重患者,为患者保密,以解除其忧虑,使其积极治疗,帮助其建立治愈疾病的信心和生活的勇气。

3.病情监护

观察患者的生命体征,重点观察体温变化,观察伤口愈合情况。

4.治病护理

(1)治疗原则:急性期局部热敷或坐浴,抗生素消炎治疗;脓肿形成或囊肿较大时,切开引流或行囊肿造口术,保持腺体功能,防止复发。

(2)治疗配合:急性炎症发作时,取前庭大腺开口处分泌物做细菌培养,确定病原体。根据细菌培养结果和药物敏感试验选用抗生素口服或肌内注射。脓肿形成或囊肿较大时,切开引流或行囊肿造口术,并放置引流条。术后保持局部清洁,引流条每天更换一次,外阴用 1:5 000 氯己定棉球擦拭,每天擦洗外阴 2 次,也可用清热解毒中药热敷或坐浴,每天 2 次。

(六)健康指导

(1)向患者及家属讲解此病的病因及预防措施,指导患者注意外阴清洁卫生。

(2)告知患者及家属月经期、产褥期禁止性交;月经期应使用消毒卫生巾预防感染;术后注意事项及正确用药。告知患者相关卫生保健常识,养成良好卫生习惯。

(七)护理评价

(1)患者诉说外阴不适症状减轻,舒适感增加。

(2)患者接受医护人员指导,焦虑缓解或消失。

阴道炎是阴道黏膜及黏膜下结缔组织的炎症,是妇科常见病。正常健康妇女由于解剖结构、组织特点,阴道对病原体的侵入有自然防御功能。当各种因素导致自然防御功能降低,阴道内生态平衡遭到破坏时,病原体侵入导致阴道炎症。幼女及绝经后妇女由于雌激素缺乏,阴道上皮薄,阴道抵抗力低,比青春期及育龄期妇女更易受感染。

三、滴虫性阴道炎

滴虫性阴道炎是由阴道毛滴虫引起的最常见的阴道炎。阴道毛滴虫主要寄生于女性阴道,也可存在于尿道、尿道旁腺及膀胱。男性可存在于包皮皱襞、尿道及前列腺内。滴虫适宜生长在温度为 25～40 ℃,pH 为 5.2～6.6 的潮湿环境。月经前后,阴道内酸性减弱,接近中性,隐藏在腺体及阴道皱襞中的滴虫常得以繁殖,而发生滴虫性阴道炎。此病的传播途径有经性交的直接传播及经游泳池、浴盆、厕所、衣物、器械等途径的间接传播。

(一)护理评估

1.健康史

(1)病因评估:阴道毛滴虫呈梨形,体积为多核白细胞的 2～3 倍。滴虫顶端有 4 根鞭毛,体部有波动膜,后端尖并有轴柱凸出。活的滴虫透明无色,如水滴,鞭毛随波动膜的波动而活动(图 7-1)。阴道毛滴虫极易传播,pH 在 4.5 以下时便受到抑制甚至致死。pH 上升至 7.5 时,其繁殖可完全被抑制。在妊娠期和月经来潮前后,阴道 pH 升高,可使阴道毛滴虫的感染率和发病率升高。

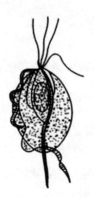

图 7-1　滴虫模式图

(2)病史评估:评估发作与月经周期的关系,既往阴道炎病史,个人卫生情况;分析感染经过;了解治疗经过。

2.身心状况

(1)症状:主要症状为白带呈稀薄泡沫状,量多及伴有外阴、阴道口瘙痒。如有其他细菌混合感染,白带可呈黄绿色、血性、脓性且有臭味。局部可有灼热、疼痛、性交痛。合并尿路感染,可有尿频、尿痛、血尿。阴道毛滴虫能吞噬精子,阻碍乳酸生成,影响精子在阴道内存活,可致不孕。

(2)体征:妇科检查时可见阴道黏膜充血,严重时有散在的出血点。有时可见阴道后穹隆处有液性或脓性泡沫状分泌物。

（3）心理-社会状况：患者常因炎症反复发作而烦恼,出现无助感。

（二）辅助检查

（1）悬滴法：在玻片上加1滴温生理盐水,自阴道后穹隆处取少许分泌物混于生理盐水中,用低倍镜检查,如有滴虫,可见其活动。阳性率可达80%～90%。取分泌物检查前24～48小时,避免性交、阴道灌洗及阴道上药。

（2）培养法：适于症状典型而悬滴法未见滴虫者,可用培养基培养,其准确率可达98%。

（三）护理诊断及合作性问题

（1）知识缺乏：缺乏对疾病传染途径的认识及缺乏阴道炎治疗的知识。

（2）舒适改变：与外阴瘙痒、分泌物增多有关。

（3）组织完整性受损：与分泌物增多、外阴瘙痒、搔抓有关。

（四）护理目标

（1）患者能说出疾病传染的途径、阴道炎的治疗与日常防护知识。

（2）患者分泌物减少,舒适度提高。保持组织完整性,无破损。

（五）护理措施

1.一般护理

注意个人卫生,保持外阴部清洁、干燥,避免搔抓外阴导致皮肤破损。

2.心理护理

解除患者因疾病带来的烦恼,减轻其对确诊后的心理压力,增强治疗疾病的信心。告知患者夫妇滴虫性阴道炎的传播途径、临床表现、治疗方法和注意事项,减轻他们的焦虑心理,同时鼓励他们积极配合治疗。

3.病情观察

观察患者的外阴瘙痒症状、阴道分泌物的量及颜色等。

4.治疗护理

（1）治疗原则：杀灭阴道毛滴虫,保持阴道的自净作用,防止复发,夫妻双方要同时治疗,切断直接传染途径。

（2）治疗配合：①局部治疗：增强阴道酸性环境,用1%乳酸溶液、0.5%醋酸溶液或1：5 000高锰酸钾溶液冲洗阴道后,每晚睡前用甲硝唑200 mg,置于阴道后穹隆,每天一次,10天为1个疗程。②全身治疗：甲硝唑每次200～400 mg,每天3次口服,10天为1个疗程。③指导患者正确用药,按疗程坚持用药,注意冲洗液的浓度、温度。④观察用药后反应：甲硝唑口服后偶见胃肠道反应,如食欲缺乏、恶心、呕吐及白细胞计数减少、皮疹等,一旦发现,应报告医师并停药。妊娠期、哺乳期妇女应慎用,因为药能通过胎盘进入胎儿体内,并可由乳汁排泄。

（六）健康指导

（1）做好卫生宣教,积极开展普查普治,消灭传染源,严格禁止滴虫阴道炎或带虫者进入游泳池。医疗单位做好消毒隔离,防止交叉感染。治疗期间勤换内裤,内裤、坐浴及洗涤用物应煮沸消毒5～10分钟以消灭病原体,禁止性生活,避免交叉或重复感染的机会。哺乳期妇女在用药期间或用药后24小时内不宜哺乳。经期暂停坐浴、阴道冲洗及阴道用药。

（2）夫妻应双双检查,男方若查出毛滴虫,夫妻应同治,有助于提高疗效,治疗期间应禁止性生活。

(3)治愈标准:治疗后应在每次月经干净后复查 1 次,连续 3 次均为阴性,方为治愈。

(七)护理评价

(1)患者自诉外阴不适症状减轻,舒适感增加,悬滴法试验连续 3 个周期复查为阴性。

(2)患者正确复述预防及治疗此疾病的相关知识。

四、外阴阴道假丝酵母菌

外阴阴道假丝酵母菌(vulvovaginal candidiasis,VVC)也称外阴阴道念珠菌病,是一种常见的外阴、阴道炎,80%～90%的病原体为白假丝酵母菌,其发病率仅次于滴虫阴道炎。白假丝酵母菌是真菌,不耐热,加热至 60 ℃,持续 1 小时,即可死亡;但对干燥、日光、紫外线及化学制剂的抵抗力较强。

(一)护理评估

1.健康史

(1)病因评估:念珠菌为条件致病菌,可存在口腔、肠道和阴道而不引起症状。当阴道内糖原增多、酸度增加、局部细胞免疫力下降时,念珠菌可繁殖并引起炎症,故外阴阴道假丝酵母菌多见于孕妇、糖尿病患者及接受大量雌激素治疗者。此外,长期应用抗生素、服用皮质类固醇激或免疫缺陷综合征等,可以改变阴道内微生物之间的相互制约关系,易发此症;紧身化纤内裤、肥胖可使会阴局部的温度及湿度增加,也易使念珠菌得以繁殖而引起感染。

(2)传播途径评估:①内源性感染为主要感染,假丝酵母菌除寄生阴道外,还可寄生于人的口腔、肠道,这些部位的假丝酵母菌可互相传染。②通过性交直接传染。③通过接触感染的衣物等间接传染。

(3)病史评估:了解有无糖尿病及长期使用抗生素、雌激素、类固醇皮质激素病史,了解个人卫生习惯及有无不洁性生活史。

2.身心状况

(1)症状:外阴、阴道奇痒,坐卧不安,痛苦异常,可伴有尿痛、尿频、性交痛。阴道分泌物为干酪样或豆渣样。

(2)体征:妇科检查见小阴唇内侧、阴道黏膜红肿并附着白色块状薄膜,容易剥离,下面为糜烂及溃疡。

(3)心理-社会状况:患者常因外阴瘙痒痛苦不堪,由于影响休息与睡眠,产生忧虑与烦躁,评估患者心理障碍及影响疾病治疗的原因。

3.辅助检查

(1)悬滴法:在玻片上加 1 滴温生理盐水,自阴道后穹隆处取少许分泌物混于生理盐水中,用低倍镜检查,若找到白假丝酵母菌的芽孢和假菌丝即可确诊。

(2)培养法:适于症状典型而悬滴法未见白假丝酵母菌者,可用培养基培养。

(二)护理诊断及合作性问题

1.焦虑

焦虑与易复发,影响休息与睡眠有关。

2.组织完整性受损

组织完整性受损与分泌物增多、外阴瘙痒、搔抓有关。

（三）护理目标

（1）患者情绪稳定，积极配合治疗与护理。

（2）患者病情改善，舒适度提高。

（3）保持组织完整性，组织无破损。

（四）护理措施

1.一般护理

注意个人卫生，保持外阴部清洁、干燥，避免搔抓外阴以免皮肤破损。

2.心理护理

向患者讲解外阴阴道假丝酵母菌的病因、治疗方法和注意事项等，消除患者的顾虑和焦虑心理，使其积极配合治疗。

3.病情观察

观察患者的外阴瘙痒症状、阴道分泌物的量及颜色等。

4.治疗护理

（1）治疗原则：消除诱因，改变阴道酸碱度，根据患者情况选择局部或全身应用抗真菌药杀灭致病菌。

（2）用药护理。①局部治疗：用2%～4%碳酸氢钠溶液冲洗阴道或坐浴，再选用制霉菌素栓剂、克霉唑栓剂、咪康唑栓剂等置于阴道内，一般7～10天为1个疗程。②全身用药：若局部用药效果较差或病情顽固者，可选用伊曲康唑、氟康唑、酮康唑等口服。③用药注意：孕妇要积极治疗，否则阴道分娩时新生儿易感染发生鹅口疮。妊娠期坚持局部治疗，禁用口服唑类药物。勤换内裤，内裤、坐浴及洗涤用物应煮沸消毒5～10分钟以消灭病原体，避免交叉和重复感染的机会。④用药护理：嘱阴道灌洗或坐浴应注意药液浓度和治疗时间，灌洗药物要充分溶化，温度一般为40 ℃，切忌过烫，以免烫伤皮肤。

（五）健康指导

（1）做好卫生宣教，养成良好的卫生习惯，每天洗外阴、换内裤。切忌搔抓。

（2）约15%男性与女性患者接触后患有龟头炎，对有症状男性也应进行检查与治疗。

（3）鼓励患者坚持用药，不随意中断疗程。

（4）嘱积极治疗糖尿病等疾病，正确使用抗生素、雌激素，以免诱发外阴阴道假丝酵母菌。

（六）护理评价

（1）患者分泌物减少，性状转为正常，舒适感增加。

（2）患者正确复述预防及治疗此疾病的相关知识，做到积极配合并坚持治疗。

五、萎缩性阴道炎

萎缩性阴道炎属非特异性阴道炎，常见于绝经后及卵巢切除后或盆腔放疗者。绝经后的萎缩性阴道炎又称老年性阴道炎。

（一）护理评估

1.健康史

（1）病因评估：①妇女绝经后；②手术切除卵巢；③产后闭经；④药物假绝经治疗；⑤盆腔放疗后等。由于雌激素水平降低，阴道上皮萎缩变薄，上皮细胞内糖原减少，阴道内pH增高，阴道自净作用减弱，局部抵抗力降低，致病菌入侵后易繁殖引起炎症。

(2)病史评估:了解有无糖尿病及长期使用抗生素、雌激素、类固醇皮质激素病史;了解个人卫生习惯及有无不洁性生活史;了解有无进行盆腔放疗等。

2.身心状况

(1)症状:白带增多,多为黄水状,严重感染时可呈脓性,有臭味。黏膜有浅表溃疡时,分泌物可为血性,有的患者可有点滴出血,可伴有外阴瘙痒、灼热、尿频、尿痛、尿失禁等症状。

(2)体征:妇科检查可见阴道皱襞消失,上皮菲薄,黏膜出血,表面可有小出血点或片状出血点;严重时可形成浅表溃疡,阴道弹性消失、狭窄、慢性炎症、溃疡还可引起阴道粘连,导致阴道闭锁。

(3)心理-社会状况:老年人常因思想比较保守,不愿就医而出现无助感。其他患者常因知识缺乏而病急乱投医,因此,应注意评估影响患者不愿就医的因素及家庭支持系统。

3.辅助检查

取分泌物检查,悬滴法排除滴虫性阴道炎和外阴阴道假丝酵母菌;有血性分泌物时,常需做宫颈刮片或分段诊刮排除宫颈癌和子宫内膜癌。

(二)护理诊断及合作性问题

(1)舒适改变:与外阴瘙痒、疼痛、分泌物增多有关。

(2)知识缺乏:与缺乏绝经后妇女预防保健知识有关。

(3)有感染的危险:与局部分泌物增多、破溃有关。

(三)护理目标

(1)患者分泌物减少,性状转为正常,舒适感增加。

(2)患者正确复述预防及治疗此疾病的相关知识,做到积极配合并坚持治疗。

(3)患者无感染发生或感染被及时发现和控制,体温、血象正常。

(四)护理措施

1.一般护理

嘱患者保持外阴清洁,勤换内裤。穿棉织内裤,减少刺激等。

2.心理护理

使患者了解老年性阴道炎的病因和治疗方法,减轻其焦虑;对卵巢切除、放疗者给予心理安慰与相关医学知识解释,增强其治疗疾病的信心;解释雌激素替代疗法可缓解症状,帮助其建立治愈疾病的信心。

3.病情观察

观察白带性状、量、气味,有无外阴瘙痒、灼热及膀胱刺激症状等。

4.治疗护理

(1)治疗原则:增强阴道黏膜的抵抗力,抑制细菌生长繁殖。

(2)治疗配合。①增加阴道酸度:用0.5%醋酸或1%乳酸溶液冲洗阴道,每天1次。阴道冲洗后,将甲硝唑200 mg或氧氟沙星200 mg,放入阴道深部,每天1次,7～10天为1个疗程。②增加阴道抵抗力:针对病因给予雌激素制剂,可局部用药,也可全身用药。将己烯雌酚0.125～0.25 mg,每晚放入阴道深部,7天为1个疗程。③全身用药:可口服尼尔雌醇,首次4 mg,以后每2～4周1次,每次2 mg,维持2～3个月。

(五)健康指导

(1)对围绝经期、老年妇女进行健康教育,使其掌握预防老年性阴道炎的措施及技巧。

(2)指导患者及其家属阴道灌洗、上药的方法和注意事项。用药前洗净双手及会阴,减少感染的机会。自己用药有困难者,指导其家属协助用药或由医务人员帮助使用。

(3)告知使用雌激素治疗可出现的症状,嘱乳癌或子宫内膜癌患者慎用雌激素制剂。

(六)护理评价

(1)患者分泌物减少,性状转为正常,舒适感增加。

(2)患者正确复述预防及治疗此疾病的相关知识,做到积极配合并坚持治疗。

(吴艳艳)

第二节　慢性宫颈炎

慢性宫颈炎是妇科常见病之一。正常情况下,宫颈具有多种防御功能,但宫颈易受性交、分娩及宫腔操作的损伤,引起感染,一旦发生感染,病原体很难被完全清除,久而导致慢性宫颈炎。近年来随着性传播疾病的增加,宫颈炎已经成为常见疾病。由于长期慢性宫颈炎症可诱发宫颈癌,故应及时诊断与治疗。

一、护理评估

(一)健康史

1.病因评估

主要见于感染性流产、产褥期感染、宫颈损伤和阴道异物并发感染,多由急性宫颈炎未治疗或治疗不彻底导致。主要致病菌是葡萄球菌、链球菌、大肠埃希菌和厌氧菌,其次为性传播疾病的病原体,如沙眼衣原体、淋病奈瑟菌,单纯疱疹病毒与慢性宫颈炎的发生也有关系。

2.病史评估

了解婚育史、分娩史、流产及妇科手术后有无损伤;有无性传播疾病的发生;有无急性盆腔炎性疾病的感染史及治疗情况;有无不良卫生习惯。

3.病理评估

(1)宫颈糜烂:宫颈糜烂是慢性宫颈炎最常见的病理类型。由于宫颈外口处鳞状上皮坏死脱落,由颈管柱状上皮增生覆盖,宫颈外口处的宫颈阴道部外观呈细颗粒状的红色区,称为宫颈糜烂。根据病理组织形态结合临床,宫颈糜烂可分三种类型。①单纯型糜烂:炎症初期,鳞状上皮脱落后,仅由单层柱状上皮覆盖,表面平坦。②颗粒型糜烂:炎症继续发展,柱状上皮过度增生并伴有间质增生,糜烂面凹凸不平,呈颗粒状。③乳突型糜烂:柱状上皮和间质继续增生,糜烂面高低不平更加明显,呈乳突状突起。根据糜烂面的面积大小,宫颈糜烂分为3度(图7-2):糜烂面积小于宫颈面积的1/3为轻度糜烂;糜烂面积占宫颈面积的1/3～2/3为中度糜烂;糜烂面积大于宫颈面积的2/3为重度糜烂。根据糜烂深度,宫颈糜烂分为单纯型、颗粒型、乳突型。描写宫颈糜烂时,应同时表示糜烂面积和深度,如中度糜烂颗粒型。

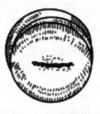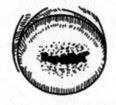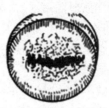

Ⅰ度　　　　　　　　　Ⅱ度　　　　　　　　　Ⅲ度

图 7-2　宫颈糜烂分度

(2)宫颈肥大:由于慢性炎症的长期刺激,宫颈组织充血、水肿,腺体及间质增生,使宫颈肥大,但表面光滑,由于结缔组织增生而使宫颈硬度增加。

(3)宫颈息肉:慢性炎症长期刺激使宫颈局部黏膜增生,子宫有排出异物的倾向,使增生的黏膜逐渐自基底层向宫颈外口突出而形成息肉。息肉为一个或多个不等,色鲜红、质脆、易出血(图 7-3)。由于炎症持续存在,息肉去除后常有复发。

(4)宫颈腺囊肿:在宫颈糜烂愈合的过程中,新生的鳞状上皮覆盖宫颈腺管口或伸入腺管,将腺管口堵塞。腺管周围的结缔组织增生或瘢痕形成,压迫腺管,使腺管变窄甚至堵塞,腺体分泌物引流受阻、潴留而形成囊肿(图 7-4)。囊肿表面光滑,呈白色或淡黄色。

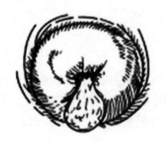

图 7-3　宫颈息肉

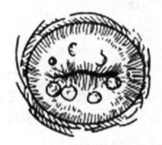

图 7-4　宫颈腺囊肿

(5)宫颈黏膜炎:宫颈黏膜炎又称宫颈管炎,病变局限于宫颈管黏膜及黏膜下组织充血、红、肿,向外突出。

(二)身心状况

1.症状

白带增多,多数呈乳白色黏液状,也可为淡黄色脓性。如有宫颈息肉时为血性白带或性交后出血。一旦炎症沿宫骶韧带扩散至盆腔时,患者可有腰骶部疼痛、下坠感,因黏稠脓性白带不利于精子穿透而致不孕。

2.体征

妇科检查可见宫颈有不同程度的糜烂、囊肿、肥大或息肉。

3.心理-社会状况

由于白带增多、腰骶部不适,加之病程长、有异味及外阴不适等,患者常常焦虑不安,接触性出血者担心癌变,思想压力大,因此,应详细评估患者心理-社会状态及家属态度。

(三)辅助检查

宫颈刮片细胞学检查,排除宫颈癌,必要时宫颈活检,协助明确宫颈病变性质。

二、护理诊断及合作性问题

(1)焦虑及恐惧:与缺乏相关知识及担心癌变有关。

(2)舒适改变:与分泌物增多、下腹及腰骶部不适有关。

(3)组织完整性受损:与宫颈糜烂有关。

三、护理目标

(1)患者的情绪稳定,能配合护理人员与家人采取有效应对措施。

(2)患者分泌物减少,性状转为正常,舒适感增加。

(3)患者病情得到及时控制,无组织完整性受损。

四、护理措施

(一)一般护理

告知患者注意外阴清洁卫生,每天更换内裤,定期妇科检查。

(二)心理护理

让患者了解慢性宫颈炎的发病原因、临床表现、治疗方法及注意事项,解除患者焦虑心理,鼓励患者积极配合治疗。

(三)治疗护理

1.治疗原则

以局部治疗为主,根据临床特点选用物理治疗、药物治疗、手术治疗。在治疗前先排除宫颈癌。

2.治疗配合

(1)物理治疗:物理疗法是目前治疗慢性宫颈炎效果较好、疗程最短的方法,因而较为常用。用物理方法将宫颈糜烂面上皮破坏。使之坏死脱落后,由新生的鳞状上皮覆盖。常用的方法有宫颈激光、冷冻、红外线凝结疗法及微波疗法等。治疗时间是月经干净后3～7天之内。

(2)手术治疗:宫颈息肉可手术摘除,宫颈肥大、宫颈糜烂较深者且累及宫颈管者可做宫颈锥形切除。

(3)药物治疗:适宜于糜烂面小、炎症浸润较浅者,可局部涂硝酸银、铬酸、中药等,现已少用。目前临床多用康妇特栓剂,简便易行,疗效满意,每天放入阴道1枚,连续7～10天。

3.病情监护

物理治疗后分泌物增多,甚至有多量水样排液,术后1～2周脱痂时可有少量出血,创口愈合需4～8周。故应嘱患者保持外阴清洁,注意2个月内禁止性生活和盆浴。2次月经干净后复查,效果欠佳者可进行第二次治疗。

五、健康指导

向患者传授防病知识,积极治疗急性宫颈炎;告知患者定期做妇科检查,发现炎症排除宫颈癌后予以积极治疗;避免分娩或器械损伤宫颈;产后发现宫颈裂伤应及时缝合。此外,应注意个人卫生,加强营养,增强体质。

六、护理评价

(1)患者主要症状是否明显改善,甚至完全消失。

(2)患者焦虑情绪是否缓解,是否能正确复述预防及治疗此疾病的相关知识。

（吴艳艳）

第三节　盆腔炎性疾病

女性内生殖器及其周围的结缔组织、盆腔腹膜发生炎症时称为盆腔炎性疾病,包括子宫内膜炎、输卵管炎、输卵管卵巢脓肿或囊肿、盆腔腹膜炎。炎症局限于一个部位,也可同时累及几个部位,最常见的是输卵管炎及输卵管卵巢炎,单纯的子宫内膜炎或卵巢炎较少见。盆腔炎性疾病分急性和慢性,是妇科常见病,多见于生育妇女。

急性盆腔炎性疾病主要病因有:①宫腔内手术操作后感染(如刮宫术、输卵管通液术、子宫输卵管造影术、宫腔镜检查、放置宫内节育器等,由于手术消毒不严格或术前适应证选择不当),引起炎症发作或扩散(生殖器原有慢性炎症经手术干扰也可引起急性发作并扩散)。②产后或流产后感染(分娩或流产后妊娠组织残留、阴道出血时间过长,或手术器械消毒不严格、手术无菌操作不严格,均可发生急性盆腔炎性疾病)。③经期卫生不良(使用不洁的月经垫、经期性交等,均可引起病原体侵入而导致炎症)。④不洁性生活史、早年性交、多个性伴侣、性交过频可致性传播疾病的病原体入侵,引起炎症。⑤邻近器官炎症蔓延(阑尾炎、腹膜炎等蔓延至盆腔,致炎症发作)。⑥慢性盆腔炎性疾病急性发作。慢性盆腔炎性疾病(chronic pelvic inflammatory disease,CPID)常因急性盆腔炎性疾病治疗不彻底、不及时或患者体质较弱,病程迁延而致。其病情较顽固。当机体抵抗力较差时,可急性发作。

一、护理评估

(一)健康史

1.病因评估

评估急性盆腔炎性疾病的病因。急性盆腔炎性疾病如未彻底治疗,病程迁延而发生慢性盆腔炎性疾病,当机体抵抗力下降时,容易急性发作。

2.病史评估

了解有无手术、流产、引产、分娩、宫腔操作后感染史。有无经期性生活、使用不洁卫生巾及性生活紊乱;有无急性盆腔炎性疾病病史及原发性不孕史等。

3.病理评估

慢性盆腔炎性疾病的病理表现主要有。①慢性子宫内膜炎:多见于产后、流产后或剖宫后,因胎盘胎膜残留或子宫复旧不良致感染;也可见老年妇女绝经后雌激素低下,子宫内膜菲薄而易受细菌感染,严重者宫颈管粘连形成宫腔积脓。②慢性输卵管炎与输卵管积水:慢性输卵管炎最常见,多为双侧性,输卵管呈轻度或中度肿大,伞端可闭锁并与周围组织粘连。输卵管峡部的黏膜上皮和纤维组织增厚粘连,使输卵管呈结节性增厚,称为结节性输卵管炎。当伞端及峡部粘连闭锁,浆液性渗出物积聚而形成输卵管积水,其表面光滑,管壁薄,形似腊肠。③输卵管卵巢炎及输卵管卵巢囊肿:当输卵管炎症波及卵巢时可互相粘连形成炎性包块,或伞端与卵巢粘连贯通,液体渗出而形成输卵管卵巢脓肿,脓液被吸收后可形成输卵管卵巢囊肿。④慢性盆腔结缔组织炎:炎症蔓延至宫骶韧带,使纤维组织增生、变硬。若蔓延范围广泛,子宫固定,宫颈旁组织也增厚变硬,形成"冰冻骨盆"。

(二)身心状况

1.急性盆腔炎性疾病

(1)症状:下腹疼痛伴发热,重者可有寒战、高热、头痛、食欲缺乏、腹胀等,呈急性病容,体温升高,心率快,呼吸急促、表浅。

(2)体征:下腹部有压痛、反跳痛及腹肌紧张,肠鸣音减弱或消失。妇科检查见阴道充血,可有大量脓性分泌物从宫颈口外流;穹隆触痛明显;宫颈举痛;宫体增大,有压痛,活动受限;子宫两侧压痛明显,若有脓肿形成,可触及包块且压痛明显。

2.慢性盆腔炎性疾病

(1)症状:全身症状多不明显,有时可有低热,全身不适,易疲劳。下腹痛、腰痛、肛门坠胀、月经期或性交后症状加重,也可有月经失调,痛经或经期延长。由于输卵管阻塞可致不孕。

(2)体征:子宫常呈后位,活动受限,粘连固定,输卵管炎可在子宫一侧或两侧触到增厚的输卵管,呈条索状,输卵管卵巢积水或囊肿可摸到囊性肿物。

(三)辅助检查

急性盆腔炎性疾病做血常规检测白细胞计数增高,尤其是中性白细胞计数升高明显表示已感染。慢性盆腔炎性疾病一般无明显异常,急性发作时可出现血象增高。

二、护理诊断及合作性问题

(1)焦虑:与病情严重或病程长、疗效不明显,担心生育功能有关。

(2)体温过高:与盆腔急性感染有关。

(3)疼痛:与急性盆腔炎性疾病引起下腹部腹膜炎或慢性盆腔炎性疾病导致盆腔淤血及粘连有关。

三、护理目标

(1)患者的情绪稳定,焦虑缓解,能配合护理人员与家人采取有效应对措施。

(2)患者体温正常,无感染发生,生命体征平稳。

(3)患者疼痛减轻或消失,舒适感增加。

四、护理措施

(一)一般护理

加强健康卫生教育,指导患者安排好日常生活,避免过度劳累。增加营养,提高机体抵抗力。合理锻炼身体,可参加慢跑、散步、打太极拳、各种球类运动等。

(二)心理护理

让患者及家属了解急慢性盆腔炎性疾病相关知识,和患者及家属一起商定治疗计划,同时关心患者疾苦,耐心倾听患者诉说,尽可能满足患者需求,除其思想顾虑,减轻其担心、焦虑及恐惧的心理,增强患者对治疗的信心,使之积极配合治疗和护理。

(三)病情监护

观察体温、小腹疼痛、腰痛等症状。

(四)治疗护理

1.治疗原则

(1)急性盆腔炎性疾病:以控制感染为主,辅以支持疗法及手术治疗。根据药敏试验选择抗生素,一般通过联合用药以尽快控制感染。手术治疗针对脓肿形成或破裂的患者。

(2)慢性盆腔炎性疾病:采用综合治疗包括药物治疗(用抗生素的同时加糜蛋白酶或透明质酸和地塞米松,以防粘连,促进炎症吸收)、中医治疗(清热利湿,活血化瘀,行经止痛为主),手术治疗(盆腔脓肿、输卵管积水或输卵管囊肿)、物理疗法(用短波、超短波、激光等,促进血液循环,提高新陈代谢,利于炎症吸收),同时增强局部和全身的抵抗力。

2.用药护理

按医嘱给予足量有效的抗生素,注意用药的剂量、方法及注意事项,观察输液反应等。

3.对症护理

(1)减轻疼痛:腹痛、腰痛时注意休息,防止受凉,必要时遵医嘱给镇静止痛药以缓解症状。

(2)促进睡眠:若患者睡眠不佳,可在睡前热水泡脚,关闭照明设施,保持室内安静,必要时服用镇静药物。

(3)高热时宜采用物理降温;腹胀行胃肠减压;注意纠正电解质紊乱和酸碱失衡。为手术患者做好术前准备、术中配合及术后护理。

五、健康指导

(1)做好经期、孕期及产褥期卫生宣教;指导患者保持性生活卫生,减少性传播疾病,经期禁止性交。

(2)指导患者保持良好的个人卫生习惯,增加营养,积极锻炼身体,增强体质。

六、护理评价

(1)患者主要症状是否改善,舒适感是否增加。

(2)患者焦虑情绪是否缓解,是否能正确复述此疾病的相关知识。

(吴艳艳)

第四节 功能失调性子宫出血

功能失调性子宫出血(dysfunctional uterine bleeding,DUB)简称功血,为妇科常见病。它是由于调节生殖系统的神经内分泌机制失常引起的异常子宫出血,而全身及内、外生殖器官无器质性病变存在。常表现为月经周期长短不一、经期延长、经量过多或不规则阴道出血。功血可分为排卵性功血和无排卵性功血两类,约85%病例属无排卵性功血。功血可发生于月经初潮至绝经期间的任何年龄,约50%患者发生于绝经前期,育龄期约占30%,青春期约占20%。

一、护理评估

(一)健康史

1.无排卵性功血

(1)青春期:与下丘脑-垂体-卵巢轴调节功能未健全有关,过度劳累、精神紧张、恐惧、忧伤、环境及气候改变等应激刺激,及肥胖、营养不良等因素易导致下丘脑-垂体-卵巢轴调节功能紊乱,卵巢不能排卵。

(2)绝经过渡期:因卵巢功能衰退,卵巢对促性腺激素敏感性降低,卵泡在发育过程中因退行性变而不能排卵。

(3)生育期:可因内、外环境改变,如劳累、应激、流产、手术或疾病等引起短暂无排卵。亦可因肥胖、多囊卵巢综合征、高催乳素血症等因素长期存在,引起持续无排卵。

2.排卵性功血

黄体功能不足原因在于神经内分泌调节功能紊乱,导致卵泡期卵泡刺激素(FSH)缺乏,卵泡发育缓慢,雌激素分泌减少,正反馈作用不足,黄体生成素(LH)峰值不高,使黄体发育不全、功能不足。子宫内膜不规则脱落者,由于下丘脑-垂体-卵巢轴调节功能紊乱或黄体机制异常引起萎缩过程延长。

评估时注意了解患者的发病年龄、月经史、婚育史及发病诱因,有无性激素治疗不当及全身性出血性疾病史。

(二)身体状况

1.月经紊乱

(1)无排卵性功血:最常见的症状是子宫不规则性出血,特点是月经周期紊乱,经期长短不一,经量多少不定。可先有数周或数月停经,然后阴道流血,量较多,持续2~3周或更长时间,不易自止,无腹痛或其他不适。

(2)排卵性功血:黄体功能不足者月经周期缩短,月经频发(月经周期短于21天),不易受孕或怀孕早期易流产;子宫内膜不规则脱落者月经周期正常,但经期延长,长达9~10天,多发生于产后或流产后。

2.贫血

因出血多或时间长,患者出现头晕、乏力、面色苍白等贫血征象。

3.体格检查

体格检查包括全身检查和妇科检查,排除全身性疾病及生殖器官器质性病变。

(三)心理-社会状况

青春期患者常因害羞而影响及时诊治,生育期患者担心影响生育而焦虑,围绝经期患者因治疗效果不佳或怀疑为恶性肿瘤而焦虑、紧张、恐惧。

(四)辅助检查

1.诊断性刮宫

诊断性刮宫可了解子宫内膜反应、子宫内膜病变,达到止血的目的。不规则流血者可随时刮宫,用以止血。确定有无排卵或黄体功能,于月经前一天或者月经来潮6小时内做诊断性刮宫,无排卵性功血的子宫内膜呈增生期改变,黄体功能不足显示子宫内膜分泌不良。子宫内膜不规则脱落,于月经周期第5~6天进行诊断性刮宫,增生期与分泌期子宫内膜共存。

2.B 超检查

了解子宫内膜厚度及生殖器官有无器质性改变。

3.血常规及凝血功能检查

了解有无贫血、感染及凝血功能障碍。

4.宫腔镜检查

直接观察子宫内膜,选择病变区进行活组织检查。

5.卵巢功能检查

判断卵巢有无排卵或黄体功能。

(五)处理要点

1.无排卵性功血

青春期和生育期患者以止血、调整周期、促排卵为原则。围绝经期患者以止血、防止子宫内膜癌变为原则。

2.排卵性功血

黄体功能不足的治疗原则是促进卵泡发育,刺激黄体功能及黄体功能替代,分别应用氯米芬、人绒毛膜促性腺激素(HCG)和孕酮;子宫内膜不规则脱落的治疗原则是促使黄体及时萎缩,子宫内膜及时完整脱落,常用药物有孕激素和 HCG。

二、护理问题

(一)潜在并发症

贫血。

(二)知识缺乏

缺乏性激素治疗的知识。

(三)有感染的危险

与经期延长、机体抵抗力下降有关。

(四)焦虑

与性激素使用及药物不良反应有关。

三、护理措施

(一)一般护理

患者体质往往较差,应加强营养,改善全身情况,可补充铁剂、维生素 C 和蛋白质。成人体内大约每 100 mL 血中含 50 mg 铁,行经期妇女,每天从食物中吸收铁 0.7～2.0 mg,经量多者应额外补充铁。向患者推荐含铁较多的食物如猪肝、胡萝卜、葡萄干等。按照患者的饮食习惯,为患者制订适合于个人的饮食计划,保证患者获得足够的营养。

(二)病情观察

观察并记录患者的生命体征、出量及入量,嘱患者保留出血期间使用的会阴垫及内裤,以便更准确地估计出血量,出血较多者,督促其卧床休息,避免过度疲劳和剧烈活动,贫血严重者,遵医嘱做好配血、输血、止血措施,执行治疗方案,维持患者正常血容量。

（三）对症护理

1.无排卵性功血

(1)止血:对大量出血患者,要求在性激素治疗8小时内见效,24~48小时内出血基本停止,若96小时以上仍不止血者,应考虑有器质性病变存在。

性激素止血。①雌激素:应用大剂量雌激素可迅速提高血内雌激素浓度,促使子宫内膜生长,短期内修复创面而止血,主要用于青春期功血。目前多选用妊马雌酮2.5 mg或己烯雌酚1~2 mg。②孕激素:适用于体内已有一定水平雌激素的患者。常用药物如甲羟孕酮或炔诺酮,用药原则同雌激素。③雄激素:拮抗雌激素、增加子宫平滑肌及子宫血管张力而减少出血,主要用于围绝经期功血患者的辅助治疗,可随时停用。④联合用药:止血效果优于单一药物,可用三合激素或口服短效避孕药,血止后逐渐减量。

刮宫术:止血及排除子宫内膜病变,适用于年龄大于35岁、药物治疗无效或存在子宫内膜癌高危因素的患者。

其他止血药:卡巴克洛和酚磺乙胺可减少微血管的通透性,氨基己酸、氨甲苯酸、氨甲环酸等可抑制纤维蛋白溶酶,有减少出血量的辅助作用,但不能赖以止血。

(2)调整月经周期:一般连续用药3个周期。在此过程中务必积极纠正贫血,加强营养,以改善体质。

雌、孕激素序贯疗法:人工周期,通过模拟自然月经周期中卵巢的内分泌变化,将雌、孕激素序贯应用,使子宫内膜发生相应变化,引起周期性脱落。适用于青春期功血或生育期功血者,可诱发卵巢自然排卵。雌激素自月经来潮第5天开始用药,妊马雌酮1.25 mg或己烯雌酚1 mg,每晚1次,连服20天,于服雌激素最后10天加用甲羟孕酮每天10 mg,两药同时用完,停药后3~7天出血。于出血第5天重复用药,一般连续使用3个周期。用药2~3个周期后,患者常能自发排卵。

雌、孕激素联合疗法:可周期性口服短效避孕药,适用于生育期功血、内源性雌激素水平较高者或绝经过渡期功血者。

后半周期疗法:于月经周期的后半周期开始(撤药性出血的第16天)服用甲羟孕酮,每天10 mg,连服10天为1个周期,共3个周期为1个疗程。适用于青春期或绝经过渡期功血者。

(3)促排卵:适用于育龄期功血者。常用药物如氯米芬、人绒毛膜促性腺激素(HCG)等。于月经第5天开始每天口服氯米芬50 mg,连续5天,以促进卵泡发育。B超监测卵泡发育接近成熟时,可大剂量肌内注射HCG 5 000 U以诱发排卵。青春期不提倡使用。

(4)手术治疗:以刮宫术最常用,既能明确诊断,又能迅速止血。绝经过渡期出血患者激素治疗前宜常规刮宫,最好在子宫镜下行分段诊断性刮宫,以排除子宫内细微器质性病变。对青春期功血刮宫应持慎重态度。必要时行子宫次全切除或子宫切除术。

2.排卵性功血

(1)黄体功能不足:药物治疗如下。①黄体功能替代疗法:自排卵后开始每天肌内注射孕酮10 mg,共10~14天,用以补充黄体分泌孕酮的不足。②黄体功能刺激疗法:通常应用HCG以促进及支持黄体功能。于基础体温上升后开始,隔天肌内注射HCG 1 000~2 000 U,共5次,可使血浆孕酮明显上升,随之正常月经周期恢复。③促进卵泡发育:于月经第5天开始,每晚口服氯米芬50 mg,共5天。

(2)子宫内膜不规则脱落:药物治疗如下。①孕激素:自排卵后第1~2天或下次月经前10~

14 天开始,每天口服甲羟孕酮 10 mg,连续 10 天,有生育要求可肌内注射孕酮。②HCG:用法同黄体功能不足。

3.性激素治疗的注意事项

(1)严格遵医嘱正确用药,不得随意停服或漏服,以免使用不当引起子宫出血。

(2)药物减量必须按规定在血止后开始,每 3 天减量 1 次,每次减量不超过原剂量的 1/3,直至维持量,持续用至血止后 20 天停药。

(3)雌激素口服可能引起恶心、呕吐等胃肠道反应,可饭后或睡前服用;对存在血液高凝倾向或血栓性疾病史者禁忌使用。

(4)雄激素用量过大可能出现男性化不良反应。

(四)预防感染

(1)测体温、脉搏。

(2)指导患者保持会阴部清洁,出血期间禁止盆浴及性生活。

(3)注意有无腹痛等生殖器官感染征象。

(4)按医嘱使用抗生素。

(五)心理护理

注意情绪调节,避免过度紧张与精神刺激。特别是青春期少女,父母们不仅要关注女孩的学习状况与膳食状况,还要重视女孩的情绪变化,与其多沟通,了解其内心世界的变化,帮助其释放不良情绪,以使其保持相对稳定的精神-心理状态,避免情绪上的大起大落。

(六)健康指导

(1)宜清淡饮食,多食富含维生素 C 的新鲜瓜果、蔬菜。注意休息,保持心情舒畅。

(2)强调严格掌握雌激素的适应证,并合理使用,对更年期及绝经后妇女更应慎用,应用时间不宜过长,量不宜大,并应严密观察反应。

(3)月经期避免剧烈运动,禁止盆浴及性生活,保持会阴部清洁。

(吴艳艳)

第五节　围绝经期综合征

绝经是每一个妇女生命过程中必然发生的生理过程。绝经提示卵巢功能衰退,生殖功能终止,绝经过渡期是指围绕绝经前、后的一段时期,包括从绝经前出现与绝经有关的内分泌、生理学和临床特征起,至最后一次月经后一年。

围绝经期综合征(menopausal syndrome,MPS)以往称为更年期综合征,是指妇女在绝经前、后由于卵巢功能衰退、雌激素水平波动或下降所致的以自主神经功能紊乱为主,伴有神经心理症状的一组症候群。多发生于 45～55 岁,约 2/3 的妇女出现不同程度的低雌激素血症引发的一系列症状。绝经分为自然绝经和人工绝经。自然绝经是指卵巢内卵泡生理性耗竭所致的绝经;人工绝经是指双侧卵巢经手术切除或受放射线损坏导致的绝经,后者更易发生围绝经期综合征。

一、护理评估

(一)健康史

了解患者的发病年龄、职业、文化水平及性格特征,询问月经情况及生育史,有无卵巢切除或盆腔肿瘤放疗,有无心血管疾病及其他疾病病史。

(二)身体状况

1.月经紊乱

半数以上妇女出现2～8年无排卵性月经,表现为月经频发、不规则子宫出血、月经稀发(月经周期超过35天)以至绝经,少数妇女可突然绝经。

2.雌激素下降相关征象

(1)血管舒缩症状:主要表现为潮热、出汗,是血管舒缩功能不稳定的表现,是围绝经期综合征最突出的特征性症状。潮热起自前胸,涌向头颈部,然后波及全身。在潮红的区域患者感到灼热,皮肤发红,紧接着大量出汗。持续数秒至数分钟不等。此种血管功能不稳定可历时1年,有时长达5年或更长。

(2)精神神经症状:常有焦虑、抑郁、激动、喜怒无常、脾气暴躁、记忆力下降、注意力不集中、失眠多梦等。

(3)泌尿生殖系统症状:出现阴道干燥、性交困难及老年性阴道炎,排尿困难、尿频、尿急、尿失禁及反复发作的尿路感染。

(4)心血管疾病:绝经后妇女冠状动脉粥样硬化性心脏病(简称冠心病)、高血压和脑出血的发病率及死亡率逐渐增加。

(5)骨质疏松症:绝经后妇女约有25%患骨质疏松症、腰酸背痛、腿抽搐、肌肉关节疼痛等。

3.体格检查

全身检查注意血压、精神状态、皮肤、毛发、乳房改变及心脏功能,妇科检查注意生殖器官有无萎缩、炎症及张力性尿失禁。

(三)心理-社会状况

因家庭和社会环境的变化或绝经前曾有精神状态不稳定等,更易引起患者心情不畅、忧虑、多疑、孤独等。

(四)辅助检查

根据患者的具体情况不同,可选择血常规、尿常规、心电图及血脂检查、B超、宫颈刮片及诊断性刮宫等。

(五)处理要点

1.一般治疗

加强心理治疗及体育锻炼,补充钙剂,必要时选用镇静剂、谷维素。

2.激素替代疗法

补充雌激素是关键,可改善症状、提高生活质量。

二、护理问题

(一)自我形象紊乱

自我形象紊乱与对疾病不正确认识及精神神经症状有关。

(二)知识缺乏

缺乏性激素治疗相关知识。

三、护理措施

(一)一般护理

改善饮食,摄入高蛋白质、高维生素、高钙饮食,必要时可补充钙剂,能延缓骨质疏松症的发生,达到抗衰老效果。

(二)病情观察

(1)观察月经改变情况,注意经量、周期、经期有无异常。

(2)观察面部潮红时间和程度。

(3)观察血压波动、心悸、胸闷及情绪变化。

(4)观察骨质疏松症的影响,如关节酸痛、行动不便等。

(5)观察情绪变化,如情绪不稳定、易怒、易激动、多言多语、记忆力降低。

(三)用药护理

指导应用性激素。

1.适应证

主要用于治疗雌激素缺乏所致的潮热多汗、精神症状、老年性阴道炎、尿路感染,预防存在高危因素的心血管疾病、骨质疏松症等。

2.药物选择及用法

在医师指导下使用,尽量选用天然性激素,剂量个体化,以最小有效量为佳。

3.禁忌证

原因不明的子宫出血、肝胆疾病、血栓性静脉炎及乳腺癌等。

4.注意事项

(1)雌激素剂量过大可引起乳房胀痛、白带多、头痛、水肿、色素沉着、体重增加等,可酌情减量或改用雌三醇。

(2)用药期间可能发生异常子宫出血,多为突破性出血,但应排除子宫内膜癌。

(3)较长时间的口服用药可能影响肝功能,应定期复查肝功能。

(4)单一雌激素长期应用,可使子宫内膜癌危险性增加,雌、孕激素联合用药能够降低风险。坚持体育锻炼,多参加社会活动;定期健康体检,积极防治围绝经期妇女常见病。

(四)心理护理

使患者及其家属了解围绝经期是必然的生理过程,介绍减轻压力的方法,改变患者的认知、情绪和行为,使其正确评价自己。

(五)健康指导

(1)向围绝经期妇女及其家属介绍绝经是一个生理过程,绝经发生的原因及绝经前、后身体将发生的变化,帮助患者消除因绝经变化产生的恐惧心理,并对将发生的变化做好心理准备。

(2)介绍绝经前、后减轻症状的方法,适当的摄取钙质和维生素 D;坚持锻炼如散步、骑自行车等。合理安排工作,注意劳逸结合。

(3)定期普查,更年期妇女最好半年至一年进行 1 次体格检查,包括妇科检查和防癌检查,有选择地做内分泌检查。

(4)绝经前行双侧卵巢切除术者,宜适时补充雌激素。

(吴艳艳)

第八章

产科疾病护理

第一节 自然流产

妊娠不足 28 周、胎儿体重不足 1 000 g 而终止者,称为流产。妊娠 12 周前终止者,称为早期流产,妊娠 12 周至不足 28 周终止者,称为晚期流产。流产分为自然流产和人工流产。自然流产占妊娠总数的 10%～15%,其中早期流产占 80% 以上。

一、病因

自然流产病因包括胚胎因素、母体因素、免疫功能异常和环境因素。

(一)胚胎因素

染色体异常是早期流产最常见的原因。半数以上与胚胎染色体异常有关。染色体异常包括数目异常和结构异常。除遗传因素外,感染、药物等因素也可引起胚胎染色体异常。若发生流产,多为空孕囊或已退化的胚胎。少数至妊娠足月可能娩出畸形儿,或有代谢及功能缺陷。

(二)母体因素

1.全身性疾病

孕妇患全身性疾病(如严重感染、高热等疾病)刺激子宫强烈收缩导致流产;引发胎儿缺氧(如严重贫血或心力衰竭)、胎儿死亡(如细菌毒素和某些病毒如巨细胞病毒、单纯疱疹病毒经胎盘进入胎儿血循环)或胎盘梗死(如孕妇患慢性肾炎或高血压)均可导致流产。

2.生殖器官异常

子宫畸形(如子宫发育不良、双子宫、子宫纵隔等),子宫肿瘤(如黏膜下肌瘤等),均可影响胚胎着床发育而导致流产。宫颈重度裂伤、宫颈内口松弛引发胎膜早破而发生晚期自然流产。

3.内分泌异常

黄体功能不足、甲状腺功能减退、严重糖尿病血糖未能控制等,均可导致流产。

4.强烈应激与不良习惯

妊娠期无论严重的躯体(如手术、直接撞击腹部、性交过频)或心理(过度紧张、焦虑、恐惧、忧伤等精神创伤)的不良刺激均可导致流产。孕妇过量吸烟、酗酒、过量饮咖啡、二醋吗啡(海洛因)等毒品,均有导致流产的报道。

5.免疫功能异常

胚胎及胎儿属于同种异体移植物。母体对胚胎及胎儿的免疫耐受是胎儿在母体内得以生存的基础。若孕妇于妊娠期间对胎儿免疫耐受降低可致流产。

6.环境因素

过多接触放射线和砷、铅、甲醛、苯、氯丁二烯、氧化乙烯等化学物质,都有可能引起流产。

二、病理

孕 8 周前的早期流产,胚胎多先死亡。随后发生底蜕膜出血并与胚胎绒毛分离、出血,已分离的胚胎组织作为异物有可引起子宫收缩,妊娠物多能完全排出。因这时胎盘绒毛发育不成熟,与子宫蜕膜联系尚不牢固,胚胎绒毛易与底蜕膜分离,出血不多。早期流产时胚胎发育异常,一类是全胚发育异常,即生长结构障碍,包括无胚胎、结节状胚、圆柱状胚和发育阻滞胚;另一类是特殊发育缺陷,以神经管畸形、肢体发育缺陷等最常见。孕 8～12 周时胎盘绒毛发育茂盛,与底蜕膜联系较牢固,流产的妊娠物往往不易完整排出,部分妊娠物滞留在宫腔内,影响子宫收缩,导致出血量较多。孕 12 周以后的晚期流产,胎盘已完全形成,流产时先出现腹痛,然后排出胎儿、胎盘。胎儿在宫腔内死亡过久,被血块包围,形成血样胎块而引起出血不止。也可因血红蛋白长久被吸收而形成肉样胎块,或胎儿钙化后形成石胎。其他尚可见压缩胎儿、纸样胎儿、浸软胎儿、脐带异常等病理表现。

三、临床表现

主要为停经后阴道流血和腹痛。

(一)孕 12 周前的早期流产

开始时绒毛与蜕膜剥离,血窦开放,出现阴道流血,剥离的胚胎和血液刺激子宫收缩,排出胚胎或胎儿,产生阵发性下腹部疼痛。胚胎或胎儿及其附属物完全排出后,子宫收缩,血窦闭合,出血停止。

(二)孕 12 周后的晚期流产

晚期流产的临床过程与早产和足月产相似,胎儿娩出后胎盘娩出,出血不多。

由此可见,早期流产的临床全过程表现为先出现阴道流血,而后出现腹痛。晚期流产的临床全过程表现为先出现腹痛(阵发性子宫收缩),而后出现阴道流血。

四、临床类型

按自然流产发展的不同阶段,分为以下临床类型。

(一)先兆流产

先兆流产是指妊娠 28 周前先出现少量阴道流血,常为暗红色或血性白带,无妊娠物排出,随后出现阵发性下腹痛或腰背痛。妇科检查宫颈口未开,胎膜未破,子宫大小与停经周数相符。经休息及治疗后症状消失,可继续妊娠;若阴道流血量增多或下腹痛加剧,可发展为难免流产。

(二)难免流产

难免流产是指流产不可避免。在先兆流产基础上,阴道流血量增多,阵发性下腹痛加剧,或出现阴道流液(胎膜破裂)。产科检查宫颈口已扩张,有时可见胚胎组织或胎囊堵塞于宫颈口内,子宫大小与停经周数基本相符或略小。

(三)不全流产

不全流产是指难免流产继续发展,部分妊娠物排出宫腔,且部分残留于宫腔内或嵌顿于宫颈口处,或胎儿排出后胎盘滞留宫腔或嵌顿于宫颈口,影响子宫收缩,导致大量出血,甚至发生休克。产科检查见宫颈口已扩张,宫颈口有妊娠物堵塞及持续性血液流出,子宫小于停经周数。

(四)完全流产

完全流产是指妊娠物已全部排出,阴道流血逐渐停止,腹痛逐渐消失。产科检查宫颈口已关闭,子宫接近正常大小。

自然流产的临床过程简示如下。

$$先兆流产\begin{cases}继续妊娠\\难免流产\begin{cases}不全流产\\完全流产\end{cases}\end{cases}$$

(五)其他特殊情况

流产有以下 3 种特殊情况。

1.稽留流产

稽留流产又称过期流产。指胚胎或胎儿已死亡滞留宫腔内未能及时自然排出者。典型表现为早孕反应消失,有先兆流产症状或无任何症状,子宫不再增大反而缩小。若已到中期妊娠,孕妇腹部不见增大,胎动消失。产科检查宫颈口未开,子宫较停经周数小,质地不软,未闻及胎心。

2.复发性流产

复发性流产是指连续自然流产 3 次及 3 次以上者。每次流产多发生于同一妊娠月份,其临床经过与一般流产相同。早期流产常见原因为胚胎染色体异常、免疫功能异常、黄体功能不足、甲状腺功能减退症等。晚期流产常见原因为子宫畸形或发育不良、宫颈内口松弛、子宫肌瘤等。宫颈内口松弛常发生于妊娠中期,胎儿长大,羊水增多,宫腔内压力增加,羊膜囊经宫颈内口突出,宫颈管逐渐缩短、扩张。患者常无自觉症状,一旦胎膜破裂,胎儿迅即娩出。

3.流产合并感染

在流产过程中,若阴道流血时间长,有组织残留于宫腔内或非法堕胎。有可能引起宫腔感染,常为厌氧菌及需氧菌混合感染,严重感染可扩展至盆腔、腹腔甚至全身,并发盆腔炎性疾病、腹膜炎、败血症及感染性休克。

五、处理

确诊流产后,应根据自然流产的不同类型进行相应处理。

(一)先兆流产

卧床休息,禁性生活,必要时给予对胎儿危害小的镇静剂。黄体功能不足者可肌内注射黄体酮注射液 10~20 mg,每天或隔天一次,也可口服维生素 E 保胎治疗;甲状腺功能减退者可口服小剂量甲状腺片。经治疗 2 周,若阴道流血停止,B 超检查提示胚胎存活,可继续妊娠。若临床症状加重。B 超检查发现胚胎发育不良(β-HCG 持续不升或下降),表明流产不可避免,应终止妊娠。此外,应重视心理治疗,使其情绪安定,增强信心。

(二)难免流产

一旦确诊,应尽早使胚胎及胎盘组织完全排出。早期流产应及时行刮宫术,对妊娠物应仔细检查,并送病理检查。晚期流产时,子宫较大,出血较多,可用缩宫素 10~20 U 加于 5% 葡萄糖注射液 500 mL 中静脉滴注,促进子宫收缩。当胎儿及胎盘排出后检查是否完全,必要时刮宫以清除宫腔内残留的妊娠物,并给予抗生素预防感染。

(三)不全流产

一经确诊,应尽快行刮宫术或钳刮术,清除宫腔内残留组织。阴道大量出血伴休克者,应同时输血输液,并给予抗生素预防感染。

(四)完全流产

流产症状消失,B超检查证实宫腔内无残留物,若无感染征象,不需特殊处理。

(五)稽留流产

处理较困难,胎盘组织机化,与子宫壁紧密粘连,致使刮宫困难。稽留时间过长可能发生凝血功能障碍,导致弥散性血管内凝血(DIC),造成严重出血。处理前应检查血常规、出凝血时间、血小板计数、血纤维蛋白原、凝血酶原时间、凝血块收缩试验及血浆鱼精蛋白副凝试验(3P试验)等,并做好输血准备。子宫<12孕周者,可行刮宫术,术中肌内注射缩宫素,手术应特别小心,避免子宫穿孔,一次不能刮净,于5~7天后再次刮宫。子宫>12孕周者,应静脉滴注缩宫素,促使胎儿、胎盘排出。若出现凝血功能障碍,应尽早使用肝素、纤维蛋白原及输新鲜血、新鲜冷冻血浆等,待凝血功能好转后,再行刮宫。

(六)复发性流产

染色体异常夫妇应于孕前进行遗传咨询。确定是否可以妊娠;女方通过产科检查、子宫输卵管造影及宫腔镜检查明确子宫有无畸形与病变,有无宫颈内口松弛等。宫颈内口松弛者应在妊娠前行宫颈内口修补术,或于孕14~18周行宫颈内口环扎术,术后定期随诊,提前住院,待分娩发动前拆除缝线。若环扎术后有流产征象,治疗失败,应及时拆除缝线,以免造成宫颈撕裂。当原因不明的习惯性流产妇女出现妊娠征兆时,应及时补充维生素E、肌内注射黄体酮注射液10~20 mg,每天1次,或肌内注射绒毛膜促性腺激素(HCG)3 000 U,隔天1次,用药至孕12周时即可停药。应安定患者情绪并嘱卧床休息、禁性生活。有学者对不明原因的复发流产患者行主动免疫治疗,将丈夫的淋巴细胞在女方前臂内侧或臀部作多点皮内注射,妊娠前注射2~4次,妊娠早期加强免疫1~3次,妊娠成功率达86%以上。

(七)流产合并感染

治疗原则为在控制感染的同时尽快清除宫内残留物。若阴道流血不多,先选用广谱抗生素2~3天,待感染控制后再行刮宫。若阴道流血量多,静脉滴注抗生素及输血的同时,先用卵网钳将宫腔内残留大块组织夹出,使出血减少,切不可用刮匙全面搔刮宫腔,以免造成感染扩散。术后应继续用广谱抗生素,待感染控制后再行彻底刮宫。若已合并感染性休克者,应积极进行抗休克治疗,病情稳定后再行彻底刮宫。若感染严重或有盆腔脓肿形成,应行手术引流,必要时切除子宫。

六、护理

(一)护理评估

1.病史

停经、阴道流血和腹痛是流产孕妇的主要症状。应详细询问患者停经史、早孕反应情绪;阴道流血的持续时间与阴道流血量;有无腹痛,腹痛的部位、性质及程度。此外,还应了解阴道有无水样排液,排液的色、量和有无臭味,以及有无妊娠产物排出等。对于既往病史,应全面了解孕妇在妊娠期间有无全身性疾病、生殖器官疾病、内分泌功能失调及有无接触有害物质等,以识别发生流产的诱因。

2.身心诊断

流产孕妇可因出血过多而出现休克,或因出血时间过长、宫腔内有残留组织而发生感染。因此,护士应全面评估孕妇的各项生命体征。判断流产类型,尤其须注意与贫血及感染相关的征象(表8-1)。

表 8-1 各型流产的临床表现

类型	病史			妇科检查	
	出血量	下腹痛	组织排出	宫颈口	子宫大小
先兆流产	少	无或轻	无	闭	与妊娠周数相符
难免流产	中~多	加剧	无	扩张	相符或略小
不全流产	少~多	减轻	部分排出	扩张或有物堵塞或闭	小于妊娠周数
完全流产	少~无	无	全部排出	闭	正常或略大

流产孕妇的心理状况以焦虑和恐惧为特征。孕妇面对阴道流血往往会不知所措,甚至有过度严重化情绪,同时对胎儿健康的担忧也会直接影响孕妇的情绪反应,孕妇可能会表现伤心、郁闷、烦躁不安等。

3.诊断检查

(1)产科检查:在消毒条件下进行妇科检查,进一步了解宫颈口是否扩张、羊膜是否破裂、有无妊娠产物堵塞于宫颈口内;子宫大小与停经周数是否相符、有无压痛等,并应检查双侧附件有无肿块、增厚及压痛等。

(2)实验室检查:多采用放射免疫方法对绒毛膜促性腺激素(HCG)、胎盘生乳素(HPL)、雌激素和孕激素等进行定量测定,如测定的结果低于正常值,提示有流产可能。

(3)B超显像:超声显像可显示有无胎囊、胎动、胎心等,从而可诊断并鉴别流产及其类型,指导正确处理。

(二)可能的护理诊断

1.有感染的危险

与阴道出血时间过长、宫腔内有残留组织等因素有关。

2.焦虑

与担心胎儿健康等因素有关。

(三)预期目标

(1)出院时护理对象无感染征象。

(2)先兆流产孕妇能积极配合保胎措施,继续妊娠。

(四)护理措施

对于不同类型的流产孕妇,处理原则不同,其护理措施亦有差异。护理在全面评估孕妇身心状况的基础上,综合病史及诊断检查,明确基本处理原则,认真执行医嘱,积极配合医师为流产孕妇进行诊断,并为之提供相应的护理措施。

1.先兆流产孕妇的护理

先兆流产孕妇需卧床休息,禁止性生活,禁用肥皂水灌肠,以减少各种刺激。护士除了为其提供生活护理外,通常遵医嘱给孕妇适量镇静剂、孕激素等。随时评估孕妇的病情变化,如是否腹痛加重、阴道流血量增多等。此外,由于孕妇的情绪状态也会影响其保胎效果,因此护士还应注意观察孕妇的情绪反应,加强心理护理,从而稳定孕妇情绪,增强保胎信心。护士须向孕妇及家属讲明以上保胎措施的必要性,以取得孕妇及家属的理解和配合。

2.妊娠不能再继续者的护理

护士应积极采取措施,及时采取终止妊娠的措施,协助医师完成手术过程,使妊娠产物完全排出,同时开放静脉,做好输液、输血准备。并严密监测孕妇的体温、血压及脉搏。观察其面色、腹痛、阴道流血及与休克有关的征象。有凝血功能障碍者应予以纠正,然后再行引产或手术。

3.预防感染

护士应监测患者的体温、血象及阴道流血,以及分泌物的性质、颜色、气味等,并严格执行无菌操作规程,加强会阴部的护理。指导孕妇使用消毒会阴垫,保持会阴部清洁,维持良好的卫生习惯。当护士发现感染征象后应及时报告医师,并按医嘱进行抗感染处理。此外,护士还应嘱患者流产后1个月返院复查,确定无禁忌证后,方可开始性生活。

4.协助患者顺利渡过悲伤期

患者由于失去婴儿,往往会出现伤心、悲哀等情绪反应。护士应给予同情和理解,帮助患者及家属接受现实,顺利渡过悲伤期。此外,护士还应与孕妇及家属共同讨论此次流产的原因,并向他们讲解有关流产的相关知识,帮助他们为再次妊娠做好准备。有习惯性流产史的孕妇在下一次妊娠确诊后卧床休息,加强营养,禁止性生活。补充B族维生素、维生素E、维生素C等,治疗期必须超过以往发生流产的妊娠月份。病因明确者,应积极接受对因治疗。黄体功能不足者,按医嘱正确使用黄体酮治疗,以预防流产;子宫畸形者须在妊娠前先进行矫正手术。宫颈内口松弛者应在未妊娠前做宫颈内口松弛修补术。如已妊娠,则可在妊娠14~16周时行子宫内口缝扎术。

(五)护理评价

(1)护理对象体温正常,血红蛋白及白细胞数正常,无出血、感染征象。

(2)先兆流产孕妇配合保胎治疗,继续妊娠。

(吴艳艳)

第二节 过 期 妊 娠

平时月经周期规则,妊娠达到或超过42周(大于294天)尚未分娩者,称为过期妊娠。其发生率占妊娠总数的3%~15%。过期妊娠使胎儿窘迫、胎粪吸入综合征、过熟综合征、新生儿窒息、围生儿死亡、巨大儿,以及难产等不良结局发生率增高,并随妊娠期延长而增加。

一、病因

过期妊娠可能与下列因素有关。

(一)雌、孕激素比例失调

内源性前列腺素和雌二醇分泌不足而孕酮水平增高,导致孕激素优势,抑制前列腺素和缩宫素的作用,延迟分娩发动。导致过期妊娠。

(二)头盆不称

部分过期妊娠胎儿较大,导致头盆不称和胎位异常,使胎先露部不能紧贴子宫下段及宫颈内口,反射性子宫收缩减少,容易发生过期妊娠。

(三)胎儿畸形

如无脑儿,由于无下丘脑,垂体肾上腺轴发育不良或缺如,促肾上腺皮质激素产生不足,胎儿肾上腺皮质萎缩,使雌激素的前身物质 16α-羟基硫酸脱氢表雄酮不足,从而雌激素分泌减少;小而不规则的胎儿不能紧贴宫下段及宫颈内口诱发宫缩,导致过期妊娠。

(四)遗传因素

某家族、某个体常反复发生过期妊娠,提示过期妊娠可能与遗传因素有关。胎盘硫酸酯酶缺乏症是一种罕见的伴性隐性遗传病,可导致过期妊娠。其发生机制是因胎盘缺乏硫酸酯酶,胎儿肾上腺与肝脏产生的 16α-羟基硫酸脱氢表雄酮不能脱去硫酸根转变为雌二醇及雌三醇,从而使血雌二醇及雌三醇明显减少,降低子宫对缩宫素的敏感性,使分娩难以启动。

二、临床表现

(一)胎盘

过期妊娠的胎盘病理有两种类型:一种是胎盘功能正常,除重量略有增加外。胎盘外观和镜检均与妊娠足月胎盘相似;另一种是胎盘功能减退,肉眼观察胎盘母体面呈片状或多灶性梗死及钙化,胎儿面及胎膜常被胎粪污染,呈黄绿色。

(二)羊水

正常妊娠 38 周后,羊水量随妊娠推延逐渐减少,妊娠 42 周后羊水减少迅速,约 30% 减至 300 mL 以下;羊水粪染率明显增高,是足月妊娠的 2～3 倍,若同时伴有羊水过少,羊水粪染率达 71%。

(三)胎儿

过期妊娠胎儿生长模式与胎盘功能有关,可分以下 3 种。

1.正常生长及巨大儿

胎盘功能正常者,能维持胎儿继续生长,约 25% 成为巨大儿,其中 1.4% 胎儿出生体重大于 4 500 g。

2.胎儿成熟障碍

10%～20% 过期妊娠并发胎儿成熟障碍。胎盘功能减退与胎盘血流灌注不足、胎儿缺氧及营养缺乏等有关。由于胎盘合成、代谢、运输及交换等功能障碍,胎儿不易再继续生长发育。临床分为3期:第Ⅰ期为过度成熟期,表现为胎脂消失、皮下脂肪减少、皮肤干燥松弛多皱褶,头发浓密,指(趾)甲长,身体瘦长,容貌似"小老人"。第Ⅱ期为胎儿缺氧期,肛门括约肌松弛,有胎粪排出,羊水及胎儿皮肤黄染,羊膜和脐带绿染,同胎儿患病率及围生儿死亡率最高。第Ⅲ期为胎儿全身因粪染历时较长广泛黄染,指(趾)甲和皮肤呈黄色,脐带和胎膜呈黄绿色,此期胎儿已经历和渡过第Ⅱ期危险阶段,其预后反较第Ⅱ期好。

3.胎儿生长受限

小样儿可与过期妊娠共存,后者更增加胎儿的危险性,约 1/3 过期妊娠死产儿为生长受限小样儿。

三、处理原则

应根据胎盘功能、胎儿大小、宫颈成熟度综合分析,以确诊过期妊娠,并选择恰当的分娩方式终止妊娠,在产程中密切观察羊水情况、胎心监护,出现胎儿窘迫征象,行剖宫产尽快结束分娩。

四、护理

(一)护理评估

1.病史

准确核实孕周,确定胎盘功能是否正常是关键。诊断过期妊娠之前必须准确核实孕周。

2.身心诊断

平时月经周期规则,妊娠达到或超过 42 周(大于 294 天)未分娩者,可诊断为过期妊娠。由于孕妇结果的不可预知、恐惧、焦虑、猜测是过期妊娠孕妇常见的情绪反应。

3.诊断检查

实验室检查:①根据 B 超检查确定孕周,妊娠 20 周内,B 超检查对确定孕周有重要意义。妊娠 5～12 周内以胎儿顶臀径推算孕周较准确,妊娠 12～20 周以内以胎儿双顶径、股骨长度推算预产期较好。②根据妊娠初期血、尿 HCG 增高的时间推算孕周。

(二)可能的护理诊断

1.有新生儿受伤的危险

与过期胎儿生长受限有关。

2.焦虑

与担心分娩方式、过期胎儿预后有关。

(三)预期目标

(1)新生儿不存在因护理不当而产生的并发症。

(2)患者能平静地面对事实,接受治疗和护理。

(四)护理措施

1.预防过期妊娠

(1)加强孕期宣教,使孕妇及家属认识过期妊娠的危害性。

(2)定期进行产前检查,适时结束妊娠。

2.加强监测,判断胎儿在宫内情况

(1)教会孕妇进行胎动计数:妊娠超过 40 周的孕妇,通过计数胎动进行自我监测尤为重要。胎动计数大于30 次/12 小时为正常,小于 10 次/12 小时或逐日下降,超过 50%,应视为胎盘功能减退,提示胎儿宫内缺氧。

(2)胎儿电子监护仪检测:无应激试验(NST)每周 2 次,胎动减少时应增加检测次数;住院后需每天1 次监测胎心变化。NST 无反应型需进一步做缩宫素激惹试验(OCT),若多次反复相互现胎心晚期减速,提示胎盘功能减退、胎儿明显缺氧。因 NST 存在较高假阳性率,需结合 B 超检查,估计胎儿安危。

3.终止妊娠应根据胎盘功能、胎儿大小、宫颈成熟度综合分析,选择恰当的分娩方式

(1)终止妊娠的指征:已确诊过期妊娠,严格掌握终止妊娠的指征有:①宫颈条件成熟;②胎

儿体重大于 4 000 g 或胎儿生长受限;③12 小时内胎动小于 10 次或 NST 为无反应型,OCT 可疑;④尿E/C 比值持续低值;⑤羊水过少(羊水暗区小于 3 cm)和(或)羊水粪染;⑥并发重度子痫前期或子痫。终止妊娠的方法应酌情而定。

(2)引产:宫颈条件成熟、Bishop 评分大于 7 分者,应予引产;胎头已衔接者,通常采用人工破膜,破膜时羊水多而清者,可静脉滴注缩宫素。在严密监视下经阴道分娩。对羊水Ⅱ度污染者,若阴道分娩,要求在胎肩娩出前用负压吸管或吸痰管吸净胎儿鼻咽部黏液。

(3)剖宫产:出现胎盘功能减退或胎儿窘迫征象,不论宫颈条件成熟与否,均应行剖宫产尽快结束分娩。过期妊娠时,胎儿虽有足够储备力,但临产后宫缩应激力的显著增加超过其储备力,出现隐性胎儿窘迫,对此应有足够认识。最好应用胎儿监护仪,及时发现问题,采取应急措施,适时选择剖宫产挽救胎儿。进入产程后。应鼓励产妇左侧卧位,吸氧。产程中最好连续监测胎心,注意羊水性状,必要时取胎儿头皮血测 pH,及早发现胎儿窘迫,并及时处理。过期妊娠时,常伴有胎儿窘迫、羊水粪染,分娩时应做相应准备。胎儿娩出后立即在直接喉镜指引下行气管插管吸出气管内容物,以减少胎粪吸入综合征的发生。过期儿患病率和死亡率均增高,应及时发现和处理新生儿窒息、脱水、低血容量及代谢性酸中毒等并发症。

(五)护理评价

(1)患者能积极配合医护措施。

(2)新生儿未发生窒息。

(吴艳艳)

第三节　妊娠剧吐

少数孕妇早孕反应严重,频繁恶心呕吐,不能进食,以致发生体液失衡及新陈代谢障碍,甚至危及孕妇生命,称为妊娠剧吐。发病率 0.35%～0.47%。

一、临床表现

恶心呕吐,头晕,厌食,甚则食入即吐,或恶闻食气,不食也吐。体格检查见精神萎靡消瘦,严重者可见血压下降,体温升高,黄疸,嗜睡和昏迷。

二、治疗

对妊娠剧吐者,应给予安慰,注意其精神状态,了解其思想情绪,解除顾虑。通常应住院治疗。应先禁食 2～3 天,每天静脉滴注葡萄糖液及葡萄糖盐水共 3 000 mL。输液中加入氯化钾、维生素 C 及维生素 B_6,同时肌内注射维生素 B_1。合并有代谢性酸中毒者,应根据血二氧化碳结合力值或血气分析结果,静脉滴注碳酸氢钠溶液。每天尿量至少应达到 1 000 mL。一般经上述治疗 2～3 天后,病情多迅速好转。呕吐停止后,可以试进饮食。若进食量不足,应适当补液,经上述治疗,若病情不见好转,体温增高达 38 ℃以上,心率每分钟超过 120 次或出现黄疸时,应考虑终止妊娠。

三、护理

(一)护理措施

1.心理护理

了解患者的心理状态,充分调动患者的主动性,帮患者分析病情,使患者了解妊娠剧吐是一种常见的生理现象,经过治疗和护理是可以预防和治愈的,消除不必要的思想顾虑,克服妊娠剧吐带来的不适,树立妊娠的信心,提高心理舒适度。

2.输液护理

考虑患者的感受,输液前做好解释工作,操作时做到沉着、稳健、熟练、一针见血,尽可能减少穿刺中的疼痛,经常巡视输液情况,观察输液是否通畅,针头是否脱出,输液管有无扭曲、受压,注射部位有无液体外溢、疼痛等。

3.饮食护理

妊娠剧吐往往与孕妇自主神经系统稳定性、精神状态、生活环境有密切关系,患者在精神紧张下,呕吐更加频繁,引起水及电解质紊乱,由于呕吐后怕进食,长期饥饿热量摄入不足,故在治疗同时应注意患者的心理因素,予以解释安慰,妊娠剧吐患者见到食物往往有种恐惧心理,食欲缺乏,因此,呕吐时禁食,使胃肠得到休息。但呕吐停止后应适当进食,饮食以清淡、易消化为主,还应含丰富蛋白质和碳水化合物,可少量多餐,对患者进行营养与胎儿发育指导,把进餐当成轻松愉快的享受而不是负担,使胎儿有足够的营养,顺利度过早孕反应期。

4.家庭护理

(1)少吃多餐,选择能被孕妇接受的食物,以流质为主,避免油腻、异味。吐后应继续再吃,若食后仍吐,多次进食补充,仍可保持身体营养的需要,同时避免过冷过热的食物。必要时饮口服补液盐。

(2)卧床休息,环境安静,通风,减少在视线范围内引起不愉快的情景和异味。呕吐时作深呼吸和吞咽动作即大口喘气,呕吐后要及时漱口,注意口腔卫生。另外要保持外阴的清洁,床铺的整洁。

(3)关心、体贴孕妇,解除不必要的顾虑,孕妇保持心情愉快,避免急躁和情绪激动。

(4)若呕吐导致体温上升,脉搏增快,眼眶凹陷,皮肤无弹性,精神异常,要立即送医院。

5.健康教育

(1)保持情绪的安定与舒畅。呕吐严重者,须卧床休息。

(2)居室尽量布置得清洁、安静、舒适。避免异味的刺激。呕吐后应立即清除呕吐物,以避免恶性刺激,并用温开水漱口,保持口腔清洁。呕吐较剧者,可在食前口中含生姜1片,以达到暂时止呕的目的。

(3)注意饮食卫生,饮食宜营养价值稍高且易消化为主。可采取少吃多餐的方法。为防止脱水,应保持每天的液体摄入量,平时宜多吃一些西瓜、生梨、甘蔗等水果。

(4)保持大便的通畅。

(二)护理效果评估

(1)患者呕吐减轻,水电解质平衡。

(2)患者情绪稳定。

(吴艳艳)

第四节　妊娠期高血压疾病

妊娠期高血压疾病是妊娠期特有的疾病。发病率我国为 9.4％～10.4％，国外为 7％～12％。本病命名强调生育年龄妇女发生高血压、蛋白尿症状与妊娠之间的因果关系。多数病例在妊娠期出现一过性高血压、蛋白尿症状，分娩后即随之消失。该病严重影响母婴健康，是孕产妇和围生儿患病率及死亡率的主要原因。

一、高危因素与病因

(一)高危因素

流行病学调查发现与妊娠期高血压疾病发病风险增加密切相关有如下高危因素：初产妇、孕妇年龄过小或大于 35 岁、多胎妊娠、妊娠期高血压病史及家族史、慢性高血压、慢性肾炎、抗磷脂抗体综合征、糖尿病、肥胖、营养不良、低社会经济状况。

(二)病因

妊娠期高血压疾病至今病因不明，多数学者认为当前可较合理解释的原因有如下几种。

1.异常滋养层细胞侵入子宫肌层

研究认为，子痫前期患者胎盘有不完整的滋养层细胞侵入子宫动脉，蜕膜血管与血管内滋养母细胞并存，子宫螺旋动脉发生广泛改变，包括血管内皮损伤、组成血管壁的原生质不足、肌内膜细胞增殖及脂类，首先在肌内膜细胞，其次在吞噬细胞中积聚，最终发展为动脉粥样硬化而引发妊娠期高血压疾病的一系列症状。

2.免疫机制

妊娠被认为是成功的自然同种异体移植。胎儿在妊娠期内不受排斥是因胎盘的免疫屏障作用、母体内免疫抑制细胞及免疫抑制物的作用。研究发现子痫前期呈间接免疫，子痫前期孕妇组织相容性抗原 HLA-DR4 明显高于正常孕妇。HLA-DR4 在妊娠期高血压疾病发病中的作用可能为：①直接作为免疫基因，通过免疫基因产物，如抗原影响 R 噬细胞呈递抗原；②与疾病致病基因连锁不平衡；③使母胎间抗原呈递及识别功能降低，导致封闭抗体产生不足，最终导致妊娠期高血压疾病的发生。

3.血管内皮细胞受损

炎性介质如肿瘤坏死因子、白细胞介素-6、极低密度脂蛋白等可能促成氧化应激，导致类脂过氧化物持续生成，产生大量毒性因子，引起血管内皮损伤，干扰前列腺素平衡而使血压升高，导致一系列病理变化。研究认为这些炎性介质、毒性因子可能来源于胎盘及蜕膜。因此，胎盘血管内皮损伤可能先于全身其他脏器。

4.遗传因素

妊娠期高血压疾病的家族多发性提示遗传因素与该病发生有关。研究发现血管紧张素原基因变异 T235 的妇女妊娠期高血压疾病的发生率较高。也有人发现妇女纯合子基因突变有异常滋养细胞浸润。遗传性血栓形成可能发生于子痫前期。单基因假设能够解释子痫前期的发生，但多基因遗传也不能排除。

5.营养缺乏

已发现多种营养如低清蛋白血症、钙、镁、锌、硒等缺乏与子痫前期发生发展有关。研究发现妊娠期高血压疾病患者细胞内钙离子升高、血清钙下降,导致血管平滑肌细胞收缩,血压上升。

6.胰岛素抵抗

近年研究发现妊娠期高血压疾病患者存在胰岛素抵抗,高胰岛素血症可导致一氧化氮(NO)合成下降及脂质代谢紊乱,影响前列腺素 E_2 的合成,增加外周血管的阻力,升高血压。因此认为胰岛素抵抗与妊娠期高血压疾病的发生密切相关,但尚需进一步研究。

二、病理生理变化

本病基本病理生理变化是全身小血管痉挛,内皮损伤及局部缺血,全身各系统各脏器灌流减少。由于小动脉痉挛,造成管腔狭窄、血管外周阻力增大、内皮细胞损伤、通透性增加、体液和蛋白质渗漏,表现为血压上升、蛋白尿、水肿和血液浓缩等。全身各组织器官因缺血、缺氧而受到不同程度损害。严重者脑、心、肝、肾及胎盘等的病理变化可导致抽搐、昏迷、脑水肿、脑出血,以及心、肾衰竭、肺水肿、肝细胞坏死及被膜下出血。胎盘绒毛退行性变、出血和梗死,胎盘早期剥离以及凝血功能障碍而导致 DIC 等。主要病理生理变化简示如下(图 8-1)。

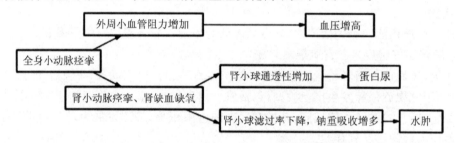

图 8-1　妊娠期高血压疾病病理生理变化示意图

三、临床表现与分类

妊娠期高血压疾病分类与临床表现见表 8-2。

表 8-2　妊娠期高血压疾病分类及临床表现

分类	临床表现
妊娠期高血压	妊娠期首次出现血压不低于 18.7/12.0 kPa(140/90 mmHg),并于产后 12 周恢复正常;尿蛋白(一);少数患者可伴有,上腹部不适或血小板减少,产后方可确诊
子痫前期	
轻度	妊娠 20 周以后出现血压不低于 18.7/12.0 kPa(140/90 mmHg);尿蛋白高于 0.3 g/24 h 或随机尿蛋白(+);可伴有上腹不适、头痛等症状
重度	血压不低于 21.3/14.7 kPa(160/110 mmHg);尿蛋白高于 2.0 g/24 h 或随机尿蛋白高于(++);血清肌酐高于 10^6 mmol/L,血小板低于 $100×10^9$/L;血 LDH 升高;血清 ALT 或 AST 升高;持续性头痛或其他脑神经或视觉障碍;持续性上腹不适
子痫	子痫前期孕妇抽搐不能用其他原因解释
慢性高血压并发子痫前期	血压高血压孕妇妊娠 20 周以前无尿蛋白,若出现尿蛋白高于 0.3 g/24 h;高血压孕妇妊娠 20 周后突然尿蛋白增加或血压进一步升高或血小板低于 $100×10^9$/L

分类	临床表现
妊娠合并慢性高血压	妊娠前或妊娠 20 周前舒张压高于 12.0 kPa(90 mmHg)(除外滋养细胞疾病),妊娠期无明显加重;或妊娠 20 周后首次诊断高血压并持续到产后 12 周后

需要注意以下几方面。

(1)通常正常妊娠、贫血及低蛋白血症均可发生水肿,妊娠期高血压疾病之水肿无特异性,因此不能作为其诊断标准及分类依据。

(2)血压较基础血压升高 4.0/2.0 kPa(30/15 mmHg),但低于 18.7/12.0 kPa(140/90 mmHg)时,不作为诊断依据,但必须严密观察。

(3)重度子痫前期是妊娠 20 周后出现高血压、蛋白尿,且伴随以下至少一种临床症状或体征者,见表 8-3。

表 8-3 重度子痫前期的临床症状和体征

收缩压高于 24.0 kPa(180 mmHg),或舒张压高于 14.7 kPa(110 mmHg)
24 小时尿蛋白高于 3.0 g,或随机尿蛋白(+++)以上
中枢神经系统功能障碍
精神状态改变和严重头痛(频发,常规镇痛药不缓解)
脑血管意外
视力模糊,眼底点状出血,极少数患者发生皮质性盲
肝细胞功能障碍,肝细胞损伤,血清转氨酶至少升高 2 倍
上腹部或右上象限痛等肝包膜肿胀症状,肝被膜下出血或肝破裂
少尿,24 小时尿量低于 500 mL
肺水肿,心力衰竭
血小板低于 $100 \times 10^9/L$
凝血功能障碍
微血管病性溶血(血 LDH 升高)
胎儿生长受限、羊水过少、胎盘早剥

子痫前可有不断加重的重度子痫前期,但子痫也可发生于血压升高不显著、无蛋白尿或水肿者。通常产前子痫较多,约 25% 子痫发生于产后 48 小时。

子痫抽搐进展迅速,前驱症状短暂,表现为抽搐、面部充血、口吐白沫、深昏迷;随之深部肌肉僵硬。很快发展成典型的全身阵挛性惊厥、有节律的肌肉收缩和紧张,持续 1~1.5 分钟,期间患者无呼吸动作,此后抽搐停止,呼吸恢复,但患者仍昏迷,最后意识恢复,但有困顿、易激惹、烦躁等症状。

四、处理原则

妊娠期高血压疾病的治疗目的和原则是争取母体可以完全恢复健康,胎儿生后能够存活,以对母儿影响最小的方式终止妊娠。对于妊娠期高血压可住院也可在家治疗,应保证休息,加强孕期检查,密切观察病情变化,以防发展为重症。子痫前期应住院治疗、积极处理,防止发生子痫及并发症。治疗原则为解痉、降压、镇静，合理扩容及利尿，适时终止妊娠。

常用的治疗药物如下。①解痉药物：以硫酸镁为首选药物。硫酸镁有预防和控制子痫发作的作用，适用于子痫前期和子痫的治疗。②镇静药物：适用于对硫酸镁有禁忌或疗效不明显时，但分娩时应慎用，以免药物通过而对胎儿产生影响，主要用药有地西泮和冬眠合剂。③降压药物：仅适用于血压过高，特别是舒张压高的患者，舒张压不低于 14.7 kPa(110 mmHg)或平均动脉压不低于 14.7 kPa(110 mmHg)者，可应用降压药物。选用的药物以不影响心排血量、肾血流量及子宫胎盘灌注量为宜。常用药物有肼屈嗪、硝苯地平、尼莫地平等。④扩容药物：扩容应在解痉的基础上进行。扩容治疗时，应严密观察脉搏、呼吸、血压及尿量，防止肺水肿和心力衰竭的发生。常用的扩容剂有清蛋白、全血、平衡液和右旋糖酐-40。⑤利尿药物：仅用于全身性水肿、急性心力衰竭、肺水肿、脑水肿、血容量过高且伴有潜在肺水肿者。用药过程中应严密监测患者的水和电解质平衡情况，以及药物的毒副反应。常用药物有呋塞米、甘露醇。

五、护理

(一)护理评估

1.病史

详细询问患者与孕前及妊娠 20 周前有无高血压、蛋白尿和(或)水肿及抽搐等征象；既往病史中有无原发性高血压、慢性肾炎及糖尿病；有无家族史。此次妊娠经过，出现异常现象的时间及治疗经过。

2.身心状况

除评估患者一般健康状况外，护士需重点评估患者的血压、蛋白尿、水肿、自觉症状，以及抽搐、昏迷等情况。在评估过程中应注意以下几方面。

(1)初测高血压有升高者，需休息 1 小时后再测，方能正确反映血压情况。同时不要忽略测得血压与其基础血压的比较。而且也可经过翻身试验(roll over test，ROT)进行判断，即存孕妇左侧卧位时测血压直至血压稳定后，嘱其翻身卧位 5 分钟再测血压，若仰卧位舒张压较左侧卧位不低于 2.7 kPa(20 mmHg)，提示有发生先兆子痫的倾向。

(2)留取 24 小时尿进行尿蛋白检查。凡 24 小时蛋白尿定量不低于 0.3 g 者为异常。由于蛋白尿的出现及量的多少反映了肾小管痉挛的程度和肾小管细胞缺氧及其功能受损的程度，护士应给予高度重视。

(3)妊娠后期水肿发生的原因除妊娠期高血压疾病外，还可由于下腔静脉受增大子宫压迫使血液回流受阻、营养不良性低蛋白血症以及贫血等引起，因此水肿的轻重并不一定反应病情的严重程度。但是水肿不明显者，也有可能迅速发展为子痫，应引起重视。此外，还应注意水肿不明显，但体重于 1 周内增加超过 0.5 kg 的隐性水肿。

(4)孕妇出现头痛、眼花、胸闷、恶心、呕吐等自觉症状时提示病情的进一步发展，即进入子痫前期阶段，护士应高度重视。

(5)抽搐与昏迷是最严重的表现，护士应特别注意发作状态、频率、持续时间、间隔时间、神智情况，以及有无唇舌咬伤、摔伤，甚至发生骨折、窒息或吸入性肺炎等。

妊娠期高血压疾病孕妇的心理状态与病情程度密切相关。妊娠期高血压孕妇由于身体尚未感明显不适，心理上往往易忽略，不予重视。随着病情的发展，当血压明显升高，出现自觉症状时，孕妇紧张、焦虑、恐惧的心理也会随之加重。此外，孕妇的心理状态还与孕妇对疾病的认识，以及其支持系统的认识与帮助有关。

3.诊断检查

(1)尿常规检查:根据蛋白尿量确定病情严重程度;根据镜检出现管型判断肾功能受损情况。

(2)血液检查:①测定血红蛋白、血细胞比容、血浆黏度、全血黏度,以了解血液浓缩程度;重症患者应测定血小板数、凝血时间,必要时测定凝血酶时间、纤维蛋白原和鱼精蛋白副凝试验(3P试验)等,以了解有无凝血功能异常。②测定血电解质及二氧化碳结合力,以及时了解有无电解质紊乱及酸中毒。③肝、肾功能测定:如进行丙氨酸氨基转移酶(ACT)、血尿素氮、肌酐及尿酸等测定。④眼底检查:重度子痫前期时,眼底小动脉痉挛、动静脉比例可由正常的2∶3变为1∶2甚至1∶4,或出现视网膜水肿、渗出、出血,甚至视网膜剥离、一时性失明等。⑤其他检查:如心电图、超声心动图、胎盘功能、胎儿成熟度检查等,可视病情而定。

(二)护理诊断

1.体液过多

与下腔静脉受增大子宫压迫或血液回流受阻或营养不良性低蛋白血症有关。

2.有受伤的危险

与发生抽搐有关。

3.潜在并发症

胎盘早期剥离。

(三)预期目标

(1)妊娠期高血压孕妇病情缓解,发展为中、重度。

(2)子痫前期病情控制良好,未发生子痫及并发症。

(3)妊娠高血压疾病孕妇明确孕期保健的重要性。积极配合产前检查及治疗。

(四)护理措施

1.妊娠期高血压疾病的预防

护士应加强孕早期健康教育,使孕妇及家属了解妊娠期高血压疾病的知识及其对母儿的危害,从而促使孕妇自觉于妊娠早期开始做产前检查,并坚持定期检查,以便及时发现异常,及时得到治疗和指导。同时,还应指导孕妇合理饮食,增加蛋白质、维生素以及富含铁、钙、锌的食物,减少过量脂肪和盐的摄入,对预防妊娠期高血压疾病有一定作用。尤其是钙的补充,可从妊娠20周开始。每天补充钙剂2 g,可降低妊娠期高血压疾病的发生。此外,孕妇应采取左侧卧位休息以增加胎盘绒毛血供,同时保持心情愉快也有助于妊娠期高血压疾病的预防。

2.妊娠期高血压的护理

(1)保证休息:妊娠期高血压孕妇可在家休息,但需注意适当减轻工作,创造安静、清洁环境,以保证充分的睡眠(8～10 h/d)。在休息和睡眠时以左侧卧位为宜,在必要时也可换成右侧卧位,但要避免平卧位,其目的是解除妊娠子宫下腔静脉的压迫,改善子宫胎盘循环。此外,孕妇精神放松、心情愉快也有助于抑制妊娠期高血压疾病的发展。因此,护士应帮助孕妇合理安排工作和生活,既不紧张劳累,又不单调郁闷。

(2)调整饮食:妊娠期高血压孕妇除摄入足量的蛋白质(100 g/d以上)、蔬菜,补充维生素、铁和钙剂。食盐不必严格限制,因为长期低盐饮食可引起低钠血症,易发生产后血液循环衰竭,而且低盐饮食也会影响食欲,减少蛋白质的摄入,加强母儿不利。但全身水肿的孕妇应限制食盐的摄入量。

(3)加强产前保健:根据病情需要适当增加检查次数,加强母儿监测措施,密切注意病情变化,防止发展为重症。同时向孕妇及家属讲解妊娠期高血压疾病相关知识,便于病情发展时孕妇能及时汇报,并督促孕妇每天数胎动。检测体重,及时发现异样,从而提高孕妇的自我保健意识,并取得家属的支持和理解。

3.子痫前期的护理

(1)一般护理。①轻度子痫前期的孕妇需住院治疗,卧床休息。左侧卧位。保持病室安静,避免各种刺激。若孕妇为重度子痫前期患者,护士还应准备以下物品:呼叫器、床档、急救车、吸引器、氧气、开口器、产包以及急救药品,如硫酸镁、葡萄糖酸钙等。每 4 小时测 1 次血压,如舒张压渐上升,提示病情加重。并随时观察和询问孕妇有无头晕、头痛、恶心等自觉症状。注意胎心变化,以及胎动、子宫敏感度(肌张力)有无变化。②重度子痫前期孕妇应根据病情需要,适当限制食盐摄入量(每天少于 3 g),每天或隔天测体重,每天记录液体出入量、测尿蛋白。必要时测 24 小时蛋白定量,测肝肾功能、二氧化碳结合力等项目。

(2)用药护理:硫酸镁是目前治疗子痫前期的首选解痉药物。镁离子能抑制运动神经末梢对乙酰胆碱的释放,阻断神经和肌肉间的传导,使骨骼肌松弛;镁离子可以刺激血管内皮细胞合成前列环素,降低机体对血管紧张素 Ⅱ 的反应,缓解血管痉挛状态,从而预防和控制子痫的发作。同时,镁离子可以提高孕妇和胎儿血红蛋白的亲和力,改善氧代谢。护士应明确硫酸镁的用药方法、毒性反应以及注意事项。

用药方法:硫酸镁可采用肌内注射或静脉用药。①肌内注射:通常于用药 2 小时后血液浓度达高峰,且体内浓度下降缓慢,作用时间长,但局部刺激性强,患者常因疼痛而难以接受。注射时应注意使用长针头行深部肌内注射,也可加利多卡因于硫酸镁溶液中,以缓解疼痛刺激,注射后用无菌棉球或创可贴覆盖针孔,防止注射部位感染,必要时可行局部按揉或热敷,促进肌肉组织对药物的吸收。②静脉用药:可行静脉滴注或推注,静脉用药后可使血中浓度迅速达到有效水平,用药后约 1 小时血浓度可达高峰,停药后血浓度下降较快,但可避免肌内注射引起的不适。基于不同用药途径的特点,临床多采用两种方式互补长短。

毒性反应:硫酸镁的治疗浓度和中毒浓度相近,因此在进行硫酸镁治疗时应严密观察其毒性作用,并认真控制硫酸镁的入量。通常主张硫酸镁的滴注速度以 1 g/h 为宜,不超过 2 g/h,每天维持用量15～20 g。硫酸镁过量会使呼吸和心肌收缩功能受到抑制,危及生命。中毒现象首先表现为膝反射减弱或消失,随着血镁浓度的增加可出现全身肌张力减退及呼吸抑制,严重者心跳可突然停止。

注意事项:护士在用药前及用药过程中均应检测孕妇血压,同时还应检测以下指标。①膝腱反射必须存在;②呼吸不少于 16 次/分;③尿量每 24 小时不少于 600 mL,或每小时不少于 25 mL,尿少提示排泄功能受抑制。镁离子易蓄积发生中毒。由于钙离子可与镁离子争夺神经细胞上的同一受体,阻止镁离子的继续结合,因此应随时准备好 10% 的葡萄糖酸钙注射液,以便出现毒性作用时及时予以解毒。10% 葡萄糖酸钙 10 mL 在静脉推注时宜在 3 分钟内推完,必要时可每小时重复 1 次,直至呼吸、排尿和神经抑制恢复正常,但 24 小时内不超过 8 次。

4.子痫患者的护理

子痫为妊娠期高血压疾病最严重的阶段,直接关系到母儿安危,因此子痫患者的护理极为重要。

(1)协助医师控制抽搐:患者一旦发生抽搐,应尽快控制。硫酸镁为首选药物,必要时可加用强有力的镇静药物。

（2）专人护理，防止受伤：在子痫发生后，首先应保持患者的呼吸道通畅。并立即给氧，用开口器或于上、下磨牙间放置一缠好纱布的压舌板，用舌钳固定舌头，以防咬伤唇舌或发生舌后坠。使患者取头低侧卧位，以防黏液吸入呼吸道或舌头阻塞呼吸道，也可避免发生低血压综合征。必要时，用吸引器吸出喉部黏液或呕吐物，以免窒息。在患者昏迷或未完全清醒时，禁止给予一切饮食和口服药，防止误入呼吸道而致吸入性肺炎。

（3）减少刺激，以免诱发抽搐：患者应安置于单人暗室，保持绝对安静，以避免声、光刺激；一切治疗活动和护理操作尽量轻柔且相对集中，避免干扰患者。

（4）严密监护：密切注意血压、脉搏、呼吸、体温及尿量（留置尿管）、记出入量，及时进行必要的血、尿化验和特殊检查，及早发现脑出血、肺水肿、急性肾衰竭等并发症。

（5）为终止妊娠做好准备：子痫发作者往往在发作后自然临产，应严密观察并及时发现产兆，且做好母子抢救准备。如经治疗病情得以控制仍未临产者，应在孕妇清醒后 24～48 小时内引产，或子痫患者经药物控制后 6～12 小时，需考虑终止妊娠。护士应做好终止妊娠的准备。

5.妊娠期高血压疾病

孕妇的产时及产后护理妊娠期高血压疾病孕妇的分娩方式应根据母儿的情形而定。若决定经阴道分娩，在第一产程中，应密切检测患者的血压、脉搏、尿量、胎心和子宫收缩情况，以及有无自觉症状；血压升高时应及时与医师联系。在第二产程中应尽量缩短产程，避免产妇用力，初产妇可行会阴侧切并用产钳助产。在第三产程中，需预防产后出血，在胎儿娩出前肩后立即静脉推注缩宫素（禁用麦角新碱），及时娩出胎盘并按摩宫底，观察血压变化，重视患者的主诉。病情较重者于分娩开始即需开放静脉。胎盘娩出后测血压，病情稳定者，方可送回病房。重症患者产后应继续硫酸镁治疗 1～2 天，产后 21 小时至 5 天内仍有发生子痫的可能，故不可放松治疗及其护理措施。

妊娠期高血压疾病孕妇在产褥期仍需继续监测血压，产后 48 小时内应至少每 4 小时观察 1 次血压，即使产前未发生抽搐，产后 48 小时亦有发生的可能，故产后 48 小时内仍应继续硫酸镁的治疗和护理。使用大量硫酸镁的孕妇，产后易发生子宫收缩乏力，恶露较常人多，因此应严密观察子宫复旧情况，严防产后出血。

（五）护理评价

（1）妊娠期高血压孕妇休息充分、睡眠良好、饮食合理，病情缓解，未发展为重症。

（2）子痫前期预防病情得以控制，未发生子痫及并发症。

（3）妊娠期高血压孕妇分娩经过顺利。

（4）治疗中，患者未出现硫酸镁的中毒反应。

（吴艳艳）

第五节　羊水异常

一、概述

（一）定义及发病率

（1）羊水过多：妊娠期间羊水量超过 2 000 mL 者，称为羊水过多。羊水的外观和性状与正常无异样,多数孕妇羊水增多缓慢,在较长时间内形成,称为慢性羊水过多;少数孕妇可在数天内羊水急剧增加,称为急性羊水过多。其发生率为 $0.5\% \sim 1\%$。

(2)妊娠晚期羊水量少于 300 mL 称为羊水过少。羊水过少的发病率为 $0.4\% \sim 4\%$。羊水过少严重影响胎儿预后,羊水量少于 50 mL,围生儿的死亡率也高达 88%。

(二)主要发病机制

胎儿畸形羊水循环障碍,多胎妊娠血压循环量增加胎儿尿量增加,胎盘病变、妊娠合并症等导致羊水过多或过少。

(三)治疗原则

取决于胎儿有无畸形、孕周大小及孕妇自觉症状的严重程度,羊水过多时在分娩期应警惕脐带脱垂和胎盘早剥的发生。

二、护理评估

(一)健康史

详细询问病史,了解孕妇年龄、有无妊娠合并症、有无先天畸形家族史及生育史。羊水过少同时了解孕妇自觉胎动情况。

(二)生理状况

1.症状体征

(1)羊水过多:①急性羊水过多较少见。多发生于妊娠 $20 \sim 24$ 周,由于羊水量急剧增多,在数天内子宫急剧增大,横膈上抬,患者出现呼吸困难,不能平卧,甚至出现发绀,孕妇表情痛苦,腹部因张力过大而感到疼痛,食量减少。由于胀大的子宫压迫下腔静脉,影响静脉回流,导致孕妇下肢及外阴部水肿、静脉曲张。②慢性羊水过多较多见。多发生于妊娠晚期,羊水可在数周内逐渐增多,多数孕妇能适应,常在产前检查时发现。孕妇子宫大于妊娠月份,腹部膨隆,腹壁皮肤发亮、变薄,触诊时感到皮肤张力大,胎位不清,胎心遥远或听不到。羊水过多孕妇容易并发妊娠期高血压疾病、胎位不正、早产等。患者破膜后因子宫骤然缩小,可以引起胎盘早剥。产后因子宫过大可引起子宫收缩乏力而致产后出血。

(2)羊水过少:孕妇于胎动时感觉腹痛,检查时发现宫高、腹围小于同期正常妊娠孕妇,子宫的敏感度较高,轻微的刺激即可引起宫缩,临产后阵痛剧烈,宫缩不协调,宫口扩张缓慢,产程延长。羊水过少若发生在妊娠早期,可以导致胎膜与胎体相连;若发生妊娠中、晚期,子宫周围压力容易对胎儿产生影响,造成胎儿斜颈、曲背、手足畸形等异常。

2.辅助检查

(1)B超:测量单一最大羊水暗区垂直深度(AFV)不低于 8 cm 即可诊断为羊水过多,其中,若用羊水指数法,羊水指数(AFI)不低于 25 cm 为羊水过多。测量单一最大羊水暗区垂直深度不高于 2 cm 即可考虑为羊水过少;不高于 1 cm 为严重羊水过少;若用羊水指数法,AFI 不高于 5.0 cm 诊断为羊水过少;低于 8.0 cm 应警惕羊水过少的可能。除羊水测量外,B超还可判断胎儿有无畸形,羊水与胎儿的交界情况等。

(2)神经管缺陷胎儿的检测:此类胎儿可做羊水及母血甲胎蛋白(AFP)测定。若为神经管缺陷胎儿,羊水中的甲胎蛋白均值超过正常妊娠平均值 3 个标准差以上有助于诊断。

(3)电子胎儿监护:可出现胎心变异减速和晚期减速。

(4)胎儿染色体检查:需排除胎儿染色体异常时可做羊水细胞培养,或采集胎儿脐带血细胞培养,做染色体核型分析,荧光定量 PCR 法快速诊断。

（5）羊膜囊造影:用以了解胎儿有无消化道畸形,但应注意造影剂对胎儿有一定损害,还可能引起胎儿早产和宫腔内感染,应慎用。

3.高危因素

胎儿畸形、胎盘功能减退、羊膜病变、双胎、母胎血型不合、糖尿病、母体妊娠期高血压疾病可能导致的胎盘血流减少等。

4.心理-社会因素

孕妇及家属因担心胎儿可能会有某种畸形,会感到紧张、焦虑不安,甚至产生恐惧心理。

三、护理措施

（一）一般护理

向孕妇及其家属介绍羊水过多或过少的原因及注意事项,包括指导孕妇摄取低钠饮食,防止便秘;减少增加腹压的活动以防胎膜早破。改善胎盘血液供应;自觉胎动监测;出生后的胎儿应认真全面评估,识别畸形。

（二）症状护理

观察孕妇的生命体征,定期测量宫高、腹围和体重,判断病情进展,并及时发现并发症。观察胎心、胎动及宫缩,及早发现胎儿宫内窘迫及早产的征象。羊水过多时人工破膜应密切观察胎心和宫缩,及时发现胎盘早剥和脐带脱垂的征象。产后应密切观察子宫收缩及阴道流血情况,防止产后出血。发生羊水过少时,严格 B 超监测羊水量,并注意观察有无胎儿畸形。

（三）孕产期处理

（1）羊水过多:腹腔穿刺放羊水时应防止速度过快、量过多,一次放羊水量不超过 1 500 mL,放羊水后腹部放置沙袋或加腹带包扎以防血压骤降发生休克。腹腔穿刺放羊水注意无菌操作,防止发生感染,同时按医嘱给予抗感染药物。

（2）羊水过少合并有过期妊娠、胎儿生长受限等需及时终止妊娠者,应遵医嘱做好阴道助产或剖宫产的准备。若羊水过少合并胎膜早破或者产程中发现羊水过少,需遵医嘱进行预防性羊膜腔灌注治疗者,应注意严格无菌操作,防止发生感染,同时按医嘱给予抗感染药物。有国外文献报道羊膜腔输液的治疗方法不降低剖宫产和新生儿窒息的发生率,反而可能增加胎粪吸入综合征的发生率,此项治疗手段现已较少应用。

（四）心理护理

让孕妇及家人了解羊水过多或过少的发生发展过程,正确面对羊水过多或过少可能给胎儿带来的不良结局,引导孕产妇减少焦虑,主动配合参与治疗护理过程。

四、健康指导

羊水过多或过少胎儿正常者,母婴健康平安,做好正常分娩及产后的健康指导;羊水过多或过少合并胎儿畸形者,积极进行健康宣教,引导孕产妇正确面对,终止妊娠,顺利度过产褥期。

五、注意事项

腹腔穿刺放羊水时严格操作注意事项;严密观察羊水量、性质、病情等变化。

（李海美）

第六节 脐带异常

一、概述

(一)定义

脐带异常包括脐带先露或脱垂、脐带缠绕、脐带长度异常、脐带打结、脐带扭转等,可引起胎儿急性或慢性缺氧,甚至胎死宫内。本节以脐带先露与脱垂为例进行讨论。脐带先露是指胎膜未破时脐带位于胎先露部前方或一侧,脐带脱垂是指胎膜破裂后脐带脱出于宫颈口外,降至阴道内甚至露于外阴部。

(二)病因

导致脐带先露与脱垂的主要原因有头盆不称、胎头入盆困难、胎位异常(如臀先露、肩先露、枕后位)、胎儿过小、羊水过多、脐带过长、脐带附着异常及低置胎盘等。

(三)治疗原则

早期发现脐带异常,迅速解除脐带受压,选择正确的分娩方式,保障胎儿安全。

二、护理评估

(一)健康史

详细了解产前检查结果,有无羊水过多、胎儿过小、胎位异常、低置胎盘等。

(二)生理状况

1.症状

若脐带未受压可无明显症状,若脐带受压,产妇自觉胎动异常甚至消失。

2.体征

出现频繁的变异减速,上推胎先露部及抬高臀部后恢复,若胎儿缺氧严重可伴有胎心消失。胎膜已破者,阴道检查可在胎先露旁或其前方触及脐带,甚至脐带脱出于外阴。

3.辅助检查

(1)产科检查:在胎先露旁或其前方触及脐带,甚至脐带脱出于外阴。

(2)胎儿电子监护:伴有频繁的变异减速,甚至胎心音消失。

(3)B超检查:有助于明确诊断。

(三)心理-社会因素

评估孕产妇及家属有无焦虑、恐慌等心理问题,对脐带脱垂的认识程度及家庭支持度。

(四)高危因素

(1)胎儿过小者。

(2)羊水过多者。

(3)脐带过长者。

(4)胎先露部入盆困难者。

(5)胎位异常者,如肩先露、臀先露等。

（6）胎膜早破而胎先露未衔接者。

（7）脐带附着位置低或低置胎盘者。

三、护理措施

（一）一般护理

除产科一般护理外,还需注意协助孕妇取臀高位卧床休息,缓解脐带受压。

（二）分娩方式的选择

1.脐带先露

若为经产妇、胎膜未破、宫缩良好,且胎心持续良好者,可在严密监护下经阴道分娩;若为初产妇或足先露、肩先露者,应行剖宫产术。

2.脐带脱垂

胎心尚好,胎儿存活者,应尽快娩出胎儿。若宫口开全,胎先露部已达坐骨棘水平以下者,还纳脐带后行阴道助产术;若宫口未开全,应立即协助产妇取头低臀高位,将胎先露部上推,还纳脐带,应用宫缩抑制剂,缓解脐带受压,严密监测胎心的同时尽快行剖宫产术。

（三）心理护理

（1）了解孕产妇及家属的心理状态,并予以心理支持,缓解其紧张、焦虑情绪。

（2）讲解脐带脱垂相关知识,以取得其对诊疗护理工作的配合。

四、健康指导

（1）教会孕妇自数胎动,以便早期发现胎动异常。

（2）督促其定期产前检查,妊娠晚期及临产后再次行超声检查。

五、注意事项

脐带脱垂为非常紧急的情况,一旦发现,应立即进行脐带还纳并保持手在阴道内直到胎儿娩出。

（李海美）

第七节　胎位异常

一、概要

胎位异常是造成难产的常见因素之一。最常见的异常胎位为臀位,占 3％～4％。本节仅介绍持续性枕后位、枕横位、臀先露、肩先露。

（一）持续性枕后位、枕横位

在分娩过程中,胎头以枕后位或枕横位衔接。在下降过程中,胎头枕部因强有力宫缩绝大多数能向前转,转成枕前位自然分娩。仅有 5％～10％胎头枕骨持续不能转向前方,直至分娩后期仍位于母体骨盆后方或侧方,致使分娩发生困难者,称持续性枕后位或持续性枕横位。国外报道发病率均为 5% 左右。

（二）臀先露

臀先露是最常见的异常胎位,占妊娠足月分娩总数的 3%～4%,多见于经产妇。臀先露以骶骨为指示点,有骶左前、骶左横、骶左后、骶右前、骶右横、骶右后 6 种胎位。根据胎儿双下肢所取姿势,分为 3 类:单臀先露或腿直臀先露,最多见;完全臀先露或混合臀先露,较多见;不完全臀先露或足位,较少见。

（三）肩先露

胎体纵轴与母体纵轴相垂直为横产式。胎体横卧于骨盆入口之上,先露部为肩,称肩先露,又称横位,占妊娠足月分娩总数的 0.25%,是一种对母儿最不利的胎位。胎儿极小或死胎浸软极度折叠后才能自然娩出外,正常大小的足月胎儿不可能从阴道自产。根据胎头在母体左或右侧和胎儿肩胛朝向母体前或后方,有肩左前、肩左后、肩右前、肩右后 4 种胎位。

二、护理评估

（一）病史

骨盆形态、大小异常是发生持续性枕后位、枕横位的重要原因。胎头俯屈不良、子宫收缩乏力、头盆不称、前置胎盘、膀胱充盈、子宫下段宫颈肌瘤等均可影响胎头内旋转,形成持续性枕横位或枕后位。

肩先露与臀先露发生原因相似有:①胎儿在宫腔内活动范围过大,如羊水过多、经产妇腹壁松弛以及早产儿羊水相对过多,胎儿容易在宫腔内自由活动形成臀先露。②胎儿在宫腔内活动范围受限,如子宫畸形、胎儿畸形等。③胎头衔接受阻,如狭窄骨盆,前置胎盘易发生。

（二）身心状况与检查

1.持续性枕后位、枕横位

(1)表现:临产后胎头衔接较晚及俯屈不良,常导致协调性宫缩乏力及宫口扩张缓慢,产妇自觉肛门坠胀及排便感,致使宫口尚未开全时过早使用腹压。持续性枕后位常致活跃期晚期及第二产程延长。

(2)腹部检查:在宫底部触及胎臀,胎背偏向母体后方或侧方,在对侧明显触及胎儿肢体。若胎头已衔接,有时可在胎儿肢体侧耻骨联合上方扪到胎儿颏部。胎心在脐下一侧偏外方听得最响亮,枕后位时因胎背伸直,前胸贴近母体腹壁,胎心在胎儿肢体侧的胎胸部位也能听到。

(3)肛门检查或阴道检查:当肛查宫口部分扩张或开全时,若为枕后位,感到盆腔后部空虚,查明胎头矢状缝位于骨盆斜径上。前囟在骨盆右前方,后囟(枕部)在骨盆左后方则为枕左后位,反之为枕右后位。查明胎头矢状缝位于骨盆横径上,后囟在骨盆左侧方,则为枕左横位,反之为枕右横位。当出现胎头水肿,颅骨重叠,囟门触不清时,需行阴道检查借助胎儿耳郭及耳屏位置及方向判定胎位,若耳郭朝向骨盆后方,诊断为枕后位;若耳郭朝向骨盆侧方,诊断为枕横位。

(4)B超检查:根据胎头颜面及枕部位置,能准确探清胎头位置以明确诊断。

(5)危害:①对产妇的影响有:胎位异常导致继发性宫缩乏力,使产程延长,常需手术助产,容易发生软产道损伤,增加产后出血及感染机会。若胎头长时间压迫软产道,可发生缺血坏死脱落,形成生殖道瘘。②对胎儿的影响有:第二产程延长和手术助产机会增多,常出现胎儿窘迫和新生儿窒息,使围生儿死亡率增高。

2.臀先露

(1)表现:孕妇常感肋下有圆而硬的胎头。常致宫缩乏力,宫口扩张缓慢,产程延长。

(2)腹部检查:子宫呈纵椭圆形,胎体纵轴与母体纵轴一致。在宫底部可触到圆而硬,按压时有浮球感的胎头。若未衔接,在耻骨联合上方触到不规则,软而宽的胎臀,胎心在脐左(或右)上方听得最清楚。衔接后,胎臀位于耻骨联合之下,胎心听诊以脐下最明显。

(3)肛门检查及阴道检查:肛门检查时,触及软而不规则的胎臀或触到胎足、胎膝(图8-2、图8-3)。

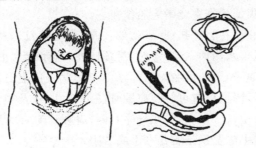

图 8-2　臀先露检查示意图

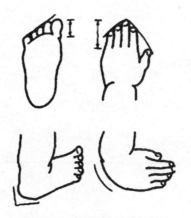

图 8-3　胎手与胎足的鉴别

(4)B超检查:可明确诊断,能准确探清臀先露类型以及胎儿大小,胎头姿势等。

(5)危害:①对产妇的影响有容易发生胎膜早破或继发性宫缩乏力,使产后出血与产褥感染的机会增多,容易造成宫颈撕裂甚至延及子宫下段。②对胎儿及新生儿的影响有胎臀高低不平,对前羊膜囊压力不均匀,常致胎膜早破,发生脐带脱垂是头先露的 10 倍,脐带受压可致胎儿窘迫甚至死亡;胎膜早破,使早产儿及低体重儿增多。后出胎头牵出困难,常发生新生儿窒息,臂丛神经损伤及颅内出血。

3.肩先露

(1)表现:分娩初期,因先露部高,不能紧贴子宫下段及宫颈内口,缺乏直接刺激,容易发生宫缩乏力;由于先露部不能紧贴骨盆入口,致前后羊水沟通,当宫缩时,宫颈口处胎膜所承受的压力很大,胎肩对宫颈压力不均,容易发生胎膜破裂及脐带脱垂。破膜后羊水迅速外流,胎儿上肢或脐带容易脱出,导致胎儿窘迫甚至死亡。羊水流出后,胎体紧贴宫壁,宫缩转强,胎肩被挤入盆腔,胎臀可脱出于阴道口外,而胎头和胎体则被阻于骨盆入口之上,称为"忽略性横位。"此时由于羊水流失殆尽,子宫不断收缩,上段越来越厚,下段异常伸展变薄,出现"病理性缩复环",可导致子宫破裂。由于失血、感染及水电解质发生紊乱等,可严重威胁产妇生命,多数胎儿因缺氧而死亡。有时破膜后,分娩受阻,子宫呈麻痹状态,产程延长,常并发严重宫腔感染。

(2)腹部检查:外形呈横椭圆形,子宫底部较低,耻骨联合上方空虚,在腹部一侧可触到大而硬的胎头,对侧为臀,胎心在脐周两旁最清晰。子宫呈横椭圆形,子宫长度低于妊娠周数,子宫横径宽。宫底部及耻骨联合上方较空虚,在母体腹部一侧触到胎头,另侧触到胎臀。肩前位时,胎背朝向母体腹壁,触之宽大平坦;肩后位时,胎儿肢体朝向母体腹壁,触及不规则的小肢体。胎心在脐周两侧最清楚。根据腹部检查多能确定胎位。

(3)肛门检查或阴道检查:在临产初期,先露部较高,不易触及,当宫口已扩开。由于先露部不能紧贴骨盆入口,致前后羊水沟通,当宫缩时,宫颈口处胎膜所承受的压力很大,易发生胎膜破裂及脐带或胎臂脱垂。胎膜未破者,因胎先露部浮动于骨盆入口上方,肛查不易触及胎先露部。若胎膜已破,宫口已扩张者,阴道检查可触到肩胛骨或肩峰,肋骨及腋窝。肩胛骨朝向母体前或后方,可决定肩前位或肩后位。例如,胎头在母体右侧,肩胛骨朝向后方,则为肩右后位。胎手若已脱出于阴道口外,可用握手法鉴别是胎儿左手或右手。

(4)B超检查:能准确探清肩先露,并能确定具体胎位。

三、护理诊断

(一)恐惧
恐惧与分娩结果未知及手术有关。

(二)有新生儿受伤的危险
有新生儿受伤的危险与胎儿缺氧及手术产有关。

(三)有感染的危险
有感染的危险与胎膜早破有关。

(四)潜在并发症
产后出血、子宫破裂、胎儿窘迫。

四、护理目标

(1)产妇恐惧感减轻,积极配合医护工作。

(2)孕产妇及新生儿未出现因护理不当引起并发症。

(3)产妇与家属对胎儿夭折能正确面对。

五、护理措施

(一)及早发现异常并纠正
妊娠期加强围生期保健,宣传产前检查,妊娠发现胎位异常者,配合医师进行纠正。28周以前臀位多能自行转成头位,可不予处理。30周以后仍为臀位者,应设法纠正。常用的矫正方法有以下几种。

1.胸膝卧位

让孕妇排空膀胱,松解裤带,做胸膝卧位姿势,每天2次,每次15分钟,使胎臀离开骨盆腔,有助于自然转正。为了方便进行早晚各做一次为宜,连做1周后复查。

2.激光照射或艾灸至阴穴

激光照射至阴穴,左右两侧各照射 10 分钟,每天 1 次,7 次为 1 个疗程,有良好效果。也可用艾灸条,每天 1 次,每次 15～20 分钟,5 次为 1 个疗程。1 周后复查 B 超。

3.外转胎位术

现已少用。腹壁较松子宫壁不太敏感者,可试外倒转术,将臀位转为头位。倒转时切勿用力过猛,亦不宜勉强进行,以免造成胎盘早剥。倒转前后均应仔细听胎心音。

(二)执行医嘱,协助做好不同方式分娩的一切准备

1.持续性枕后位、枕横位

在骨盆无异常,胎儿不大时,可以试产。试产时应严密观察产程,注意胎头下降,宫口扩张程度,宫缩强弱及胎心有无改变。

(1)第一产程。①潜伏期:需保证产妇充分营养与休息。若有情绪紧张,睡眠不好可给予派替啶或地西泮。②活跃期宫口开大 3～4 cm,产程停滞除外头盆不称可行人工破膜;若产力欠佳,静脉滴注缩宫素。在试产过程中,出现胎儿窘迫征象,应行剖宫产术结束分娩。

(2)第二产程:若第二产程进展缓慢,初产妇已近 2 小时,经产妇已近 1 小时,应行阴道检查。当胎头双顶径已达坐骨棘平面或更低时,可先行徒手将胎头枕部转向前方;若转成枕前位有困难时,也可向后转成正枕后位,再以产钳助产。若以枕后位娩出时,需做较大的会阴后一斜切开。若胎头位置较高,疑有头盆不称,需行剖宫产术,中位产钳禁止使用。

(3)第三产程:因产程延长,容易发生产后宫缩乏力,胎盘娩出后应立即静脉注射或肌内注射子宫收缩剂,以防发生产后出血。有软产道裂伤者,应及时修补。新生儿应重点监护。产后应给予抗生素预防感染。

2.臀先露

臀位分娩的关键在于胎头能否顺利娩出,儿头娩出的难易,与胎儿与骨盆的大小以及与宫颈是否完全扩张有直接关系。对疑有头盆不称、高龄初产妇及经产妇屡有难产史者,均应仔细检查骨盆及胎儿的大小,常规做 B 超以进一步判断胎儿大小,排除胎儿畸形。未发现异常者,可从阴道分娩,如有骨盆狭窄或相对头盆不称(估计胎儿体重不低于 3 500 g),或足先露、胎膜早破、胎儿宫内窘迫、脐带脱垂者,以剖宫取胎为宜。因此应根据产妇年龄,胎产次,骨盆类型,胎儿大小,胎儿是否存活,臀先露类型以及有无合并症,于临产初期做出正确判断,决定分娩方式。

(1)择期剖宫产的指征:狭窄骨盆,软产道异常,胎儿体重不低于 3 500 g,胎儿窘迫,高龄初产,有难产史,不完全臀先露等,均应行剖宫产术结束分娩。

(2)决定经阴道分娩的处理。①第一产程:待产时应耐心等待,做好产妇的思想工作,以解除顾虑,产妇应侧卧,不宜站立走动,少做肛查,不灌肠,尽量避免胎膜破裂。勤听胎心音,一旦破膜,应立即听胎心。若胎心变慢或变快,应行肛查,必要时行阴道检查,了解有无脐带脱垂。若有脐带脱垂,胎心尚好,宫口未开全,为抢救胎儿,需立即行剖宫产术。若无脐带脱垂,可严密观察胎心及产程进展。若出现协调性宫缩乏力,应设法加强宫缩。臀位接产的关键在于儿头的顺利娩出,而儿头的顺利娩出有赖于产道,特别是宫颈是否充分扩张。胎膜破裂后,当宫口开大 4～5 cm 时,儿臀或儿足出现于阴道口时,消毒外阴之后,用一消毒巾盖住,每次阵缩用手掌紧紧按住使之不能立即娩出,使用"堵"外阴方法。此法有利于后出胎头的顺利娩出。在"堵"的过程中,应每隔 10～15 分钟听胎心一次,并注意宫口是否开全。宫口已开全再堵易引起胎儿窘迫或子宫破裂。宫口近开全时,要做好接产和抢救新生儿窒息的准备。"堵"时用力要适当,忌用暴力,直到胎臀显露于阴道口,检查宫口确已开全为止。"堵"的时间一般需 0.5～1 小时,初产妇有时需堵 2～3 小时。②第二产程:臀位阴道分娩,有自然娩出、臀位助产及臀位牵引等 3 种方式。自然分娩系胎儿自行娩出;臀位助产系胎臀及胎足自行娩出后,胎肩及胎头由助产者牵出;臀位牵引系胎儿全部由助产者牵引娩出,为手术的一种,应有一定适应证。后者对胎儿威胁较大。接产前,应导尿排空膀胱。初产妇应行会阴切开术。3 种分娩方式分述如下,a.自然分娩:胎儿自然娩出,不作任何牵拉。极少见,仅见于经产妇,胎儿小,宫缩强,骨盆腔宽大者。b.臀助产术:当胎臀自然娩出至脐部后,胎肩及后出胎头由接产者协助娩出。脐部娩出后,一般应在 2～3 分钟娩出胎头,最长不能超过 8 分钟。后出胎头娩出有主张用单叶产钳,效果佳。c.臀牵引术:胎儿全部由接产者牵拉娩出,此种手术对胎儿损伤大,一般情况下应禁止使用。③第三产程:产程延长易并发子宫收缩乏力性出血。胎盘娩出后,应肌内注射缩宫素或麦角新碱,防止产后出血。行手术操作及有软产道损伤者,应及时检查并缝合,给予抗生素预防感染。

3.肩先露

妊娠期发现肩先露应及时矫正。可采用胸膝卧位,激光照射(或艾灸)至阴穴。上述矫正方法无效,应试行外转胎位术转成头先露,并包扎腹部以固定胎头。若行外转胎位术失败,应提前住院决定分娩方式。

分娩期应根据产妇年龄、胎产次、胎儿大小、骨盆有无狭窄、胎膜是否破裂、羊水留存量、宫缩强弱、宫颈口扩张程度、胎儿是否存活、有无并发感染及子宫先兆破裂等决定分娩方式。

(1)足月活胎,对于有骨盆狭窄、经产妇有难产史、初产妇横位估计经阴道分娩有困难者,应于临产前行择期剖宫产术结束分娩。

(2)初产妇,足月活胎,临产后应行剖宫产术。如系经产妇,宫缩不紧,胎膜未破,仍可试外倒转术,若外倒转失败,也可考虑剖宫产。

(3)破膜后,立即做阴道检查,了解宫颈口扩张情况、胎方位及有无脐带脱垂等。如胎心好,宫颈口扩张不大,特别是初产妇有脐带脱垂,估计短时期内不可能分娩者,应即剖宫取胎。如系经产妇,宫颈口已扩张至 5 cm 以上,胎膜破裂不久,可在全麻麻醉下试做内倒转术,使横位变为臀位,待宫口开全后再行臀位牵引术。如宫口已近开全或开全,倒转后即可做臀牵引。

(4)破膜时间过久,羊水流尽,子宫壁紧贴胎儿,胎儿存活,已形成忽略性横位时,应立即剖宫取胎。如胎儿已死,可在宫颈口开全后做断头术,出现先兆子宫破裂或子宫破裂征象,无论胎儿死活,均应立即行剖宫产术。如宫腔感染严重,应同时切除子宫。

(5)胎儿已死,无先兆子宫破裂征象,若宫口近开全,在全麻下行断头术或碎胎术。

(6)胎盘娩出后应常规检查阴道、宫颈及子宫下段有无裂伤,并及时做必要的处理。如有血尿,应放置导尿管,以防尿瘘形成。产后用抗生素预防感染。

(7)临时发现横位产及无条件就地处理者,可给哌替啶 100 mg 或氯丙嗪 50 mg,设法立即转院,途中尽量减少颠簸,以防子宫破裂。

(李海美)

第八节　产道异常

产道是胎儿经阴道娩出时必经的通道,包括骨产道及软产道。产道异常可使胎儿娩出受阻,临床上以骨产道异常多见。

一、骨产道异常

(一)疾病概要

骨盆是产道的主要构成部分,其大小和形状与分娩的难易有直接关系。骨盆结构形态异常,或径线较正常为短,称为骨盆狭窄。

1.骨盆入口平面狭窄

我国妇女状况常见有单纯性扁平骨盆和佝偻病性扁平骨盆两种类型。狭窄分级见表8-4。

表 8-4　骨盆入口狭窄分级

分级	狭窄程度	分娩方式选择
1级临界性狭窄(临床常见)	骶耻外径 18 cm 入口前后径 10 cm	绝大多数可经阴道分娩
2级相对狭窄(临床常见)	骶耻外径 16.5~17.5 cm 入口前后径 8.5~9.5 cm	需经试产后才能决定可否阴道分娩
3级绝对狭窄	骶耻外径不大于 16.0 cm 入口前后径不大于 8.0 cm	必须剖宫产结束分娩

2.中骨盆及出口平面狭窄

我国妇女状况常见有漏斗骨盆和横径狭窄骨盆两种类型。狭窄分级见表8-5。

表 8-5　骨盆中骨盆及出口狭窄分级

分级	狭窄程度	分娩方式选择
1级临界性狭窄	坐骨棘间径 10 cm 坐骨结节间径 7.5 cm	根据头盆适应情况考虑可否经阴道分娩
2级相对狭窄	坐骨棘间径 8.5~9.5 cm 坐骨结节间径 6.0~7.0 cm	不宜试产,考虑助产或剖宫产结束分娩
3级绝对狭窄	坐骨棘间径不大于 8.0 cm 坐骨结节间径不大于 5.5 cm	

3.骨盆三个平面狭窄

骨盆三个平面狭窄称为均小骨盆。骨盆形状正常,但骨盆入口、中骨盆及出口平面均狭窄,各径线均小于正常值 2 cm 或以上,多见于身材矮小、体型匀称妇女。

4.畸形骨盆

畸形骨盆见于小儿麻痹后遗症、先天性畸形、长期缺钙、外伤以及脊柱与骨盆关节结核病等。骨盆变形,左右不对称,骨盆失去正常形态称畸形骨盆。

(二)护理评估

1.病史

询问孕妇幼年有无佝偻病、脊髓灰质炎、脊柱和髋关节结核以及外伤史。对经产妇,应了解既往有无难产史及其发生原因,新生儿有无产伤等。

2.身心状态

(1)骨盆入口平面狭窄的临床表现。①胎头衔接受阻:若入口狭窄时,即使已经临产而胎头仍未入盆,经检查胎头跨耻征阳性。胎位异常如臀先露,颜面位或肩先露的发生率是正常骨盆的3倍。②临床表现为潜伏期及活跃期早期延长:若已临产,根据骨盆狭窄程度,产力强弱,胎儿大小及胎位情况不同,临床表现也不尽相同。

(2)中骨盆平面狭窄的临床表现。①胎头能正常衔接:潜伏期及活跃期早期进展顺利。当胎头下降达中骨盆时,由于内旋转受阻,胎头双顶径被阻于中骨盆狭窄部位之上,常出现持续性枕横位或枕后位。同时出现继发性宫缩乏力,活跃期后期及第二产程延长甚至第二产程停滞。②中骨盆狭窄的临床表现:当胎头受阻于中骨盆时,有一定可塑性的胎头开始变形,颅骨重叠,胎头受压,使软组织水肿,产瘤较大,严重时可发生脑组织损伤,颅内出血及胎儿宫内窘迫。若中骨盆狭窄程度严重,宫缩又较强,可发生先兆子宫破裂及子宫破裂,强行阴道助产,可导致严重软产道裂伤及新生儿产伤。

(3)骨盆出口平面狭窄的临床表现:骨盆出口平面狭窄与中骨盆平面狭窄常同时存在。若单纯骨盆出口平面狭窄者,第一产程进展顺利,胎头达盆底受阻,胎头双顶径不能通过出口横径。强行阴道助产,可导致软产道,骨盆底肌肉及会阴严重损伤。

3.检查

(1)一般检查:测量身高,孕妇身高145 cm应警惕均小骨盆。观察孕妇体型,步态有无跛足,有无脊柱及髋关节畸形,米氏菱形窝是否对称,有无尖腹及悬垂腹等。

(2)腹部检查。①腹部形态:观察腹型,尺测子宫长度及腹围,预测胎儿体重,判断能否通过骨产道。②胎位异常:骨盆入口狭窄往往因头盆不称,胎头不易入盆导致胎位异常,如臀先露、肩先露。③估计头盆关系:正常情况下,部分初孕妇在预产期前2周,经产妇于临产后,胎头应入盆。如已临产,胎头仍未入盆,则应充分估计头盆关系。检查头盆是否相称的具体方法:孕妇排空膀胱,仰卧,两腿伸直。检查者将手放在耻骨联合上方,将浮动的胎头向骨盆腔方向推压。若胎头低于耻骨联合前表面,表示胎头可以入盆,头盆相称,称胎头跨耻征阴性;若胎头与耻骨联合前表面在同一平面,表示可疑头盆不称,称胎头跨耻征可疑阳性;若胎头高于耻骨联合前表面,表示头盆明显不称,称胎头跨耻征阳性。图8-4为头盆关系检查。

(3)骨盆测量。①骨盆外测量:骨盆外测量各径线低于正常值2 cm或以上为均小骨盆。骶耻外径小于18 cm为扁平骨盆。坐骨结节间径小于8 cm,耻骨弓角度小于90°,为漏斗骨盆。骨盆两侧径(以一侧髂前上棘至对侧髂后上棘间的距离)及同侧(从髂前上棘至同侧髂后上棘间的距离)直径相差大于1 cm为偏斜骨盆。②骨盆内测量:骨盆外测量发现异常,应进行骨盆内测量。对角径小于11.5 cm,骶岬突出为骨盆入口平面狭窄,属扁平骨盆。中骨盆平面狭窄及骨盆出口平面狭窄往往同时存在,应测量骶骨前面弯度,坐骨棘间径,坐骨切迹宽度。若坐骨棘间径小于 10 cm,坐骨切迹宽度小于 2 横指,为中骨盆平面狭窄。若坐骨结节间径小于 8 cm,应测量出口后矢状径及检查骶尾关节活动度,估计骨盆出口平面的狭窄程度。若坐骨结节间径与出口后矢状径之和小于 15 cm,为骨盆出口狭窄。图 8-5 为"对角径"测量法。

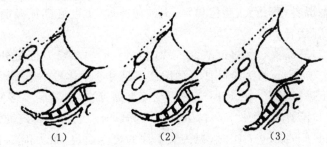

图 8-4　头盆关系检查

(1)头盆相称;(2)头盆可能不称;(3)头盆不称

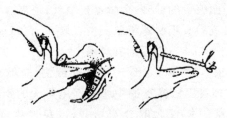

图 8-5　"对角径"测量法

(三)护理诊断

1.恐惧

恐惧与分娩结果未知及手术有关。

2.有新生儿受伤的危险

有新生儿受伤的危险与手术产有关。

3.有感染的危险

有感染的危险与胎膜早破有关。

4.潜在并发症

失血性休克。

(四)护理目标

(1)产妇恐惧感减轻。

(2)孕产妇及新生儿未出现因护理不当引起并发症。

(五)护理措施

1.心理支持及一般护理

在分娩过程中,应安慰产妇,使其精神舒畅,信心倍增,保证营养及水分的摄入,必要时补液。还需注意产妇休息,要监测宫缩强弱,应勤听胎心,检查胎先露部下降及宫口扩张程度。

2.执行医嘱

(1)明确狭窄骨盆类别和程度,了解胎位,胎儿大小,胎心率,宫缩强弱,宫口扩张程度,破膜与否,结合年龄,产次,既往分娩史进行综合判断,决定分娩方式。

（2）骨盆入口平面狭窄在临产前或在分娩发动时有下列情况时实施剖宫产术。①明显头盆不称（绝对性骨盆狭窄）：骶耻外径不大于 16.0 cm，骨盆入口前后径不大于 8.0 cm，胎头跨耻征阳性者。若胎儿死亡，如骨盆入口前后径小于 6.5 cm 时，虽碎胎也不能娩出，必须剖宫。②轻度狭窄，同时具有下列情况者：胎儿大、胎位异常、高龄初产妇、重度妊高征及胎儿珍贵患者。③屡有难产史且无一胎儿存活者。

（3）试产：骨盆入口平面狭窄属轻度头盆不称（相对性骨盆狭窄）：骶耻外径 16.5～17.5 cm，骨盆入口前后径 8.5～9.5 cm，胎头跨耻征可疑阳性。足月活胎体重小于 3 000 g，胎心率和产力正常，可在严密监护下进行试产。试产时应密切观察宫缩、胎心音及胎头下降情况，并注意产妇的营养和休息。如宫口渐开大，儿头渐下降入盆，即为试产成功，多能自产，必要时可用负压吸引或产钳助产。若宫缩良好，经 2～4 小时（视头盆不称的程度而定）胎头仍不下降、宫口扩张迟缓或停止扩张者，表明试产失败，应及时行剖宫产术结束分娩。若试产时出现子宫破裂先兆或胎心音有改变，应从速剖宫，并发宫缩乏力、胎膜早破及持续性枕后位者，也以剖宫为宜。如胎儿已死，则以穿颅为宜。

（4）中骨盆及骨盆出口平面狭窄的处理：中骨盆狭窄者，若宫口已开全，胎头双顶径下降至坐骨棘水平以下时，可采用手法或胎头吸引器将胎头位置转正，再行胎头吸引术或产钳术助产；若胎头双顶径阻滞在坐骨棘水平以上时，应行剖宫产术。

出口狭窄多伴有中骨盆狭窄。出口是骨产道最低部位，应慎重选择分娩方式。出口横径小于 7 cm 时，应测后矢状径，即自出口横径的中心点至尾骨尖的距离。如横径与后矢状径之和大于 15 cm，儿头可通过，大都须作较大的会阴切开，以免发生深度会阴撕裂。如二者之和小于 15 cm，则胎头不能通过，需剖宫或穿颅。

（5）骨盆三个平面狭窄的处理：若估计胎儿不大，胎位正常，头盆相称，宫缩好，可以试产，通常可通过胎头变形和极度俯屈，以胎头最小径线通过骨盆腔，可能经阴道分娩。若胎儿较大，有明显头盆不称，胎儿不能通过产道，应尽早行剖宫产术。

（6）畸形骨盆的处理：根据畸形骨盆种类，狭窄程度，胎儿大小，产力等情况具体分析。若畸形严重，明显头盆不称者，应及时行剖宫产术。

二、软产道异常

软产道异常亦可引起难产，软产道包括子宫下段、宫颈、阴道及外阴。软产道异常所致的难产少见，容易被忽视。应于妊娠早期常规行双合诊检查，以了解外阴、阴道及宫颈情况，以及有无盆腔其他异常等，具有一定临床意义。

（一）外阴异常

有会阴坚韧、外阴水肿、外阴瘢痕等。

（二）阴道异常

有阴道横隔、阴道纵隔、阴道狭窄、阴道尖锐湿疣、阴道囊肿和肿瘤等。

（三）宫颈异常

有宫颈外口黏合、宫颈水肿、宫颈坚韧常见于高龄初产妇、宫颈瘢痕、宫颈癌、宫颈肌瘤、子宫畸形等。

（四）盆腔肿瘤

有子宫肌瘤或卵巢肿瘤等。

（李海美）

第九节　产力异常

一、疾病概要

产力是以子宫收缩力为主,子宫收缩力贯穿于分娩全过程。在分娩过程中,子宫收缩的节律性,对称性及极性不正常或强度、频率发生改变时,称子宫收缩力异常,简称产力异常。子宫收缩力异常临床上分为子宫收缩乏力和子宫收缩过强两类,每类又分为协调性子宫收缩和不协调收缩性子宫收缩,具体分类见(图8-6)。

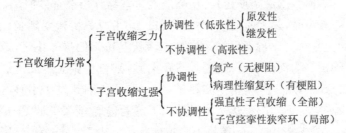

图 8-6　子宫收缩力异常的分类

二、子宫收缩乏力

(一)护理评估

1.病史

有头盆不称或胎位异常;胎儿先露部下降受阻;子宫壁过度伸展;多产妇子宫肌纤维变性;子宫发育不良或畸形;产妇精神紧张及过度疲劳;内分泌失调产妇体内雌激素、缩宫素、前列腺素、乙酰胆碱等分泌不足;过多应用镇静剂或麻醉剂等因素。

2.身心状况

(1)宫缩乏力:有原发性和继发性两种。原发性宫缩乏力是指产程开始就出现宫缩乏力,宫口不能如期扩张,胎先露部不能如期下降,导致产程延长;继发性宫缩乏力是指产程开始子宫收缩正常,只是在产程较晚阶段(多在活跃期后期或第二产程),子宫收缩转弱,产程进展缓慢甚至停滞。

协调性宫缩乏力(低张性宫缩乏力):子宫收缩具有正常的节律性、对称性和极性,但收缩力弱,宫腔内压力低,表现为持续时间短,间歇期长且不规律,宫缩小于 2 次/10 分钟。此种宫缩乏力,多属继发性宫缩乏力。协调性宫缩乏力时由于宫腔内压力低,对胎儿影响不大。

不协调性宫缩乏力(高张性宫缩乏力):子宫收缩的极性倒置,宫缩的兴奋点不是起自两侧宫角部,而是来自子宫下段的一处或多处冲动,子宫收缩波由下向上扩散,收缩波小而不规律,频率高,节律不协调;宫腔内压力虽高,但宫缩时宫底部不强,而是子宫下段强,宫缩间歇期子宫壁也不完全松弛,表现为子宫收缩不协调,宫缩不能使宫口扩张,不能使胎先露部下降,属无效宫缩。

(2)产程延长:通过肛查或阴道检查,发现宫缩乏力导致异常(图8-7)。

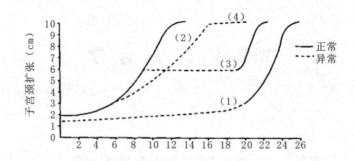

(1)潜伏期延长;(2)活跃期延长;(3)活跃期停滞;(4)第二产程延长

图 8-7　产程异常示意图

产程延长有以下 7 种。①潜伏期延长:从临产规律宫缩开始至宫口扩张 3 cm 称潜伏期。初产妇潜伏期正常约需 8 小时,最大时限 16 小时,超过 16 小时称潜伏期延长。②活跃期延长:从宫口扩张 3 cm 开始至宫口开全称活跃期。初产妇活跃期正常约需 4 小时,最大时限 8 小时,超过 8 小时称活跃期延长。③活跃期停滞:进入活跃期后,宫口扩张无进展达 2 小时以上,称活跃期停滞。④第二产程延长:第二产程初产妇超过 2 小时,经产妇超过 1 小时尚未分娩,称第二产程延长。⑤第二产程停滞:第二产程达 1 小时胎头下降无进展,称第二产程停滞。⑥胎头下降延缓:活跃期晚期至宫口扩张 9～10 cm,胎头下降速度每小时少于 1 cm,称胎头下降延缓。⑦胎头下降停滞:活跃期晚期胎头停留在原处不下降达 1 小时以上,称胎头下降停滞。

以上 7 种产程进展异常,可以单独存在,也可以合并存在。当总产程超过 24 小时称滞产。

(3)对产妇的影响:由于产程延长可出现疲乏无力,肠胀气,排尿困难等,影响子宫收缩,严重时可引起脱水,酸中毒,低钾血症;由于第二产程延长,可导致组织缺血,水肿,坏死,形成膀胱阴道瘘或尿道阴道瘘,胎膜早破以及多次肛查或阴道检查增加感染机会;产后宫缩乏力影响胎盘剥离,娩出和子宫壁的血窦关闭,容易引起产后出血。

(4)对胎儿的影响:协调性宫缩乏力容易造成胎头在盆腔内旋转异常,使产程延长,增加手术产机会,对胎儿不利。不协调性宫缩乏力,不能使子宫壁完全放松,对子宫胎盘循环影响大,胎儿在子宫内缺氧,容易发生胎儿窘迫。胎膜早破易造成脐带受压或脱垂,造成胎儿窘迫甚至胎死宫内。

(二)护理诊断

1.疼痛

腹痛,与不协调性子宫收缩有关。

2.有感染的危险

有感染的危险与产程延长、胎膜破裂时间延长有关。

3.焦虑

焦虑与担心自身和胎儿健康有关。

4.潜在并发症

胎儿窘迫,产后出血。

(三)护理目标

(1)疼痛减轻,焦虑减轻,情绪稳定。

（2）未发生软产道损伤、产后出血和胎儿缺氧。

（3）新生儿健康。

（四）护理措施

首先配合医师寻找原因，估计不能经阴道分娩者遵医嘱做好剖宫产术准备。或阴道分娩过程中应做好助产的准备。估计能经阴道分娩者应实施下列护理措施。

1.加强产时监护

改善产妇全身状况加强产程观察，持续胎儿电子监护。第一产程应鼓励产妇多进食，必要时静脉补充营养；避免过多使用镇静药物，注意及时排空直肠和膀胱。

2.协助医师加强宫缩

（1）协调性宫缩乏力应实施下列措施。①人工破膜：宫口扩张 3 cm 或 3 cm 以上，无头盆不称，胎头已衔接者，可行人工破膜。②缩宫素静脉滴注：适用于协调性宫缩乏力，宫口扩张 3 cm，胎心良好，胎位正常，头盆相称者。使用方法和注意事项如下：取缩宫素 2.5 U 加入 5% 葡萄糖液 500 mL 内，使每滴糖液含缩宫素 0.33 mU，从 4～5 滴/分即 12～15 mU/min，根据宫缩强弱进行调整，通常不超过 40 滴，维持宫缩为间歇时间 2～3 分钟，持续时间 40～60 秒。对于宫缩仍弱者，应考虑到酌情增加缩宫素剂量。在使用缩宫素时，必须有专人守护，严密观察，应注意观察产程进展，监测宫缩、听胎心率及测量血压。

（2）不协调性宫缩乏力应调节子宫收缩，恢复其极性。要点是：①给予强镇静剂哌替啶 100 mg，或地西泮 10 mg 静脉推注，不协调性宫缩多能恢复为协调性宫缩。②在宫缩恢复为协调性之前，严禁应用缩宫素。③若经处理，不协调性宫缩未能得到纠正，或伴有胎儿窘迫征象，或伴有头盆不称，均应行剖宫产术。④若不协调性宫缩已被控制，但宫缩仍弱时，可用协调性宫缩乏力时加强宫缩的各种方法处理。

3.预防产后出血及感染

破膜 12 小时以上应给予抗生素预防感染。当胎儿前肩娩出时，给予缩宫素 10～20 U 静脉滴注，使宫缩增强，促使胎盘剥离与娩出及子宫血窦关闭。

（五）护理教育

应对孕妇进行产前教育，使孕妇了解分娩是生理过程，增强其对分娩的信心。分娩前鼓励多进食，必要时静脉补充营养；避免过多使用镇静药物，注意检查有无头盆不称等，均是预防宫缩乏力的有效措施；注意及时排空直肠和膀胱，必要时可行温肥皂水灌肠及导尿。

三、子宫收缩过强

（一）护理评估

1.协调性子宫收缩过强（急产）

子宫收缩的节律性，对称性和极性均正常，仅子宫收缩力过强、过频。若产道无阻力，宫口迅速开全，分娩在短时间内结束，总产程不足 3 小时，称急产。经产妇多见。

对产妇及胎儿新生儿的影响：宫缩过强过频，产程过快，可致初产妇宫颈，阴道以及会阴撕裂伤；接产时来不及消毒可致产褥感染；胎儿娩出后子宫肌纤维缩复不良，易发生胎盘滞留或产后出血；宫缩过强，过频影响子宫胎盘血液循环，胎儿在宫内缺氧，易发生胎儿窘迫，新生儿窒息甚至死亡；胎儿娩出过快，胎头在产道内受到的压力突然解除，可致新生儿颅内出血；接产时来不及消毒，新生儿易发生感染；若坠地可致骨折、外伤。

2.不协调性子宫收缩过强

由于分娩发生梗阻或不适当地应用缩宫素,粗暴地进行阴道内操作或胎盘早剥血液浸润子宫肌层等因素造成。引起宫颈内口以上部分的子宫肌层出现强直性痉挛性收缩,宫缩间歇期短或无间歇。产妇烦躁不安,持续性腹痛,拒按。胎位触不清,胎心听不清。有时可出现病理缩复环,血尿等先兆子宫破裂征象。子宫壁局部肌肉呈痉挛性不协调性收缩形成的环状狭窄,持续不放松,称子宫痉挛性狭窄环。狭窄环可发生在宫颈,宫体的任何部分,多在子宫上下段交界处,也可在胎体某一狭窄部,以胎颈,胎腰处常见。

(二)护理措施

(1)有急产史的孕妇,在预产期前1～2周不应外出远走,以免发生意外,有条件应提前住院待产。临产后不应灌肠,提前做好接产及抢救新生儿窒息的准备。胎儿娩出时,勿使产妇向下屏气。若急产来不及消毒及新生儿坠地者,新生儿应肌内注射维生素 K₁ 10 mg 预防颅内出血,并尽早肌内注射精制破伤风抗毒素1 500 U。产后仔细检查软产道,若有撕裂应及时缝合。若属未消毒的接产,应给予抗生素预防感染。

(2)确诊为强直性宫缩,应及时给予宫缩抑制剂,如 25% 硫酸镁 20 mL 加入 5% 葡萄糖液 20 mL内缓慢静脉推注(不少于 5 分钟)。若属梗阻性原因,应立即行剖宫产术。若仍不能缓解强直性宫缩,应行剖宫产术。

(3)子宫痉挛性狭窄环,应认真寻找导致子宫痉挛性狭窄环的原因,及时纠正,停止一切刺激,如禁止阴道内操作,停用缩宫素等。若无胎儿窘迫征象,给予镇静剂,也可给予宫缩抑制剂,一般可消除异常宫缩。

(4)经上述处理,子宫痉挛性狭窄环不能缓解,宫口未开全,胎先露部高,或伴有胎儿窘迫征象,均应立即行剖宫产术。若胎死宫内,宫口已开全,可行乙醚麻醉,经阴道分娩。

(李海美)

第十节 前置胎盘

妊娠 28 周后,胎盘附着于子宫下段,甚至胎盘下缘达到或覆盖宫颈内口,其位置低于胎先露部,称为前置胎盘。前置胎盘是妊娠晚期严重并发症,也是妊娠晚期阴道流血最常见的原因。其发病率国外报道 0.5%,国内报道 0.24%～1.57%。

一、病因

目前尚不清楚,高龄初产妇(年龄超过 35 岁)、经产妇及多产妇、吸烟或吸毒妇女为高危人群。其病因可能与下述因素有关。

(一)子宫内膜病变或损伤

多次刮宫、分娩、子宫手术史等是前置胎盘的高危因素。上述情况可损伤子宫内膜,引起子宫内膜炎或萎缩性病变,再次受孕时子宫蜕膜血管形成不良、胎盘血供不足,刺激胎盘面积增大延伸到子宫下段。前次剖宫产手术瘢痕可妨碍胎盘在妊娠晚期向上迁移。增加前置胎盘的可能性。据统计发生前置胎盘的孕妇,85%～95%为经产妇。

(二)胎盘异常

双胎妊娠时胎盘面积过大,前置胎盘发生率较单胎妊娠高 1 倍;胎盘位置正常而副胎盘位于子宫下段接近宫颈内口;膜状胎盘大而薄,扩展到子宫下段,均可发生前置胎盘。

(三)受精卵滋养层发育迟缓

受精卵到达子宫腔后,滋养层尚未发育到可以着床的阶段,继续向下游走到达子宫下段,并在该处着床而发育成前置胎盘。

二、分类

根据胎盘下缘与宫颈内口的关系,将前置胎盘分为 3 类(图 8-8)。

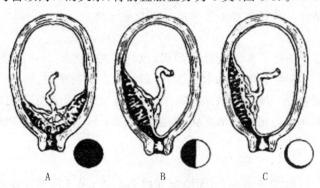

图 8-8　前置胎盘的类型
A.完全性前置胎盘;B.部分性前置胎盘;C.边缘性前置胎盘

(1)完全性前置胎盘又称中央性前置胎盘,胎盘组织完全覆盖宫颈内口。

(2)部分性前置胎盘宫颈内口部分为胎盘组织所覆盖。

(3)边缘性前置胎盘胎盘附着于子宫下段,胎盘边缘到达宫颈内口,未覆盖宫颈内口。

胎盘位于子宫下段,与胎盘边缘极为接近,但未达到宫颈内口,称为低置胎盘。胎盘下缘与宫颈内口的关系可因宫颈管消失、宫口扩张而改变。前置胎盘类型可因诊断时期不同而改变,如临产前为完全性前置胎盘,临产后因口扩张而成为部分性前置胎盘。目前临床上均依据处理前最后一次检查结果来决定其分类。

三、临床表现

(一)症状

前置胎盘的典型症状是妊娠晚期或临产时,发生无诱因、无痛性反复阴道流血。妊娠晚期子宫下段逐渐伸展,牵拉宫颈内口,宫颈管缩短;临产后规律宫缩使宫颈管消失成为软产道的一部分。宫颈外口扩张,附着于子宫下段及宫颈内口的胎盘前置部分不能相应伸展而与其附着处分离,血窦破裂出血。前置胎盘出血前无明显诱因,初次出血量一般不多,剥离处血液凝固后,出血自然停止;也有初次即发生致命性大出血而导致休克的。由于子宫下段不断伸展,前置胎盘出血常反复发生,出血量也越来越多。阴道流血发生的迟早、反复发生次数、出血量多少与前置胎盘类型有关。完全性前置胎盘初次出血时间早,多在妊娠 28 周左右,称为"警戒性出血"。边缘性前置胎盘出血多发生于妊娠晚期或临产后,出血量较少。部分性前置胎盘的初次出血时间、出血量及反复出血次数,介于两者之间。

(二)体征

患者一般情况与出血量有关,大量出血呈现面色苍白、脉搏增快微弱、血压下降等休克表现。腹部检查:子宫软,无压痛,大小与妊娠周数相符。由于子宫下段有胎盘占据,影响胎先露部入盆,故胎先露高浮,易并发胎位异常。反复出血或一次出血量过多,使胎儿宫内缺氧,严重者胎死宫内。当前置胎盘附着于子宫前壁时,可在耻骨联合上方听到胎盘杂音。临产时检查见宫缩为阵发性,间歇期子宫完全松弛。

四、处理原则

处理原则是抑制宫缩、止血、纠正贫血和预防感染。根据阴道流血量、有无休克、妊娠周数、胎位、胎儿是否存活、是否临产及前置胎盘类型等综合做出决定。

(一)期待疗法

应在保证孕妇安全的前提下尽可能延长孕周,以提高围生儿存活率。适用于妊娠<34周、胎儿体重<2 000 g、胎儿存活、阴道流血量不多、一般情况良好的孕妇。

尽管国外有资料证明,前置胎盘孕妇的妊娠结局住院与门诊治疗并无明显差异,但我国仍应强调住院治疗。住院期间密切观察病情变化,为孕妇提供全面优质护理是期待疗法的关键措施。

(二)终止妊娠

1.终止妊娠指征

孕妇反复发生多量出血甚至休克者,无论胎儿成熟与否,为了母亲安全应终止妊娠;期待疗法中发生大出血或出血量虽少,但胎龄达孕36周以上,胎儿成熟度检查提示胎儿肺成熟者;胎龄未达孕36周,出现胎儿窘迫征象,或胎儿电子监护发现胎心异常者;出血量多。危及胎儿;胎儿已死亡或出现难以存活的畸形,如无脑儿。

2.剖宫产

剖宫产可在短时间内娩出胎儿,迅速结束分娩,对母儿相对安全,是处理前置胎盘的主要手段。剖宫产指征应包括完全性前置胎盘,持续大量阴道流血;部分性和边缘性前置胎盘出血量较多,先露高浮,短时间内不能结束分娩;胎心异常。术前应积极纠正贫血、预防感染等,备血,做好处理产后出血和抢救新生的准备。

3.阴道分娩

边缘性前置胎盘、枕先露、阴道流血不多、无头盆不称和胎位异常,估计在短时间内能结束分娩者,可予试产。

五、护理

(一)护理评估

1.病史

除个人健康史外,在孕产史中尤其注意识别有无剖宫产术、人工流产术及子宫内膜炎等前置胎盘的易发因素。此外妊娠中特别是孕28周后,是否出现无痛性、无诱因、反复阴道流血症状,并详细记录具体经过及医疗处理情况。

2.身心状况

患者的一般情况与出血量的多少密切相关。大量出血时可见面色苍白、脉搏细速、血压下降等休克症状。孕妇及其家属可因突然阴道流血而感到恐惧或焦虑,既担心孕妇的健康,更担心胎儿的安危,可能显得恐慌、紧张、手足无措。

3.诊断检查

(1)产科检查:子宫大小与停经月份一致,胎儿方位清楚,先露高浮,胎心可以正常,也可因孕妇失血过多致胎心异常或消失。前置胎盘位于子宫下段前壁时,可于耻骨联合上方听见胎盘山管杂音。临产后检查,宫缩为阵发性,间歇期子宫肌肉可以完全放松。

(2)超声波检查:B超断层相可清楚看到子宫壁、胎头、宫颈和胎盘的位置,胎盘定位准确率达95%以上,可反复检查,是目前最安全、有效的首选检查方法。

(3)阴道检查:目前一般不主张应用。只有在近临产期出血不多时,终止妊娠前为除外其他出血原因或明确诊断决定分娩方式前考虑采用。要求阴道检查操作必须在输血、输液和做好手术准备的情况下方可进行。怀疑前置胎盘的个案,切忌肛查。

(4)术后检查胎盘及胎膜:胎盘的前置部分可见陈旧血块附着呈黑紫色或暗红色,如这些改变位于胎盘的边缘,而且胎膜破口处距胎盘边缘小于7 cm,则为部分性前置胎盘。如行剖宫产术,术中可直接了解胎盘附着的部分并确立诊断。

(二)护理诊断

1.潜在并发症

出血性休克。

2.有感染的危险

与前置胎盘剥离面靠近子宫颈口、细菌易经阴道上行感染有关。

(三)预期目标

(1)接受期待疗法的孕妇血红蛋白不再继续下降,胎龄可达或更接近足月。

(2)产妇产后未发生产后出血或产后感染。

(四)护理措施

根据病情须立即接受终止妊娠的孕妇,立即安排孕妇去枕侧卧位,开放静脉,配血,做好输血准备。在抢救休克的同时,按腹部手术患者的护理进行术前准备,并做好母儿生命体征监护及抢救准备工作。接受期待疗法的孕妇的护理措施如下。

1.保证休息

减少刺激孕妇需住院观察,绝对卧床休息,尤以左侧卧位为佳,并定时间断吸氧,每天3次,每次1小时,以提高胎儿血氧供应。此外,还需避免各种刺激,以减少出血可能。医护人员进行腹部检查时动作要轻柔,禁做阴道检查和肛查。

2.纠正贫血

除采取口服硫酸亚铁、输血等措施外,还应加强饮食营养指导,建议孕妇多食高蛋白及含铁丰富的食物,如动物肝脏、绿叶蔬菜和豆类等,一方面有助于纠正贫血,另一方面还可以增强机体抵抗力,同时也促进胎儿发育。

3.监测生命体征

及时发现病情变化严密观察并记录孕妇生命体征,阴道流血的量、色,流血事件及一般状况,检测胎儿宫内状态。按医嘱及时完成实验室检查项目,并交叉配血备用。发现异常及时报告医师并配合处理。

4.预防产后出血和感染

(1)产妇回病房休息时严密观察产妇的生命体征及阴道流血情况,发现异常及时报告医师处理,以防止或减少产后出血。

(2)及时更换会阴垫,以保持会阴部清洁、干燥。

(3)胎儿分娩后,及早使用宫缩剂,以预防产后大出血;对新生儿严格按照高危儿处理。

5.健康教育

护士应加强对孕妇的管理和宣教。指导围孕期妇女避免吸烟、酗酒等不良行为,避免多次刮宫、引产或宫内感染,防止多产,减少子宫内膜损伤或子宫内膜炎。对妊娠期出血,无论量多少均应就医,做到及时诊断、正确处理。

(五)护理评价

(1)接受期待疗法的孕妇胎龄接近(或达到)足月时终止妊娠。

(2)产妇产后未出现产后出血和感染。

(李海美)

第十一节 胎盘早剥

妊娠20周以后或分娩期正常位置的胎盘在胎儿娩出前部分或全部从子宫壁剥离,称为胎盘早剥。胎盘早剥是妊娠晚期严重并发症,具有起病急、发展快特点,若处理不及时可危及母儿生命。胎盘早剥的发病率:国外1‰～2‰,国内0.46‰～2.1‰。

一、病因

胎盘早剥确切的原因及发病机制尚不清楚,可能与下述因素有关。

(一)孕妇血管病变

孕妇患严重妊娠期高血压疾病、慢性高血压、慢性肾脏疾病或全身血管病变时,胎盘早剥的发生率增高。妊娠合并上述疾病时,底蜕膜螺旋小动脉痉挛或硬化,引起远端毛细血管变性坏死甚至破裂出血,血液流至底蜕膜层与胎盘之间形成胎盘后血肿。致使胎盘与子宫壁分离。

(二)机械性因素

外伤尤其是腹部直接受到撞击或挤压;脐带过短(小于30 cm)或脐带围绕颈、绕体相对过短时,分娩过程中胎儿下降牵拉脐带造成胎盘剥离;羊膜穿刺时刺破前壁胎盘附着处,血管破裂出血引起胎盘剥离。

(三)宫腔内压力骤减

双胎妊娠分娩时,第一胎儿娩出过速;羊水过多时,人工破膜后羊水流出过快,均可使宫腔内压力骤减,子宫骤然收缩,胎盘与子宫壁发生错位剥离。

(四)子宫静脉压突然升高

妊娠晚期或临产后,孕妇长时间仰卧位,巨大妊娠子宫压迫下腔静脉,回心血量减少,血压下降。此时子宫静脉淤血、静脉压增高、蜕膜静脉床淤血或破裂,形成胎盘后血肿,导致部分或全部胎盘剥离。

(五)其他一些高危因素

如高龄孕妇、吸烟、可卡因滥用、孕妇代谢异常、孕妇有血栓形成倾向、子宫肌瘤(尤其是胎盘附着部位肌瘤）等与胎盘早剥发生有关。有胎盘早剥史的孕妇再次发生胎盘早剥的危险性比无胎盘早剥史者高 10 倍。

二、分类及病理变化

胎盘早剥主要病理改变是底蜕膜出血并形成血肿，使胎盘从附着处分离。按病理类型，胎盘早剥可分为显性、隐性及混合性 3 种（图 8-9）。若底蜕膜出血量少，出血很快停止，多无明显的临床表现，仅在产后检查胎盘时发现胎盘母体面有凝血块及压迹。若底蜕膜继续出血，形成胎盘后血肿，胎盘剥离面随之扩大，血液冲开胎盘边缘并沿胎膜与子宫壁之间经过颈管向外流出，称为显性剥离或外出血。若胎盘边缘仍附着于子宫壁或由于胎先露部固定于骨盆入口，使血液积聚于胎盘与子宫壁之间，称为隐性剥离或内出血。由于子宫内有妊娠产物存在，子宫肌不能有效收缩，以压迫破裂的血窦而止血，血液不能外流，胎盘后血肿越积越大，子宫底随之升高。当出血达到一定程度时，血液终会冲开胎盘边缘及胎膜外流，称为混合型出血。偶有出血穿破胎膜溢入羊水中成为血性羊水。

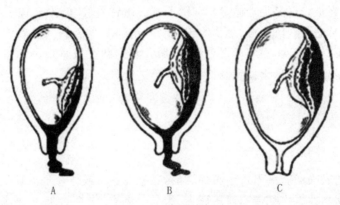

图 8-9　胎盘早剥类型

A.显性剥离；B.隐性剥离；C.混合性剥离

胎盘早剥发生内出血时，血液积聚于胎盘与子宫壁之间，随着胎盘后血肿压力的增加，血液浸入子宫肌层，引起肌纤维分离、断裂甚至变性，当血液渗透至子宫浆膜层时，子宫表面现紫蓝色瘀斑，称为子宫胎盘卒中，又称为库弗莱尔子宫。有时血液还可渗入输卵管系膜、卵巢表面上皮下、阔韧带内。子宫肌层由于血液浸润、收缩力减弱，造成产后出血。

严重的胎盘早剥可以引发一系列病理生理改变。从剥离处的胎盘绒毛和蜕膜中释放大量组织凝血活酶，进入母体血循环，激活凝血系统，导致弥散性血管内凝血（DIC），肺、肾等脏器的毛细血管内微血栓形成，造成脏器缺血和功能障碍。胎盘早剥持续时间越长，促凝物质不断进入母血，激活纤维蛋白溶解系统，产生大量的纤维蛋白原降解产物（FDP），引起继发性纤溶亢进。发生胎盘早剥后，消耗大量凝血因子，并产生高浓度 FDP，最终导致凝血功能障碍。

三、临床表现

根据病情严重程度，Sher 将胎盘早剥分为 3 度。

（一）Ⅰ度

多见于分娩期，胎盘剥离面积小，患者常无腹痛或腹痛轻微，贫血体征不明显。腹部检查见子宫软,大小与妊娠周数相符,胎位清楚,胎心率正常。产后检查见胎盘母体面有凝血块及压迹即可诊断。

(二)Ⅱ度

胎盘剥离面为胎盘面积1/3左右。主要症状为突然发生持续性腹痛、腰酸或腰背痛,疼痛程度与胎盘后积血量成正比。无阴道流血或流血量不多,贫血程度与阴道流血量不相符。腹部检查见子宫大于妊娠周数,子宫底随胎盘后血肿增大而升高。胎盘附着处压痛明显(胎盘位于后壁则不明显),宫缩有间歇,胎位可扪及,胎儿存活。

(三)Ⅲ度

胎盘剥离面超过胎盘面积1/2。临床表现较Ⅱ度重。患者可出现恶心、呕吐、面色苍白、四肢湿冷、脉搏细数、血压下降等休克症状,且休克程度大多与阴道流血量不成正比。腹部检查见子宫硬如板状,宫缩间歇时不能松弛,胎位扪不清,胎心消失。

四、处理原则

纠正休克、及时终止妊娠是处理胎盘早剥的原则。患者入院时,情况危重、处于休克状态,应积极补充血容量,及时输入新鲜血液,尽快改善患者状况。胎盘早剥一旦确诊,必须及时终止妊娠。终止妊娠的方法根据胎次、早剥的严重程度、胎儿宫内状况及宫口开大等情况而定。此外,对并发症如凝血功能障碍、产后出血和急性肾衰竭等进行紧急处理。

五、护理

(一)护理评估

1.病史

孕妇在妊娠晚期或临产时突然发生腹部剧痛,有急性贫血或休克现象,应引起高度重视。护士需结合有无妊娠期高血压疾病或高血压病史、胎盘早剥史、慢性肾炎史、仰卧位低血压综合征史及外伤史,进行全面评估。

2.身心状况

胎盘早剥孕妇发生内出血时,严重者常表现为急性贫血和休克症状,而无阴道流血或有少量阴道流血。因此对胎盘早剥孕妇除进行阴道流血的量、色评估外,应重点评估腹痛的程度、性质、孕妇的生命体征和一般情况,以及时、准确地了解孕妇的身体状况。胎盘早剥孕妇入院时情况危急,孕妇及其家属常常感到高度紧张和恐惧。

3.诊断检查

(1)产科检查:通过四步触诊判断胎方位、胎心情况、宫高变化、腹部压痛范围和程度等。

(2)B超检查:正常胎盘B超图像应紧贴子宫体部后壁、前壁或侧壁,若胎盘与子宫体之间有血肿时,在胎盘后方出现液性低回声区,暗区常不止一个,并见胎盘增厚。若胎盘后血肿较大时,能见到胎盘胎儿面凸向羊膜腔,甚至能使子宫内的胎儿偏向对侧。若血液渗入羊水中,见羊水回声增强、增多,为羊水混浊所致。当胎盘边缘已与子宫壁分离,未形成胎盘后血肿,则见不到上述图像,故B超检查诊断胎盘早剥有一定的局限性。重型胎盘早剥时常伴胎心、胎动消失。

(3)实验室检查:主要了解患者贫血程度及凝血功能。重型胎盘早剥患者应检查肾功能与二氧化碳结合力。若并发DIC时进行筛选试验(血小板计数、凝血酶原时间、纤维蛋白原测定),结果可疑者可做纤溶确诊试验(凝血酶时间、优球蛋白溶解时间、血浆鱼精蛋白副凝时间)。

(二)可能的护理诊断

1.潜在并发症

弥散性血管内凝血。

2.恐惧

此与胎盘早剥引起的起病急、进展快,危及母儿生命有关。

3.预感性悲哀

此与死产、切除子宫有关。

(三)预期目标

(1)孕妇出血性休克症状得到控制。

(2)患者未出现凝血功能障碍、产后出血和急性肾衰竭等并发症。

(四)护理措施

胎盘早剥是一种妊娠晚期严重危及母儿生命的并发症,积极预防非常重要。护士应使孕妇接受产前检查,预防和及时治疗妊娠期高血压疾病、慢性高血压、慢性肾病等;妊娠晚期避免仰卧位及腹部外伤;施行外倒转术时动作要轻柔;处理羊水过多和双胎者时,避免子宫腔压力下降过快等。对于已诊断为胎盘早剥的患者,护理措施如下。

1.纠正休克

改善患者的一般情况护士应迅速开放静脉,积极补充其血容量,及时输入新鲜输血。既能补充血容量,又可补充凝血因子。同时密切监测胎儿状态。

2.严密观察病情变化

及时发现并发症凝血功能障碍表现为皮下、黏膜或注射部位出血,子宫出血不凝,有时有尿血、咯血及呕血等现象;急性肾衰竭可表现为尿少或无尿。护士应高度重视上述症状,一旦发现,及时报告医师并配合处理。

3.为终止妊娠做好准备

一旦确诊,应及时终止妊娠,以孕妇病情轻重、胎儿宫内状况、产程进展、胎产式等具体状态决定分娩方式,护士需为此做好相应准备。

4.预防产后出血

胎盘早剥的产妇胎儿娩出后易发生产后出血,因此分娩后应及时给予宫缩剂,并配合按摩子宫,必要时按医嘱做切除子宫的术前准备。未发生出血者,产后仍应加强生命体征观察,预防晚期产后出血的发生。

5.产褥期的处理

患者在产褥期应注意加强营养,纠正贫血。更换消毒会阴垫,保持会阴清洁,预防感染。根据孕妇身体情况给予母乳指导。死产者及时给予退乳措施,可在分娩后 24 小时内尽早服用大剂量雌激素,同时紧束双乳,少进汤类;水煎生麦芽当茶饮;针刺足临泣、悬钟等穴位等。

(五)护理评价

(1)母亲分娩顺利,婴儿平安出生。

(2)患者未出现并发症。

(李海美)

第十二节 胎儿窘迫

胎儿窘迫是指孕妇、胎儿、胎盘等各种原因引起的胎儿宫内缺氧,影响胎儿健康甚至危及生命。胎儿窘迫是一种综合征,主要发生在临产过程。也可发生在妊娠后期。发生在临产过程者,可以是妊娠后期的延续和加重。

一、病因

胎儿窘迫的病因涉及多方面,可归纳为三大类。

(一)母体因素

妊娠妇女患有高血压疾病、慢性肾炎、妊娠高血压综合征、重度贫血、心脏病、肺源性心脏病、高热、吸烟、产前出血性疾病和创伤、急产或子宫不协调性收缩、缩宫素使用不当、产程延长、子宫过度膨胀、胎膜早破等;或者产妇长期仰卧位,镇静药、麻醉药使用不当等。

(二)胎儿因素

胎儿心血管系统功能障碍、胎儿畸形,如严重的先天性心血管疾病、母婴血型不合引起的胎儿溶血、胎儿贫血、胎儿宫内感染等。

(三)脐带、胎盘因素

脐带因素有长度异常、缠绕、打结、扭转、狭窄、血肿、帆状附着;胎盘因素有植入异常、形状异常、发育障碍、循环障碍等。

二、病理生理

胎儿窘迫的基本病理生理变化是缺血、缺氧引起的一系列变化。缺氧早期或者一过性缺氧时。机体主要通过减少胎盘和自身耗氧量代偿,胎儿则通过减少对肾与下肢血供等方式来保证心脑血流量,不产生严重的代偿障碍及器官损害。缺氧严重则可引起严重的并发症。缺氧初期通过自主神经反射兴奋交感神经,使肾上腺儿茶酚胺及皮质醇分泌增多,引起血压上升及心率加快。此时胎儿的大脑、肾上腺、心脏及胎盘血流增加,而肾、肺、消化系统等血流减少,出现羊水减少、胎儿发育迟缓等。若缺氧继续加重,则转为兴奋迷走神经,血管扩张,有效循环血量减少,主要器官的功能由于血流不能保证而受损,于是胎心率减慢。缺氧继续发展下去可引起严重的器官功能损害,尤其可以引起缺血缺氧性脑病甚至胎死宫内。此过程基本是低氧血症至缺氧,然后至代谢性酸中毒,主要表现为胎动减少、羊水少、胎心监护基线变异差、出现晚期减速甚至呼吸抑制。由于缺氧时肠蠕动加快,肛门括约肌松弛引起胎粪排出。此过程可以形成恶性循环,更加重母体及胎儿的危险。不同原因引起的胎儿窘迫表现过程可以不完全一致,所以应加强监护、积极评价、及时发现高危征象并积极处理。

三、临床表现

胎儿窘迫的主要表现为胎心音改变、胎动异常及羊水胎粪污染或羊水过少,严重者胎动消失。根据其临床表现,胎儿窘迫可以分为急性胎儿窘迫和慢性胎儿窘迫。急性胎儿窘迫多发生在分娩期,主要表现为胎心率加快或减慢;CST 或者 OCT 等出现频繁的晚期减速或变异减速;

羊水胎粪污染和胎儿头皮血 pH 下降,出现酸中毒。羊水胎粪污染可以分为三度:Ⅰ度羊水呈浅绿色;Ⅱ度羊水呈黄绿色,浑浊;Ⅲ度羊水呈棕黄色,稠厚。慢性胎儿窘迫发生在妊娠末期,常延续至临产并加重,主要表现为胎动减少或消失、NST 基线平直、胎儿发育受限、胎盘功能减退、羊水胎粪污染等。

四、处理原则

急性胎儿窘迫者,应积极寻找原因并给予及时纠正。若宫颈未完全扩张、胎儿窘迫情况不严重者,给予吸氧,嘱产妇左侧卧位,若胎心率变为正常,可继续观察;若宫口开全、胎先露部已达坐骨棘平面以下3 cm者,应尽快助产经阴道娩出胎儿;若因缩宫素使宫缩过强造成胎心率减慢者。应立即停止使用,继续观察,病情紧迫或经上述处理无效者立即剖宫产结束分娩。慢性胎儿窘迫者,应根据妊娠周、胎儿成熟度和窘迫程度决定处理方案。首先应指导妊娠妇女采取左侧卧位,间断吸氧,积极治疗各种并发症或并发症,密切监护病情变化。若无法改善,则应在促使胎儿成熟后迅速终止妊娠。

五、护理评估

(一)健康史

了解妊娠妇女的年龄、生育史、内科疾病史如高血压疾病、慢性肾炎、心脏病等;本次妊娠经过,如妊娠高血压综合征、胎膜早破、子宫过度膨胀(如羊水过多和多胎妊娠);分娩经过,如产程延长(特别是第二产程延长)、缩宫素使用不当。了解有无胎儿畸形、胎盘功能的情况。

(二)身心状况

胎儿窘迫时,妊娠妇女自感胎动增加或停止。在窘迫的早期可表现为胎动过频(每 24 小时大于20 次);若缺氧未纠正或加重,则胎动转弱且次数减少,进而消失。胎儿轻微或慢性缺氧时,胎心率加快(大于 160 次/分);若长时间或严重缺氧。则会使胎心率减慢。若胎心率小于100 次/分则提示胎儿危险。胎儿窘迫时主要评估羊水量和性状。

孕产妇夫妇因为胎儿的生命遭遇危险而产生焦虑,对需要手术结束分娩产生犹豫、无助感。对于胎儿不幸死亡的孕产妇夫妇,其感情上受到强烈的创伤,通常会经历否认、愤怒、抑郁、接受的过程。

(三)辅助检查

1.胎盘功能检查

出现胎儿窘迫的妊娠妇女一般 24 小时尿 E_3 值急骤减少 $30\%\sim40\%$,或于妊娠末期连续多次测定在每 24 小时 10 mg 以下。

2.胎心监测

胎动时胎心率加速不明显,基线变异率小于 3 次/分,出现晚期减速、变异减速等。

3.胎儿头皮血血气分析

pH<7.20。

六、护理诊断/诊断问题

(一)气体交换受损(胎儿)

与胎盘子宫的血流改变、血流中断(脐带受压)或血流速度减慢(子宫-胎盘功能不良)有关。

（二）焦虑

与胎儿宫内窘迫有关。

（三）预期性悲哀

与胎儿可能死亡有关。

七、预期目标

（1）胎儿情况改善，胎心率在 120～160 次/分。

（2）妊娠妇女能运用有效的应对机制控制焦虑。

（3）产妇能够接受胎儿死亡的现实。

八、护理措施

（1）妊娠妇女左侧卧位，间断吸氧。严密监测胎心变化，一般每 15 分钟听 1 次胎心或进行胎心监护，注意胎心变化。

（2）为手术者做好术前准备，如宫口开全、胎先露部已达坐骨棘平面以下 3 cm 者，应尽快阴道助产娩出胎儿。

（3）做好新生儿抢救和复苏的准备。

（4）心理护理。①向孕产妇提供相关信息，包括医疗措施的目的、操作过程、预期结果及孕产妇需做的配合；将真实情况告知孕产妇，有助于其减轻焦虑，也可帮助产妇面对现实。必要时陪伴产妇，对产妇的疑虑给予适当的解释。②对于胎儿不幸死亡的父母亲，护理人员可安排一个远离其他婴儿和产妇的单人房间，陪伴他们或安排家人陪伴他们，勿让其独处；鼓励其诉说悲伤，接纳其哭泣及抑郁的情绪，陪伴在旁提供支持及关怀；若他们愿意，护理人员可让他们看看死婴并同意他们为死产婴儿做一些事情，包括沐浴、更衣、命名、拍照或举行丧礼，但事先应向他们描述死婴的情况，使之有心理准备。解除"否认"的态度而进入下一个阶段，提供足印卡、床头卡等作为纪念，帮助他们使用适合自己的压力应对技巧和方法。

九、结果评价

（1）胎儿情况改善，胎心率在 120～160 次/分。

（2）妊娠妇女能运用有效的应对机制来控制焦虑，叙述心理和生理上的感受。

（3）产妇能够接受胎儿死亡的现实。

（李海美）

第十三节　子宫破裂

子宫破裂是指在分娩期或妊娠晚期子宫体部或子宫下段发生破裂。是产科严重的并发症，若不及时诊治，可随时威胁母儿生命。

根据子宫破裂发生的时间可分为妊娠期破裂和分娩期破裂；根据子宫破裂发生的部位可分为子宫体部破裂和子宫下段破裂；根据子宫破裂发生的程度可分为完全性破裂和不完全性破裂。

完全破裂是指子宫壁的全层破裂，导致宫腔内容物进入腹腔，破裂常发生于子宫下段。不完全破裂是指子宫内膜、肌层部分或全部破裂，而浆膜层完整，常发生于子宫下段，宫腔与腹腔不相通，而往往在破裂侧进入阔韧带之间，形成阔韧带血肿。

一、病因

（一）梗阻性难产

它是引起子宫破裂最常见的原因。骨盆狭窄、头盆不称、软产道阻塞（发育畸形、瘢痕或肿瘤等），胎位异常（肩先露、额先露），胎儿异常（巨大胎儿、胎儿畸形）等，均可以导致胎先露部下降受阻，子宫上段为克服产道阻力而强烈收缩，使子宫下段过分伸展变薄超过最大限度，而发生子宫破裂。

（二）瘢痕子宫

剖宫产、子宫修补术、子宫肌瘤剔除术等都会使术后子宫肌壁留有瘢痕，于妊娠晚期或者临产后因子宫收缩牵拉及宫腔内压力增高而致子宫瘢痕破裂。宫体部瘢痕多于妊娠晚期发生自发破裂，多为完全破裂；子宫下段瘢痕破裂多发生于临产后，为不完全破裂。前次手术后伴感染或愈合不良者，发生子宫破裂概率更大。

（三）宫缩剂使用不当

分娩前肌内注射缩宫素或过量静脉滴注缩宫素，使用前列腺素栓剂及其他子宫收缩药物使用不当，均可导致子宫收缩过强，造成子宫破裂。多产、高龄、子宫畸形或发育不良、多次刮宫史、宫腔感染等都会增加子宫破裂的概率。

（四）手术创伤

多发生于不适当或粗暴的阴道助产手术，如宫颈口未开全时行产钳或臀牵引术，强行剥离植入性胎盘或严重粘连胎盘，行毁胎术、穿颅术时器械、胎儿骨片伤及子宫等情况均可导致子宫破裂。

二、临床表现

子宫破裂多发生于分娩期，通常是个逐渐发展的过程，可分为先兆子宫破裂和子宫破裂两个阶段。其症状与破裂发生的时间、部位、范围、出血量、胎儿及子宫肌肉收缩情况有关。

（一）先兆子宫破裂

子宫病理性缩复环形成、下腹部压痛、胎心率异常、血尿，是先兆子宫破裂的四大主要表现。

1.症状

常见于产程长、有梗阻性难产因素的产妇。产妇通常在临产过程中，当宫缩越强。但胎儿下降受阻，产妇表现为烦躁不安、疼痛难忍、下腹部拒按、呼吸急促、脉搏加快，同时膀胱受压充血，出现排尿困难及血尿。

2.体征

因胎先露部下降受阻，子宫收缩过强，子宫体部肌肉增厚变短，子宫下段肌肉变薄拉长，在两者间形成环状凹陷，称为病理性缩复环。可见该环逐渐上升至脐平或脐上，压痛明显（图8-10）。因子宫收缩过强过频，胎儿可能触不清，胎心率先加快后减慢或听不清，胎动频繁。

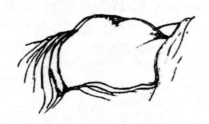

图 8-10　病理性缩复环

(二)子宫破裂

1.症状

产妇突感下腹部撕裂样剧痛,子宫收缩停止,腹部稍感舒适。后因血液、羊水进入腹腔,出现全腹持续性疼痛,伴有面色苍白、冷汗淋漓、脉搏细速、呼吸急促等现象。

2.体征

产妇全腹压痛、反跳痛,腹壁下可扪及胎体,子宫位于侧方,胎心胎动消失。阴道出血可见鲜血流出,下降中的胎儿先露部消失,扩张的宫颈口回缩,部分产妇可扪及子宫下段裂口及宫颈。若为子宫不完全破裂者,上述体征不明显,仅在不全破裂处有压痛、腹痛,若破裂口累及两侧子宫血管,可致急性大出血或形成阔韧带内血肿,查体时可在子宫一侧扪及逐渐增大且有压痛的包块。

三、处理原则

(一)先兆子宫破裂

立即抑制宫缩,使用麻醉药物或者肌内注射哌替啶,即刻行剖宫产终止妊娠。

(二)子宫破裂

在输血、输液、吸氧等抢救休克的同时,无论胎儿是否存活,都尽快做好剖宫产的准备,进行手术治疗。根据产妇全身状况、破裂的部位和程度、破裂的时间、有无感染征象等决定手术方法。

四、护理

(一)护理评估

1.病史

收集产妇既往有无与子宫破裂相关的病史,如子宫手术瘢痕、剖宫产史;此次妊娠有无出现高危因素,如胎位不正、头盆不称等;临产期间有无滥用缩宫素。

2.身心状况

评估产妇目前的临床表现和生命体征、情绪变化。如宫缩的强度、间隔时间、腹部疼痛的性质,有无排尿困难、有无血尿、有无出现病理性缩复环,同时监测胎儿宫内情况,了解有无出现胎儿窘迫征象。产妇精神状态有无烦躁不安、恐惧、焦虑、衰竭等现象。

3.辅助检查

(1)腹部检查:可了解产妇腹部疼痛的部位和体征,从而判断子宫破裂的阶段。

(2)实验室检查:血常规检查可了解有无白细胞计数升高、血红蛋白下降等感染、出血征象;同时尿常规检查可了解有无肉眼血尿。

(3)超声检查:可协助发现子宫破裂的部位和胎儿的位置。

(二)护理诊断

1.疼痛

与产妇出现强直行宫缩、子宫破裂有关。

2.组织灌注无效

与子宫破裂后出血量多有关。

3.预感性悲哀

与担心自身预后和胎儿可能死亡有关。

(三)护理目标

(1)及时补充血容量,产妇低血容量予以纠正。

(2)能够抑制强直性子宫收缩,产妇疼痛略有缓解。

(3)产妇情绪能够得到安抚和平稳。

(四)护理措施

1.预防子宫破裂

向孕产妇宣教,做好计划生育工作,避免多次人工流产,减少多产。认真做好产前检查,如有瘢痕子宫、产道异常者提前入院待产。正确处理产程,严密观察产程进展,尽早发现先兆子宫破裂的征象并及时处理。严格掌握使用缩宫素的指征和禁忌证,避免滥用,滴注缩宫素时应有专人看护并记录,从小剂量起,逐渐增加,严防发生过强宫缩。

2.先兆子宫破裂的护理

密切观察产程进展,注意胎儿心率变化。待产时,如果宫缩过强过频,下腹部压痛明显,或出现病理性缩复环时,及时报告医师,停止缩宫素等一切操作,严密监测产妇生命体征,根据医嘱使用抑制宫缩药物。

3.子宫破裂的护理

迅速开放静脉通路,短时间内补充液体、输血,补足血容量,同时吸氧、保暖,纠正酸中毒,进行抗休克处理,根据医嘱做好手术前各项准备,严密监测产妇生命体征、24小时出入量,各种实验室检查结果,评估出血量,根据医嘱使用抗生素防止感染。

4.心理支持

协助医师根据产妇的情况,向产妇及家属解释病情治疗计划,取得家属的支持和产妇的配合。如果出现胎儿死亡的产妇,要努力开解其悲伤的心情,鼓励其说出内心感受,为其提供安静的环境,同时给予关心和生活上的护理,努力帮助其接受现实,调整情绪,为产妇提供相应的产褥期休养计划,做好关于其康复的各种宣教。

(李海美)

第十四节　羊水栓塞

羊水栓塞(amniotic fluid embolism,AFE)是指在分娩过程中,羊水突然进入母体血循环而引起的急性肺栓塞、休克和弥散性血管内凝血(DIC)、肾衰竭和猝死的严重分娩并发症。其起病急、病情凶险,是造成孕产妇死亡的重要原因之一,发生于足月分娩者死亡率高达70%~80%。

也可发生在妊娠早、中期的流产,但病情较轻,死亡率较低。

一、病因

羊水栓塞是由污染羊水中的有形物质(胎儿毳毛、角化上皮、胎脂、胎粪)进入母体血循环引起。通常有以下几个原因。

(1)羊膜腔内压力增高(子宫收缩过强),胎膜与宫颈壁分离或宫颈口扩张引起宫颈黏膜损伤时,静脉血窦开放,羊水进入母体血循环。

(2)宫颈裂伤、子宫破裂、前置胎盘、胎盘早剥或剖宫产术中羊水通过病理性开放的子宫血窦进入母体血循环。

(3)羊膜腔穿刺或钳刮术时子宫壁损伤处静脉窦也可以成为羊水进入母体通道。

二、病理生理

近年来研究认为,羊水栓塞主要是变态反应。羊水进入母体循环后,通过阻塞肺小血管,引起变态反应而导致凝血机制异常,使机体发生一系列的病理生理变化。

(一)肺动脉高压

羊水内的有形物质如胎儿毳毛、胎脂、胎粪、角化上皮细胞等直接形成栓子。一方面,羊水的有形物质激活凝血系统,使小血管内形成广泛的血栓而阻塞肺小血管,反射性引起迷走神经兴奋,使肺小血管痉挛加重。另一方面,羊水内有形物质经肺动脉进入肺循环,阻塞小血管,引起肺内小支气管痉挛,支气管内分泌物增加,使肺通气、换气量减少,反射性地引起肺小血管痉挛,肺小管阻塞而引起肺动脉压增高,导致急性右心衰竭,继而发生呼吸和循环功能衰竭、休克,甚至死亡。

(二)过敏性休克

羊水中有形物质成为致敏原,作用于母体,引起变态反应所导致的过敏性休克,多在羊水栓塞后立即出现血压骤降甚至消失,甚至心、肺功能衰竭的表现。

(三)弥散性血管内凝血(DIC)

妊娠时母体血液呈高凝状态。羊水中含有大量促凝物质可激活母体凝血系统,进入母血循环后,在血管内产生大量的微血栓,消耗大量的凝血因子和纤维蛋白原,从而导致 DIC。同时纤维蛋白原下降时,可激活纤溶系统,由于大量凝血物质的消耗和纤溶系统的激活,产妇血液系统由高凝状态转变为纤溶亢进,血液不凝固,极易发生严重的产后出血及失血性休克。

(四)急性肾衰竭

由于休克和DIC,导致肾脏急剧缺血,进一步发生肾衰竭。

三、临床表现

(一)症状

羊水栓塞起病急骤、来势凶险,多发生于分娩过程中,尤其发生在胎儿娩出前后的短时间内。临床经过可分为以下 3 个阶段。

1.急性休克期

在分娩过程中。尤其是刚破膜不久,产妇突感寒战、烦躁不安、气急、恶心、呕吐等先兆症状,继而出现呛咳、呼吸困难、发绀、抽搐、昏迷,迅速出现循环衰竭,进入休克或昏迷状态。病情严重者仅在数分钟内死亡。

2.出血期

患者渡过呼吸、循环衰竭和休克而进入凝血功能障碍阶段,表现为难以控制的大量出血,血液不凝,身体其他部位出血如切口渗血、全身皮肤黏膜出血、血尿、消化道大出血或肾脏出血,产妇可死于出血性休克。

3.急性肾衰竭

后期存活的患者出现少尿、无尿和尿毒症的症状。主要为循环功能衰竭引起的肾脏缺血,DIC早期形成的血栓堵塞肾内小血管,引起肾脏缺血、缺氧,导致肾脏器质性损害。

(二)体征

心率增快,血压骤降,肺部听诊可闻及湿啰音。全身皮肤黏膜有出血点及瘀斑,阴道流血不止,切口渗血不凝。

四、处理原则

及时处理,立即抢救,抗过敏,纠正呼吸、循环系统衰竭和改善低氧血症,抗休克,防止DIC和肾衰竭的发生。

五、护理

(一)护理评估

1.病史

评估发生羊水栓塞临床表现的各种诱因,有无胎膜早破或人工破膜,前置胎盘或胎盘早剥,宫缩过强或强直性宫缩,中期妊娠引产或钳刮术,羊膜腔穿刺术等病史。

2.身心状况

胎膜破裂后,胎儿娩出后或手术中产妇突然出现寒战、呛咳、气急、烦躁不安、尖叫、呼吸困难、发绀、抽搐、出血不凝、不明原因休克等症状和体征,血压下降或消失,应考虑为羊水栓塞,立即进行抢救。

3.辅助检查

(1)血涂片查找羊水有形物质:采集下腔静脉血,镜检见到羊水有形成分可确诊。

(2)床旁胸部X线摄片:可见肺部双侧弥漫性点状、片状浸润影,沿肺门分布,伴轻度肺不张和右心扩大。

(3)床旁心电图或心脏彩色多普勒超声检查:提示有心房、有心室扩大,ST段下降。

(4)若患者死亡,行尸检时,可见肺水肿、肺泡出血。心内血液查到有羊水有形物质,肺小动脉或毛细血管有羊水有形成分栓塞,子宫或阔韧带血管内查到羊水有形物质。

(二)护理诊断

(1)气体交换受损:与肺血管阻力增加、肺动脉高压、肺水肿有关。

(2)组织灌注无效:与弥散性血管内凝血及失血有关。

(3)有胎儿窘迫的危险:与羊水栓塞、母体血循环受阻有关。

(三)护理目标

(1)实施抢救后,患者胸闷、气急、呼吸困难等症状有所改善。

(2)患者心率、血压恢复正常,出血量减少,肾功能恢复正常。

（3）新生儿无生命危险。

（四）护理措施

1.羊水栓塞的预防

加强产前检查,及时注意有无诱发因素,及时发现前置胎盘、胎盘早剥等并发症并予以积极处理。严密观察产程进展情况,正确掌握缩宫素的使用方法,防止宫缩过强。严格掌握人工破膜的指征和时间,宜在宫缩间歇期行人工破膜术,破口要小,并注意控制羊水流出的速度。

2.配合医师,并积极抢救患者

（1）吸氧:最初阶段是纠正缺氧。给予患者半卧位,加压给氧,必要时给予气管插管或者气管切开,减轻肺水肿,改善脑缺氧。

（2）抗过敏:根据医嘱,尽快给予大剂量肾上腺糖皮质激素抗过敏、解除痉挛,保护细胞。可予地塞米松 20～40 mg 静脉推注,以后根据病情可静脉滴注维持。氢化可的松 100～200 mg 加入 5%～10%葡萄糖注射液 50～100 mL 快速静脉滴注,后予 300～800 mg 加入 5%葡萄糖注射液 250～500 mL 静脉滴注,日用上限可达 500～1 000 mg。

（3）缓解肺动脉高压:解痉药物能改善肺血流灌注,预防有心力衰竭所致的呼吸循环衰竭。首选盐酸罂粟碱,30～90 mg 加入 25%葡萄糖注射液 20 mL 缓慢推注,能松弛平滑肌,扩张冠状动脉、肺和脑动脉,降低小血管阻力。与阿托品合用扩张小动脉效果更佳。其次使用阿托品,阿托品能阻断迷走神经反射所导致的肺血管和支气管痉挛。1 mg 阿托品加入 10%～25%葡萄糖注射液 10 mL,每 15～30 分钟静脉推注1 次。直至症状缓解,微循环改善为止。第三,使用氨茶碱。氨茶碱具有松弛支气管平滑肌、解除肺血管痉挛的作用,250 mg 氨茶碱加入 25%葡萄糖注射液 20 mL 缓慢推注。第四,酚妥拉明为 α 肾上腺素能抑制剂,能解除肺血管痉挛,降低肺动脉阻力,消除肺动脉高压。可用 5～10 mg 加入 10%葡萄糖注射液100 mL 静脉滴注。

（4）抗休克。①补充血容量、使用升压药物:扩容常使用右旋糖酐-40 静脉滴注,并且补充新鲜的血液和血浆。在抢救过程中,监测中心静脉压,了解心脏负荷情况,并据此调节输液量和输液速度。升压药物可用多巴胺 20 mg 加入 5%葡萄糖溶液 250 mL 静脉滴注,随时根据血压调节滴速。②纠正酸中毒:根据血氧分析和血清电解质结果,判断是否存在酸中毒。一旦发现,5%碳酸氢钠 250 mL 静脉滴注。及时应用可纠正休克和代谢失调,并根据血清电解质,及时纠正电解质紊乱。③纠正心力衰竭消除肺水肿:使用毛花苷 C 或毒毛花苷 K 静脉滴注。同时使用呋塞米静脉推注,有利于消除肺水肿,防止急性肾衰竭。

（5）防治 DIC:DIC 阶段应早期抗凝,补充凝血因子,及时输注新鲜血液和血浆、纤维蛋白原等;应用肝素,尤其在羊水栓塞时其血液呈高凝状态时短期内使用。用药过程中监测出凝血时间,如使用肝素过量（凝血时间超过 30 分钟）,则出现出血倾向,如伤口渗血、血肿、阴道流血不止等,可用鱼精蛋白对抗。

DIC 晚期纤溶时期,抗纤溶可使用氨基己酸、氨甲苯酸、氨甲环酸抑制纤溶激活酶,使纤溶酶原不被激活,从而抑制纤维蛋白溶解。抗纤溶的同时补充纤维蛋白原和凝血因子,防止大出血。

（6）预防肾衰竭:抢救的同时注意尿量,如补足血容量后仍然少尿或无尿,需要及时使用呋塞米等利尿剂,预防与治疗肾衰竭。

（7）预防感染:使用肾毒性较小的抗生素防止感染。

（8）产科处理:第一产程发病的产妇应立即考虑行剖宫产终止妊娠,去除病因。第二产程发病者,及时行阴道助产结束分娩,并且密切观察出血量、出凝血时间等,如果发生产后出血不止,应及时配合医师,做好子宫切除术的准备。

3.提供心理支持

如果在发病抢救过程中,产妇神志清醒,应给予产妇鼓励,安抚其紧张和恐惧的心理,使其配合医师抢救;对于家属要表示理解和抚慰,向家属解释产妇的病情,争取家属的支持和配合。在产妇病情稳定的情况下,可允许家属探视并且陪伴产妇,同时,病情稳定的康复期,可与产妇和家属一起制订康复计划,适时地给予相应的健康教育。

(李海美)

第十五节　产褥期抑郁症

产褥期抑郁症又称产后抑郁症,是指产妇在分娩后出现抑郁症状,是产褥期精神综合征中最常见的一种类型。易激惹、恐怖、焦虑、沮丧和对自身及婴儿健康过度担忧,常失去生活自理及照料婴儿的能力,有时还会陷入错乱或嗜睡状态。多于产后 2 周发病,于产后 4～6 周症状明显,既往无精神障碍史。有关其发生率,国内研究资料多为 10%～18%,国外资料高达 30% 以上。

一、病因

与生理、心理及社会因素密切相关。其中,B 型血性格、年龄偏小、独生子女、不良妊娠结局对产妇的抑郁情绪影响很大。此外,与缺乏妊娠、分娩及小儿喂养常识也有一定关系。

(一)社会因素

家庭对婴儿性别的敏感,以及孕期发生不良生活事件越多,越容易患产褥期抑郁症。孕期、分娩前后诸如孕期工作压力大、失业、夫妻分离、亲人病丧等生活事件的发生,以及产后体形改变,都是患病的重要诱因。产后遭到家庭和社会的冷漠,缺乏帮助与支持,也是致病的危险因素。

(二)遗传因素

遗传因素是精神障碍的潜在因素。有精神病家族史,特别是有家族抑郁症病史的产妇。产褥期抑郁症的发病率高。在过去有情感性障碍的病史、经前抑郁症史等均可引起该病。

(三)心理因素

由于分娩带来的疼痛与不适使产妇感到紧张恐惧,出现滞产、难产时,产妇的心理准备不充分,紧张、恐惧的程度增加,导致躯体和心理的应激增强,从而诱发产褥期抑郁症的发生。

二、临床表现

心情沮丧、情绪低落,易激惹、恐怖、焦虑,对自身及婴儿健康过度担忧,失去生活自理及照料婴儿能力,有时还会出现嗜睡、思维障碍、迫害妄想,甚至伤婴或出现自杀行为。

三、处理原则

产褥期抑郁症通常需要治疗,包括心理治疗和药物治疗。

(一)心理治疗

通过心理咨询,以解除致病的心理因素(如婚姻关系不良、想生男孩却生女孩、既往有精神障碍史等）。对产褥妇多加关心和无微不至的照顾,尽量调整好家庭中的各种关系,指导其养成良好睡眠习惯。

(二)药物治疗

应用抗抑郁症药,主要是选择5-羟色胺再吸收抑制剂、三环类抗抑郁药等,例如帕罗西汀以20 mg/d为开始剂量,逐渐增至 50 mg/d 口服;舍曲林以 50 mg/d 为开始剂量,逐渐增至200 mg/d口服;氟西汀以 20 mg/d 为开始剂量,逐渐增至 80 mg/d 口服;5 mg/d 阿米替林以50 mg/d为开始剂量,逐渐增至150 mg/d口服等。这类药物优点为不进入乳汁中,故可用于产褥期抑郁症。

(三)BN-脑神经平衡疗法

世界精神病学协会（WPA）、亚洲睡眠研究会（ASRS）、抑郁症防治国际委员会（PTD）、中国红十字会全国精神障碍疾病预防协会、广州海军医院精神病治疗中心宣布,治疗精神疾病技术的新突破:BN-脑神经介入平衡疗法为精神科领域治疗权威技术正式在广州海军医院启动。BN-脑神经介入平衡疗法引进当今世界最为先进的脑神经递质检测技术,打破了传统的诊疗手段,采用全球最尖端测量设备,结合BN-脑神经介入平衡疗法开创精神科领域检测治疗新标准。

四、诊断标准

产褥期抑郁症至今尚无统一的诊断标准。美国精神病学会（1994）在《精神疾病的诊断与统计手册》一书中,制定了产褥期抑郁症的诊断标准。在产后 2 周内出现下列 5 条或 5 条以上的症状,必须具备①②两条:①情绪抑郁;②对全部或多数活动明显缺乏兴趣或愉悦;③体重显著下降或增加;④失眠或睡眠过度;⑤精神运动性兴奋或阻滞;⑥疲劳或乏力;⑦遇事皆感毫无意义或自罪感;⑧思维力减退或注意力溃散;⑨反复出现死亡想法。

五、护理

(一)引导解决心理问题

耐心倾听产妇的诉说,做好心理疏导工作,解除产妇不良的社会、心理因素,减轻产妇的心理负担。

(二)关心、体贴产妇

加强与产妇的沟通,取得其信任,缓解其焦虑情绪。

(三)指导、帮助产妇

进行母乳喂养、照顾婴儿,使产妇逐步适应母亲角色,增强产妇的自信心。

(四)做好基础护理工作

使产妇感到舒适,缓解躯体症状,并指导产妇养成良好的睡眠习惯。

(五)重视高危因素

对存在抑郁症的高危因素、有焦虑症状及手术结束妊娠的产妇应高度重视,加强心理关怀与生活护理。

(六)发动产妇的家庭成员及其他的支持系统

使他们理解、关心产妇,多与产妇进行交流沟通,形成良好的家庭氛围。

(七)做好出院指导

出院时做好指导工作,并定期随访,提供心理咨询,解决产妇的心理问题。

六、预防

(一)加强对孕妇的精神关怀

利用孕妇学校等多种渠道普及有关妊娠、分娩常识,减轻孕妇妊娠、分娩的紧张、恐惧心情,完善自我保健。

(二)运用医学心理学、社会学知识

对孕妇在分娩过程中,多关心和爱护,对于预防产褥期抑郁症有积极意义。

(李海美)

第九章

肾病内分泌科疾病护理

第一节 内分泌疾病与肾病的关系

一、甲状腺与肾脏疾病

甲状腺和肾脏关系密切,甲状腺激素对肾脏的生长、发育起促进作用,并为维持肾功能正常所必需。当甲状腺激素过多或过少时,肾脏可发生多种改变;反过来肾脏对甲状腺激素亦有影响,特别是在肾衰竭时,甲状腺激素的分泌、代谢与经肾脏的排泄等都有变化。

(一)甲状腺功能亢进症与肾病

1.概述

早在19世纪80年代,国外就有学者揭示了甲状腺功能亢进症(简称甲亢)时肾脏功能的变化,此后诸多国内外学者对此进行了临床观察和动物实验研究,结果证实甲亢可引起不同程度的肾脏损伤。在临床上,甲亢相关性肾损伤多见于中年女性,在患病后不久或数年发病,主要表现为尿白蛋白排出增多,一般为轻度蛋白尿,少数可有肾病综合征的表现,肾功能不全较少见。随着甲亢病情的控制及甲状腺功能的好转,尿白蛋白排出逐渐减少并恢复正常,提示与甲亢有相关性。

2.甲亢相关性肾损伤的发生机制

(1)高血流动力学循环:高血流动力学循环导致肾血浆流量、肾小球滤过率、肾小管回吸收率与排泌能力均增加。有报道甲亢患者的血、尿 β_2-微球蛋白(β_2-MG)及尿白蛋白均升高,且尿 β_2-MG与血甲状腺激素水平有一定相关性,这提示甲亢时,高水平的甲状腺激素使全身各有核细胞持续处于高代谢状态,使有核细胞释放入血的 β_2-MG 增多;同时高代谢状态下机体生成的大量代谢废物经肾排泄,长期高负荷可损害肾小球滤过膜通透性及肾小管重吸收功能,造成尿 β_2-MG及白蛋白排出增多。Woodward 等运用 MDRD 方程对甲状腺功能异常患者进行肾小球滤过率评估,发现甲亢患者的估算肾小球滤过率明显高于甲状腺功能正常者及甲状腺功能减退(甲减)患者。肾小球滤过率的增加及肾血流量的增多,亦有助于形成肾小球内高压力、高灌注、高滤过的"三高"状态,引起肾动脉及肾实质的病理改变及功能异常。

(2)交感神经系统活性增强:在正常成年人,甲状腺激素对神经系统的主要作用在于易化儿茶酚胺的效应(允许作用)。有研究表明,甲亢患者尿儿茶酚胺排出增多。甲亢时,由于甲状腺激素分泌过多,交感神经系统处于亢进状态,直接引起肾脏的损害,其机制包括:①β-肾上腺素能受体介导的增殖作用;②导致足细胞收缩和蛋白尿,且不依赖于其血流动力学作用;③儿茶酚胺通过诱导血管平滑肌细胞和血管外膜成纤维细胞的增殖,导致肾内血管狭窄、顺应性下降。

（3）自身免疫性损伤:甲亢以弥漫性毒性甲状腺肿（Graves 病）最为常见,它与桥本甲状腺炎及原发性甲减统称为自身免疫性甲状腺疾病（AITD）。在人类肾病中抗原与抗体结合形成免疫复合物,呈颗粒状沉积在肾小球三个部位:系膜、内皮下与上皮下。有研究证实免疫复合物的输入易在系膜沉积,亦可产生一些内皮下沉积,未见上皮下沉积。Sato 等认为自身免疫性甲状腺疾病肾病中,甲状腺组织可以连续不断地提供抗原,产生甲状腺抗原与抗体结合之免疫复合物,此类肾病患者血清甲状腺球蛋白和甲状腺微粒体抗体阳性支持此假说。临床研究显示:AITD 患者体内抗甲状腺自身成分的抗体水平增高,如甲状腺球蛋白抗体和甲状腺微粒体抗体等。AITD 肾病中最常见的病理类型为膜性肾病,还可见膜增生性肾炎、IgA 肾病、局灶性肾小球硬化及新月体肾炎等。免疫病理进一步证实:甲状腺球蛋白和甲状腺微粒体抗体在肾小球内沉积,其沉积部位可在基膜外,亦可在系膜区。肾小球内原位复合物形成或循环免疫复合物沉积介导肾小球局部的免疫损伤,导致滤过屏障受损并形成蛋白尿。

（4）肾素-血管紧张素系统（RAS）激活:甲状腺激素异常对 RAS 的作用和临床意义是近年来关注的热点之一。动物实验显示:甲亢时血浆肾素活性增强、血管紧张素 Ⅱ 含量增加,且肾脏局部的肾素 mRNA 表达增强。此外,肾组织血管紧张素转化酶的活性及 mRNA 的表达也均有增加。顾向明等也观察到,甲亢患者的血管紧张素转化酶含量明显增高,与甲状腺素水平呈正相关。这些试验充分证明甲亢可导致 RAS 激活。现已明确 RAS（特别是局部肾组织 RAS）的异常活跃在肾脏病理改变的发展中起关键作用。其中血管紧张素 Ⅱ 是生物活性最强的物质,可通过影响肾小球血流动力学、改变肾小球滤过屏障、诱导足细胞凋亡、介导血管重建及肾组织重构等机制,导致肾脏的急、慢性损伤。然而,RAS 活化在甲亢相关性肾损伤中的作用尚存争议。

（5）水与电解质平衡:甲亢患者尿浓缩功能受损,可能是由于肾髓质血流量增加,髓质内溶质浓度减少,使渗透压降低所致。有的甲亢患者多饮多尿是主要表现,其血渗透压高于正常,以致出现口渴。另外,甲亢并有高血钙、高尿钙亦可能是引起多尿的另一个原因。

（6）钙、磷与酸碱平衡:甲亢过程中可出现不同程度的高血钙,从而继发肾脏病变。甲亢时促进肾脏产生高活性维生素 D_3 代谢产物,或者刺激胃肠道吸收钙,减少肾小管回吸收钙与磷酸盐,促进尿磷排出增加,并使骨中磷的更新加速。

（7）抗甲状腺药物的损伤:丙硫氧嘧啶（PTU）是治疗甲亢最常用的药物之一。PTU 可诱发 ANCA 阳性小血管炎,可发生于服药的各个时期,累及全身多系统,肾脏最易受累,多表现为肾炎综合征,病理活检多呈新月体肾小球肾炎。本病的发生机制尚未完全阐明,可能与炎性反应、中性粒细胞激活、PTU 代谢毒性产物、ANCA 免疫损伤等有关。Gao 等对 PTU 诱发的 ANCA 阳性小血管炎患者进行长期随访发现,80％的患者都能获得完全缓解,即使不长期使用免疫抑制剂,疾病也不会复发,其提示对于此类患者,只要能早发现、早诊断,及时停药、合理应用免疫抑制等治疗,其长期预后一般较好。也有报道卡比马唑、甲巯咪唑、苄硫尿嘧啶亦可导致小血管炎。而 Sghiri 等研究显示苄硫尿嘧啶虽可使 ANCA 阳性率增加,但很少并发血管炎。

3.诊断

目前尚缺乏统一标准。在甲亢病史的基础上,如出现肾脏功能的异常,并排除其他原发或继发性肾病后,即可考虑为甲亢相关性肾损伤。尿蛋白或尿 β_2-MG 对判断甲亢患者早期肾脏损伤具有一定意义。血清甲状腺球蛋白抗体、甲状腺微粒体抗体等抗体测定以及肾活检病理分析可为自身免疫因素介导的肾损伤提供较充分的依据。

4.治疗

甲亢相关性肾损伤的治疗强调对甲状腺疾病本身的充分治疗,同时需警惕抗甲状腺药物的不良反应。当单纯抗甲亢治疗不能有效减少蛋白尿时,可给予血管紧张素转化酶抑制剂或血管紧张素受体拮抗剂降尿蛋白、保肾治疗。对于自身免疫参与的肾损伤,则可根据肾脏的病理类型联合应用肾上腺皮质激素或免疫抑制剂。甲亢时可以出现尿 β_2-MG 增多、蛋白尿,甚至出现肌酐、尿素氮等肾功能指标的异常。临床工作者需提高对甲亢相关性肾损伤的重视程度,做到早发现、早诊断、早治疗。

(二)甲状腺功能减退症与肾病

原发甲状腺功能减退症是由于甲状腺激素合成、分泌或生物效应不足所致的一种内分泌疾病,多表现为乏力、虚弱、怕冷,甚至颜面及双下肢水肿,反应迟钝等症状,各系统均可受累,其特征为全身代谢缓慢,器官功能降低,亲水性和黏蛋白沉积于皮肤和皮下组织、肌肉、内脏等,造成全身黏液性水肿。临床症状的轻重与甲状腺素缺乏的程度、病程长短,激素下降的快慢和发生年龄相关。

甲状腺激素是决定肾小球滤过率(GFR)的一个主要因素之一,可影响肾功能。而三碘甲腺原氨酸(T_3)是甲状腺激素在细胞发挥生理作用的活化形式,也是影响肾功能的主要甲状腺激素。甲减时,由于甲状腺激素不足可对肾脏功能以及肾脏血流动力学产生影响,初期肾血流量、肾小球滤过率下降,肾小管的重吸收及最大分泌能力改变,尿量减少,水排泄负荷延迟。长期甲减造成肾血流量、肾小球滤过率下降更为明显,引起肾小管回吸收减少,还因高尿酸血症引起间质纤维化、间质性肾炎,使血尿素氮(BUN)、血肌酐(Scr)升高,并引起肾排盐、排水明显变化。在甲状腺功能减低实验动物中肾功能改变主要有:①尿流率与水摄入增加;②肾小球滤过率并肾血浆流量减少;③尿液浓缩与稀释功能下降;④肾髓质乳头尿素浓度梯度减少;⑤尿液酸化功能异常;⑥近端肾小管液与磷酸盐回吸收减少等。

1.甲状腺功能减退导致肾功能不全的原因

可能不仅仅是肾脏有效血流量降低,还有自身免疫因素参与。甲状腺功能减退患者由于黏多糖沉积和(或)自身免疫性因素使肾小球、肾小管基膜增厚,内皮细胞增殖,肾小管上皮细胞胞质含量增多,使血流量减少,肾血管收缩,GFR 及有效肾血浆流量(RPF)降低。其中肾小球功能损害较肾小管损害更为明显。病理类型最多见的是系膜增生性肾小球肾炎(IgA 和非 IgA),另外,还可以表现为膜性肾病、局灶节段性肾小球硬化、微小病变性肾病等病理类型。肾脏功能下降多为功能性,经甲状腺激素治疗后肾功能可以得到恢复。也有极少数文献认为甲状腺激素替代治疗不能完全逆转肾损伤。

2.甲减导致肾脏损伤的可能机制

(1)甲减是由自体免疫机制异常引起,机体免疫异常可继发肾脏疾病。多种抗甲状腺自身成分的抗体及其抗原和循环免疫复合物沉积于肾小球内,形成轻微病变型、膜性肾病或膜增殖性肾小球肾炎,引起肾功能减退。另外,肾小球基膜对滤过物质的选择性屏障作用消失,导致系膜细胞过度负荷,系膜基质增生,肾小管平滑肌变性,产生蛋白尿,进一步加重肾脏损害。

(2)甲减时患者出现心动过缓,心排血量减低,反射性引起交感神经功能亢进,儿茶酚胺分泌增多,外周阻力血管收缩,引起肾小动脉收缩,导致有效肾血浆流量下降。

（3）甲减患者常出现高脂血症，尤其容易出现高胆固醇血症，胆固醇、胆固醇酯在细胞内积聚，引起系膜细胞增殖和基质生成过度，出现局灶性节段硬化。

（4）甲减时体内多种细胞因子增多，对单核-巨噬细胞有潜在的趋化作用，可趋化单核-巨噬细胞进入肾小球和肾间质，导致脂质性肾损害。细胞因子中的转化生长因子β是最关键的促纤维化生长因子，在组织损伤后初期能调节组织修复和再生，调节血管紧张素Ⅱ的蛋白酶抑制作用，抑制基质降解，导致系膜基质增厚，促进肾损伤。

（5）甲减时体内自由基清除系统平衡紊乱，导致肾脏损伤。

3.诊断

患者有甲减病史，无高血压、糖尿病、药物中毒史，依据临床表现及实验室检查可排除结缔组织疾病及其他可引起的肾脏疾病，因而确定尿素氮、肌酐的升高是由甲减引起。甲减时由于甲状腺激素不足可对肾脏功能以及肾脏血流动力学产生影响，初期肾血流量、肾小球滤过率下降，肾小管的重吸收及最大分泌能力改变，尿量减少，水排泄负荷延迟，久之可能使尿素氮、肌酐升高。病理改变多为膜性肾病。

4.治疗

Mooraki 等对于 4 例由于甲减所致的急性肾衰竭患者左甲状腺素钠治疗前后的血肌酐和肌酐清除率（Ccr）进行测定发现，经左甲状腺素钠治疗 6～12 周后，Scr 有明显下降，而 Ccr 则有明显上升。由此可见，甲状腺激素的缺乏会严重影响到肾血流量，肾小球滤过率，导致血肌酐、血尿素氮和肌酐清除率发生变化。Suher 等认为甲减患者基础代谢率低下，氧利用降低，血氧饱和度升高，使肾脏产生红细胞生成素（EPO）减少。因此甲减患者常常出现肌酐清除率下降、血肌酐、尿酸上升及蛋白尿、水肿、贫血等。在临床上易误诊为肾炎，但经用甲状腺激素替代治疗后，随着甲状腺功能恢复，肾功能可恢复正常。除甲状腺激素替代治疗外，常需并用糖皮质激素及免疫抑制剂方可使尿蛋白减少或消失。

（三）慢性肾功能不全（CKD）患者甲状腺功能改变

肾脏损伤将导致下丘脑-垂体-甲状腺轴的任一水平都可能受到影响，引起甲状腺激素生成、分泌及分布的改变。流行病学资料提示慢性肾功能不全非透析患者发生甲状腺功能减退的风险更大。

1.CKD 中甲状腺激素代谢的改变

（1）甲状腺激素的合成异常：肾脏主要通过肾小球滤过促进碘化物清除。因此患者在进展性肾衰竭时，随肾小球滤过率降低，碘化物排泄减少，血浆中无机碘含量增加，甲状腺对碘的摄取也增加。尿毒症患者甲状腺内碘池的增加，可导致甲状腺对放射标记碘的摄取减少；而体内总无机碘的增加可能阻断甲状腺激素的合成（Wolf-Chaikof 效应）。这可能是慢性肾衰竭患者轻度甲状腺肿和甲状腺功能减退发生的原因。慢性肾衰患者血浆无机碘浓度增加，甲状腺内摄入碘化物增加，而循环中甲状腺激素却减少，提示甲状腺缺乏正常组成碘化物产生甲状腺激素的能力。当患者进行血液透析治疗时，摄入碘化物正常，但甲状腺内碘化物含量仍高，表明利用碘化物的缺陷依然存在。

（2）低三碘甲腺原氨酸（T_3）水平：慢性肾衰竭引起甲状腺激素变化的机制尚不明确，其可能原因有：①由于肾组织损害，代谢紊乱，$5'$-脱碘酶活性降低，经外环脱碘向 T_3 转化的途径减弱，产生 T_3 减少。正常时甲状腺素（T_4）向 T_3 转变率为 37％，肾功能不全时则仅为 13％～16％。②肾功能不全患者体内蓄积的尿素、肌酐、吲哚类、酚类等物质影响 T_4 转变为 T_3。③甲状腺激素结合球蛋白、甲状腺素结合前白蛋白在血浆内浓度的变化,可影响甲状腺激素的生理作用。一些慢性肾衰竭患者长期大量蛋白尿,加之慢性消耗,出现明显的低蛋白血症,使甲状腺激素结合球蛋白和甲状腺素结合前白蛋白减少,亲和力下降,导致 T_3、T_4 减少。此外,患者机体通过减少分解代谢,节约体内能量,减少蛋白消耗,从而使血中甲状腺激素浓度进一步下降。绝大多数终末期肾病患者的血游离三碘甲腺原氨酸(FT$_3$)水平降低,表明外周 T_4 向 T_3 的转变减少。而患者血浆反转 T_3 含量在正常范围。有研究发现,终末期肾病患者由于肾清除率下降,血液循环中 T_3 水平可能反而升高。CKD 患者总 T_3 水平降低可能与代谢性酸中毒和蛋白结合能力低下相关。另外,肾衰竭时产生的某些物质(如尿素、肌酐、吲哚类和酚类物质)可抑制甲状腺激素与甲状腺激素结合蛋白结合,最终导致血 T_4 水平降低。另一可能的原因是,患者体内的结合抑制因子可抑制 T_4 与固相基质结合,使 T_4 测定值偏低。

(3)下丘脑-垂体功能障碍:慢性肾衰竭患者促甲状腺激素刺激激素(TSH)含量通常正常,但其对外源性促甲状腺激素释放激素(TRH)兴奋试验的反应迟缓,且返回基线水平的时间延长,这可能由于肾脏清除率下降,使肾脏对 TSH 或 TRH 或两者的清除减慢,也可能与下丘脑-垂体功能紊乱导致促激素水平变化有关。慢性肾衰竭患者 TSH 夜间波动低于正常水平,TSH 脉冲式分泌的振幅减小。外源性 T_3 反馈抑制下丘脑-垂体轴,导致 TSH 的水平下降。当尿毒症患者发生甲状腺功能减退时,TSH 水平可在正常范围内适当升高。

临床上慢性肾衰竭与甲状腺功能减退间有显著关联。慢性肾功能不全代偿期,患者与正常人间血清甲状腺激素水平无显著差异;而失代偿期和衰竭期患者血中 T_3、T_4 则明显降低,且与肾小球滤过率呈正相关。而透析治疗不能缓解尿毒症患者甲状腺功能紊乱,随透析时间延长,血清 T_3、T_4 更低,并伴 TSH 升高,提示患者有甲状腺功能减退或亚临床甲状腺功能减退可能。

2.肾衰竭与甲状腺功能减退症的重叠症状

寒冷耐受不良、水肿、皮肤干燥、嗜睡、便秘及认知和性功能障碍等。此外,终末期肾衰竭患者甲状腺肿的发生率显著增加。多数尿毒症患者血 TSH 和 FT$_4$ 含量正常,基础代谢率和腱反射正常。

3.治疗

甲状腺功能减退主要给以甲状腺素替代治疗,根据患者肾功能减退的表现,对症治疗。

二、甲状旁腺与肾脏疾病

甲状旁腺位于甲状腺后面,双侧上、下各一个。腺体实质由主细胞和嗜氧细胞组成。甲状旁腺激素主要由主细胞分泌。甲状旁腺激素是由 84 个氨基酸组成的多肽,分子量为 9 500,简称 PTH。甲状旁腺的原始基因产物是由 113 个氨基酸组成的多肽称前甲状旁腺激素原(pre-proP-TH),前甲状旁腺激素原进入粗面内质网后,迅速失去其氨基端的 23 个氨基酸,成为含 90 个氨基酸的多肽,称为甲状旁腺激素原。在高尔基体内甲状旁腺激素原再失去氨基端的 6 个氨基酸而成为 PTH。新合成的 PTH 可贮存在细胞的分泌颗粒内或进入血液循环。循环中的 PTH 呈异质性,由 84 个氨基酸多肽与多个裂解的 PTH 片段组成。完整的 PTH 分子在肾和肝内被裂解为氨基端与羧基端两个片段,前者具有生物活性,后者则无。

PTH 主要通过以下途径维持细胞外液钙的浓度:①通过肾脏保存钙;②作用于骨骼系统,增强骨细胞的裂解,使骨钙进入血液循环,使血钙升高;③肠道吸收钙;④PTH 还可减低肾脏对磷酸盐的再吸收,并促进磷酸盐的排除,于是血磷显著降低。此外,与体液酸碱平衡有一定关系。

(一)原发性甲状旁腺功能亢进症肾病

原发性甲状旁腺功能亢进症(PHPT)是由于甲状旁腺激素合成和释放过多,导致血钙升高的疾病,血钙增高可引起肾损伤,导致原发性甲状旁腺功能亢进症肾病。

1.表现

(1)肾病的表现:由于血钙持续升高,尿钙排泄量增加,骨基质的分解代谢产物和黏蛋白,羟脯氨酸等由尿排泄增加,与浓度增高的尿钙、磷酸盐形成肾钙质沉淀症或肾结石。发作时有肾绞痛、肉眼血尿或镜下血尿,伴恶心、呕吐,可并发尿路感染。国内报道原发性甲旁亢患者中发生泌尿系统结石占 28.2%～64.5%。钙质在肾组织内沉淀,多发生于有高血钙患者。在原发性甲状旁腺功能亢进时,钙质主要沉淀在髓质内,病情严重时,全部肾实质都可有钙质沉淀,导致间质纤维化,肾小球硬化和肾小管萎缩。钙化也可发生在其他部位,如眼结合膜及眼睑也可出现钙盐沉着,关节钙化出现关节痛、强直等。

(2)高血钙引起的症状:食欲减退、恶心、呕吐、消化不良、腹胀、顽固性便秘、倦怠、乏力、多饮多尿、精神异常等。

(3)骨溶化及纤维囊性骨盐引起的症状:骨痛及畸形、病理性骨折、囊性变及破骨细胞瘤等。

(4)罕见症状:高血压的发生率增高,也可出现肾衰竭、消化性溃疡、Zollinger-Ellison 综合征、急性胰腺炎、内分泌腺瘤综合征等。

2.检查

原发性甲旁亢的特点是血钙升高,血磷低,PTH 高或正常。部分患者尿钙排出增加,有骨病时血清碱性磷酸酶与尿羟脯氨酸均升高。90%以上甲旁亢患者血 PTH 升高,因此高血钙症并有 PTH 水平升高即可诊断甲旁亢。肾结石的诊断一般不难,通过病史、体征、腹部平片与尿常规等检查,多数病例可确诊。

3.诊断

(1)与其他原因引起的高血钙症相区别:噻嗪类利尿剂治疗引起的高钙血症最为常见,其次为血液系统恶性肿瘤累及骨(如骨髓瘤、淋巴瘤、白血病等)。这些患者均有原发病,虽然血钙升高,但血清 PTH 正常。

(2)特发性高尿钙症:特征是尿中大量排钙,24 小时尿钙大于 250 mg,血钙正常或偏低。约50%的患者发生尿路结石,尿中可见大量钙结晶,晚期可出现烦渴、多饮、多尿及肾衰竭。因尿中大量丢失钙,使体内钙呈负平衡并继发甲旁亢,可发生骨质疏松、骨折、畸形和关节疼痛。

(3)家族性低钙尿症高钙血症(又称家族性良性高钙血症)其特点是无症状或轻度高钙血症、高镁血症、低钙尿症,血清 PTH 正常或低水平。

4.治疗

(1)手术治疗:手术切除甲状旁腺腺瘤可成功的治疗原发性甲旁亢,多数患者肾结石得以消除且不再复发。手术指征如下:①有并发症如肾结石、骨病,即使血钙水平不太高亦考虑手术治疗。②血清钙水平超过正常值上限 2.5 mmol/L 以上;③曾有急性威胁生命的高钙血症发作。

(2)内科治疗:主要是防止肾结石与肾钙化。①多饮水:最好每日尿量维持在 2 000～3 000 mL以上,可降低尿内形成结石成分的浓度,减少沉淀成石的机会。②饮食中含钙量中等:避免高钙饮食,特别是血清 $1,25(OH)_2D_3$ 升高者,低钙饮食理论上可进一步刺激甲状旁腺激素的分泌,加重病情。③避免应用噻嗪类利尿剂。④口服磷酸盐:可使血清钙水平下降 0.12～0.25 mmol/L。磷酸盐并未广泛应用于治疗,因为它增加磷酸钙的产生,因而有发生转移性钙化的危险。⑤若合并尿路感染，则用抗生素治疗。

（二）慢性肾衰竭所致的继发性甲状旁腺功能亢进

继发性甲状旁腺功能亢进（SHPT）是指各种原因所致的低血钙或高血磷刺激甲状旁腺过度分泌甲状旁腺激素（PTH）引发的综合征，是尿毒症患者常见的严重并发症之一，尤其多见于长期行维持性血液透析治疗的患者。在肾衰竭长期透析的患者中，有 90% 以上可发生 SHPT，透析 10 年的患者中 10% 需要手术切除甲状旁腺。

1.发病机制

（1）$1,25$-$(OH)_2D_3$ 的减少：维生素 D_3 本身无活性，它首先在肝脏经 25-羟化酶作用转化为 25-OH-D_3，然后在肾 1α-羟化酶的催化下变成 $1,25(OH)_2$-D_3，即钙三醇，$1,25(OH)_2$-D_3 需与靶细胞胞核内特异性受体维生素 D 受体（VDR）结合才能产生生物学效应。慢性肾脏病患者在 Scr 高于 88.4 mmol/L 而不超过 176.8 mmol/L 时，就会造成 1α-羟化酶的减少，以致 $1,25$-$(OH)_2D_3$ 的生成减少；$1,25$-$(OH)_2D_3$ 的减少刺激甲状旁腺细胞的增生，以分泌大量的甲状旁腺激素（PTH）来弥补 $1,25$-$(OH)_2D_3$ 的减少。此时血清钙没有异常；相反，血清磷降低。

（2）磷潴留：随着肾脏病的进展，肾脏对磷的排泄作用开始降低。当 Scr 不超过 353.6 mmol/L 时，开始出现显著的磷潴留。磷潴留可以通过以下机制直接和间接诱导 SHPT 和细胞增殖：①高磷血症时，胞质蛋白 AUF-1 特异结合到 PTH mRNA 的 $3'$ 端的非翻译区，保护 RNA 不受 RNA 酶降解，增加 PTH mRNA 稳定性，PTH 合成和分泌增加，从而使甲状旁腺细胞增殖；②经翻译后机制降低 1α-羟化酶活性，减少骨化三醇生成，阻止骨化三醇治疗诱导的 PTH 下降；③高磷血症通过影响血钙而调节 PTH；④持续的高磷血症可直接导致甲状旁腺细胞增殖。这可能是通过下调 p21 和诱导转化生长因子 α 高表达而实现；⑤高磷能导致甲状旁腺细胞内游离花生四烯酸含量下降，而花生四烯酸是甲状旁腺细胞增生及分泌激素强有力的抑制剂。

（3）钙的降低：低钙血症在短期内增加 PTH 的分泌，在数小时和数天内增加 PTH mRNA 的转录，更长时间后增加甲状旁腺增生。

（4）维生素 D 受体（VDR）的减少：随着 $1,25$-$(OH)_2D_3$ 的生成减少、磷的潴留和钙的降低刺激甲状旁腺的增生及扩大，VDR 的密度开始下降；而 VDR 密度下降进一步刺激甲状旁腺的增生和扩大。

（5）钙敏感受体（CaSR）的减少：CaSR 属于低密度脂蛋白膜受体超家族，表达正常和异常的甲状旁腺，对调节 PTH 具有重要作用。有研究者观察到肾衰竭小鼠被喂以高磷饮食后 1 天 CaSR 开始减少，而 12 周后甲状旁腺开始增大；认为 CaSR 表达的减少导致了甲状旁腺的增生和扩大。

（6）细胞因子的异常：有研究表明动物实验模型的肾脏病早期，就能发现转录生长因子（TGF-α）和表皮生长因子受体（EGFR）基因的过度表达，它们可能是甲状旁腺增生的主要原因，因为使用高度特异性 EGFR 酪氨酸激酶抑制剂封闭 TGF-α 活化的 EGFR 下游信号后，可完全防止高磷、低钙引起的甲状旁腺增生；并且 TGF-α 扩大 EGFR 介导的 VDR 的减少，造成 $1,25$-$(OH)_2D_3$ 治疗的抵抗。EGFR 活性增加是继发甲状旁腺功能亢进和 VDR 减少的原因，也有可能影响骨化三醇的疗效。内皮素（ET-1）是一种血管收缩肽，是很多细胞的促有丝分裂剂。体内实验显示 ET-1 与甲状旁腺细胞增殖有关，ET-1 受体（ETAR/ETBR）非选择性阻滞剂波生坦[100 mg/(kg · d)] 可以抑制正常大鼠低钙饮食时甲状旁腺细胞增殖。

2.临床表现

(1)骨骼的表现:主要临床表现为骨关节痛,甚至骨折;X线下表现骨膜下骨吸收;骨组织学形态学表现为纤维性骨炎和骨丢失。血PTH增高作用于成骨细胞上的受体,使其释放某些细胞因子,刺激破骨细胞活动;同时成骨活动也加强,致使骨组织过度纤维化,又由于钙的沉积减少,而形成纤维囊性骨炎。

(2)皮肤的改变:患者大多数表现为皮肤瘙痒,少数出现皮下结节及包块。

(3)心血管系统的表现:患者出现血管钙化及心血管结构改变及功能损害,主要与低钙或高钙、高磷及PTH升高直接或间接地与尿毒症心血管疾病的高发有关。左心室肥大与PTH直接刺激心肌细胞和成纤维细胞纤维化有关,血管钙化和高血压起着间接作用。

(4)肾性贫血:主要由于患者对重组人促红素抵抗有关。

(5)免疫紊乱:患者的细胞和体液免疫能力下降,或者增加细胞内的钙浓度使中性粒细胞的吞噬能力下降。

3.诊断

(1)慢性肾衰竭早期,钙磷代谢即发生紊乱。轻度高磷血症即可引起低钙血症,在慢性肾衰竭的中晚期,当肾小球滤过率大于25 mL/min时,能通过低钙和继发性甲状旁腺激素(PTH)水平增高,增加对1α-羟化酶的刺激,使肾脏1,25-$(OH)_2D_3$的产生暂时维持稳定。此时虽然血钙、磷正常,但常常是以PTH分泌增加为代价的,随着肾功能的进一步减退,高磷血症和低钙血症加重,从而刺激甲状旁腺分泌大量的PTH,引起继发性甲状旁腺功能亢进(SHPT)。

(2)骨病的相关指标。①骨形成指标:a.总碱性磷酸酶(ALP)。一种糖基化蛋白质。ALP升高是高转运骨病的表现,但因其可由肝、骨、肾、肠等多器官产生,故对骨转运的诊断特异性较差。b.骨特异性碱性磷酸酶(BAP):由成骨细胞产生的一种糖基化蛋白质,大于20 ng/mL提示高转运骨病的存在;与iPTH水平大于200 ng/mL结合进行诊断,能提高诊断的符合率。c.骨钙素(BGP):一种由成骨细胞产生和分泌的非胶原蛋白,在肾功能减退时,其排泄减少,但对肾性骨病诊断的敏感性不如BAP。②骨吸收指标:在骨吸收的指标中,对骨病的诊断能起到一定作用的有前胶原Ⅰ型交联C端终肽(ICTP)、吡啉啶交联胶原(Pyr)和抗酒石酸性磷酸酶(TRAP)等。③骨活检:骨活检一直以来是诊断SHPT的金指标。由于它是一项侵入性的昂贵检查,故在临床上并未被患者广泛接受。如患者出现下列情况,要考虑骨活检:a.生化指标结果不一致(如高PTH和低ALP);b.不能解释的骨痛和骨折;c.严重的进行性血管钙化;d.不能解释的高钙;e.疑有铝中毒;f.甲状旁腺切除术前明显的铝接触;g.生化指标与临床SHPT或PTG的自主分泌无关,不受钙磷等影响。目前,骨活检标本的组织学检查、组织计量学检查和分子生物学技术已被用于骨病的诊断。

4.治疗

慢性肾衰竭所致的SHPT的治疗分为内科治疗、局部注射介入治疗及手术治疗。

NKF-K/OQI指南制订的关于慢性肾衰竭引起的SHPT靶目标值为血PTH 150~300 pg/mL,血钙8.4~9.5 mg/dL,血磷3.5~5.5 mg/dL,钙磷沉积<55 mg^2/dL^2。

(1)内科治疗:①纠正高磷血症。常见的磷结合剂有氢氧化铝、碳酸钙,国外有新型的不含钙和铝的磷结合剂,如司维拉姆、碳酸镧等。②维生素D制剂:根据K/OQI指南推荐,应用活性维生素D治疗SHFT时,应在血钙低于9.5 mg/dL(2.37 mmol/L),血磷低于5.5 mg/dL(1.78 mmol/L)时应用,对透析患者要求PTH的靶目标应在150~300 pg/mL。近年来,出现了新型的维生素D

类似物,它们有同样抑制 PTH 的作用,而减少导致高血钙和高血磷的不良反应。纠正低钙血症,补充活性维生素 D_3,最常应用骨化三醇。如果血清总钙低于正常值及 PTH 值超过 300 pg/L 者,应积极降低血磷,应用维生素 D 制剂,纠正低血钙。活性维生素 D,可用于多类型肾性骨病的治疗,尤其是继发性甲状旁腺功能亢进症和由于 1,25-$(OH)_2D_3$ 缺乏所致的骨软化。用 1,25-$(OH)_2D_3$ 过程中高血磷、高血钙是两大障碍,故必须监测血钙、磷浓度,如血钙、磷明显增高,需减量或停用。钙敏感受体(CaSR)激动剂(如盐酸西那卡塞),不仅可以显著降低血 PTH 水平,而且显著降低血钙、血磷及钙磷乘积。但对于该药长期应用的疗效、安全性和作用机制仍需进一步的临床及基础研究。

(2)甲状旁腺局部介入治疗:是指在 B 超或 CT 引导下行经皮甲状旁腺局部无水酒精或活性维生素 D_3 注射,使腺体发生凝固性坏死,从而丧失或减少分泌 PTH 的功能,总有效率约为85%。有 50% 的严重甲旁亢患者对内科药物治疗不敏感。对于呈多个结节状增生的甲状旁腺,局部介入治疗效果不佳。

(3)手术指征:①严重的持续性高甲状旁腺激素水平且排除铝中毒。②持续性高血钙或钙磷乘积大于 70。③影像学检查确认甲状旁腺肿大。任何一个甲状旁腺直径大于 1 cm 或体积大于0.5 cm,有丰富的血液供应。④伴有骨关节痛、骨折、畸形、囊状骨纤维性骨炎等骨骼系统症状。⑤进行性软组织、血管等异位钙化或瘙痒症、心力衰竭、高血压、钙化防御。

手术方式有以下几种:①全甲状旁腺切除术,切除所有的甲状旁腺,包括异位甲状旁腺,为早期治疗方式。②甲状旁腺次全切除术,此法术后复发率为 26%～30%。复发的主要原因为甲状旁腺数目、位置不恒定、变异大,颈部探查容易遗漏,导致甲状旁腺保留过多。③甲状旁腺全切除加前臂移植术。该术式成为目前首选的治疗方法,但该方法存在移植腺体的失活、感染或异常增生等问题。手术的关键是要找到所有的甲状旁腺,综合应用影像学检查检出异位甲状旁腺。

总之,继发性甲状旁腺功能亢进是尿毒症患者常见的严重并发症之一。手术治疗是有效的治疗方法,甲状旁腺全切除加前臂移植术因其疗效确切,易于监测,较为常用。但各种手术方法均有一定的失败率,应根据具体情况科学选择。

(三)甲状旁腺与肾小管疾病

人体 7～10 g 钙由肾脏滤出,80% 在近曲小管重吸收,这部分重吸收与 PTH 无关,而与钠有关;另 18%～19% 在远曲小管被重吸收,PTH 可对其进行调节,通过调节 Na^+-Ca^{2+} 交换,而减少尿钙的排泄。

甲状旁腺激素(PTH)对肾小管的作用归纳如下:①使肾近曲小管上皮细胞的 cAMP 增多,从而抑制肾小管重吸收磷,使尿磷增多,血清无机磷减少。②PTH 轻度抑制近曲小管对 Na^+、K^+、Ca^{2+}、HCO_3^-、Mg^{2+} 及氨基酸的重吸收。③PTH 还减少肾小管对水的重吸收,生理量的PTH 可引起氨基酸尿症,过多丢失 HCO_3^-,导致高氯性酸中毒。④少数甲旁亢的患者出现多尿,除了与 H_2O 的再吸收减少有关外,还因高尿钙引起渗透性利尿。PTH 作用于远端肾小管上皮细胞,使管腔侧的刷状缘 cAMP 的升高大于基膜侧的 cAMP 升高,这样肾小管管腔中原尿的Ca^{2+} 易于进入小管上皮细胞,再经基膜一侧的细胞膜进入血液。通过此机制保留一部分由肾小球滤出的 Ca^{2+},减少尿钙的丢失。⑤PTH 还直接抑制磷酸盐在肾小管的重吸收,加速其排泄,这种作用与 cAMP 及其依赖的蛋白激酶系统有关。

原发性甲旁亢患者的尿钙高于正常人,是由于在高血钙情况下肾小球滤出较多的钙;而在甲旁减时缺乏 PTH 对肾小管重吸收钙的作用,导致患者肾小管重吸收钙的能力下降,血钙低于正常，尿钙高于正常。甲旁亢及甲旁减的患者均可出现高尿钙，而许多遗传性肾小管疾病有尿钙增高的特征。

家族性低镁血症伴高钙尿和肾钙质沉着（FHHNC）即 Michelis-Castrillo 综合征，是一种少见的肾小管疾病，属常染色体隐形遗传，它编码蛋白 claudin16/paracellin-1。claudin 是一种膜蛋白，在紧密连接部起重要作用，paracellin-1 是 claudin 家族成员之一，在人髓襻升支粗段的紧密连接处表达。paracellin-1 功能缺陷干扰了髓襻升支粗段钙和镁的细胞旁通路的吸收。FHHNC 出生时即有表现，特征是因钙和镁的消耗导致持续性低镁血症（新生儿惊厥），显著的高钙尿导致早期肾钙质沉着，血清 PTH 增加，不完全性远端肾小管酸中毒（dRTA），低枸橼酸血症，尿路感染，多尿，进行性肾功能不全。小儿只能活到青春期。血清钙水平正常，低钙血症可能通过在远曲小管增加跨细胞小管钙的吸收增加肠钙吸收，通过 $1,25-(OH)_2D_3$ 和 PTH 介导的骨钙的释放而得到改善。肾浓缩能力降低，不完全性远端肾小管酸中毒，反复的尿路感染，肾功能不全的进展，是肾钙质沉着导致髓质间质损害的结果。

三、肾上腺与肾脏疾病

（一）醛固酮与肾脏

肾素-血管紧张素系统（RAS）在多种肾脏病中起着至关重要的作用，其中 Ang II 被认为是肾脏病发病的病理生理核心。作为 RAS 的一部分，醛固酮（ALD）是体内重要的盐皮质激素，由肾上腺皮质球状带细胞产生，是调节机体水盐代谢的重要激素。低钠/高钾、血管紧张素 II、促肾上腺皮质激素（ACTH）是刺激 ALD 分泌增加的三大主要因素。研究表明，肾上腺、血管平滑肌细胞（VSMC）、内皮细胞、心脏、肾脏以及脑组织均具有合成 ALD 的能力。此外，在心脏、肾脏、脑组织的非上皮细胞（如肾脏系膜细胞、血管平滑肌细胞、心肌细胞等）均发现有盐皮质激素受体（MR）的表达，揭示了组织 ALD 的存在及其广泛作用的靶细胞。Blasi 等在单侧肾切除高血压大鼠模型中，给予外源性 ALD 及高盐饮食，大鼠出现严重的肾小球硬化，伴肾小管间质纤维化；临床研究发现 ACEI 联用醛固酮拮抗剂螺内酯能减少慢性肾脏病患者的尿蛋白。这些表明醛固酮对肾脏的损伤作用不仅仅在血流动力学方面。肾脏是 ALD 致器官纤维化的靶器官之一，肾脏的 ALD 受体主要位于远曲小管、集合管和肾小球系膜细胞。有研究发现足细胞同样表达醛固酮核受体。足细胞位于肾小球毛细血管襻最外侧，是肾小球滤过屏障的重要组成部分，足细胞损伤是蛋白尿形成和肾小球硬化的启动因素之一。陈铖等报道 ALD 可诱导体外培养足细胞凋亡，因此凋亡可能是 ALD 致肾脏损伤的机制之一。

对糖尿病肾病患者的研究显示，应用依那普利后约半数以上患者出现"醛固酮逃逸"现象（醛固酮水平不下降，可能持续很高，或下降后再升高），从而减弱或消除依那普利对糖尿病肾病的保护作用。所以，醛固酮可能作为独立因素影响肾脏病的进展。

1.醛固酮致肾脏损害机制

（1）内皮功能障碍：醛固酮还能促进氧化应激反应，增加过氧化物产生，引起细胞膜脂质的过氧化、蛋白质的变性，促进细胞外间质沉积及血管平滑肌细胞的聚集，引起血管内膜增厚，导致血管内皮功能障碍。此外，醛固酮通过激活环氧化酶-2（COX-2），导致内皮功能障碍。NO 能有效拮抗肾脏基质蛋白质沉积、平滑肌细胞的增殖及纤维化，减少血管收缩，改善内皮血管舒张障碍。

（2）促进肾间质纤维化：1 型纤维蛋白溶酶原活化抑制剂（PAI-1）具有致血管重塑及微循环异常的作用，在肾小球硬化及肾小管纤维化发病机制中占重要位置。醛固酮能直接调节 PAI-1

抗原水平,并通过 Ang Ⅱ 促进内皮细胞 PAI-1 的表达;转化生长因子 β(TGF-β)具有促进成纤维细胞分化及增殖,胶原合成及沉积的作用,醛固酮通过增加 TGF-β_1 及胶原 mRNAs 表达,进一步促进肾髓质及皮质弥漫性纤维化。

(3)肾小球血流动力学的异常:醛固酮增加肾脏血管阻力、肾小球毛细血管压力,导致肾小球囊内高压,引起肾小球血流动力学异常,促进了肾小球功能障碍及结构改变。对输注醛固酮的兔子肾动脉研究证明:①醛固酮引起直接的肾血管收缩(入球、出球小动脉),但出球小动脉对小剂量的醛固酮更为敏感;②虽然醛固酮收缩血管管径程度(15%~30%)不如其他血管收缩剂(Ang Ⅱ、去甲肾上腺素),但所产生的血管阻力却更大(超过 2 倍),因此,醛固酮在调节肾微循环的血管阻力中起重要作用;③醛固酮可通过磷脂酶 C,活化入/出球小动脉上 L 或 T 钙离子通道,引起肾小动脉收缩。

2.临床表现

临床上常因高血压并低血钾而怀疑原发性醛固酮增多症。低钾血症引起肌肉软弱无力,甚至出现麻痹与抽搐,心律失常包括期前收缩、房性心动过速并房室传导阻滞、房室分离等。长期低钾血症并有肾脏改变,与近端和远端肾小管细胞内出现空泡变性,肾浓缩功能减退而发生多饮、多尿、尿比重低、夜尿量增加,常可合并尿路感染,病情重者出现肾衰竭。几乎所有病例具有高血压,高血压一般不严重,患者可有头痛,有的心脏轻度扩大,心电图为轻度左室肥厚与低钾改变。

3.实验室检查

血钾低,血钠正常或升高。尿钾排出量增加。如血钾低于 3.5 mmol/L 时,尿钾仍高于 25 mmol/L(高于 1 g/d),即说明尿钾排出增多。尿浓缩功能差,尿比重低,尿 pH 呈中性或碱性,CO_2 结合力可偏高,呈代谢性碱中毒。

4.治疗

内科治疗可选择终身服用醛固酮拮抗剂,根据"原发性醛固酮增多症患者的病例检测、诊断和治疗:内分泌学会临床实践指南",首选螺内酯,除能有效降压、拮抗醛固酮、平衡电解质紊乱外,更能减少组织炎症、改善内皮功能障碍、防止胶原沉积与细胞肥大增生、防止血管与组织的重塑;在防治慢性心力衰竭、改善微量白蛋白尿上取得了良好效果。多项临床试验发现,服用醛固酮拮抗剂,肾小球滤过率出现可逆性的减退,最明显的是发生于服药后四周,在第十二周大多可恢复至原基线值,原因尚不明确。使用期间注意监测血肌酐;此外醛固酮拮抗剂的潴钾作用,肾功能不全患者慎用,与 ACE 抑制剂联用时慎重,避免出现致命的高钾血症。另外要纠正电解质紊乱,醛固酮增多的患者常出现低钾低镁,注意补充钾镁。腺瘤引起醛固酮增多症应手术治疗,一般效果好。双侧肾上腺皮质增生,可服用螺内酯,若药物治疗效果不好,则做肾上腺次全切除。

(二)皮质醇增多症

质醇增多症是 1912 年由 HarveyCushing 首先报道并以他的名字命名的一种因慢性糖皮质激素增多而导致的疾病,是由于多种病因引起肾上腺皮质长期分泌过量皮质醇而产生的一种综合征。此外,长期应用外源性糖皮质激素或饮用酒精饮料等也可以引起类似皮质醇增多症的临床表现,此种类型称为类皮质醇增多症或药物性皮质醇增多症。

1.病因及分类

皮质醇增多症的病因可分为两大类,即促肾上腺皮质激素(ACTH)依赖性或非依赖性。前者是由垂体或某些肿瘤如小细胞肺癌、胸腺类癌等垂体以外的组织分泌过量的 ACTH,刺激双侧肾上腺皮质束状带增生并分泌过量的皮质醇,由于皮质醇增多是因过量分泌 ACTH 所致,是继发性的增多,故此种类型称为 ACTH 依赖性皮质醇增多症。后者是因肾上腺皮质腺瘤或腺癌自主性地分泌过量皮质醇而不是受 ACTH 的调节所致,故称为 ACTH 非依赖性皮质醇增多症。高水平的皮质醇可引起肾脏损害,出现肾病。皮质醇增多症患者的泌尿系统结石发病率为 15%~19%。

2.临床表现

(1)肾病的表现:高尿钙和肾结石较常见,高皮质醇水平影响小肠对钙的吸收并动员骨钙,使大量钙离子进入血液后从尿中排出,而发生高尿钙和肾结石。

(2)全身表现:主要表现为糖皮质激素分泌过多,水钠潴留而致向心性肥胖、满月脸、悬垂腹和锁骨上窝脂肪垫丰满、多血质外观、痤疮、紫纹、高血压、继发性糖尿病、骨质疏松、生长发育障碍等,女性有月经失调或闭经,男性性欲减退。约 90% 的患者有高血压,收缩压和舒张压均有中等以上升高,一般在 19.9/13.3 kPa(150/100 mmHg),可伴有低血钾。部分异位 ACTH 综合征有重度库欣病者可有皮肤色素沉着。

3.诊断和鉴别诊断

(1)尿中钙的水平升高即高尿钙,肾结石的诊断一般不难,通过病史、体征、腹部平片与尿常规等检查,多数病例可确诊。

(2)皮质醇增多症的确诊必须有高皮质醇血症的实验室依据。①血浆皮质醇水平:由于皮质醇呈脉冲式分泌,且血浆皮质醇水平的测定极易受情绪、应激状态、静脉穿刺是否顺利等因素影响,故单次测定血浆皮质醇水平对本病诊断的价值不大,而测定皮质醇昼夜分泌节律的消失(即晨间分泌高于正常,下午及午夜的分泌不低于正常或高于午后的分泌水平,一般午夜睡眠时血浆皮质醇的浓度高于 50 nmol/L 时提示存在皮质醇增多症)比清晨单次测定血浆皮质醇水平有意义。②24 小时尿游离皮质醇测定(UFC):测定 24 小时 UFC 可避免血皮质醇的瞬时变化,也可避免受血中皮质类固醇结合球蛋白浓度的影响,对皮质醇增多症的诊断有较大的价值,但一定要准确留取 24 小时尿量,并且避免服用影响尿皮质醇测定的药物。③小剂量地塞米松抑制试验:用于鉴别轻微皮质醇增多症及怀疑假性皮质醇增多症。当早晨血浆皮质醇低于 50 nmol/L 时,过夜 1 mg 地塞米松抑制试验可排除皮质醇增多症的存在。但应注意排除其他干扰因素,如精神病、应激患者可出现假阳性结果。胰岛素低血糖兴奋试验对于上述方法无法确诊的病例,应行胰岛素低血糖兴奋试验,皮质醇增多症患者,在胰岛素诱发的低血糖(血糖低于 2.22 mmol/L)应激状况时,均不能刺激血 ACTH 及皮质醇水平显著上升。

(3)病因诊断:大剂量地塞米松抑制试验、血浆 ACTH 水平、甲吡酮试验、CRH 兴奋试验等试验来进行病因诊断。

(4)影像学检查:肾上腺 CT 扫描及 B 型超声波检查作为首选的肾上腺定位检查方法。蝶鞍 CT 薄层扫描、冠状位、矢状位和(或)冠状位重建及注射造影剂进行增强扫描等方法,可以提高垂体微腺瘤的检查发现率。异位 ACTH 分泌瘤,均应常规拍摄胸部 X 线片。

4.治疗及预后

(1)手术治疗:手术切除肿瘤是根本的治疗方法。皮质醇增多症中的肾上腺皮质肿瘤术前、术中及术后均要补充皮质激素。

(2)药物治疗:治疗垂体依赖性皮质醇增多症常见药物包括神经调节类化合物及类固醇合成抑制剂。神经调节类化合物单独应用时极少显示临床功效,类固醇合成抑制剂对大多数患者却是有效的,临床最常用的是米托坦,适用于危急病例、为手术前、垂体放射治疗前准备。近年来,

P53、P27、ZAC 基因、PPAR-r 受体等给皮质醇增多症的治疗提供了一些新的潜在的治疗靶点。如果患者得不到恰当的治疗,高皮质醇血症引起的综合征将持续存在,而使有些临床表现不能逆转,出现严重的心、脑、肾并发症常常是致死的直接原因。

去除基础疾病后,肾脏病的治疗主要是对症治疗。

(三)嗜铬细胞瘤

嗜铬细胞是起源于神经嵴的神经内分泌细胞,在交感神经节前纤维、背侧神经根和其他神经突触释放的胆碱能或肽能神经递质刺激下分泌儿茶酚胺。另外其具有 APUD 细胞特征,可能分泌 ACTH,刺激糖皮质激素分泌和束状带与网状带增生,增强儿茶酚胺合成过程中所需酶的活性,也使儿茶酚胺增多。

嗜铬细胞瘤是起源于肾上腺髓质、交感神经节或其他部位嗜铬组织的肿瘤,是内分泌性高血压的重要原因,可以释放大量的儿茶酚胺,临床表现为阵发性或持续性高血压。

肾脏有传入、传出交感神经支配的密集区,而且它是交感神经过度兴奋的起源和靶器官。交感神经兴奋,儿茶酚胺释放增多,可通过以下机制影响肾脏的改变。①儿茶酚胺增多,通过作用于肾小球旁的 β_1 受体,导致肾素-血管紧张素系统活动增强,肾素、血管紧张素、醛固酮增多,使肾灌注量减少,影响水钠的重吸收,引起肾功损害;②儿茶酚胺通过血压升高,引起血流动力学效应,降低动脉血管的顺应性,导致肾小球硬化;③可刺激成纤维细胞增生,促进胶原的合成,导致肾间质纤维化。

1.临床表现

(1)肾病的表现:可出现水肿、蛋白尿,重者肾功能异常。

(2)全身的表现:高血压阵发性或持续性,或持续性基础上阵发性加重,嗜铬细胞瘤发作时常出现头痛、心悸、多汗;可出现糖耐量异常及心脏损伤,恶心呕吐,肠梗阻,溃疡出血,精神紧张、烦躁抽搐甚至濒死感等表现。

2.诊断

肾病诊断主要根据症状体征及实验室检查等,并排除其他原因引起的肾病,可明确嗜铬细胞瘤引起的肾病。与其他肿瘤不同,在临床上诊断嗜铬细胞瘤较困难,因其表现多样,有单发与多发,有单侧与双侧、肾上腺内与肾上腺外,其血压类型表现不同,有的合并多内分泌腺瘤病(MEN)或非 MEN 等。但嗜铬细胞瘤又有其特殊的临床症状,如高血压及同时有头痛、心悸、多汗三联征,如果患者有高血压、同时有直立性低血压和头痛、心悸、多汗三联征,其特异性则可高达 95%。

(1)嗜铬细胞瘤定性诊断:即在发生上述症状的同时进行相关激素的测定。常用高效液相电化学检测仪或 ELISA 的方法测定血、尿儿茶酚胺即去甲肾上腺素(NE)、肾上腺素(E)、多巴胺(DA)及其代谢产物香草基扁桃酸(VMA)、3-甲氧基肾上腺素(MN)和 3-甲氧基去甲肾上腺素(NMN)的浓度,但尚无一种实验室检查可以对嗜铬细胞瘤做出 100% 的诊断。近年来认为测定血或尿中的 MN、NMN 可提高嗜铬细胞瘤的诊断符合率,特别是对儿茶酚胺水平正常的患者可减少假阴性的结果。此外,在嗜铬细胞瘤患者中,还可测定血浆嗜铬粒蛋白 A(chromograninA)、神经肽 Y(NPY)、醛固酮、肾素活性、血管紧张素Ⅱ、神经元特异性烯醇化酶(NSE)等水平以帮助诊断。

(2)嗜铬细胞瘤定位诊断:往往也较困难,有报道超声和 CT 定位的确诊率可分别达 85% 和 96%,用常规部位的 CT、MRI 显像常常不能发现肾上腺外的肿瘤,而且只是形态学的检查定位;[131]I-间碘苄胍(^{131}I-MIBG)可同时对嗜铬细胞瘤进行形态和功能的定位,其特异性高但敏感性较差,有时可得到假阴性的结果;生长抑素(奥曲肽)透射型计算机断层摄影术(TCT)与发射型计算机断层摄影术(ECT)融合显像可对[131]I-MIBG显示阴性的嗜铬细胞瘤进行互补检查而帮助确诊;正电子发射断层显像(PET):6-[18]F-多巴胺PET特异度高,敏感度优于[131]I-MIBG显像,特别对腹腔内小而分散的肿瘤具有较高的灵敏度及特异度;腔静脉分段采血测定血间羟肾上腺素和间羟去甲肾上腺素,适用于血儿茶酚胺水平高、体积较小的肿瘤、异位肿瘤或其他检查未能定位的肿瘤。

3.治疗

(1)肾病治疗:主要是对症治疗,出现蛋白尿者应降蛋白尿治疗;贫血者应纠正贫血;肾功能不全者则保肾治疗等;必要时可行透析治疗。

(2)嗜铬细胞瘤的药物治疗:适用于术前准备、恶性肿瘤已转移或合并严重并发症不能耐受手术者,主要有α受体阻滞剂、β受体阻滞剂、α-甲基对酪氨酸、钙通道阻滞剂、血管紧张素转换酶抑制剂等。

(3)手术治疗:外科手术是根治嗜铬细胞瘤的唯一途径,治愈率在90%以上,术前必须充分准备,稳定血压是手术成功的关键;化疗与放疗主要用于肿瘤发生转移,不能耐受手术的恶性肿瘤患者,但效果常不满意,采用链脲酶素、[131]I-MIBG及环磷酰胺、长春新碱(CVD)方案有一定疗效。

(荆　会)

第二节　糖尿病肾病

糖尿病肾病是糖尿病慢性微血管病变的一种重要表现,是糖尿病致残、致死的重要原因之一,往往与视网膜病变同时存在,其发生率随着糖尿病的病程延长而增高。1型糖尿病约有40%死于糖尿病肾病尿毒症,2型糖尿病中的糖尿病肾病发生率约20%,其严重性仅次于心脑血管病。临床上分为五期。第一期:肾增生肥大高滤过期;第二期:肾组织有改变,临床无症状期;第三期:隐匿期(早期)糖尿病肾病;第四期:症状性糖尿病肾病;第五期:终末期肾病。

一、糖尿病肾病的危险因素

因糖尿病肾病导致慢性肾功能不全需做血液透析或肾移植的患者占总透析及肾移植的1/3。持续的高血糖、高血压、血脂异常、有肾病家族史、吸烟、糖尿病病程超过5年等,这些都是糖尿病肾病的危险因素。

二、糖尿病肾病的护理

(一)定期检查尿

指导患者定期检查尿微量白蛋白、尿常规等,以便及时发现糖尿病肾病早期(第Ⅰ～Ⅲ期)糖尿病肾损害,避免病情进一步发展。由于在糖尿病早期,无肾病症状可以持续10～15年,但实际上糖尿病对肾脏的损害已经开始,当糖尿病患者出现明显蛋白尿或肾功能异常时,糖尿病肾病已是较晚期。出现微量白蛋白尿时，及时诊断并正确治疗，可以逆转或延缓糖尿病肾病的损害或发展。

(二)合理饮食

选择低糖、低优质蛋白质、低钠(伴有浮肿或高血压时)和控制能量的饮食，减少体内废物的积聚，减轻肾脏负担，延缓肾病进展。

1.低钠饮食

烹调或准备食物时，尽量减少盐的用量尽量食用新鲜的未经加工的食物，如新鲜或冰冻的肉类、鱼类、家禽、水果和蔬菜；限制高钠食物的摄入，如罐头、干货、加工食品、烟熏食品、腌制食品、咸味小吃、加盐的调味品、泡菜、酱油、嫩肉剂及味精等；尽可能食用低钠食物，如低钠调味品、汤、罐头和零食。谨慎食用添加代用盐的食物这些食物中钾的含量可能较高(食用前应向营养师咨询)；建议患者阅读食物标签，每餐食物中所含的钠应不超过 800 mg，每份点心中钠的含量不应多于 250 mg。

2.低优质蛋白质饮食

对于微量蛋白尿的患者，应将蛋白质的摄入量降低到每日每千克体重 0.6～0.8 g；对于较严重的肾病患者，蛋白质的摄入量应降低到每日每千克体重 0.6 g 以延缓肾病的进展；若严重低蛋白血症可静脉滴注人体白蛋白及必需氨基酸。需要限制蛋白质摄入的患者应咨询营养师，制订个体化的饮食计划，使摄入的蛋白质符合推荐的标准。

3.选择低磷食物可预防骨质疏松

首先限制奶制品的摄入；营养师应为患者制定牛奶及奶制品如奶酪、酸奶、奶油冰激凌和布丁等的摄入标准；其他需要限制的高磷食物有啤酒、可乐、草莓味饮料、巧克力、干蚕豆和豌豆、糙米、全麦面包、坚果、瓜子、花生酱、豆制品、肉类、家禽、鱼类和海鲜类、自发面粉、薄饼或其他面粉制品。

4.限制钾摄入

患者如需要限制钾的摄入量，应限制摄入以下食物：水果及果汁，如杏、香蕉、干果、番石榴、猕猴桃、芒果、瓜类、油桃、橙子、番木瓜、梨、柿子和干梅子蔬菜及蔬菜汁，如洋葱、鳄梨、笋、甜菜、胡萝卜、芹菜、干豌豆和蚕豆、蘑菇、土豆、南瓜、西红柿及西葫芦等；麸皮坚果、花生酱、赤砂糖和代用盐。

(三)严格控制血糖，降低高血脂与高尿酸

在专科医师指导下，根据病情来选择各种类型的胰岛素和口服降糖药，尽可能使血糖降至正常或接近正常，HbA1c 目标应低于 7%。如出现肾衰竭，应选用胰岛素治疗。但要注意，由于胰岛素降解减低及患者进食不足，容易发生低血糖。

(四)肾脏透析或移植

糖尿病肾病进入尿毒症期的患者，应尽早进行透析治疗对进入慢性腹透或血透的患者须加强护理，保护好血管内瘘防止感染及瘘管脱落。对腹透患者应严格正规操作，加强腹部皮肤护理，防止腹透管隧道及腹膜感染，应加强基础护理，准确记录出入量，严密观察透析情况，使患者获得良好治疗。糖尿病肾病患者进行肾移植时，合并症较非糖尿病患者多，移植成功的大部分患者症状会改善，能维持生活能力，部分患者还可以恢复工作。

(五)尽早做好高血压防治

糖尿病肾病的患者血压应控制在 17.3/10.7 kPa(130/80 mmHg)以下。如患者有微量蛋白

尿,控制目标应为 16.7/10.0 kPa(125/75 mmHg)。有高血压患者,建议在家中自测血压,教会其正确的测量方法。坚持测血压每日 1 次,每次连续测 2 次,可取 2 次血压的平均值或把第 2 次血压值做详细记录,包括时间、生活状态。

（荆　会）

第三节　皮质醇增多症

一、疾病概述

(一)概念和特点

皮质醇增多症是由各种原因引起肾上腺皮质分泌过量的糖皮质激素所致病症的总称,以满月脸、多血质外貌、向心性肥胖、皮肤紫纹、痤疮、继发性糖尿病、高血压、骨质疏松等为主要表现。

(二)相关病理生理

高皮质醇血症是本病主要病生理学基础。皮质醇为人体代谢及应激等所必需,过量则引起全身代谢紊乱,导致临床综合征的发生。

(三)病因与诱因

肾上腺皮质主要受下丘脑-垂体的调节形成下丘脑-垂体-肾上腺皮质轴。这个轴的任何环节出现紊乱,都会影响肾上腺皮质的功能,使其分泌的激素发生变化,导致机体产生一系列病理生理过程,引起肾上腺皮质疾病。因此本病既可原发于肾上腺疾病,也可继发于下丘脑垂体疾病。

1.依赖 ACTH 的 Cushing 综合征

(1)Cushing 病最常见,约占 Cushing 综合征的 70%,指垂体 ACTH 分泌过多,伴肾上腺皮质增生。垂体多有微腺瘤,也有未能发现肿瘤者。

(2)异位 ACTH 综合征,是由于垂体以外的恶性肿瘤产生 ACTH,刺激肾上腺皮质增生,分泌过量的皮质醇。最常见的是肺癌(约占 50%),其次是胸腺癌和胰腺癌(各约 10%),甲状腺髓样癌、鼻咽症等。

2.不依赖 ACTH 的 Cushing 综合征

(1)肾上腺皮质腺瘤:占 Cushing 综合征的 15%～20%。

(2)肾上腺皮质癌:占 Cushing 综合征的 5% 以下,病情重,进展快。

(3)不依赖 ACTH 的双侧肾上腺小结节性增生:患者血中 ACTH 低或检测不到,大剂量地塞米松不能抑制。发病机制与遗传和免疫有关。

(4)不依赖 ACTH 的双侧肾上腺大结节性增生:可能为抑胃肽促进皮质醇分泌,同时又反馈抑制垂体和下丘脑。

(四)临床表现

1.脂肪代谢障碍

向心性肥胖,多数为轻至中度肥胖、满月脸、水牛背、多血质、紫纹等。锁骨上窝脂肪垫。颊部及锁骨上窝堆积有特征性。

2.蛋白质代谢障碍

患者蛋白质分解加速、合成减少,以致负氮平衡状态,而引起皮肤弹性纤维断裂,可见微血管的红色紫纹。毛细血管脆性增加易有皮下淤血。肌萎缩及无力。骨质疏松,病理性骨折。

3.糖代谢障碍

有半数患者糖耐量低减,改 20% 有显性糖尿病,外周组织糖利用减少,肝糖输出增多,糖异生增加。

4.电解质紊乱

过多皮质醇致潴钠排钾,高血压,低血钾(去氧皮质铜盐皮质样作用)、水肿及夜尿增加,低血钾性碱中毒(异位 ACTH 综合征和肾上腺皮致癌)。

5.心血管病变

高血压常见,皮质醇和去氧皮质酮等增多是其主要原因。患者伴有动脉硬化和肾小动脉硬化,既是高血压的后果,又可加重高血压。

6.感染

长期皮质醇分泌增多使患者免疫功能减弱,患者容易感染某些化脓性细菌、真菌和病毒性疾病。因皮质醇增多使发热等机体防御反应被抑制,患者的感染征象往往不显著,易造成漏诊,后果严重。

7.造血系统及血液改变

大量的皮质醇使红细胞计数和血红蛋白含量偏高,且患者皮肤菲薄而呈多血质面容,白细胞总数及中性粒细胞增多,淋巴细胞和嗜酸性粒细胞减少。

8.性功能异常

女患者出现月经减少、不规则或停经表现,多伴有不孕、轻度脱毛、痤疮等。男患者性欲减退、阴茎缩小、睾丸变软、男性性征减少等。

9.神经、精神障碍

患者常有不同程度的精神、情绪变化,如情绪不稳定、有之快感、烦躁、失眠,严重者精神变态,个别可发生偏执狂。

10.皮肤色素沉着

异位 ACTH 综合征患者皮肤色素明显加深。

(五)实验室及其他检查

(1)血浆皮质醇测定:血浆皮质醇水平增高且昼夜节律消失,早晨高于正常,晚上不显著低于早晨。

(2)24 小时尿 17-羟皮质类固醇、血游离皮质醇升高。

(3)地塞米松抑制试验:小剂量地塞米松抑制试验,尿 17-羟皮质类固醇不能被抑制到对照值的 50% 以下;大剂量地塞米松试验:能被抑制到对照值的 50% 以下者病变多为垂体性,不能被抑制者可能为原发性肾上腺皮质肿瘤或异位 ACTH 综合征这是确诊 Cushing 病的必须试验。

(4)ATCH 试验:垂体性 Cushing 病和异位 ACTH 综合征者有反应,原发性肾上腺皮质肿瘤者多数无反应。

(5)影像学检查:肾上腺超声检查、蝶鞍 X 线、垂体 CT、MRI 等检查可发现相应病变。

(六)治疗原则

(1)Cushing 病:常采用手术、放疗或药物等方法来去除、破坏病灶或抑制肾上腺皮质激素的合成。

（2）肾上腺肿瘤：经检查明确腺瘤部位后，手术切除可根治。

（3）不依赖 ACTH 小结节性或大结节性双侧肾上腺增生，做双侧肾上腺切除术，术后做激素替代治疗。

（4）异位 ACTH 综合征：应治疗原发性肿瘤，根据具体病情做手术、放疗和化疗。如不能根治，则需用肾上腺皮质激素合成阻滞药。

二、护理评估

（一）一般评估

1.患者主诉

如皮肤瘀斑、多血质、近端肌无力、乏力、抑郁、向心性肥胖、糖尿病、高血压或月经不规律等症状。

2.生命体征（T、P、R、BP）

生命体征基本正常。

3.相关记录

体重、饮食、皮肤、出入量等记录结果。

（二）身体评估

注意患者有无出现典型的满月脸、多血质、向心性肥胖、皮肤紫纹、痤疮、糖尿病倾向、高血压和骨质疏松等。

（三）心理-社会评估

患者在疾病治疗过程中的心理反应与需求，家庭及社会支持情况，引导患者正确配合疾病的治疗与护理。

（四）辅助检查结果评估

1.实验室检查

各型 Cushing 综合征共有的糖皮质激素分泌异常——皮质醇分泌增多，失去昼夜分泌节律，且不能被小剂量地塞米松抑制。

2.ATCH 试验

垂体性 Cushing 病和异位 ACTH 综合征者有反应，原发性肾上腺皮质肿瘤者多数无反应。

3.影像学检查

影像学检查包括肾上腺超声检查、蝶鞍 X 线、垂体 CT、MRI 等检查可发现相应病变。

（五）主要用药的评估

主要用药为作用于下丘脑-垂体的神经递质：如赛庚啶、溴隐亭、奥曲肽、二氯二苯二氯乙烷等，多数药物作用缺乏特异性，效果一般。

（1）用药剂量、用药的方法（静脉注射、口服）的评估与记录。

（2）症状和体征改善，激素水平及生化指标恢复正常或接近正常，长期控制防止复发。

三、主要护理诊断/问题

（一）活动无耐力

活动无耐力与蛋白质分解过多、肌肉萎缩有关。

（二）自我形象紊乱

自我形象紊乱与 Cushing 综合征引起身体外观改变有关。

（三）体液过多

体液过多与糖皮质激素过多引起水钠潴留有关。

（四）有感染的危险

有感染的危险与长期皮质醇分泌过多抑制免疫功能及高血糖引起的白细胞吞噬功能降低有关。

（五）有受伤的危险

有受伤的危险与代谢异常引起钙吸收障碍，导致骨质疏松及疾病所致皮肤菲薄有关。

四、护理措施

（一）病情观察

向心性肥胖的表现，紫纹，满月脸的变化。有无咽痛、发热，注意观察注射部位皮肤，定期监测血压、血糖、血 K^+、Na^+、Cl^- 水平，询问患者睡眠情况。

（二）饮食护理

给予高蛋白、高维生素、低脂、低盐、含钾和钙丰富的饮食，含钾丰富的食品有菠菜、橘子、香蕉、猕猴桃等，含钙丰富的食品有豆制品、牛奶、虾等。

（三）适当活动

鼓励患者做一些力所能及的活动，以增强完成日常自理活动的耐受性，减缓肌肉萎缩的进程。同时嘱其感到疲劳时，应适当休息。

（四）心理护理

鼓励患者表达自己的感受，耐心倾听患者的倾诉；对于其所表现出来的情绪反应，给予理解，避免一些刺激性的言行；安慰患者，向患者说明当激素水平控制至正常后，症状、体征即可消失；嘱患者的亲友关心、体贴患者，与护士一起帮助患者树立战胜疾病的信心。

（五）预防感染

对患者的日常生活进行保健指导，向患者及家属说明保持皮肤、口腔、会阴等清洁卫生的重要性，注意保暖，预防上呼吸道感染。护理人员做到保持病室通风，温湿度适宜，并定期进行紫外线照射消毒；保持床单清洁、干燥。

（六）防止外伤、骨折、皮肤破损

保持地面清洁、干燥、无障碍物，以减少患者摔倒受伤的危险；经常巡视患者，及时满足生活需求；嘱患者穿柔软宽松的衣裤，不要系腰带；嘱其在活动中避免范围过大、运动量过强。

（七）健康教育

（1）为患者及其家属讲解本病各种症状、体征出现的原因以及各种治疗护理措施的依据及其重要性，使其能够自觉坚持饮食、饮水、活动、自我保护及治疗等要求。为了解治疗后机体激素水平，需定期复查。

（2）除肾上腺皮质腺瘤手术切除效果良好外，其他方法疗效均欠佳。如肾上腺切除术者约10％复发，且有 10％～15％ 出现 Nelson 综合征；垂体放疗虽有较高治愈率，但并发症亦较多；经蝶窦显微外科手术是治疗垂体性 Cushing 综合征最重要的进展，但不适用于大腺瘤者。

五、护理效果评估

(1)患者相应的症状和体征有所改善。

(2)患者激素水平及生化指标恢复正常或接近正常。

(3)患者未发生皮肤破损、感染等并发症或发生时被及时发现和处理。

(荆　会)

第四节　尿　崩　症

尿崩症是由于抗利尿激素缺乏,或肾远曲小管对抗利尿激素敏感性降低,致肾小管重吸收水的功能障碍,从而引起多尿、烦渴、多饮与尿比重低的一种疾病。以中枢尿崩症(或神经源性尿崩症)最常见。本病是由于下丘脑-神经垂体部位的病变所致(部分病例无明显诱因)。该病可发生于任何年龄,但以青少年多见。尿崩症分为特发性和继发性两种类型,前者病因不明,后者多为下丘脑-神经垂体部位的病变所引起。常见病因有下丘脑和垂体的肿瘤、颅脑外伤、手术、颅内感染、浸润性病变等。

一、临床表现

(一)主要症状

1.尿量增多

尿量 5~10 L/24 h,最多可达 18 L,夜尿多。

2.尿比重降低

常在 1.005 以下,尿色淡如清水。

3.烦渴多饮

喜冷饮,一般摄入水量约等于排出水量。

4.中枢系统症状

肿瘤、颅脑外伤及手术累及口渴中枢时,除头痛、视力改变、嗜睡等症状外,也可出现谵妄、痉挛、呕吐等。

5.意识不清

严重失水未及时补充,可出现意识不清,血浆渗透压与血清钠浓度明显升高,甚至死亡。

(二)辅助检查

1.尿液检查

尿量多在 4 L/d 以上;尿比重多小于或等于 1.005;尿渗透浓度(压)小于 300 mmol/L。

2.血渗透浓度(压)

血浆渗透浓度可高于 300 mol/L(正常参考值为 280~295 mol/L)。

3.禁水-加压素试验

禁水-加压素试验是最常见的有助于诊断垂体性尿崩症的功能试验。

4.影像学检查

因肿瘤、浸润性疾病所致尿崩症宜摄头颅平片、CT、磁共振成像检查等。

二、治疗原则

(一)激素替代治疗

补充抗利尿激素制剂,如鞣酸加压素油剂,每毫升加压素 5 单位,从 0.1 mL 开始肌内注射,后逐渐增大剂量,作用可维持 2～5 天,甚或 10 天。1-脱氨基-8-右旋精氨酸加压素每次 5～10 μg,鼻腔喷雾或滴入,2 次/天。

(二)口服抗利尿药物

已发现氢氯噻嗪、氯磺丙脲、卡马西平、弥凝片等药物用于尿崩症患者可有不同程度抗利尿作用,但存在个体差异。可联合两种药物同时服用,以增强疗效,可交替使用,并注意药物不良反应。

(三)病因治疗

因肿瘤引起者,宜酌情选择手术或放疗。

三、护理

(一)一般护理

1.保证休息时间

患者夜间多尿,白天容易疲倦,要注意保持安静环境,有利于患者休息。

2.心理护理

由于尿量增多,烦渴多饮,影响休息、工作,患者多有紧张情绪,焦虑、睡眠差、烦躁不安,应向其介绍疾病有关知识,给予安慰鼓励,生活上给予照顾,使之保持心情舒畅,积极地配合检查治疗。

3.供水要及时

对于多尿、多饮者,应根据患者的需要备好足够的温开水,防止脱水。

4.记出入量

每天准确记录尿量、饮水量,测体重,并仔细观察尿色、比重及电解质、血渗透压情况。

5.防止脱水

注意观察有无脱水症状,一旦发现及时报告医师尽早补液。

6.防止便秘

有便秘者,尽早预防,按医嘱可口服缓泻剂、开塞露塞肛或采用热敷腹部、灌肠等措施,保持大便通畅。

7.给予易消化饮食

进食易消化、少刺激、营养丰富、含水多的膳食。

8.保持皮肤、黏膜的清洁

防止感染。

9.观察药物疗效及不良反应

(1)鞣酸加压素(油剂)注射前须加温并充分摇匀,行深部肌内注射。注射后观察疗效及不良反应,特别注意有无头痛、血压升高、腹痛等水中毒表现。

（2）治疗部分性垂体尿崩症，给予氢氯噻嗪时忌饮咖啡；应用卡马西平时注意观察有无白细胞计数减少、肝损害、嗜睡、眩晕、皮疹等不良反应。

（二）观察要点

（1）观察患者尿量、尿比重、饮水量和体重，观察 24 小时出入量是否平衡，对入量明显少于出量者，要每天称体重。

（2）观察患者有无体重及血压下降、心率加快、头痛、恶心、呕吐、烦躁、胸闷、神志模糊、虚脱、昏迷等脱水症状及高渗综合征。

（3）观察饮食情况，有无食欲缺乏、便秘、发热、睡眠不佳、皮肤干燥等症状。

（4）观察血渗透压、血清钠、钾的变化。

（三）禁水-加压素试验方法与护理

1.方法

试验前测体重、血压、尿量、尿比重、尿渗透压。以后每小时排尿，测尿量、尿比重、尿渗透压、体重、血压等，至尿量无变化，尿比重及渗透压持续两次不再上升为止。抽血测定血浆渗透压，并皮下注射抗利尿激素 5 U，每小时再收集尿量，测尿比重、尿渗透浓度 1～2 次。一般禁水需 12 小时以上。

2.护理

行禁水加压素试验时，应严密观察体重、血压、神志等变化。当有极度口渴、烦躁不安、血压下降、体重减轻 3 kg 以上时，应终止试验，立即遵医嘱肌内注射垂体后叶素 5 单位，嘱患者缓慢饮水，以防水中毒。

（四）家庭护理

（1）由于尿多，多饮，所以要嘱患者在身边备足温开水。

（2）帮助患者了解疾病知识，保持乐观情绪，增强治疗疾病信心。

（3）指导患者正确记录尿量、饮水量及体重的变化。

（4）严格遵医嘱服药，不擅自停药或增加药的剂量。

（5）保持皮肤清洁卫生，注意休息，避免劳累，适当进行体格锻炼。

（6）门诊定期随访。

（荆　会）

第五节　嗜铬细胞瘤

嗜铬细胞瘤起源于肾上腺髓质、交感神经节或其他部位的嗜铬组织，这种瘤持续或间断地释放大量儿茶酚胺，引起持续性或阵发性高血压和多个器官功能及代谢紊乱。本病以 20～50 岁最多见，男女发病率无明显差异。嗜铬细胞瘤大多为良性，如及早诊治，手术切除可根治。恶性肿瘤约占 10%，治疗困难，已发生转移者预后不一，重者在数月内死亡，少数可存活 10 年以上，5 年生存率为 45%。

一、病因与发病机制

发病原因尚不明确。肿瘤位于肾上腺者占 80%～90%，大多为一侧性，少数为双侧性或一侧肾上腺瘤与另一侧肾上腺外瘤并存，多见于儿童和家族性患者。

肾上腺髓质的嗜铬细胞瘤可产生去甲肾上腺素和肾上腺素，以前者为主，极少数只分泌肾上腺素，家族性者以肾上腺素为主，尤其在早期、肿瘤较小时；肾上腺外的嗜铬细胞瘤，除主动脉旁嗜铬体所致者外，只产生去甲肾上腺素，不能合成肾上腺素。

嗜铬细胞瘤可产生多种肽类激素，并可引起一些不典型的症状，如面部潮红、便秘、腹泻、面色苍白、血管收缩及低血压或休克等。

二、临床表现

以心血管症状为主，兼有其他系统的表现。

（一）心血管系统表现

1.高血压

高血压为最主要症状，有阵发性和持续性两型，持续性者亦可有阵发性加剧。

2.低血压、休克

本病可发生低血压，甚至休克；或出现高血压和低血压相交替的表现。这种患者还可发生急性腹痛、心前区痛、高热等。

3.心脏表现

大量儿茶酚胺可引起儿茶酚胺性心肌病，伴心律失常，如期前收缩、阵发性心动过速，甚至心室颤动。部分患者可发生心肌退行性变、坏死、炎性改变。

（二）代谢紊乱

1.基础代谢增高

肾上腺素可作用于中枢神经及交感神经系统控制下的代谢过程，使患者耗氧量增加。代谢亢进可引起发热、消瘦。

2.糖代谢紊乱

肝糖原分解加速及胰岛素分泌受抑制而致糖异生加强，可引起血糖过高，糖耐量减低。

3.脂代谢紊乱

脂肪分解加速、血游离脂肪酸增高。

4.电解质紊乱

少数患者可出现低钾血症、高钙血症。

（三）其他临床表现

1.消化系统

肠坏死、出血、穿孔、便秘、甚至肠扩张，且胆石症发生率较高。

2.腹部肿块

少数患者在左或右侧中上腹部可触及肿块，个别肿块可很大，扪及时应注意有可能诱发高血压。恶性嗜铬细胞瘤可转移到肝，引起肝大。

3.泌尿系统

肾功能减退、高血压发作、膀胱扩张，无痛性肉眼血尿。

4.血液系统

血容量减少,血细胞重新分布,周围血中白细胞增多,有时红细胞也可增多。

5.伴发其他疾病

嗜铬细胞瘤可伴发于一些因基因种系突变而致的遗传性疾病,如2型多发性内分泌腺瘤病、多发性神经纤维瘤等疾病。

三、辅助检查

(一)血、尿儿茶酚胺及其代谢物测定

持续性高血压型患者尿儿茶酚胺及其代谢物香草基杏仁酸(VMA)及甲氧基肾上腺素(MN)和甲氧基去甲肾上腺素(NMN)皆升高,常在正常高限的两倍以上。阵发性者平时儿茶酚胺可不明显升高,而在发作后才高于正常,故需测定发作后血或尿儿茶酚胺。摄入可乐、咖啡类饮料及左旋多巴、拉贝洛尔、普萘洛尔、四环素等药物可导致假阳性结果;休克、低血糖、高颅内压可使内源性儿茶酚胺增高。

(二)胰升糖素激发试验

对于阵发性,且一直等不到发作者可做该试验。

(三)影像学检查

(1)B超作肾上腺及肾上腺外肿瘤定位检查,对直径1cm以上者,阳性率较高。

(2)CT扫描,90%以上的肿瘤可准确定位。

(3)MRI有助于鉴别嗜铬细胞瘤和肾上腺皮质肿瘤,可用于孕妇。

(4)放射性核素标记定位。

(5)静脉导管术。

四、诊断要点

本病的早期诊断尤为重要,诊断的重要依据必须建立在24小时尿儿茶酚胺或其他代谢产物增加的基础上。对于高血压呈阵发性或持续性发作的患者,尤其是儿童和年轻人,要考虑本病的可能性。并根据家族史、临床表现、实验室检查等确定诊断。并要与其他继发性高血压及原发性高血压相鉴别。

五、治疗

(一)药物治疗

嗜铬细胞瘤手术切除前可采用α受体阻断药使血压下降,减轻心脏负担,使原来缩减的血管容量扩大。常用口服的α受体阻断药有酚苄明、哌唑嗪。

(二)手术治疗

手术治疗可根治良性的嗜铬细胞瘤,但手术切除时有一定危险性。在麻醉诱导期,手术过程中,尤其在接触肿瘤时,可出现血压急骤升高、心律失常和休克。瘤被切除后,血压一般降至12.0/8.0 kPa(90/60 mmHg)。如血压低,表示血容量不足,应补充适量全血或血浆,必要时可静脉滴注适量去甲肾上腺素,但不可用缩血管药来代替补充血容量。

(三)并发症的治疗

当患者发生高血压危象时,应立即予以抢救(图9-1)。

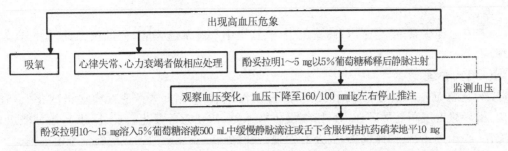

图 9-1 高血压危象抢救

(四)恶性嗜铬细胞瘤的治疗

较困难,一般对放疗和化疗不敏感,可用抗肾上腺素药做对症治疗。

六、护理诊断/问题

(一)组织灌注无效

组织灌注无效与去甲肾上腺素分泌过量致持续性高血压有关。

(二)疼痛

头痛与血压升高有关。

(三)潜在并发症

高血压危象。

七、护理措施

(一)安全与舒适管理

急性发作时应绝对卧床休息,保持环境安静,光线宜偏暗,避免刺激。护理人员操作应集中进行以免过多打扰患者。高血压发作间歇期患者可适量活动,但不能剧烈活动。

(二)饮食营养

给予高热量、高蛋白质、高维生素、易消化饮食,避免饮含咖啡因的饮料。

(三)疾病监测

1.常规监测

密切观察血压变化,注意阵发性或持续性高血压,或高血压和低血压交替出现,或阵发性低血压、休克等病情变化,定时、定血压计、定体位、定人进行血压测量;观察有无头痛及头痛程度、持续时间,是否有其他伴随症状;观察患者的发病是否存在诱发因素;记录液体出入量,监测患者水、电解质变化。

2.并发症监测

如患者出现剧烈头痛、面色苍白、大汗淋漓、恶心、呕吐、视力模糊、复视等高血压危象表现,或心力衰竭、肾衰竭、高血压脑病的症状和体征。应立即通知医师,并配合抢救。

(四)高血压危象急救配合

(1)卧床休息,吸氧,抬高床头以减轻脑水肿,加用床栏以防患者因躁动而坠床。

(2)按医嘱给予酚妥拉明等急救药。

(3)持续心电图、血压监测,每15分钟记录1次测量结果。

(4)因情绪激动、焦虑不安可加剧血压升高,应专人护理,及时解释病情变化,安抚患者,使其保持平静。

(5)若有心律失常、心力衰竭、高血压脑病、脑卒中和肺部感染者,协助医师处理并给予相应的护理。

(五)用药护理

α受体阻滞剂在降低血压的同时易引起直立性低血压,因此要严密观察血压变化及药物不良反应,指导患者服药后平卧30分钟,缓慢更换体位,防止意外发生。此外,患者还可能出现鼻黏膜充血、心动过速、低钠倾向等,要及时发现、及时处理;头痛剧烈者按医嘱给予镇静剂。

(六)心理护理

因本病发作突然,症状严重,患者常有恐惧感,渴望早诊早治。护士要主动关心患者,向其介绍有关疾病知识、治疗方法及注意事项。患者发作时,护士要守护在患者身边,使其具有安全感,消除恐惧心理和紧张情绪。

八、健康指导

(一)预防疾病

患者充分休息,生活有规律,避免劳累,保持情绪稳定、心情舒畅。

(二)管理疾病

告知患者当双侧肾上腺切除后,需终身应用激素替代治疗,并使患者知晓药物的作用、服药时间、剂量、过量或不足的征象、常见的不良反应。

(三)康复指导

嘱患者随身携带识别卡,以便发生紧急情况时能得到及时处理。并定期返院复诊,以便及时调整药物剂量。

(荆　会)

第十章

肿瘤科疾病护理

第一节 颅内肿瘤

一、概述

颅内肿瘤即各种脑肿瘤，是常见的神经系统疾病之一。一般分为原发和继发两大类。原发性颅内肿瘤可发生于脑组织、脑膜、脑神经、垂体、血管残余胚胎组织等；继发性颅内肿瘤由身体其他部位如肺、子宫、乳腺、消化道、肝脏等的恶性肿瘤转移至脑部，或由邻近器官的恶性肿瘤由颅底侵入颅内。

据统计，就全身肿瘤的发病率而论，颅内肿瘤居第五位（6.31%），仅低于胃、子宫、乳腺、食管肿瘤。颅内肿瘤可发生于任何年龄，以成人多见，其发病年龄、好发部位与肿瘤类型存在相互关联。少儿多发生在幕下及脑的中线部位，主要为髓母细胞瘤、颅咽管瘤及室管膜瘤；成人以大脑半球胶质瘤为最多见，如星形细胞瘤、胶质母细胞瘤、室管膜瘤等，其次为脑膜瘤、垂体瘤及颅咽管瘤、神经纤维瘤、海绵状血管瘤等；老年人以多形性胶质母细胞瘤、脑膜瘤、转移瘤等居多。

（一）病因

颅内肿瘤和其他肿瘤一样，病因尚不完全清楚，可能与以下几种因素有关。

1.遗传因素

据报道，神经纤维瘤、血管网状细胞瘤和视网膜母细胞瘤等有明显家庭发病倾向，这些肿瘤常在一个家庭中的几代人出现。胚胎原始细胞在颅内残留和异位生长也是颅内肿瘤形成的一个重要原因，如颅咽管瘤、脊索瘤、皮样囊肿、表皮样囊肿及畸胎瘤。

2.电离辐射

目前已经肯定，X线及非离子射线的电离辐射能增加颅内肿瘤发病率。颅脑放射（即使是小剂量）可使脑膜瘤发病率增加10%，胶质瘤发病率增加3%～7%；潜伏期长，可达放射后10年以上。

3.外伤

创伤一直被认为是脑膜瘤或胶质细胞瘤发生的可能因素。文献报道在头颅外伤的局部骨折或瘢痕处出现脑膜瘤的生长。

4.化学因素

亚硝胺类化合物、致瘤病毒、甲基胆蒽、二苯蒽等都能诱发脑瘤。

（二）临床表现

1.一般的症状和体征

脑瘤患者颅内压增高症状占90％以上。

（1）头痛、恶心、呕吐：头痛多位于前额及颞部，开始为阵发性头痛渐进性加重，后期为持续性头痛阵发性加剧，早晨头痛更重，间歇期正常。颅后窝肿瘤可致枕颈部疼痛并向眼眶放射。幼儿因颅缝未闭或颅缝分离可没有头痛只有头昏。呕吐呈喷射性，多伴有恶心，在头痛剧烈时出现。由于延髓呕吐中枢、前庭、迷走神经受到刺激，故幕下肿瘤出现呕吐要比幕上肿瘤较早而且严重。

（2）视神经盘水肿及视力减退：是颅内高压的重要客观体征。颅内压增高到一定时期后可出现视神经盘水肿。它的出现和发展与脑肿瘤的部位、性质、病程缓急有关，如颅后窝肿瘤出现较早且严重，大脑半球肿瘤较颅后窝者出现较晚而相对要轻，而恶性肿瘤一般出现较早，发展迅速并较严重。早期无视力障碍，随着时间的延长，病情的发展，出现视野向心性缩小，晚期视神经继发性萎缩则视力迅速下降，这也是与视神经炎所致的假性视神经盘水肿相区分的要点。

（3）精神及意识障碍及其他症状：可出现头晕、复视、一过性黑蒙、猝倒、意识模糊、精神不安或淡漠等症状，甚至可发生癫痫、昏迷。

（4）生命体征变化：颅内压呈缓慢增高者，生命体征多无变化。中度与重度急性颅内压增高时，常引起呼吸、脉搏减慢，血压升高。

2.局灶性症状和体征

局灶性症状是指脑肿瘤引起的局部神经功能紊乱。主要取决于肿瘤生长的部位，因此可以根据患者特有的症状和体征作出肿瘤的定位诊断。

（1）大脑半球肿瘤的临床症状：肿瘤位于半球的不同部位可产生不同定位症状和体征。①精神症状：常见于额叶肿瘤，多表现为反应迟钝，生活懒散，近期记忆力减退，甚至丧失，严重时丧失自知力及判断力，亦可表现为脾气暴躁，易激动或欣快。②癫痫发作：额叶肿瘤较易出现，其次为颞叶、顶叶肿瘤多见。包括全身大发作和局限性发作，有的病例抽搐前有先兆，如颞叶肿瘤，癫痫发作前常有幻想、眩晕等先兆，顶叶肿瘤发作前可有肢体麻木等异常感觉。

（2）锥体束损害症状：表现为肿瘤对侧半身或单一肢体力弱或瘫痪病理征阳性。

（3）感觉障碍：为顶叶的常见症状，表现为肿瘤对侧肢体的位置觉、两点分辨觉、图形觉、质料觉、失算、失明、左右不分、手指失认，实体觉的障碍。

（4）失语症：见于优势大脑半球肿瘤，分为运动性和感觉性失语。

（5）视野改变：枕叶及颞叶深部肿瘤因累及视辐射，表现为视野缺损，同向性偏盲及闪光、颜色等幻视。

3.蝶鞍区肿瘤的临床症状

早期就出现视力、视野改变及内分泌功能紊乱等症状，颅内压增高症状较少见。

（1）视觉障碍：肿瘤向蝶鞍区上发展压迫视交叉引起视力减退及视野缺损，蝶鞍肿瘤患者常因此原因前来就诊，眼底检查可发现原发性视神经萎缩和不同类型的视野缺损。

（2）内分泌功能紊乱：如性腺功能低下，女性表现为月经期延长或闭经，男性表现为阳痿、性欲减退及发育迟缓。生长激素分泌过盛在发育成熟前可导致巨人症，如相应激素分泌过多，则发育成熟后表现为肢端肥大症。

4.颅后窝肿瘤的临床症状

(1)小脑半球肿瘤:主要表现为患侧肢体协调动作障碍,可出现患侧肌张力减弱或无张力,膝腱反射迟钝,眼球水平震颤,有时也可出现垂直或旋转性震颤。

(2)小脑蚓部肿瘤:主要表现为躯干性和下肢远端的共济失调,行走时步态不稳,步态蹒跚,或左右摇晃如醉汉,站立时向后倾倒。

(3)脑干肿瘤:临床表现为出现交叉性麻痹,如中脑病变,表现为病变侧动眼神经麻痹;脑桥病变,可表现为病变侧眼球外展及面肌麻痹,同侧面部感觉障碍及听觉障碍;延髓病变,可出现同侧舌肌麻痹、咽喉麻痹、舌后 1/3 味觉消失等。

(4)小脑脑桥角肿瘤:表现为耳鸣、眩晕、进行性听力减退、颜面麻木、面肌抽搐、面肌麻痹及声音嘶哑、食水呛咳、病侧共济失调及眼球震颤。

5.松果体区肿瘤临床症状

(1)四叠体受压征:即瞳孔反应障碍、垂直凝视麻痹和耳鸣、耳聋是其特征性体征。

(2)两侧锥体束征:即尿崩症、嗜睡、肥胖、全身发育停顿,男性可见性早熟。

(三)诊断

1.病史与临床检查

这是正确诊断的基础。

(1)需要详细了解发病时间,首发症状和以后症状出现的次序,这些对定位诊断具有重要意义。

(2)临床检查:包括全身与神经系统等方面。神经系统检查注意意识、精神状态、脑神经、运动、感觉和反射的改变。需常规检查眼底,怀疑颅后凹肿瘤,需做前庭功能与听力检查。全身检查按常规进行。

2.辅助检查

原则上应选用对患者痛苦较轻、损伤较少、反应较小、意义较大与操作简便的方法。

(1)X 线检查:神经系统的 X 线检查包括头颅平片、脑脊髓血管造影、脑室、脑池及椎管造影等。脑血管造影可了解颅内肿瘤的供血情况,对血管性肿瘤价值较大。

(2)腰椎穿刺与脑脊液检查:仅作为参考,颅内肿瘤常引起一定程度颅内压增高,但压力正常时,不能排除脑瘤。需要注意,已有显著颅内压增高,或疑为脑室内或幕下肿瘤时,腰穿应特别谨慎或禁忌,以免因腰穿特别是不适当的放出脑脊液,打破颅内与椎管内上下压力平衡状态,促使发生脑疝危象。

(3)CT 脑扫描与磁共振扫描:是当前对颅内瘤诊断最有价值的诊断方法。一般可发现直径 3 mm 以上的肿瘤。肿瘤 CT 异常密度和 MRI 信号变化、脑室受压和脑组织移位、瘤周脑水肿范围,可反映瘤组织及其继发改变如坏死、出血、囊变和钙化等情况,并确定肿瘤部位、大小、数目、血供和与周围重要结构的解剖关系,结合增强扫描对绝大部分肿瘤作出定性诊断。

(4)放射性核素扫描:目前主要有单光子发射计算机断层显像(SPECT)与正电子发射计算机断层显像(PET)两项技术。PET 可显示肿瘤影像和局部脑细胞功能活力情况。

(5)内分泌检查:对诊断垂体腺瘤很有价值,此外酶的改变、免疫学诊断亦有一定参考价值,但多属非特异性的。

(6)活检:肿瘤定性诊断困难,影响选择治疗方法时,可利用立体定向和神经导航技术取活检行组织学检查确诊,指导治疗。

(四)治疗

颅内肿瘤治疗可通过手术治疗、化疗、放疗、分子靶向治疗及免疫治疗等方法。目前,综合治疗对大部分中枢神经系统肿瘤来讲,是较为合适的治疗方案。

1.手术治疗

原则是凡良性肿瘤应力争全切除以达到治愈的效果;凡恶性肿瘤或位于重要功能区的良性肿瘤,应根据患者情况和技术条件予以大部切除或部分切除,以达到减压的目的。

2.放疗

凡恶性肿瘤或未能全切除而对放射线敏感的良性肿瘤,术后均应进行放疗。目前包括常规放疗、立体定位放射外科治疗及放射性核素内放疗。如肿瘤位于要害部位,无法施行手术切除,而药物治疗效果不好时,可行脑脊液分流术、颞肌下减压术、枕肌下减压术或去骨瓣减压术等姑息性手术。

3.化疗

恶性肿瘤,特别是胶质瘤和转移瘤,术后除放疗外,尚可通过不同途径和方式给予化学药物治疗。但是由于血-脑屏障的存在,颅内肿瘤不同于其他部位的肿瘤,某些化疗药物难以到达颅内肿瘤细胞而起到杀伤作用。故化疗药物应与减弱血-脑屏障的药物联合应用。

4.免疫治疗

颅内肿瘤抗原的免疫原性弱,不易引起强烈的免疫反应,又由于血-脑屏障的存在,抗癌免疫反应不易落实至脑内。这方面有一些实验研究与药物临床试验,如应用免疫核糖核酸治疗胶质瘤取得一定效果,但尚需进一步观察、总结与发展。

5.对症治疗

(1)抗癫痫治疗:幕上脑膜瘤、转移瘤等开颅手术后发生癫痫的概率较高。术前有癫痫史或术后出现癫痫者,应连续服用抗癫痫药,癫痫停止发作6个月后可以缓慢停药。

(2)降低颅内压:对于发生颅内高压的患者,应使用脱水药、糖皮质激素、冬眠疗法等手段减轻脑组织损伤。

颅内肿瘤患者的预后与肿瘤的性质及生长部位有关。良性肿瘤如能彻底摘除可得到根治;恶性肿瘤预后较差,绝大多数肿瘤在经过综合治疗后仍有可能复发。

二、护理

(一)心理护理

面对肿瘤的威胁,患者通常要经过一个对疾病理解并接受治疗的复杂心理适应过程。护士通过为患者提供关于肿瘤和治疗信息,运用交流技巧,给患者以心理支持,可以促进患者对这一紧张状态的调整适应过程。同时,护士一定要在精神上经常地给予其安慰和鼓励,耐心解释治疗的安全性和有效性,以解除患者的焦虑和不安,这种心理上的支持,会使患者情绪稳定、乐观,有助于减轻治疗反应,使治疗顺利完成。

(二)头痛的护理

(1)密切观察患者病情,包括神志、瞳孔、生命体征的变化。对于躁动的患者需加床栏保护。

(2)给予脱水等对症治疗。

(3)环境要安静,室内光线要柔和。

(4)心理护理:多与患者交流,了解思想状况,进行细致的解释和安慰,同时与家属共同体贴关心患者,减轻患者的精神压力,以利患者积极配合治疗。

(5)指导患者卧床休息,可通过看报纸、听轻柔的音乐等方式分散注意力以减轻疼痛。

(6)饮食护理:指导患者进食清淡、宜消化的软食,可食新鲜的蔬菜、水果,保持大便的通畅,若便秘应指导患者勿用力解大便,以免腹压增高引起颅内压增高。

(三)癫痫的护理

(1)应尽量为其创造安静环境,以避免任何不良刺激,如疼痛、紧张、高热、外伤、过度疲劳、强烈的情绪波动(急躁、发怒)等。另外饮酒、食用刺激和油腻食物等也可诱发癫痫发作,应尽量避免其接触。

(2)仔细观察了解癫痫发作的诱因,及时发现发作前的预兆。当患者出现前驱症状时,预示其可能在数小时或数天内出现癫痫发作,这时要做好患者的心理护理,帮助其稳定情绪,同时与医师联系,在医师指导下调整癫痫药物的剂量和(或)种类,预防癫痫发作。

(3)癫痫发作时的护理,及时移开身边硬物迅速让患者平卧,如来不及上述安排,发现患者有摔倒危险时应迅速扶住患者让其顺势倒下,严防患者忽然倒地摔伤头部或肢体造成骨折。如果癫痫发作时患者的口是张开的,应迅速用缠裹无菌纱布的压舌板或筷子等物品垫在患者嘴巴一侧的上、下牙之间,以防其咬伤舌头。如患者已经咬紧牙关,则使用开口器从白齿处插入,避免使用坚硬物品,以免其牙齿脱落,阻塞呼吸道。发作时呼吸道的分泌物较多,可造成呼吸道的阻塞或误吸窒息而危及生命,应让其头侧向一方使分泌物流出,同时解开衣领及腰带保持呼吸通畅。通知医师,给予对症处理。

(四)预防跌倒的护理

评估患者易致跌倒的因素,创造良好的病室安全环境,地面保持干净无水迹,走廊整洁、畅通、无障碍物、光线明亮。定时巡视患者,严密观察患者的生命体征及病情变化,使用床栏并合理安排陪护。加强与患者及其家属的交流沟通,关注患者的心理需求。给予必要的生活帮助和护理。对使用床栏的患者须告之下床前放下床栏,勿翻越。呼叫器、便器等常用物品放在患者易取处;对患者及其家属进行安全宣教。

(五)放疗的护理

(1)做好放疗前的健康宣教:告知患者放疗的相关知识及不良反应,耐心细致地向患者解释,消除患者对放疗的恐惧感。

(2)颅内压增高的观察和护理:当照射剂量达到 1 000～1 500 cGy 时,脑组织由于受到放射线的损伤,细胞膜的通透性发生改变,导致脑水肿而引起颅内压增高。因此,需密切观察患者的意识、瞳孔及血压的变化,如出现剧烈头痛或频繁呕吐,则有脑疝发生的可能,应立即通知医师,做好降压抢救处理。

(3)饮食护理:由于放疗后患者表现食欲差,饮食要保持色、香、味美以刺激食欲。鼓励患者进高蛋白、高维生素、高纤维的饮食,忌食过热、过冷、油煎及过硬食物。

(4)口腔护理:放疗期间保持口腔卫生,积极防治放射性口腔炎。加强口腔护理,每天用软毛牙刷刷牙,每次进食后用清水漱口。放疗期间及放疗后 3 年禁止拔牙,如确须拔牙应加强抗感染治疗,以防放疗后牙床血管萎缩诱发牙槽炎、下颌骨坏死、骨髓炎。

(5)照射野皮肤的护理:放疗中保持照射野部位清洁、干燥,指导患者局部避免搔抓,避免刺激,禁用碘酒、乙醇、胶布,忌用皂类擦洗,夏天外出可戴透气性好的太阳帽或打遮阳伞,防止日光对皮肤的直接照射引起损伤。

(6)观察体温及血常规的变化:体温 38 ℃以上者,报告医师暂停放疗,观察血常规的变化,结合全身情况配合医师做好抗感染治疗。

三、健康教育

(1)注意营养均衡,多吃蔬菜、水果、粗纤维食物及易消化的食物,多饮水,保持大便通畅。
(2)注意休息,避免重体力劳动。
(3)放疗患者出院后一个月内应注意保护照射野皮肤。
(4)定期复查。

(田　敏)

第二节　甲状腺癌

一、概述

甲状腺癌是头颈部肿瘤中常见的恶性肿瘤,是最常见的内分泌恶性肿瘤,占全身肿瘤的1‰。发病率按国家或地区而异。甲状腺癌可发生于任何年龄阶段,女性多于男性,男女比例为1∶3,20～40 岁为发病高峰期,50 岁后明显下降。

(一)病因

发生的原因不明,相关因素如下。

1.电离辐射

电离辐射是唯一一个已经确定的致癌因素。放射线对人体有明显的癌作用,尤其是儿童及青少年,被照射的小儿年龄越小、发生癌的危险度越高。

2.碘摄入异常

摄碘过量或缺碘均可使甲状腺的结构和功能发生改变,高碘或缺碘地区甲状腺癌发病率升高。

3.性别和激素

甲状腺的生长主要受促甲状腺素(TSH)支配,神经垂体释放的 TSH 是甲状腺癌发生的促进因子。有实验表明,甲状腺乳头状癌组织中女性激素受体含量较高。

4.遗传因素

5‰～10‰甲状腺髓样癌患者及 3.5‰～6.25‰乳头状癌患者有明显的家族史,推测这类癌的发生可能与染色体遗传因素有关。

5.甲状腺良性病变

如腺瘤样甲状腺肿和功能亢进性甲状腺肿等一些甲状腺增生性疾病偶尔发生癌变。

(二)病理分型

目前原发性甲状腺癌分为分化型甲状腺癌(乳头状癌、滤泡状癌)、髓样癌、未分化癌等。

1.分化型甲状腺癌

(1)乳头状癌:是甲状腺癌中最常见的类型,占甲状腺癌的 80％以上。分化良好,恶性程度低,病情发展缓慢、病程长、预后好。一般以颈淋巴结转移最为多,血行转移较少见,血行转移中以肺转移为多见。

(2)滤泡状癌:较乳头状癌少见,世界卫生组织将嗜酸性粒细胞癌纳入滤泡状癌中。滤泡状癌占甲状腺癌的 $10.6\%\sim15\%$,居第二位,发展缓慢、病程长、预后较好,以滤泡状结构为主要组织学特征。患病年龄比乳头状癌患者大。播散途径主要是通过血液转移到肺、骨和肝,淋巴转移相对较少。在分化型甲状腺癌中,其预后不及乳头状癌好,以嗜酸性粒细胞癌的预后最差。

2.髓样癌

髓样癌较少见,发生在甲状腺滤泡旁细胞,亦称为 C 细胞的恶性肿瘤。C 细胞的特征主要为分泌甲状腺降钙素及多种物质,并产生淀粉样物等。发病主要为散发性,少数为家族性。女性较多,以颈淋巴结转移较为多见。

3.未分化癌

此类甲状腺癌,较少见,约占甲状腺癌的 1%,恶性程度较高,发展快,预后极差。以中年以上男性多见。未分化癌生长迅速,往往早期侵犯周围组织,常发生颈淋巴结转移,血行转移亦较多见。

(三)临床表现

1.症状

(1)颈前肿物:早期缺乏特征性临床表现,但 95% 以上的患者均有颈前肿块,质地硬而固定,表面不平。乳头状癌、滤泡状癌、髓样癌等类型颈前肿物生长缓慢,而未分化癌颈前肿物发展迅速。

(2)周围结构受侵的表现:晚期常压迫喉返神经、气管、食管而产生声音嘶哑、呼吸困难或吞咽困难等症状。

(3)其他脏器转移的表现,以及耳、枕、肩、等处疼痛。

(4)内分泌表现:可伴有腹泻或阵发性高血压,甲状腺髓样癌可出现与内分泌有关的症状,如顽固性腹泻(多为水样便)和阵发性高血压。

2.体征

(1)甲状腺结节:多呈单发,活动受限或固定,质地偏硬且不光滑。

(2)颈淋巴结肿大:乳头状癌、未分化癌、髓样癌等类型颈淋巴结转移率高,多为单侧颈淋巴结肿大。滤泡状癌以血行转移为多见。

(四)辅助检查

1.影像学检查

(1)B 超检查:甲状腺 B 超检查有助于诊断。恶性肿瘤的超声检查可见边界不清,内部回声不均匀,瘤体内常见钙化强回声。

(2)单光子发射计算机断层显像(SPECT)检查:可以明确甲状腺的形态及功能,一般将甲状腺结节分为三种:热结节、温结节、凉(冷)结节,甲状腺癌大多表现为凉(冷)结节。

(3)颈部 CT、MRI 检查:可提出良、恶性诊断依据。明确显示甲状腺肿瘤的癌肿侵犯范围。

(4)X 线检查:颈部正侧位片可观察有无胸骨后扩展、气管受压或钙化等,常规胸片可观察有无转移等。

(5)PET 检查:对甲状腺良恶性病变的诊断准确率高。

2.血清学检查

血清学检查包括甲状腺功能检查、血清甲状腺球蛋白(Tg)、血清降钙素等。

3.病理学检查

(1)细胞学检查:细针穿刺细胞学检查是最简便的诊断方法,诊断效果取决于穿刺取材方法及阅片识别细胞的经验。

(2)组织学检查:确诊应由病理组织切片,活检检查来确定。

(五)治疗

以外科手术治疗为主,配合内、外照射治疗、内分泌治疗、化疗等。

1.手术治疗

如确诊为甲状腺癌,应及时行原发肿瘤和颈部转移灶的根治手术。

2.放疗

(1)外放疗:甲状腺癌对放射线的敏感性与甲状腺癌的分化程度成正比,分化越好,敏感性越差;分化越差,敏感性越高。分化型甲状腺癌如甲状腺乳头状癌对放射线的敏感性较差,其邻近组织如甲状软骨、气管软骨、食管及脊髓等,均对放射线耐受性差,照射剂量过大时常造成严重并发症,一般不宜采用外放疗。未分化癌恶性程度高,肿瘤发展迅速,手术切除难以达到根治目的,临床以外放疗为主,放疗通常宜早进行。对于手术后有残余者或手术无法切除者,术后也可辅助放疗。常规放疗照射剂量为大野照射 50 Gy,然后缩野针对残留区加量至 60～70 Gy。如采用 IMRT 可以提高靶区治疗剂量,在保护重要器官的情况下,高危区的单次剂量可提高至 2.2～2.25 Gy。

(2)内放疗:分化好的乳头状癌与滤泡状癌具有吸碘功能,特别是两者的转移灶都可能吸收放射性核素[131]碘(^{131}I)。临床上常采用[131]I来治疗分化型甲状腺癌的转移灶,一般需行甲状腺全切或次全切除术后,以增强转移癌对碘的摄取能力后再行[131]I治疗。不同组织类型肿瘤吸碘不同,未分化型甲状腺癌几乎不吸碘,其次是髓样癌。

3.化疗

甲状腺癌对化疗敏感性差。分化型甲状腺癌对化疗反应差,化疗主要用于不可手术、摄碘能力差或远处转移的晚期癌,相比而言,未分化癌对化疗则较敏感,多采用联合化疗,常用药物为多柔比星及顺铂、多柔比星(ADM)、环磷酰胺(CTX),加紫杉类等。

4.内分泌治疗

术后长期服用甲状腺素片可以抑制 TSH 分泌及预防甲状腺功能减退,对预防甲状腺癌复发有一定疗效。对生长缓慢的分化型甲状腺癌疗效较好,对生长迅速的未分化甲状腺癌无明显疗效。

甲状腺癌的预后与病理类型、临床分期、根治程度、性别及年龄有关。年龄<15 岁或>45 岁者预后较差,女性好于男性。有学者等报道甲状腺癌的 10 年生存率乳头状癌可达 74%～95%,滤泡状癌为 43%～95%。未分化癌预后极差,一般多在数月内死亡,中位生存率仅为 2.5～7.5 个月,2 年生存率仅为 10%。

二、护理

(一)护理措施

1.饮食护理

饮食营养应均衡,宜进食高蛋白、低脂肪、低糖、高维生素无刺激性软食,除各种肉、鱼、蛋、奶外,多吃新鲜蔬菜、水果等。戒烟禁酒,少食多餐。如出现进食时咳嗽、声音嘶哑者,应减少流质饮食,细嚼慢咽,量宜少,并注意防止食物进入气管。忌食肥腻黏滞食物,油炸、烧烤等热性食物和坚硬不易消化食物。

2.保持呼吸道通畅

指导患者做深呼吸及咳嗽运动,有痰液及时咳出。对声嘶患者多给予生活上的照顾及精神安慰。

3.放疗期间的护理

(1)^{131}I内放疗护理:放射性核素^{131}I是治疗分化型甲状腺癌转移的有效方法,其疗效依赖于肿瘤能否吸收碘。已有报道,^{131}I对分化型甲状腺癌肺转移及淋巴结转移治疗效果较好。给药前至少2周给予低碘饮食(日摄碘量在20～30 μg),避免食用含碘高的食物如海带、紫菜、海鱼、海参、山药等,碘盐可先在热油中炸烧使碘挥发后食用,同时鼓励患者多吃新鲜蔬菜、水果、蛋、奶、豆制品及瘦肉。并防止从其他途径进入人体的碘剂,如含碘药物摄入、皮肤碘酒消毒、碘油造影等。患者空腹口服^{131}I 2小时后方可进食,以免影响药物吸收。口服^{131}I后应注意以下几点。①2小时后嘱患者口含维生素C含片,或经常咀嚼口香糖,促进唾液分泌,以预防放射性唾液腺炎,并多饮水,及时排空小便,加速放射性药物的排泄,以减少膀胱和全身照射。②注意休息,加强口腔卫生。避免剧烈运动和精神刺激,并预防感染、加强营养。③建立专用粪便处理室,勿随地吐痰和呕吐物,大小便应该使用专用厕所,便后多冲水,严禁与其他非核素治疗的患者共用卫生间,以免引起放射性污染。建立核素治疗患者专用病房。④服药后勿揉压甲状腺,以免加重病情。⑤2个月内禁止用碘剂、溴剂,以免影响^{131}I的重吸收而降低治疗效果。⑥服药后应住^{131}I治疗专科专用隔离病房或住单间7～14天,以减少对周围人群不必要的辐射;指导患者正确处理排泄物和污染物,衣裤、被褥进行放置衰变处理且单独清洗。⑦女性患者1年内避免妊娠。^{131}I治疗后3～6个月定期随访,不适随诊,以便及时预测疗效。

(2)放疗时加强口腔护理,嘱患者多饮水,常含话梅或维生素C,促进唾液分泌,预防或减轻唾液腺的损伤。饭前、饭后及临睡时用复方硼砂溶液漱口。黏膜溃疡者进食感疼痛,可用2%利多卡因漱口或局部喷洒金因肽。

(3)观察放疗期间的咽喉部情况,对放疗引起的咽部充血、喉头水肿应行雾化吸入,根据病情需要在雾化器内可加入糜蛋白酶、地塞米松、庆大霉素等药物,雾化液现配现用,防止污染。每天1次,严重时可行2～3次。出现呼吸不畅甚至窒息时,应立即通知医师,并做好气管切开的准备。

(二)健康教育

1.服药指导

甲状腺癌行次全或全切除者,指导患者应遵医嘱终身服用甲状腺素片,勿擅自停药或增减剂量,目的在于抑制TSH的分泌,使血中的TSH水平下降,使残存的微小癌减缓生长,甚至消失,防止甲状腺功能减退和抑制TSH增高。所有的甲状腺癌术后患者服用适量的甲状腺素片可在一定程度上预防肿瘤的复发。

2.功能锻炼

卧床期间鼓励患者床上活动,促进血液循环和切口愈合。头颈部在制动一段时间后,可开始逐步练习活动,促进颈部的功能恢复。颈淋巴结清扫术者,斜方肌可能受到不同程度损伤,因此,切口愈合后应开始肩关节和颈部的功能锻炼,随时注意保持患肢高于健侧,以纠正肩下垂的趋势。特别注意加强双上肢的活动,应至少持续至出院后3个月。

3.定期复查

复查时间,第1年应为每1～3个月复查1次。第2年可适当延长,每6～12个月复查1次。5年以后可每2～3年随诊1次。指导患者在日常生活中可间断性用双手轻柔触摸双侧颈部及锁骨窝内有无小硬结出现,有无咳嗽、骨痛等异常症状,一旦出现,随时复查及时就医。

(田　敏)

第三节　乳　腺　癌

乳腺癌是女性最常见的恶性肿瘤之一,发病率逐年上升,部分大城市乳腺癌占女性恶性肿瘤之首位。

一、病因

乳腺癌的病因尚未完全明确,研究发现乳腺癌的发病存在一定的规律性,具有高危因素的女性容易患乳腺癌。

(一)激素作用
雌酮及雌二醇对乳腺癌的发病有直接关系。

(二)家族史
一级亲属患有乳腺癌病史者的发病率是普通人群的2～3倍。

(三)月经婚育史
月经初潮早、绝经年龄晚、不孕及初次足月产年龄较大者发病率会增高。

(四)乳腺良性疾病
乳腺小叶有上皮增生或不典型增生可能与本病有关。

(五)饮食与营养
营养过剩、肥胖等都会增加发病机会。

(六)环境和生活方式
北美等发达国家发病率约为发展中国家的4倍。

二、临床表现

早期乳腺癌往往不具备典型的症状和体征,不易引起重视,常通过体检或乳腺癌筛查发现。以下为乳腺癌的典型体征。

(一)乳腺肿块
80％的乳腺癌患者以乳腺肿块首诊。

(1)早期:肿块多位于乳房外上象限,典型的乳腺癌多为无痛性肿块,质地硬,表面不光滑,与周围分界不清。

(2)晚期:①肿块固定;②卫星结节;③皮肤破溃。

(二)乳头溢液

非妊娠期从乳头流出血液、浆液、乳汁、脓液,或停止哺乳半年以上仍有乳汁流出者。

(三)皮肤改变

皮肤出现"酒窝征""橘皮样改变"或"皮肤卫星结节"。

(四)乳头、乳晕异常

乳头、乳晕异常表现为乳头皮肤瘙痒、糜烂、破溃、结痂、脱屑、伴灼痛,以致乳头回缩。

(五)腋窝淋巴结肿

初期可出现同侧腋窝淋巴结肿大,肿大的淋巴结质硬、可推动。晚期可在锁骨上和对侧腋窝摸到转移的淋巴结。

三、辅助检查

(一)X 线检查

钼靶 X 线摄片是乳腺癌诊断的常用方法。

(二)超声显像检查

超声显像检查主要用途是鉴别肿块囊性或实性,超声检查对乳腺癌诊断的正确率为 $80\%\sim85\%$。

(三)磁共振检查

软组织分辨率高,敏感性高于 X 线检查。

(四)肿瘤标志物检查

(1)癌胚抗原(CEA)。

(2)铁蛋白。

(3)单克隆抗体:用于乳腺癌诊断的单克隆抗体 CA15-3 对乳腺癌诊断符合率为 $33.3\%\sim57\%$。

(五)活体组织检查

乳腺癌必须确定诊断方可开始治疗,目前检查方法虽然很多,但至今只有活检所得的病理结果方能做唯一确定诊断的依据。

1.针吸活检

其方法简便,快速,安全,可代替部分组织冰冻切片,阳性率较高,在 $80\%\sim90\%$,且可用于防癌普查。

2.切取活检

由于本方法易促使癌瘤扩散,一般不主张用此方法,只在晚期癌为确定病理类型时可考虑应用。

3.切除活检

疑为恶性肿块时切除肿块及周围一定范围的组织即为切除活检。

四、处理原则及治疗要点

(一)外科手术治疗

对早期乳腺癌患者,手术治疗是首选。

(二)辅助化疗

乳腺癌术后辅助化疗和内分泌治疗能提高生存率,降低复发率。辅助化疗方案应根据病情和术后病理情况决定,一般用 CMF(环磷酰胺＋甲氨蝶呤＋氟尿嘧啶)、CAF(环磷酰胺＋阿霉素＋氟尿嘧啶)、CAP(环磷酰胺＋多柔比星＋顺铂)方案,根据具体情况也可选用 NA(长春瑞滨＋表柔比星)、NP(长春瑞滨＋顺铂)、TA(紫杉醇＋阿霉素)或 TC(紫杉醇＋环磷酰胺)等方案。

(三)放疗

1.乳腺癌根治术后或改良根治术后辅助放疗

术后病理≥4 个淋巴结转移,或原发肿瘤直径＞5 cm,或肿瘤侵犯肌肉者,术后做胸壁和锁骨上区放疗;术后病理检查腋窝淋巴结无转移或有 1～3 个淋巴结转移者,放疗价值不明确,一般不需要做放疗;腋窝淋巴结未清扫或清扫不彻底的患者,也需放疗。

2.乳腺癌保乳术后放疗

所有保乳手术患者,包括浸润性癌、原位癌早期浸润和原位癌的患者均应术后放疗。但对于年龄≥70 岁,$T_1N_0M_0$,且 ER(＋)的患者可考虑术后单纯内分泌治疗,不做术后放疗。

(四)内分泌治疗

(1)雌激素受体(ER)(＋)和(或)孕激素受体(PR)(＋)或激素受体不明显者,不论年龄、月经情况、肿瘤大小、腋窝淋巴结有无转移,术后均应给予内分泌治疗。ER(＋)和 PR(＋)者内分泌治疗的疗效好(有效率为 60％～70％);(ER)或(PR)1 种(＋)者,疗效减半;ER(－)、PR(－)者内分泌治疗无效(有效率为 8％～10％),预后也差。然而 CerbB-2(＋)者,其内分泌治疗效果均不佳,且预后差。

(2)常用药物。①抗雌激素药物:他莫昔芬、托瑞米芬。②降低雌激素水平的药物:阿那曲唑、来曲唑。③抑制卵巢雌激素合成:诺雷得。

(五)靶向治疗

靶向治疗适用于癌细胞 HER-2 高表达者,可应用曲妥珠单抗,单独使用或与化疗药物联合应用均有一定的疗效,可降低复发转移风险。

五、护理评估

(一)健康史

(1)询问与本病相关的病因、诱因或促成因素。

(2)主要评估的一般表现及伴随症状与体征。

(3)了解患者的既往史、家族史。

(二)身体状况

(1)观察患者的生命体征,有无发热。

(2)有无皮肤瘙痒。

(3)有无乏力、盗汗与消瘦等。

(三)心理-社会状况

(1)评估时应注意患者对自己所患疾病的了解程度及其心理承受能力,以往的住院经验,所获得的心理支持。

(2)家庭成员及亲友对疾病的认识,对患者的态度。

（3）家庭应对能力，以及家庭经济情况，有无医疗保障等。

六、护理措施

（一）心理护理

（1）做好患者及家属的思想工作，减轻焦虑。

（2）向患者解释待治疗结束后可以佩戴假乳或乳房重建术来矫正。

（3）向患者解释脱发只是应用化疗药物暂时出现的一个不良反应，化疗后头发会重新生长出来。

（4）指导患者使用温和的洗发液及软梳子，如果脱发严重，可以将头发剃光，然后佩戴假发或者戴帽子。

（5）坚持患肢的功能锻炼，使患肢尽可能地恢复正常功能，减轻患者的水肿，以免影响美观。

（二）肢体功能锻炼的护理

术后24小时内，活动腕关节，练习伸指、握拳、屈腕运动；术后1～3天，进行前臂运动，屈肘伸臂，注意肩关节夹紧；术后4～7天，可进行肘部运动，用患侧手刷牙、吃饭等，用患侧手触摸对侧肩及同侧耳；术后一周，进行摆臂运动，肩关节不能外展；术后10天，可进行托肘运动及爬墙运动（每天标记高度，直至患肢高举过头）。功能锻炼一般每天锻炼3～4次，每次20～30分钟为宜。

（三）饮食护理

指导患者加强营养支持，为患者提供高蛋白，高维生素，高热量，无刺激性，易消化的食物，如瘦肉、蛋、奶、鱼、橘、海带、紫菜、山楂、鱼、各种瓜果等，禁服用含有雌激素的保健品。鼓励患者多饮水，每天饮水量不低于2 000 mL。

（四）乳腺癌化疗皮肤护理

乳腺癌的化疗方案中大多数都是发泡性药物，化学性静脉炎的发病率很高，静脉保护尤为重要，护士在进行静脉穿刺过程中应选择粗直，弹性良好的血管，有计划的更换使用血管，并在化疗后指导患者局部涂擦多磺酸黏多糖以恢复血管的弹性。

（五）乳腺癌放疗皮肤护理

选择宽大柔软的全棉内衣。照射野可用温水和柔软毛巾轻轻蘸洗，禁止用肥皂和沐浴液擦洗或热水浸浴。局部放疗的皮肤禁用碘酒、乙醇等刺激性药物，不可随意涂抹药物和护肤品。局部皮肤避免粗糙毛巾、硬衣领、首饰的摩擦；避免冷热刺激如热敷、冰袋等；外出时，局部放疗的皮肤防止日光照射，如头部放疗的患者外出时要戴帽子，颈部放疗的患者外出时要戴围巾。放射野位于腋下、腹股沟、颈部等多汗、皱褶处时，要保持清洁干燥，并可在室内适当暴露通风。局部皮肤切忌用手指抓挠，勤修剪指甲，勤洗手。护士应严密观察患者静脉滴注化疗药物时的用药反应，如静脉滴注紫杉醇类药物时，用药前遵医嘱应用地塞米松，用药前半小时肌内注射异丙嗪及苯海拉明等抗过敏药物；用药时给予血压监测，注意观察患者的血压变化，如出现过敏症状，应立即停药，遵医嘱给予对症处置。

七、健康教育

（1）向患者讲解肢体水肿的原因，要避免患肢提重物，避免在患肢静脉输液、测血压等。注意术后患肢的功能锻炼，保持血液通畅。穿衣先穿患侧，脱衣先脱健侧。

(2)护士应做好随访工作,定期检查患者功能锻炼的情况,及时给予指导。

(3)指导患者术后 5 年内避免妊娠,防止乳腺癌复发。

(4)患者在治疗过程中配合医师监测血常规变化,每周化验血常规一次,定期复查。

(5)内分泌治疗的患者应定期复查子宫内膜,预防子宫内膜癌的发生。

八、乳腺癌自查方法

(一)对镜自照法

首先面对镜子,两手叉腰,观察乳房的外形。然后再将双臂高举过头,观察两侧乳房的形状、轮廓有无变化;乳房皮肤有无红肿、皮疹、浅静脉怒张、皮肤皱褶、橘皮样改变等异常;观察乳头是否在同一水平线上,是否有抬高、回缩、凹陷,有无异常分泌物自乳头溢出,乳晕颜色是否有改变。最后,放下两臂,双手叉腰,两肘努力向后,使胸部肌肉绷紧,观察两侧乳房是否等高、对称,乳头、乳晕和皮肤有无异常。

(二)平卧触摸法

首先取仰卧位,右臂高举过头,并在右肩下垫一小枕头,使右侧乳房变平。然后将左手四指并拢,用指端掌面检查乳房各部位是否有肿块或其他变化。检查方法有三种:一是顺时针环形检查法,即用四个手指从乳头部位开始环形地从内向外检查。二是垂直带状检查法,即用四手指指端自上而下检查整个乳房。三是楔形检查法,即用四手指指端从乳头向外呈放射状检查。然后用同样方法检查左侧乳房,并比较两侧乳房有何不同。最后用拇指和示指轻轻挤捏乳头,如有透明或血性分泌物应及时报告医师。

(三)淋浴检查法

淋浴时,因皮肤湿润更容易发现乳房问题。方法是用一手指指端掌面慢慢滑动,仔细检查乳房的各个部位及腋窝是否有肿块。

(田　敏)

第四节　原发性纵隔肿瘤

一、概述

纵隔是位于左右纵隔胸膜之间较大的间隙,为含有许多重要生命器官及结构的总称,是分隔左右胸膜腔和左右肺的间隔。纵隔内重要器官包括心包、心脏、气管、大血管、食管、淋巴组织、胸腺、神经及纵隔内脏间的神经组织。

纵隔内包含多个器官,而且其胚胎结构来源较为复杂,因此会导致多种肿瘤的发生,如胸腺瘤、胸内甲状腺肿、淋巴瘤、支气管囊肿、皮样囊肿、畸胎瘤、恶性淋巴肉瘤、心包囊肿、脂肪瘤、神经源性肿瘤、食管囊肿等,以良性者居多。畸胎瘤多见于 30 岁以下,少数发生在 40 岁以上。本病除淋巴肉瘤和恶性淋巴瘤,多数预后良好。

(一)病因

目前尚未十分明确。我国中医认为本病可能与以下因素相关:外邪侵袭、情志失调、饮食不节、气机郁滞、脏腑气血失和、痰浊瘀血内生、痰瘀与气血互结,日久成积所致。纵隔内组织和器官较多,胎生结构来源复杂,所以纵隔区内肿瘤种类繁多。有原发的,有转移的,原发肿瘤中以良性多见,但也有相当一部分为恶性。

(二)临床表现

约40%的原发纵隔肿瘤患者无症状,这些患者多为常规胸片发现,另外60%有症状患者的症状多与病变压迫或侵犯周围组织结构有关,或为原发肿瘤伴有的全身综合征。临床常见的症状为胸闷、胸痛、咳嗽、呼吸困难、声音嘶哑、心慌、心律不齐、面颈部水肿、乏力、吞咽困难、体重下降及夜间盗汗。体检有发热、淋巴结肿大、喘鸣、上腔静脉综合征、声带麻痹、霍纳(Horner)综合征及神经学方面异常。

(三)辅助检查

1.影像学检查

(1)X线检查:常规进行胸部正侧位X线检查,可作出初步诊断。

(2)CT及磁共振(MRI)检查:可显示肿瘤与周围解剖、血管的关系及肿瘤的密度。

(3)单光子发射计算机断层显像(SPECT)。

(4)正电子发射计算机断层显像(PET)。

2.血清学及生化学检查

(1)血清放射免疫检测。

(2)激素测定:有助于不同纵隔肿瘤的鉴别诊断,如甲胎蛋白(AFP)及人绒毛膜促性腺激素(HCG)。

3.有创伤诊断方法

(1)外科活检术:对于靠近胸壁的纵隔肿瘤可行CT引导下穿刺活检检查。

(2)全麻下纵隔镜检查:有助于淋巴瘤及肿大淋巴结的诊断。

(3)支气管镜及食管镜检查:有助于明确支气管受压情况、受压程度及肿瘤是否已侵入支气管或食管,以便确立手术的可能性。

(4)前纵隔切开切取组织活检。

(5)剖胸探查切除组织活检,早确诊,早切除。

(四)治疗原则

(1)手术治疗为主:绝大多数原发性纵隔肿瘤只要无禁忌证均应实施外科手术切除,再根据病理性质及完全切除与否来决定下一步是否进行放疗或化疗。

(2)恶变可能者、转移者,根据病理性质辅以放疗或化疗。

(3)恶性淋巴瘤可行放疗、化疗相结合的治疗方法。

二、护理

(一)护理要点

1.心理护理

纵隔肿瘤患者对疾病常有恐惧、焦虑心理,思想负担大。尤其对采取有创方法诊断(如针吸、胸腔镜、纵隔切开、胸廓切开术)及手术、化疗、放疗等,使患者心理压力更大,因此护士应向患者解释各种治疗对挽救生命、缓解症状的重要意义,讲解有关诊断、治疗的知识,使患者对自己的病情、治疗方法及治疗效果有初步的了解,从而取得患者的密切配合。

2.特殊症状的护理

(1)呼吸困难:当肿瘤压迫或侵入支气管时,常会引起咳嗽、气短、呼吸困难、发绀等。应给予舒适体位,吸氧(2~4 L/min),雾化吸入(加入糜蛋白酶及抗生素),应用祛痰药物,必要时吸痰,保持呼吸道的通畅。

(2)胸背部疼痛:纵隔肿瘤侵犯或压迫胸壁可引起胸背部疼痛,用一般止痛药物可缓解。但若是胸壁、胸骨受累,则止痛药无效,必须控制病因才能止痛。

(3)咳出异物(毛发等)症状:此种情况多发生于生殖细胞瘤中,患者咳出的多为畸胎瘤的内容物。除了抗炎及止咳措施外,需手术切除肿瘤才能控制。应做好患者的心理护理,减轻患者的恐惧、害怕情绪。

3.放疗的护理

(1)监测血象变化:当白细胞计数低于 $3×10^9/L$ 时,应暂停放疗,并遵医嘱行升白细胞治疗;当白细胞计数低于 $1×10^9/L$ 时,应做好保护性隔离,病房限制探视,并每天酌情行房间空气消毒2~3次。

(2)放疗时应注意心脏区的保护,监测心功能;胸部照射时可诱发肺水肿、肺炎、胸骨骨髓炎,表现为咳嗽、咳白色泡沫痰、呼吸急促、胸痛、咯血等,应注意观察,一经发现,并遵医嘱应用抗生素、肾上腺皮质激素、雾化吸入等。

(3)急性放射性食管炎是纵隔肿瘤放疗的常见并发症。向患者解释这只是暂时的症状,停止放疗后可逐渐消失。指导患者进清淡、易消化、无刺激的流质或半流质饮食,忌食粗、硬、烫、辛辣刺激性食物,进食速度宜缓慢,进食后漱口,并饮温凉开水以冲洗食管。症状严重者可用 2% 利多卡因 15 mL、维生素 B_{12} 4 000 μg、庆大霉素 24 万单位加入生理盐水 500 mL 中,每次取 10 mL 于三餐前及临睡前慢慢吞服;疼痛者可酌情给予止痛剂。

4.化疗的护理

(1)纵隔肿瘤常用的化疗药物有多柔比星类、丝裂霉素、长春新碱、顺铂、氟尿嘧啶等,由于这些药对血管的刺激性大,发生渗漏时有引起组织糜烂坏死的可能,而且化疗通常需要多个疗程,多次的化疗可引起化学性静脉炎,所以最好建议患者在化疗前进行 PICC 置管术。

(2)多柔比星等化疗药物可引起脱发,向患者解释脱发只是暂时性的,停止化疗后头发便可恢复生长。指导患者在化疗前剪短头发或全部剃光,以免脱落的头发粘在衣服及被服上引起患者不舒适及心理上的刺激。指导患者购买适合自己的假发或帽子,以满足患者对美观的需求。

(二)健康教育

(1)保持病房环境整洁,指导患者保持心情愉快。

(2)戒烟:吸烟会增加支气管的分泌,会加重原发支气管炎,尤其影响术后的咳痰,吸烟还影响肺功能,降低血氧饱和度,对手术及术后影响极大。对有长期吸烟者应做好耐心细致的说服工作,严格戒烟。

(3)加强口腔卫生:指导患者每天早晚及餐后刷牙、漱口,预防术后肺部并发症的发生。

(4)注意休息,适当进行体育锻炼:根据身体情况制定活动量,如散步、慢跑、打太极拳等。

(5)定期复查:如出现胸闷、气促等情况,应立即就诊。

（田　　敏）

第五节 肺 癌

一、概述

肺癌大多数起源于支气管黏膜上皮,因此也称支气管肺癌,是肺部最常见的恶性肿瘤。肺癌的发生与环境的污染及吸烟密切相关,肺部慢性疾病、人体免疫功能低下、遗传因素等对肺癌的发生也有一定影响。根据肺癌的生物学行为及治疗特点,将肺癌分为小细胞肺癌、鳞癌、腺癌、大细胞癌。根据肿瘤的位置分为中心型肺癌及周边型肺癌。肺癌转移途径有直接蔓延、淋巴结转移、血行转移及种植性转移。

二、诊断

(一)症状

肺癌的临床症状根据病变的部位、肿瘤侵犯的范围、是否有转移及肺癌副癌综合征全身表现不同而异,最常见的症状是咳嗽、咯血、气短、胸痛和消瘦,其中以咳嗽和咯血最常见,咳嗽的特征往往为刺激性咳嗽、无痰;咯血以痰中夹血丝或混有粉红色的血性痰液为特征,少数患者咯血可出现整口的鲜血,肺癌在胸腔内扩散侵犯周围结构可引起声音嘶哑、Horner综合征、吞咽困难和肩部疼痛。当肺癌侵犯胸膜和心包时可能表现为胸腔积液和心包积液,肿瘤阻塞支气管可引起阻塞性肺炎而发热,上腔静脉综合征往往是肿瘤或转移的淋巴结压迫上腔静脉所致。小细胞肺癌常见的副癌综合征主要表现恶病质、高血钙和肺性骨关节病或非恶病质患者清/球蛋白倒置、高血糖和肌肉分解代谢增加等。

(二)体征

1.一般情况

以消瘦和低热为常见。

2.专科检查

如前所述,肺癌的体征根据其病变的部位、肿瘤侵犯的范围、是否有转移及副癌综合征全身表现不同而异。肿瘤阻塞支气管可致一侧或叶肺不张而使该侧肺呼吸音消失或减弱,肿瘤阻塞支气管可继发肺炎出现发热和肺部啰音,肿瘤侵犯胸膜或心包造成胸腔或心包积液出现相应的体征,肿瘤淋巴转移可出现锁骨上、腋下淋巴结增大。

(三)检查

1.实验室检查

痰涂片检查找癌细胞是肺癌诊断最简单、最经济、最安全的检查,由于肺癌细胞的检出阳性率较低,因此往往需要反复多次的检查,并且标本最好是清晨首次痰液立即检查。肺癌的其他实验室检查往往是非特异性的。

2.特殊检查

(1)X线摄片:可见肺内球形灶,有分叶征、边缘毛刺状,密度不均匀,部分患者见胸膜凹陷征(兔耳征),厚壁偏心空洞,肺内感染、肺不张等。

（2）CT 检查：已成为常规诊断手段，特别是对位于肺尖部、心后区、脊柱旁、纵隔后等隐蔽部位的肿瘤的发现有益。

（3）MRI 检查：在于分辨纵隔及肺门血管，显示隐蔽部的淋巴结，但不作为首选。

（4）痰细胞学：痰细胞学检查阳性率可达 80％，一般早晨血性痰涂片阳性率高，至少需连查 3 次以上。

（5）支气管镜检查：可直接观察气管、主支气管、各叶、段管壁及开口处病变，可活检或刷检取分泌物进行病理学诊断，对手术范围及术式的确定有帮助。

（6）其他：①经皮肺穿刺活检，适用于周围型肺内占位性病变的诊断，可引起血胸、气胸等并发症；②对于有胸腔积液者，可经胸穿刺抽液离心检查，寻找癌细胞；③PET 对于肺癌鉴别诊断及有无远处转移的判断准确率可达 90％，但目前价格昂贵。

其他诊断方法如放射性核素扫描、淋巴结活检、胸腔镜下活检术等，可根据病情及条件酌情采用。

（四）诊断要点

（1）有咳嗽、咯血、低热和消瘦的病史和长期吸烟史；晚期患者可出现声音嘶哑、胸腔积液及锁骨淋巴结肿大。

（2）影像学检查有肺部肿块并具有恶性肿瘤的影像学特征。

（3）病理学检查发现癌细胞。

（五）鉴别诊断

1.肺结核

（1）肺结核球：易与周围型肺癌混淆。肺结核球多见于青年，一般病程较长，发展缓慢。病变常位于上叶尖后段或下叶背段。在 X 线片上肿块影密度不均匀，可见到稀疏透光区和钙化点，肺内常另有散在性结核病灶。

（2）粟粒型肺结核：易与弥漫型细支气管肺泡癌混淆。粟粒型肺结核常见于青年，全身毒性症状明显，抗结核药物治疗可改善症状，病灶逐渐吸收。

（3）肺门淋巴结结核：在 X 线片上肺门肿块影可能误诊为中心型肺癌。肺门淋巴结结核多见于青少年，常有结核感染症状，很少有咯血。

2.肺部炎症

（1）支气管肺炎：早期肺癌产生的阻塞性肺炎，易被误诊为支气管肺炎。支气管肺炎发病较急，感染症状比较明显。X 线片上表现为边界模糊的片状或斑点状阴影，密度不均匀，且不局限于一个肺段或肺叶。经抗生素治疗后，症状迅速消失。肺部病变吸收也较快。

（2）肺脓肿：肺癌中央部分坏死液化形成癌性空洞时，X 线片上表现易与肺脓肿混淆。肺脓肿在急性期有明显感染症状，痰量多，呈脓性，X 线片上空洞壁较薄，内壁光滑，常有液平面，脓肿周围的肺组织或胸膜常有炎性变。支气管造影空洞多可充盈，并常伴有支气管扩张。

3.肺部其他肿瘤

（1）肺部良性肿瘤：如错构瘤、纤维瘤、软骨瘤等有时需与周围型肺癌鉴别。一般良性肿瘤病程较长，生长缓慢，临床上大多没有症状。X 线片上呈现接近圆形的块影，密度均匀，可以有钙化点，轮廓整齐，多无分叶状。

（2）支气管腺瘤：是一种低度恶性肿瘤。发病年龄比肺癌轻，女性发病率较高。临床表现与肺癌相似，常反复咯血。X 线片表现有时也与肺癌相似。经支气管镜检查，诊断未能明确者宜尽早做剖胸探查术。

　　4.纵隔淋巴肉瘤

　　纵隔淋巴肉瘤可与中心型肺癌混淆。纵隔淋巴肉瘤生长迅速,临床上常有发热和其他部位浅表淋巴结肿大。在X线片上表现为两侧气管旁和肺门淋巴结肿大。对放射疗法高度敏感,小剂量照射后即可见到肿块影缩小。纵隔镜检查亦有助于明确诊断。

三、护理措施

(一)做好心理支持,克服恐惧绝望心理

　　当患者得知自己患肺癌时,会面临巨大的身心应激,而心理应对结果会对疾病产生明显的积极或消极影响,护士通过多种途径给患者及家属提供心理与社会支持。根据患者的性别、年龄、职业、文化程度、性格等,多与其交谈,耐心倾听患者诉说,尽量解答患者提出的问题和提供有益的信息,帮助患者正确估计所面临的情况,让其了解肺癌的有关知识及将接受的治疗、患者和家属应如何配合、在治疗过程中的注意事项,请治愈患者现身说法,增强对治疗的信心,积极应对癌症的挑战,与疾病作斗争。

(二)保持呼吸道通畅,做好咳嗽、咳痰的护理

　　分析患者病情,判断引起呼吸困难的原因,根据不同病因,采取不同的护理措施。

　　(1)如肿瘤转移至胸膜,可产生大量胸腔积液,导致气体交换面积减少,引起呼吸困难,要配合医师及时行胸腔穿刺置管引流术。

　　(2)若患者肺部感染痰液过多、纤毛功能受损、机体活动减少,或放射治疗、化学治疗导致肺纤维化,痰液黏稠,无力咳出而出现呼吸困难,应密切观察咳嗽、咳痰情况,详细记录痰液的色、量、质,正确收集痰标本,及时送检,为诊断和治疗提供可靠的依据,并采取以下护理措施。①提供整洁、舒适的环境,减少不良刺激,病室内维持适宜的温度(18～20 ℃)和相对湿度(50%～60%),以充分发挥呼吸道的自然防御功能;避免尘埃与烟雾等刺激,对吸烟的患者与其共同制订有效的戒烟计划;注意患者的饮食习惯,保持口腔清洁,避免油腻、辛辣等刺激性食物,一般每天饮水1 500 mL以上,可保证呼吸道黏膜的湿润和病变黏膜的修复,利于痰液稀释和排除。②促进有效排痰:指导患者掌握有效咳嗽的正确方法,患者坐位,双脚着地,身体稍前倾,双手环抱一个枕头。进行数次深而缓慢的腹式呼吸,深吸气末屏气,然后缩唇,缓慢地通过口腔尽可能呼气(降低肋弓、使腹部往下沉)。在深吸一口气后屏气3～5秒,身体前倾,从胸腔进行2～3次短促有力的咳嗽,张口咳出痰液,咳嗽时收缩腹肌,或用自己的手按压上腹部,帮助咳嗽,有效咳出痰液。湿化和雾化学治疗法,湿化学治疗法可达到湿化气道、稀释痰液的目的,适用于痰液黏稠和排痰困难者。常用湿化液有蒸馏水、生理盐水、低渗盐水。临床上常在湿化的同时加入药物以雾化方式吸入。可在雾化液中加入痰溶解剂、抗生素、平喘药等,达到祛痰、消炎、止咳、平喘的作用。胸部叩击与胸壁震荡,适用于肺癌晚期长期卧床、体弱、排痰无力者,禁用于肺癌伴肋骨转移、咯血、低血压、肺水肿等患者。操作前让患者了解操作的意义、过程、注意事项,以配合治疗,肺部听诊,明确病变部位。叩击时避开乳房、心脏和骨突出部位及拉链、纽扣部位。患者侧卧,叩击者两手手指并拢,使掌侧呈杯状,以手腕力量,从肺底自下而上、由外向内、迅速而有节律地叩击胸壁,震动气道,每一肺叶叩击1～3分钟,120～180次/分,叩击时发出一种空而深的拍击音则表明手法正确。胸壁震荡法时,操作者双手掌重叠置于欲引流的胸壁部位,吸气时手掌随胸廓扩张慢慢抬起,不施加压力,从吸气最高点开始,在整个呼气期手掌紧贴胸壁,施加一定的压力并

做轻柔的上下抖动,即快速收缩和松弛手臂和肩膀,震荡胸壁5~7次,每一部位重复6~7个呼吸周期,震荡法在呼气期进行,且紧跟叩击后进行。叩击力量以患者不感到疼痛为宜,每次操作时间5~15分钟,应在餐后2小时至餐前30分钟完成,避免治疗中呕吐。操作后做好口腔护理,除去痰液气味,观察痰液情况,复查肺部呼吸音及啰音变化。③机械吸痰:适用于意识不清、痰液黏稠无力咳出、排痰困难者。可经患者的口、鼻腔、气管插管或气管切开处进行负压吸痰,也可配合医师用纤维支气管镜吸出痰液。

(三)咯血或痰中带血患者的护理

应予以耐心解释,消除其紧张情绪,嘱患者轻轻将气管内存留的积血咯出,以保持呼吸道通畅,咯血时不能屏气,以免诱发喉头痉挛,血液引流不畅导致窒息。小量咯血者宜进少量凉或温的流质饮食,多饮水,多食富含纤维素食物,以保持大便通畅,避免排便时腹压增加而咯血加重;密切观察咯血的量、色,大咯血时,护理方法见应急措施。大量咯血不止者,可采用丝线固定双腔球囊漂浮导管经纤支镜气道内置入治疗大咯血的方法;同时做好应用垂体后叶素的护理,静脉滴注速度勿过快,以免引起恶心、便意、心悸、面色苍白等不良反应,监测血压、血氧饱和度;冠心病患者、高血压病患者及孕妇忌用;配血备用,可酌情适量输血。

(四)疼痛的护理

(1)采取各种护理措施减轻疼痛。提供安静的环境,调整舒适的体位,小心搬动患者,避免拖、拉、拽动作,滚动式平缓地给患者变换体位,必要时支撑患者各肢体,指导、协助胸痛患者用手或枕头护住胸部,以减轻深呼吸、咳嗽或变换体位所引起的胸痛;胸腔积液引起的疼痛,可嘱患者患侧卧位,必要时用宽胶布固定胸壁,以减少胸部活动幅度,减轻疼痛;采用按摩、针灸、经皮肤电刺激止痛穴位或局部冷敷等,以降低疼痛的敏感性。

(2)药物止痛,按医嘱用药,根据患者疼痛再发时间,提前按时用药,在应用镇痛药期间,注意预防药物的不良反应,如便秘、恶心、呕吐、镇静和精神紊乱等,嘱患者多进食富含纤维素的蔬菜和水果,缓解和预防便秘。

(3)患者自控镇痛,可自行间歇性给药,做到个体化给药,增加了患者自我照顾和对疼痛的自主控制能力。

(五)饮食支持护理

根据患者的饮食习惯,给予高蛋白、高热量、高维生素、易消化饮食,调配好食物的色、香、味,以刺激食欲,创造清洁舒适、愉快的进餐环境,促进食欲。病情危重者应采取喂食、鼻饲或静脉输入脂肪乳、复方氨基酸和含电解质的液体。对于有大量胸腔积液的患者,应酌情输血、血浆或清蛋白,以减少胸腔积液的产生,补充癌肿或大量抽取胸腔积液等因素所引起的蛋白丢失,增强机体抗病能力。有吞咽困难者应给予流质饮食,进食宜慢,取半卧位以免发生吸入性肺炎或呛咳,甚至窒息。

(六)做好口腔护理

向患者讲解放射治疗、化学治疗后口腔唾液腺分泌减少,pH下降,易发生口腔真菌感染和牙周病,使其理解保持口腔卫生的重要性,以便主动配合。患者睡前及三餐后进行口腔护理;戒烟酒,以防刺激黏膜;忌食辛辣及可能引起黏膜创伤的食物,如带刺或碎骨头的食物,用软牙刷刷牙,勿用牙签剔牙,并延期牙科治疗,防止黏膜受损;进食后,用盐水或复方硼砂溶液漱口,控制真菌感染;口唇涂润滑剂,保持黏膜湿润,黏膜口腔溃疡,按医嘱应用表面麻醉剂止痛。

(七)化学治疗药物毒性反应的护理

1.骨髓抑制反应的护理

化学治疗后机体免疫力下降,发生感染、出血。护士接触患者之前要认真洗手,严格执行无菌操作,避免留置导尿管或肛门指检,预防感染;告知患者不可到公共场所或接触感冒患者;在做全身卫生处置时,要特别注意易感染部位,如鼻腔、口腔、肛门、会阴等,各部位使用毛巾要分开,以免交叉感染;监测体温,观察皮肤温度、色泽、气味,早期发现感染征象;当白细胞总数降至$1×10^9/L$时,做好保护性隔离。对血小板计数$<50×10^9/L$时,密切观察有无出血倾向,采取预防出血的措施,避免患者外出活动,防止身体受挤压或外伤,保持口腔、鼻腔清洁湿润,勿用手抠鼻痂、牙签剔牙,尽量减少穿刺次数,穿刺后应实施局部较长时间按压,必要时,遵医嘱输血小板控制出血。

2.恶心呕吐的护理

化学治疗期间如患者出现恶心呕吐,按医嘱给予止吐药,嘱患者深呼吸,勿大动作转动身体,给予高营养清淡易消化的饮食,少食多餐,不催促患者进食,忌食辛辣等刺激性食物,戒烟酒,不要摄入加香料、肉汁和油腻的食物,建议平时咀嚼口香糖或含糖果,加强口腔护理去除口腔异味。对已有呕吐患者灵活掌握进食时间,可在其间歇期进食,多饮清水,多食薄荷类食物及冷食等。

3.静脉血管的保护

在给化学治疗药时,要选择合适的静脉,给化学治疗药前,先观察是否有回血,强刺激性药物护士应在床旁监护,或采用静脉留置针及中小静脉插管;观察药物外渗的早期征象,如穿刺部位疼痛、烧灼感、输液速度减慢、无回血、药液外渗,应立即停止输注,应用地塞米松加利多卡因局部封闭,24小时内给予冷敷,50%硫酸镁湿敷,24小时后可给予热敷。

4.应用化学治疗药后的护理

应用化学治疗药后常出现脱发,影响患者形象,增加其心理压力,护士要告诉患者脱发是暂时的,停药后头发会再生,鼓励其诉说自己的感受,帮助其调整外观的变化,让患者戴假发或帽子、头巾遮挡,改善自我形象,夜间睡眠可佩戴发帽,减轻头发掉在床上而至的心理不适;指导患者头发的护理,如动作轻柔减少头发梳、刷、洗、烫、梳辫子等,可用中性洗发护发素。

四、健康教育

(1)宣传吸烟对健康的危害,提倡不吸烟或戒烟,并注意避免被动吸烟。

(2)对肺癌高危人群要定期进行体检,早期发现肿瘤,早期治疗。

(3)改善工作和生活环境,防止空气污染。

(4)给予患者和家属心理上的支持,使之正确认识肺癌,增强治疗信心,维持生命质量。

(5)督促患者坚持化学治疗或放射治疗,告诉患者出现呼吸困难、咯血或疼痛加重时应立即到医院就诊。

(6)指导患者加强营养支持,合理安排休息,适当活动,保持良好精神状态,避免呼吸道感染以调整机体免疫力,增强抗病能力。

(7)对晚期癌肿转移患者,要指导家属对患者临终前的护理,告知患者及家属对症处理的措施,使患者平静地走完人生最后一程。

(田　　敏)

第六节 胃 癌

一、概述

胃癌是我国最常见的恶性肿瘤之一。胃癌的流行病学有明显的地理差别,日本、中国、智利、远东、欧洲和俄罗斯为高发地区,而美国、澳大利亚、丹麦和新西兰发病率低。2/3 的胃癌患者在发展中国家,其中中国占 42%。在我国,西北地区和东南沿海地区发病率较高,广西、广东、贵州发病率低。

(一)病因

1.亚硝基化合物

亚硝酸盐主要来自食物中的硝酸盐,特别是在大量使用氮肥后的蔬菜中,硝酸盐的含量极高。硝酸盐进入胃中经硝酸盐还原酶阳性菌将其还原成亚硝酸盐。亚硝酸盐的含量与胃内硝酸盐还原酶阳性菌的数量呈正相关。据报道,低胃酸患者中胃癌的发生率比正常胃酸者高出 4.7 倍,这与胃内亚硝胺类化合物合成增多有关。

2.幽门螺杆菌

幽门螺杆菌为带有鞭毛的革兰阴性菌,在胃黏膜生长。幽门螺杆菌在发达国家人群中感染率低于发展中国家 30%～40%,在儿童期即可受到感染,如我国广东 1～5 岁儿童中,最高感染率可达 31%。幽门螺杆菌是胃黏膜肠上皮化生和异型性增生及癌变前期的主要危险因素。在正常胃黏膜中很少分离到幽门螺杆菌,而随胃黏膜病变加重,幽门螺杆菌感染率增高。

3.遗传因素

胃癌在少数家族中显示有聚集性。在胃癌患者调查中,一级亲属患胃癌比例明显高于二级、三级亲属。血型与胃癌存在一定关系,A 型血人群患胃癌的比例高于一般人群。

4.饮食因素

高浓度食盐可使胃黏膜屏障损伤,造成黏膜细胞水肿,腺体丢失。摄入亚硝基化合物的同时摄入高盐可增加胃癌诱发率,诱发时间也较短,有促进胃癌发生的作用。新鲜蔬菜、水果有预防胃癌的保护性作用。含有巯基类的新鲜蔬菜,如大蒜、大葱、韭菜、洋葱和蒜苗等也具有降低胃癌危险的作用。

5.其他因素

吸烟为胃癌的危险因素,吸烟量越大,患胃癌的危险性越高。烟雾中含有多种致癌物质,可溶于口腔唾液进入胃内。此外,吸烟者口腔中硫氰酸含量增高,可使经血液进入口腔的硝酸盐还原成亚硝酸盐。

6.慢性疾病

慢性萎缩性胃炎以胃黏膜腺体萎缩、减少为主要特征,常伴有不同程度的肠上皮化生。

(二)病理分型

1.大体形态

胃癌因生长方式的不同,致使其大体形态各异。向胃腔内生长者,呈蕈伞样外观;有的沿胃壁向深层浸润很明显,呈弥漫性生长。Borrmann 分类主要根据肿瘤的外生性和内生性部分的相对比例来划分类型,侵至固有层以下的进展期胃癌分为 4 个类型。

(1)Ⅰ型息肉样型:肿瘤主要向胃腔内生长,隆起明显,呈息肉状,基底较宽,境界较清楚,可有小的糜烂,在进展期胃癌中占 3%～5%。

(2)Ⅱ型局限溃疡型:肿瘤有较大溃疡形成,边缘隆起明显,境界比较清楚,向周围浸润不明显。占 30%～40%。

(3)Ⅲ型浸润溃疡型:肿瘤有较大溃疡形成,边缘部分隆起,部分被浸润破坏,境界不清,向周围浸润较明显,癌组织在黏膜下的浸润范围超过肉眼所见的肿瘤边界。占半数左右。

(4)Ⅳ型弥漫浸润型:呈弥漫性浸润生长,触摸时难以界定肿瘤边界。由于癌细胞的弥漫浸润及纤维组织增生,可导致胃壁增厚、僵硬,形成"革袋胃"。

2.组织学分型

国内目前多采用世界卫生组织 1990 年的国际分类法,分为腺癌(乳头状腺癌、管状腺癌、黏液腺癌、印戒细胞癌)及其他组织学类型(腺鳞癌、鳞癌、肝样腺癌、壁细胞样腺癌、绒毛膜上皮癌、未分化癌)。有研究显示,在全部胃癌中,高、中分化腺癌占 47%,低分化腺癌及印戒细胞癌占 56.3%。

3.活检组织的病理诊断

胃癌活检病理诊断的准确率不可能达到 100%。肿瘤的生长浸润方式(如主要在黏膜下浸润生长),肿瘤所在部位(如穹隆部取材困难),标本取材不当(如主要取到变形坏死组织)及病理漏诊(将高分化腺癌诊断为重度异型增生或漏掉小的癌灶)都可能致假阴性。

胃癌的前体可分为两个类别:癌前状态和癌前病变。癌前状态是一种临床状态,由此可导致胃癌的发病率较正常人群增高;癌前病变是经过病理检查诊断的特定的组织学改变,在此基础上可逐渐演变发展成胃癌。

(三)临床表现

1.症状

早期胃癌无特异性症状,甚至毫无症状。随着肿瘤的进展,影响胃的功能时才出现较明显的症状,但这种症状也并非胃癌所特有,常与胃炎、溃疡病等慢性胃部疾病相似。常见症状如下。

(1)胃部疼痛:是胃癌最常见的症状,即使是早期胃癌患者,除了少部分无症状的患者外,大部分均有胃部疼痛的症状。起初仅感上腹部不适,或有胀痛、沉重感,常被认为是胃炎、胃溃疡等,给予相应的治疗,症状也可暂时缓解。胃窦部胃癌可引起十二指肠功能改变,出现节律性疼痛,易被忽视,直至疼痛加重甚至黑便才引起重视,此时往往已是疾病的中晚期,治疗效果不佳。

(2)食欲缺乏、消瘦、乏力:这也是一组常见又不特异的胃恶性肿瘤症状,有可能是胃癌的首发症状。很多患者在饱餐后出现饱胀、嗳气而自动限制饮食,体重逐渐减轻。

(3)恶心、呕吐:早期可仅有进食后饱胀和轻度恶心感,常因肿瘤引起梗阻或胃功能紊乱所致。贲门部肿瘤开始可出现进食不顺利感,以后随病情进展而发生吞咽困难及食物反流。胃窦部癌引起幽门梗阻时可呕吐有腐败气味的隔夜饮食。

(4)出血和黑便:早期胃癌有出血黑便者约为 20%。小量出血时仅有大便隐血阳性,当出血量较大时可有呕血及黑便。凡无胃病史的老年人出现黑便时必须警惕有胃癌的可能。

(5)其他患者可因为胃酸缺乏、胃排空加快而出现腹泻或便秘及下腹部不适。胃癌血行转移多发生于晚期,以转移至肝、肺最为多见。在腹腔种植转移中,女性患者易转移至卵巢,称为

Krukenberg 瘤。

2.体征

一般胃癌尤其是早期胃癌常无明显体征,可有上腹部深压痛,有时伴有轻度肌抵触感。上腹部肿块、直肠前触及肿物、脐部肿块、锁骨上淋巴结肿大等均是胃癌晚期或已出现转移的体征。

(四)诊断

胃癌的诊断和治疗需要多学科专家(肿瘤放射科专家、肿瘤外科专家、肿瘤内科专家、营养学专家及内镜专家)共同参与。

1.胃癌的 X 线检查法

X 线检查法主要用于观察胃腔在钡剂充盈下的自然伸展状态,胃的大体形态与位置的变化,胃壁的柔软度及获得病变的隆起高度等,有充盈法、黏膜法、压迫法、双对比法和薄层法。

2.胃癌的 CT 诊断

(1)胃壁增厚:癌肿沿胃壁浸润造成胃壁增厚,增厚的胃壁可为局限性或弥漫性,根据癌肿浸润深度不同,浆膜面可光滑或不光滑,但黏膜面均显示不同程度的凹凸不平是胃癌的特点之一。

(2)腔内肿块:癌肿向胃腔内生长,形成突起在胃腔内的肿块。肿块可为孤立的隆起,也可为增厚胃壁胃腔内明显突出的一部分。肿块的表面不光滑,可呈分叶、结节或菜花状,表面可伴有溃疡。

(3)溃疡:CT 图像可以更好地显示胃癌腔内形成的溃疡。溃疡所形成的凹陷的边缘不规则,底部多不光滑,周边的胃壁增厚较明显,并向胃腔内突出。

(4)环堤:环堤表现为环绕癌性溃疡周围的堤状隆起。环堤的外缘可锐利或不清楚。

(5)胃腔狭窄:CT 表现为胃壁增厚基础上的胃腔狭窄,狭窄的胃腔边缘较为僵硬并不规则,多呈非对称性向心狭窄,伴环形周围非对称性胃壁增厚。

(6)黏膜皱襞改变:黏膜皱襞在 CT 横断面图像上,表现为类似小山峰状的黏膜面突起,连续层面显示峰状隆起间距和形态出现变化,间距的逐渐变窄、融合、消失标志着黏膜皱襞的集中、中断和破坏等改变。

(7)对于女性患者需要进行盆腔 CT 扫描。

3.胃癌的内镜诊断

(1)早期胃癌:癌组织浸润深度仅限于黏膜层或黏膜下层,而不论有无淋巴结转移,也不论癌灶面积。符合以上条件癌灶面积 5.1~10 mm 为小胃癌;小于 5 mm 为微小胃癌。原位癌指癌灶仅限于腺管内,未突破腺管基底膜。

(2)进展期胃癌:癌组织已侵入胃壁肌层、浆膜层或浆膜外,不论癌灶大小或有无转移均称为进展期胃癌。

4.胃癌的超声诊断

水充盈胃腔法及超声显像液的应用,可显示胃壁蠕动状况。在 X 线及内镜的定位下,可以显示肿瘤的大小、形态、内部结构、生长方式、癌变范围。

5.实验室检查

对胃癌较早诊断有意义的检查是大便隐血试验。

(五)治疗

1.胃癌的治疗原则

经术前分期性检查,包括纤维内镜、腹部 CT、女性患者盆腔 CT 或 B 超、胸部 X 线等,根据检查结果,可考虑如下治疗原则。

(1)无远处转移的患者,临床评价为可手术切除的,首选手术治疗。对有高危因素如低分化腺癌、有脉管瘤栓、年轻(低于35岁)患者应行术后含5-FU方案的化学治疗或同步化放射治疗。任何有淋巴结转移及局部晚期的患者,均应在术后进行化放射治疗。

(2)无远处转移的患者,临床评价为不可手术切除的,可行放射治疗同时5-FU增敏。治疗结束后评价疗效,如肿瘤完全或大部分缓解,可观察,或合适的患者行手术切除;如肿瘤残存或出现远处转移,考虑全身化学治疗,不能耐受化学治疗的给予最好的支持治疗。

(3)有远处转移的患者,考虑全身化学治疗为主,或参加临床试验。不能耐受化学治疗的,给予最好的支持治疗。

2.外科手术

手术方式分为内镜下黏膜切除术、腹腔镜下胃改良切除术、胃癌的根治性切除术、联合脏器切除术、姑息性手术。

3.化学治疗

迄今为止,胃癌的治疗仍以手术治疗为主,但是多数患者仅通过手术难以治愈。化学治疗在胃癌的治疗中占有重要地位,分为以下三种。

(1)术后辅助化学治疗:由于单纯的手术治疗疗效欠佳,也由于不少有效的化学治疗药物或联合化学治疗方案对胃癌的有效率常可达40%以上,因此,希望应用术后辅助化学治疗处理根治术后可能存在的转移灶,以达到防止复发、提高疗效的目的。有效的化学治疗药物仍以5-FU(或卡培他滨)+甲酰四氢叶酸(LV)为主。

(2)术前新辅助化学治疗:一般用于局部分期较晚的病例,该类患者不论能否手术切除,都有较高的局部复发率。术前化学治疗的目的是降低期别,便于切除及减少术后复发。常用的联合化学治疗方案有FUP方案(顺铂+5-FU),紫杉醇+顺铂+5-FU方案,FOLFOX 4方案(奥沙利铂+顺铂+亚叶酸钙)。

(3)晚期或转移性胃癌的化学治疗:晚期胃癌不可治愈,但是化学治疗对有症状的患者有姑息性治疗效果。有几种单药对晚期胃癌有肯定的疗效,这些药物包括5-FU、丝裂霉素、依托泊苷和顺铂。有几种新药及其联合方案对胃癌有治疗活性,包括紫杉醇、多西他赛、伊立替康、表柔比星、奥沙利铂、口服依托泊苷和优福定(尿嘧啶和替加氟的复合物)。近年来常用的化学治疗方案有:FAM(5-FU、多柔比星、甲氨蝶呤)、ECF(表柔比星、顺铂、5-FU)、DCF(多西他赛、顺铂、5-FU)等。

(4)腹腔内化学治疗:由于绝大多数胃癌手术失败的病例均因腹膜或区域淋巴结等的腹腔内复发,现已知在浆膜有浸润的胃癌常可在腹腔内找到游离的癌细胞,甚至报告浸润性胃癌的腹腔内游离的癌细胞阳性率可达75%。对病期较晚已切除的胃癌,在术中进行腹腔温热灌注化学治疗,有可能提高疗效。

4.放射治疗

放射治疗包括术前、术后或姑息性放射治疗,是胃癌治疗中的一部分。外照射与5-FU联合应用于局部无法切除的胃癌的姑息治疗时,可以提高生存率。使用三维适形放射治疗和非常规照射野照射可以精确地对高危靶区进行照射且剂量分布更加均匀。

5.最佳支持治疗

目的是预防、降低和减轻患者的痛苦并改善其生活质量,是晚期及转移性胃癌患者完整治疗中的一部分。缓解晚期胃癌患者症状的治疗包括内镜下放置自扩性金属支架(SEMS)缓解食管梗阻症状,手术或外照射或内镜治疗可能对出血患者有效。疼痛控制可使用放射治疗或镇痛剂。

胃癌的预后取决于诊断时的肿瘤分期情况。国内胃癌根治术后的 5 年生存率在 30%。约有 50%的患者在诊断时胃癌已经超过了局部范围,近 70%~80%的胃癌切除标本中可以发现局部淋巴结转移。因此,晚期胃癌在临床更为常见。局部晚期和转移性胃食管癌的不良预后因素包括体力状况(PS)评分不良(不低于 2),肝转移,腹腔转移和碱性磷酸酶不低于 100 U/L。

二、护理

(一)护理要点

1.术前护理

(1)心理支持:缓解患者的焦虑或恐惧,以增强患者对手术治疗的信心,使其积极配合治疗和护理。

(2)营养支持护理:胃癌患者往往由于食欲缺乏、摄入不足、消耗增加和恶心呕吐等原因导致不同程度的营养不良。为了改善患者的营养状态,提高其对手术的耐受性,对能进食者应根据患者的饮食习惯给予高蛋白、高热量、高维生素、低脂肪、易消化的饮食;对不能进食者遵医嘱予以静脉输液、静脉营养支持。

(3)特殊准备:胃癌伴有幽门梗阻者术前 3 天起每晚用 300~500 mL 温生理盐水洗胃,以减轻胃黏膜水肿和炎症,有利于术后吻合口愈合;如癌组织侵犯大肠则要做好肠道准备:术前 3 天口服肠道不易吸收的抗生素,清洁肠道。

2.术后护理

(1)病情观察:严密观察生命体征的变化,观察伤口情况、胃肠减压及腹腔引流情况等。准确记录24 小时出入水量。

(2)体位:全麻清醒前去枕平卧,头偏向一侧,以免呕吐时发生误吸。麻醉清醒后若血压平稳取低半卧位,有利于呼吸和循环;减少切口张力,减轻疼痛与不适;有利于腹腔渗出液集聚于盆腔,便于引流。

(3)维持有效的胃肠减压和腹腔引流,观察引流液颜色、性状及量的变化。

(4)营养支持护理。①肠外营养支持:由于禁食、胃肠减压及手术的消耗,术后需及时输液补充水、电解质和营养素,必要时输清蛋白或全血,以改善患者的营养状况促进术后恢复。②早期肠内营养支持:早期肠内营养支持可改善患者的营养状况,维护肠道屏障结构和功能,促进肠道功能恢复,增强机体的免疫功能,促进伤口和肠吻合口的愈合。一般经鼻肠管或空肠造瘘管输注实施。护理上应注意根据患者的个体情况,制订合理的营养支持方案;保持喂养管的功能状态,妥善固定,保持通畅,每次输注营养液前后用生理盐水或温开水 20~30 mL 冲管,持续输注过程中每 4~6 小时冲管一次;控制营养液的温度、浓度、输注速度和输注量,逐步过渡;观察有无恶心、呕吐、腹痛、腹胀、腹泻及水、电解质失衡等并发症的发生。③饮食护理:术后禁饮食,肠蠕动恢复后可拔除胃管,拔管当天可饮少量水或米汤;第 2 天进半量流质,每次 50~80 mL;第 3 天进全量流质,每次 100~150 mL,若无腹痛、腹胀等不适,第 4 天可进半流质饮食;第 10~14 天可进软食。注意少量多餐,避免生、冷、硬及刺激性饮食,少食易产气食物。

(5)活动:鼓励患者早期活动,定时做深呼吸,进行有效咳嗽和排痰。一般术后第 1 天即可协助患者坐起并做轻微的床上活动,第 2 天协助下床、床边活动,应根据患者的个体差异决定活动量。

（6）并发症的观察和护理。①术后出血：胃手术后可有暗红色或咖啡色液体自胃管引出，一般24小时内不超过300 mL，并且颜色逐渐转清。若短时内从胃管或腹腔引流管内引出大量鲜红色液体，持续不止，应警惕术后出血，应及时报告医师，遵医嘱给予止血、输血等处理，必要时做好紧急术前准备。②感染：术前做好呼吸道准备，术后做好口腔护理，防止误吸，鼓励患者定时深呼吸，进行有效咳嗽和排痰等，以防止肺部感染；保持切口敷料干燥，注意无菌操作，保持尿管、腹腔引流管通畅，防止切口、腹腔及泌尿系统等部位感染。③吻合口漏或十二指肠残端破裂：密切观察生命体征和腹腔引流情况，如术后数天腹腔引流量不减、伴有黄绿色胆汁或呈脓性、带臭味，伴腹痛，体温再次上升，则应警惕其发生。及时报告医师，遵医嘱给予抗感染、纠正水电解质紊乱和酸碱平衡失调、肠内外营养支持等护理，保护好瘘口周围皮肤。④消化道梗阻：如患者在术后短期内再次出现恶心、呕吐、腹胀，甚至腹痛和停止排便排气等症状，则应警惕是否有消化道梗阻的发生，遵医嘱予以禁食、胃肠减压、输液及营养支持等治疗。

3.饮食护理

（1）放射治疗期间的饮食护理：放射治疗后1～2小时，患者可能出现恶心、呕吐等不良反应，告知患者是由于射线致使胃黏膜充血水肿所致。指导患者放射治疗前避免进食，以减轻可能发生的消化道反应。鼓励患者进食富含维生素 B_{12} 和含铁、含钙丰富的食物。

（2）化学治疗期间的饮食护理：常出现的不良反应表现有恶心、畏食、腹痛、腹泻等。食欲缺乏时，可选用易消化、新鲜、芳香的食品；消化不良时，可选择粥作为主食，也可以吃助消化、开胃的食品。化学治疗前0.5～1小时和化学治疗后4～6小时给予镇吐剂，会有助于减轻恶心、呕吐。

4.倾倒综合征的护理

由于胃大部切除术后失去对胃排空的控制，导致胃排空过速所产生的一系列综合征。根据进食后症状出现的时间可分为早期与晚期两种。

（1）早期倾倒综合征：多发生在进食后半小时内，患者以循环系统和胃肠道症状为主要表现。应指导患者通过饮食调整来缓解症状，避免过浓、过甜、过咸的流质食物，宜进低碳水化合物、高蛋白饮食，餐时限制饮水喝汤，进餐后平卧10～20分钟。术后半年到1年内逐渐自愈，极少数症状严重而持久的患者需手术治疗。

（2）晚期倾倒综合征：餐后2～4小时患者出现头晕、心慌、出冷汗、脉搏细弱甚至虚脱等表现。主要因进食后，胃排空过快，含糖食物迅速进入小肠而刺激胰岛素大量释放，继之发生反应性低血糖，故晚期倾倒综合征又被称为低血糖综合征。指导患者出现症状时稍进饮食，尤其糖类即可缓解。

5.腹腔灌注热化学治疗的护理

腹腔化学治疗前常规检查血常规、肝肾功能、心电图；有腹水引流者充分补液，以防引流过程中或引流后发生低血容量性反应；指导患者排空膀胱，避免穿刺时误伤膀胱。灌注化学治疗药物前确认导管在腹腔内，防止化学治疗药物渗漏到皮下组织；灌注过程观察患者反应，每15～20分钟改变体位，使药物均匀的与腹腔组织和脏器接触。

6.静脉化学治疗的护理

观察药物特殊不良反应。

（1）氟尿嘧啶：观察有无心绞痛、心律失常，如有发生应立即停药，出现腹泻甚至血性腹泻时应立即停药，通知医师及时处理。静脉推注或静脉滴注可引起血栓性静脉炎，需经 PICC 或 CVC

输入。

（2）紫杉醇：可出现变态反应，多数为Ⅰ型变态反应，表现为支气管痉挛性呼吸困难、荨麻疹和低血压。大多数发生在用药 10 分钟以内。为防止发生变态反应，应在静脉滴注紫杉醇之前 12 小时、6 小时给予地塞米松 10～20 mg 口服。紫杉醇可发生神经系统毒性，多数为周围神经病变，表现为轻度麻木及感觉异常，可发生闪光暗点为特征的视神经障碍。

（3）奥沙利铂：有神经系统毒性，一般为蓄积的、可逆的周围神经毒性，停药后症状逐渐缓解。主要表现为手足末梢麻木感，甚至疼痛，影响到感觉、运动功能，遇冷加重。偶尔出现咽部异样感，甚至呼吸困难，可通过吸氧、地塞米松推注等缓解，必要时使用肾上腺素皮下注射；注射前应用还原型谷胱甘肽及每天口服 B 族维生素可能有减轻症状的作用。大约 3/4 患者的神经毒性在治疗结束 13 周后可逆转。在治疗期间应指导患者注意保暖。奥沙利铂只能用注射用水或 5％葡萄糖稀释，不能用生理盐水或其他含氯的溶液稀释。每瓶 50 mg 加入稀释液 10～20 mL，在原包装内可于 2～8 ℃冰箱中保存 4～48 小时。加入 5％葡萄糖 250～500 mL 稀释后的溶液应尽快滴注，在室温中只能保存 4～6 小时。禁止和碱性液体或碱性药物配伍输注，避免药物接触铝制品，否则会产生黑色沉淀和气体。

7.胃癌患者放射治疗的护理

（1）告知患者在模拟定位和治疗前 3 小时不要饱食。可使用口服或静脉造影剂进行 CT 模拟定位。

（2）胃的周围有对射线敏感的肾、肝、脾、小肠等器官，放射治疗前，技术人员应精确摆位，最好使用固定装置，以保证摆位的可重复性。指导患者采用仰卧位进行模拟定位和治疗。

（3）放射治疗中使用定制的挡块来减少正常组织不必要的照射剂量，包括肝脏（60％肝脏小于 30 Gy）、肾脏（至少一侧肾脏的 2/3 小于 20 Gy）、脊髓（小于 45 Gy）、心脏（1/3 心脏小于50 Gy，尽量降低肺和左心室的剂量，并使左心室的剂量降到最低）。指导患者稳定体位，以避免射线对周围组织和器官的损伤。放射治疗中需要暴露受照部位，需注意为患者肩部及上肢保暖，防止受凉。

（4）放射性胃炎的护理：遵医嘱预防性使用止吐剂，预防性使用保护胃黏膜的药物。食欲缺乏、恶心、呕吐及腹痛常发生于放射治疗后数天，对症处理即可缓解，一般患者可以耐受不影响放射治疗进行。

（5）放射性小肠炎的护理：多发生于放射治疗中或放射治疗后，可表现为高位不完全性肠梗阻。由于肠黏膜细胞早期更新受到抑制，以后小动脉壁肿胀、闭塞，引起肠壁缺血，黏膜糜烂。晚期肠壁引起纤维化，肠腔狭窄或穿孔，腹腔内形成脓肿、瘘管和肠粘连等。主要护理措施为遵医嘱给予解痉剂及止痛剂，给予易消化、清淡饮食。

（6）其他并发症的护理：胃癌放射治疗还可出现穿孔、出血与放射性胰腺炎，放射治疗期间应注意观察有无剧烈腹痛、腹胀、恶心、呕吐、呕血等表现。

（二）健康指导

1.注意饮食习惯

长期不良的饮食习惯很容易引起慢性胃病、胃溃疡甚至发生胃癌。经常吃过热的食物可破坏口腔和食管的黏膜，可导致细胞癌变。吃饭快，食物咀嚼不细易对消化道黏膜产生机械性损伤，产生慢性炎症，吃团块的食物易对贲门产生较强的机械刺激，久之会损伤甚至癌变。养成定时定量、细嚼慢咽的饮食习惯，避免进食生硬、过冷、过烫、过辣及油腻食物，戒烟、酒。少食含纤维较多的蔬菜、水果（橘子）或黏聚成团的食物（如糖葫芦、黏糕、糯米饭、柿饼），易发生肠梗阻。

避免过浓、过甜、过咸的流质食物。宜进低碳水化合物、高蛋白饮食，餐时限制饮水喝汤。进餐后平卧 10～20 分钟，以预防倾倒综合征。维生素 C 具有较强阻断亚硝基化合物的能力，β-胡萝卜素具有抗氧化能力，可以在小肠转化成维生素 A，维持细胞生长和分化。可鼓励患者进食富含维生素 C 和 β-胡萝卜素的食品。

2.积极治疗胃病和幽门螺杆菌

长期慢性胃炎和长期不愈的溃疡均要考虑幽门螺杆菌的感染，要积极治疗。

3.避免高盐饮食

食盐中的氯离子能损伤胃黏膜细胞，破坏胃黏膜和黏膜保护层，使胃黏膜易受到致癌物质攻击，要减少食物中盐的摄入量。

4.避免进食污染食物

煎、烤、炸的食物含有大量致癌物质。我国胃癌高发区居民有食用储存的霉变食物的习惯，其胃液中真菌检出率明显高于低发区。

5.多食牛奶、奶制品和富含蛋白质的食物

良好的饮食构成有助于减少胃癌发生的危险性。食物应多样化和避免偏食，在满足热量需要和丰富副食供应的基础上，增加蛋白质的摄入水平。

6.经常食用富含维生素的新鲜蔬菜和水果

每天增加蔬菜和水果的摄入量可降低人类恶性肿瘤发生的危险性。蔬菜和水果含有防癌的抗氧化剂，食用黄绿色蔬菜可以明显降低胃癌的发生率。

7.戒烟与戒酒

饮酒加吸烟，两者有致癌的协同作用，患胃癌的危险更大。

8.告知患者用药禁忌

告知患者慎用阿司匹林、保泰松、肾上腺皮质激素类药物，因可引起胃黏膜损伤。

9.密切监视血清

监视血清维生素 B_{12}、铁和钙水平，尤其是术后患者可口服补充铁剂，同时应用酸性饮料如橙汁，可以维持血清铁水平。

10.如出现下列情况随时就诊

上腹部不适、疼痛、恶心、呕吐、呕血、黑便、体重减轻、疲乏无力、食欲缺乏等。

（田　　敏）

第七节　子宫内膜癌

子宫内膜癌发生于子宫体的内膜层，又称子宫体癌。绝大多数为腺癌，故亦称子宫内膜腺癌。多见于老年妇女，是女性生殖器三大恶性肿瘤之一，仅次于子宫颈癌，居第 2 位，近年来我国该病的发病率有上升趋势。腺癌是一种生长缓慢，发生转移也较晚的恶性肿瘤。但是，一旦蔓延至子宫颈，侵犯子宫肌层或子宫外，其预后极差。

一、病因

确切病因尚不清楚,可能与下列因素相关。

(一)体质因素

易发生于肥胖、高血压、糖尿病、绝经延迟、未孕或不育的妇女。这些因素是子宫内膜癌的高危因素。

(二)长期持续的雌激素刺激

在长期持续雌激素刺激而又无孕激素拮抗的情况下,可发生子宫内膜增生症(单纯型或复杂型,伴有或不伴不典型增生),子宫内膜癌发病的危险性增高。临床常见于无排卵性疾病、卵巢女性化肿瘤等。

(三)遗传因素

约 20% 的癌患者有家族史。

二、病理

(一)巨检

病变多发生于子宫底部内膜,尤其是两侧宫角。根据病变形态及范围分为两种类型。

1.局限型

肿瘤局限于部分子宫内膜,常发生在宫底部或宫角部,呈息肉状或菜花状,表面有溃疡,容易出血,易侵犯肌层。

2.弥漫型

癌肿累及大部分或全部子宫内膜,呈菜花状,可充满宫腔或脱出子宫颈口外。癌组织表面灰白色或淡黄色。质脆,易出血、坏死或有溃疡形成,侵入肌层少。晚期癌灶可侵入深肌层或宫颈,若阻塞宫颈管引起宫腔积脓。

(二)镜检

1.内膜样腺癌

内膜样腺癌最常见,占子宫内膜癌的 80%～90%,腺体异常增生,癌细胞大而不规则,核大深染。分裂活跃。

2.腺癌伴鳞状上皮分化

腺癌中含成团的分化良好的良性鳞状上皮称为腺角化癌,恶性为鳞腺癌,介于两者之间为腺癌伴鳞状上皮不典型增生。

3.浆液性腺癌

浆液性腺癌占有 10%。复杂乳头样结构、裂隙样腺体、明显的细胞复层、芽状结构形成和核异型。恶性程度很高,常见于年老的晚期患者。

4.透明细胞癌

肿瘤呈管状结构,镜下见多量大小不等、背靠背排列的小管,内衬透明的鞋钉状细胞。

三、转移途径

多数生长缓慢:局限于内膜或宫腔内时间较长,也有极少数发展较快,短期内出现转移。

（一）直接蔓延

癌灶沿子宫内膜向上蔓延生长，经子宫角达输卵管，向下蔓延累及宫颈、阴道；向肌层浸润，可穿透浆膜而延及输卵管、卵巢，并广泛种植于盆腔腹膜、子宫直肠陷凹及大网膜。

（二）淋巴转移

淋巴转移为内膜癌的主要转移途径。其转移途径与肿瘤生长的部位有关。宫底部的癌灶可沿阔韧带上部的淋巴管网转移到卵巢，再向上到腹主动脉旁淋巴结。子宫角及前壁的病灶可经圆韧带转移到腹股沟淋巴结。子宫后壁的病灶可沿骶韧带至直肠淋巴结。子宫下段及宫颈管的病灶与宫颈癌的淋巴转移途径相同。

（三）血行转移

血行转移少见，出现较晚，主要转移到肺、肝、骨等处。

四、临床分期

现广泛采用国际妇产科联盟（FIGO,2000）规定的手术病理分期（表 10-1）。

表 10-1　子宫内膜癌临床分期（FIGO,2000）

期别	肿瘤累及范围
0	原位癌（浸润前癌）
I	癌局限于宫体
I$_a$	癌局限于子宫内膜
I$_b$	癌侵犯肌层≤1/2
I$_c$	癌侵犯肌层＞1/2
II	癌累及宫颈，无子宫外病变
II$_a$	仅宫颈黏膜腺体受累
II$_b$	宫颈间质受累
III	癌扩散于子宫外的盆腔内，但未累及膀胱、直肠
III$_a$	癌累及浆膜和（或）附件和（或）腹腔细胞学检查阳性
III$_b$	阴道转移
III$_c$	盆腔淋巴结和（或）腹主动脉淋巴结转移
IV	癌累及膀胱及直肠（黏膜明显受累），或有盆腔外远处转移
IV$_a$	癌累及膀胱和（或）直肠黏膜
IV$_b$	远处转移，包括腹腔内转移和（或）腹股沟淋巴结转移

五、临床表现

（一）症状

极早期的患者无明显症状，随着病程进展后出现下列症状。

1.阴道流血

不规则阴道流血为最常见的症状，量一般不多。绝经后患者主要表现为间歇性或持续性出血，量不多；未绝经者则表现为月经紊乱：经量增多，经期延长，或经间期出血。

2.阴道排液

少数患者述阴道排液增多,为癌肿渗出液或感染坏死所致。早期多为浆液性或浆液血性白带,晚期合并感染则为脓性或脓血性，有恶臭。

3.疼痛

通常不引起疼痛。晚期癌肿侵犯盆腔或压迫神经,可引起下腹部及腰骶部疼痛,并向下肢放射。若癌肿累及宫颈,堵塞宫颈管致使宫腔积脓时,可出现下腹胀痛或痉挛样疼痛。

4.全身症状

晚期可出现贫血、消瘦、乏力、发热、恶病质、全身衰竭等症状。

(二)体征

早期妇科检查无明显异常。随着病情发展,可有子宫增大、质地变软。有时可见癌组织自宫颈口脱出,质脆,易出血。若并发宫腔积脓,子宫明显增大、有压痛。若周围有浸润,子宫常固定,宫旁、盆腔内可触及不规则结节状物。

六、治疗原则

主要治疗方法为手术、放疗及药物治疗。早期以手术为主,晚期则采用放射、药物等综合治疗。

七、护理评估

(一)健康史

了解患者一般情况,评估高危因素,如老年、肥胖、高血压、糖尿病、不孕不育、绝经期推迟及用雌激素替代治疗等,了解有无家族肿瘤史;了解患者疾病诊疗过程及用药情况。

(二)身体状况

1.症状

评估阴道流血、排液、疼痛及有无肿瘤转移的临床表现。

2.体征

了解妇科检查的结果,如有子宫增大、变软,是否可以触及转移性结节或肿块,有无明显触痛等情况。

(三)心理-社会状况

子宫内膜癌多发生于绝经后妇女,因子女工作忙,疏于对患者的关心,使患者在精神上有较强的失落感;或因未婚、婚后不孕等易产生孤独感;加上恶性肿瘤的发生,更增加了患者的恐惧心理。

(四)辅助检查

根据病史、临床表现及辅助检查做出诊断。

1.分段诊刮

确诊子宫内膜癌最可靠的方法。先刮宫颈管,再刮宫腔,刮出物分瓶标记送病理检查。刮宫时操作要轻柔,特别是刮出豆渣样组织时,应立即停止操作,以免子宫穿孔或癌肿扩散。

2.B超

子宫增大,宫腔内可见实质不均的回声区,形态不规则,宫腔线消失。若肌层中有不规则回声紊乱区,则提示肌层有浸润。

3.宫腔镜检查

宫腔镜检查可直接观察病变大小、形态,并取活组织病理检查。

4.细胞学检查

用宫腔吸管或宫腔刷取宫腔分泌物找癌细胞,阳性率可达90％。

5.其他

CT、MRI、淋巴造影检查及血清 CA125 检查等。

八、护理诊断

(一)焦虑

焦虑与住院及手术有关。

(二)知识缺乏

缺乏了宫内膜癌相关的治疗、护理知识。

九、护理目标

(1)患者获得有关子宫内膜癌的治疗、护理知识。

(2)患者焦虑减轻,主动参与诊治过程。

十、护理措施

(一)心理护理

帮助患者熟悉医院环境,为患者提供安静、舒适的休息环境。告知患者子宫内膜癌的病程发展慢,是女性生殖系统恶性肿瘤预后较好的一种,以缓解或消除心理压力,增强治病的信心。

(二)生活护理

(1)卧床休息,注意保暖。鼓励患者进食高蛋白、高热量、高维生素、易消化饮食。进食不足或营养状况极差者,遵医嘱静脉补充营养。

(2)严密观察生命体征、腹痛、手术切口、血象变化;保持会阴清洁,每天用 0.1％苯扎溴铵溶液会阴冲洗,正确使用消毒会阴垫,发现感染征象及时报告医师,并遵医嘱及时使用抗生素和其他药物。

(三)治疗配合

对于采用不同治疗方法的患者,实施相应的护理措施。手术患者注意术后病情观察,记录阴道残端出血的情况,指导患者适度地活动。孕激素治疗过程中注意药物的不良反应,指导患者坚持用药。化疗患者要注意骨髓抑制现象,做好支持护理。

(四)健康教育

1.普及防癌知识

大力宣传定期防癌普查的重要性,定期进行防癌检查;正确掌握使用雌激素的指征;绝经过渡期妇女月经紊乱或不规则流血者,应先除外子宫内膜癌;绝经后妇女出现阴道流血者警惕子宫内膜癌的可能;注意高危因素,重视高危患者。

2.定期随访

手术、放疗、化疗患者应定期随访。随访时间:术后 2 年内,每 3～6 个月 1 次;术后 3～5 年内,每6～12 个月 1 次。随访中注意有无复发病灶,并根据患者康复情况调整随访时间。随访内容:盆腔检查、阴道脱落细胞学检查、胸片(6个月至1年)。

十一、结果评价

(1)患者能叙述子宫内膜癌治疗和护理的有关知识。
(2)患者睡眠良好,焦虑缓解。

(田　敏)

第八节　子宫肉瘤

子宫肉瘤是来源于子宫肌层或肌层内结缔组织和子宫内膜间质的恶性程度较高的女性生殖器官肿瘤。

一、护理评估

(一)临床表现
早期症状不明显,随着病情发展,可出现下列表现。
(1)阴道不规则出血。
(2)阴道分泌物增多或排液。
(3)原有子宫肌瘤短期内增大,腹痛、腹部包块。
(4)可有膀胱或直肠压迫症状。
(5)体征:子宫增大外形不规则,可见脱出宫颈口及阴道内赘生物,晚期可呈冰冻骨盆,腹水、贫血及恶病质。

(二)治疗
治疗以手术为主,术后加用放疗或化疗。

(三)康复
(1)做好心理护理,鼓励患者表达自己感受。
(2)遵医嘱用药。
(3)定期随访,及时发现异常。

二、护理诊断

(一)绝望
其与疾病的诊断有关。

(二)疼痛
其与疾病及手术有关。

(三)睡眠型态紊乱
其与疾病的诊断及环境改变有关。

(四)知识缺乏
其与对疾病知识及术前术后注意事项不了解有关。

三、护理目标

(1)患者能提高对本病的认识,消除绝望心理,增强治疗信心。

(2)减轻或缓解疼痛。

(3)改善睡眠质量,适应术前术后环境。

(4)了解疾病知识及术前术后注意事项。

四、护理措施

(一)术前护理

(1)向患者介绍有关子宫肉瘤的医学常识,介绍诊治过程中出现的各种情况及应对措施。

(2)遵医嘱做好术前护理,饮食以高蛋白易消化为主。

(二)协助术后康复

(1)连续心电监护,每小时观察并记录一次生命体征及血氧饱和度。

(2)注意输液速度,记录出入量。

(3)保持尿管、盆腔引流管通畅,认真观察引流物性状及量。

(4)观察伤口有无渗出,腹带松紧适宜,减轻伤口张力。

(5)遵医嘱给予止痛剂。

(6)指导患者进行床上肢体活动,防止静脉血栓及压力性损伤发生。

(三)健康指导

(1)保持外阴清洁干燥。

(2)术后禁止性生活 3 个月。

(3)遵医嘱每个月入院化疗。

(4)应定期进行肺部检查。

五、评价

(1)患者能列举常用的缓解心理应激的措施,心情平稳,积极配合治疗。

(2)患者术后疼痛逐渐缓解或消失。

(3)患者能叙述影响睡眠的因素及应对技巧。

(4)患者出院时,能列举康复期随访事宜。

(田　敏)

第十一章

手术室相关护理

第一节　安排手术与人员

手术室护士长应合理安排择期手术与急诊手术,并保证手术室护士的配置满足手术需要。同时手术室护士每天应对次日行手术的患者进行术前访视。

一、手术预约

(一)择期手术预约

1.手术预约

所有择期手术由手术科室医师提前向手术室预约,一般在手术前一天上午,按规定时间通过电脑预约程序完成。择期手术预约的具体内容包括手术患者姓名、病区、床号、住院号、性别、年龄、术前诊断、拟定手术名称、手术切口类型、手术者包括主刀、第一助手、第二助手、第三助手、第四助手、参观人员、麻醉方式、手术特殊体位和用品等。

2.手术房间安排

手术室护士长根据不同类型的手术,安排不同级别的手术间。安排原则为无菌手术与污染手术分室进行;若无条件时,应先进行无菌手术,后进行污染手术。安排手术时应注意以下事项。①护士长应在手术日前一天的规定时间内完成次日择期手术安排,并电脑确认提交后向全院公布信息,相关手术科室医师可由医院内网查询。②临时增加或更改择期手术顺序,手术科室医师需与手术室护士长和麻醉医师协商后,决定手术时间,并及时更换手术通知单。③手术因故取消,手术科室医师应及时与手术室护士长和麻醉医师沟通,撤销手术。

(二)急诊手术安排

急诊手术由急诊值班医师将急诊手术通知单填写完整(内容同择期手术),送至手术室,由手术室护士长或手术室值班护士根据急诊手术患者病情的轻重缓急、手术的切口分类,与麻醉科进行沟通后予以及时安排。如遇紧急抢救,急诊值班医师可先电话通知手术室,同时填写急诊手术通知单;手术室负责人员接电话后,应优先予以安排并与麻醉科沟通,5分钟内答复急诊手术患者入室时间,做好一切准备工作,以争取抢救时间。

二、手术人员安排与术前访视

(一)手术室护士的配置和调配

为保证医疗活动的正常进行,需根据各医院的实际工作量合理进行人员配置,一般综合性医院手术室护士与手术台比例为(2.5～3.5)∶1,同时需遵循以下原则,结合动态调配,将每个人的能力发挥到极致,达到人尽其用,物尽其用。

1.年龄结构配备

年龄结构合理,老、中、青三结合,根据各年龄的不同特点合理安排,建议采用1∶2∶1的比例。

2.职称配备

各级职称结构合理,形成一个不同层次的合理梯队,中、初级职称的比例为(0～1)∶4;800张以上床位的医院或教学医院比例可调整为1∶3。

3.专业能力配备

专业能力结构合理,根据从事本专业的年限和实际工作能力分高层次(10年以上)、中层次(5～10年)、低层次(5年以下)。

(二)日间人员安排

手术前一天,在完成手术间安排后,麻醉科、手术室分别进行人员安排,按常规每台手术配备洗手护士和巡回护士各1名,特大手术如心脏手术、移植手术、特殊感染手术等,根据实际情况分别配备洗手护士和巡回护士各2名。根据不同的麻醉方式配备麻醉医师1～2名。

(三)夜间及节假日人员安排

除正常值班护士外,另设有备班,由第一值班护士根据手术需要进行人员统一调度安排;遇突发紧急事件时,向护士长汇报统一调配。

(四)手术前访视

1.访视目的

通过术前访视,对手术患者进行第一次身份核对和手术核对,同时对手术患者进行术前宣教和整体评估,了解手术患者心理需要,缓解其紧张和恐惧心理。

2.访视方法及内容

手术前一天,由次日负责相关手术的巡回护士进行术前访视。手术室护士进入病房查看病史,核对术前知情同意书和手术医嘱,核对相关诊断报告和影像学资料,仔细查阅手术患者的一般生命体征、疾病史、手术史、过敏史、特殊化验指标(如乙肝、丙肝、梅毒、艾滋病等)、与输血相关的表单是否齐全等。与病房护士进行交流,了解手术患者的一般情况后与手术患者进行身份核对和术前宣教。与手术患者进行核对,包括:①开放式地询问手术患者姓名、年龄等基本信息;询问手术患者手术部位和手术方式,与病历核对。②核对身份识别腕带。③核对手术标识。为手术患者进行手术前宣教,内容包括手术室及手术流程简介;禁食、禁水情况;术日晨注意事项,包括病服反穿,不能穿内衣裤、去除饰物、义齿、隐形眼镜等,小便排空,如有体温异常、经期情况及时向手术医师说明;入手术室后须知,包括防止坠床的事宜、麻醉配合、可能遇到的护理问题及配合方法指导等;询问手术患者有无特殊需求。最后按术前访视单内容对手术患者进行评估,并正确填写。

（五）手术资料汇总

每天实施的所有手术，应以手术科室为单位按手术类别（急诊、择期、日间手术），进行分类详细登记，每月汇总完成月报表交予医务处，同时保存原始资料。

（孙红燕）

第二节 转运与交换

一、转运者及转运车要求

根据手术通知单，手术室工勤人员通过手术推车或平车的方式，前往病房接手术患者，外出接送手术患者时，必须严格按要求穿外出衣、换外出鞋，检查患者推车的完好性，并保持棉被清洁、整齐无破损。

二、交接内容

到达病房后先核对手术患者的姓名、床号、住院号准确无误后，协助手术患者移动至患者推车上。病区护士应携带病历和手术所需物品护送手术患者至手术室，并与巡回护士在手术室门口半限制区进行交接，具体内容为：①根据病历内手术知情同意书和身份识别带核对手术患者姓名、病床号、住院号、拟手术名称、药物过敏史和血型。②检查手术标识是否准确无误。③确认禁食情况、肠道准备等术前准备均已完成，检查手术患者手术衣是否穿戴正确，是否已取下义齿、饰物等。④评估手术患者神志、皮肤情况、导管情况。⑤核对带入手术室的药物、影像学资料、腹带等特殊物品。交接核对无误后，病区护士与巡回护士一同填写《手术患者转运交接记录单》并签名。

此外，在转运途中，手术室护士应注意保证手术患者安全，推车者需站于手术患者头部，病历由参与护送的手术室护士或手术医师保管，他人不得随意翻阅，手术团队成员应保护手术患者的隐私。

三、转运注意事项

（1）由病房进入手术室的手术患者须戴好手术帽进入限制区，步行进入手术室的当日手术患者，需在指定区域内更换衣、裤、鞋。

（2）工勤人员和巡回护士共同护送手术患者至指定手术间，分别站于手术床两侧，协助手术患者从患者推车缓慢转移至手术床上，呈仰卧位，垫枕。

（3）予手术患者膝盖处适当的约束保护，防止意外坠床。

（4）注意给予手术患者保暖措施，冬天可以使用保温毯。

（5）为减轻手术患者的紧张情绪，可根据手术患者的不同需求选择适当的音乐放松心情。

（孙红燕）

第三节 核对手术患者

一、接患者前

接患者出发前第一次查对手术通知单与手术安排表一致,查对内容包括手术间号、患者姓名、性别、科室、床号、手术时间、手术台次。

二、病房接患者时

在病房第二次查对手术通知单、患者、病历一致,查对内容包括患者姓名、性别、科室、床号、手术时间、患者携带物品如 X 线片、药品等。

三、在手术患者等待区

(1)患者接至手术等待区后,由前一天值班人员第三次查对手术通知单、病历、患者(腕式识别带)、手术安排表一致,查对内容包括手术间号、患者姓名、性别、科室、床号、手术时间和手术台次。

(2)二线值班护士和麻醉医师查对患者后在手术安排表上签名,挂上手术间号码挂牌,让患者暂时在等待室等待手术;由该台手术的巡回护士与麻醉医师至等待室再次查对患者无误后将患者接入手术间。

四、患者入手术间

(1)该台手术的巡回护士核对患者科室、床号、姓名、性别、年龄、手术名称、手术部位等。

(2)麻醉医师及手术第一助手再次核对无误后,在患者及患者财产交接本相应栏签名。

(3)接台手术在同一手术间内进行时,更要注意严格查对。

五、接台手术

(1)接台手术时,巡回护士提前电话通知病房做术前准备,并在患者及患者财产交接本上填写好患者基本情况,将手术通知单夹在患者及患者财产交接本内送至机动护士或办公室护士处。

(2)若巡回护士较忙时,可电话通知机动护士去手术间取患者财产交接本并确认所接患者。

(3)患者接至等待室后,由办公室护士查对患者、为患者戴手术帽并告知办公室人员将患者手术情况动态信息录入电脑显示屏,以告慰患者家属。

(孙红燕)

第四节　手术中的护理配合

一、洗手护士配合

(一)洗手护士工作流程

洗手护士工作流程主要包括以下几个步骤:①准备术中所需物品;②外科手消毒;③准备无菌器械台;④清点物品;⑤协助铺手术巾;⑥传递器械物品配合手术;⑦清点物品;⑧关闭伤口;⑨清点物品;⑩手术结束器械送消毒供应中心处理。

(二)洗手护士职责

1.手术前准备职责

洗手护士应工作严谨、责任心强,严格落实查对制度和无菌技术操作规程;术前了解手术步骤、配合要点和特殊准备,熟练配合手术;按不同手术准备术中所需的手术器械,力求齐全。

2.手术中配合职责

洗手护士应提前 15 分钟洗手,进行准备。具体工作分器械准备、术中无菌管理和物品清点几个部分。

(1)器械准备包括:①整理器械台,物品定位放置;②检查器械零件是否齐全,关节性能是否良好;③正确、主动、迅速地传递所需器械和物品;④及时收回用过的器械,擦净血迹,保持器械干净。

(2)术中无菌管理包括:①协助医师铺无菌巾;②术中严格遵守无菌操作原则,保持无菌器械台及手术区整洁、干燥,无菌巾如有潮湿,应及时更换或重新加盖无菌巾。

(3)物品清点包括:①与巡回护士清点术中所需所有物品,术后确认并在物品清点单上签名;②术中病理标本要及时交予巡回护士管理,防止遗失;③关闭切口前与巡回护士共同核对术中所用的所有物品,正确无误后,告知主刀医师,才能缝合切口,关闭切口及缝合皮肤后再次清点所有物品。

3.手术后处置职责

术后擦净手术患者身上的血迹,协助包扎伤口;术后器械确认数量无误后,用多酶溶液浸泡15 分钟,初步处理后送消毒供应中心按器械处理原则集中处理,不能正常使用的器械做好标识并通知及时更换。

二、巡回护士配合

(一)巡回护士工作流程

巡回护士工作流程主要包括以下几个步骤:①术前访视手术患者;②核对(患者身份、所带物品、手术部位);③检查(设备仪器、器械物品);④麻醉前实施安全核查(Time-Out);⑤放置体位;⑥开启无菌包,清点物品;⑦协助术者上台;⑧配合使用设备仪器,供应术中物品,加强术中巡视观察;⑨手术结束前清点物品,保管标本;⑩手术结束后与病房交接。

(二)巡回护士工作职责

1.术前准备职责

(1)术前实施术前访视,了解患者病情、身体、心理状况以及静脉充盈情况,必要时简单介绍手术流程,给予心理支持;了解患者手术名称、手术部位、术中要求及特殊准备等。

(2)术前了解器械、物品的要求并准备齐全;检查所需设备及手术室环境,处于备用状态。

(3)认真核对患者姓名、床号、住院号、手术名称、手术部位、血型、皮试、皮肤准备情况;按物品交接单核对所带物品;用药时认真做到"三查七对"。

(4)根据不同手术和医师要求放置体位,手术野暴露良好,使患者安全舒适。

2.术中配合职责

(1)与洗手护士共同清点所有物品,及时准确地填写物品清点单,并签全名。

(2)协助手术者上台,术中严格执行无菌操作,督查手术人员的无菌操作。

(3)严密观察病情变化,重大手术做好应急准备。

(4)严格执行清点查对制度,包括各种手术物品、输血和标本等,及时增添所需各种用物。

(5)保持手术间安静、有序。

3.手术后处置职责

(1)手术结束,协助医师包扎伤口。

(2)注意保暖,保护患者隐私。

(3)患者需带回病房的物品应详细登记,并与工勤人员共同清点。

(4)整理手术室内一切物品,物归原处,并保证所有仪器设备完好,呈备用状态。

(5)若为特殊感染手术,按有关要求处理。

三、预防术中低体温

低体温是手术过程中最常见的一种并发症,60%～90%的手术患者可发生术中低体温,而术中低体温可导致诸多并发症,由此增加的住院天数和诊疗措施,会导致额外医疗经费的支出。因此手术室护士应采取有效的护理措施来维持手术患者的正常体温,预防低体温的发生。

(一)低体温的定义和特点

通常当手术患者的核心体温低于 36 ℃时,将其定义为低体温。在手术过程中发生的低体温呈现出 3 个与麻醉时间相关的变化阶段:重新分布期、直线下降期和体温平台期。重新分布期,指发生在麻醉诱导后的 1 小时内,核心温度迅速向周围散布,可导致核心温度下降大约1.6 ℃;直线下降期,指发生在麻醉后的数个小时内,在这一时期,手术患者热量的流失超过新陈代谢所产热量。在这一时期给予患者升温能有效限制热量的流失;体温平台期,指在之后一段手术期间内,手术患者体温维持不变。

(二)与低体温相关的不良后果和并发症

手术过程中出现的低体温,除了给手术患者带来不适、寒冷的感觉外,在术中及术后可能导致一系列不良后果和并发症,包括术中出血增加,导致外源性输血、术后伤口感染率增加、术后复苏时间延长、麻醉复苏时颤抖、心肌缺血、心血管并发症、药物代谢功能受损、凝血功能障碍、创伤手术患者的死亡率增加、免疫功能受损、深静脉血栓发生率增加。

(三)与低体温发生相关的风险因素

1.新生儿和婴幼儿

由于新生儿和婴幼儿体积较小,体表面积相对较大,从而导致热量快速地通过皮肤流失;同时新生儿和婴幼儿的体温中枢不完善且体温调节能力较弱,容易受环境温度的影响,当手术房间室温过低时,其体温会急剧下降。

2.外伤性或创伤性手术患者

由于失血、休克、快速低温补液、急救被脱去衣服等多因素导致外伤性或创伤性手术患者极易在手术过程中发生低体温,而且研究显示术中低体温会增加创伤性手术患者的死亡率。

3.烧伤手术患者

被烧伤的组织引起的热辐射、暴露的组织与空气进行对流传导以及皮肤保护功能的损伤,都使烧伤手术患者成为发生低体温的高危人群。

4.麻醉

全麻和半身麻醉(包括硬膜外麻醉和脊髓麻醉)过程中使用的麻醉药物尤其是抑制血管收缩类药物,使手术患者血管扩张,导致核心温度向患者体表散布。因此当麻醉过程长于 1 小时,患者发生低体温的风险增加。

5.年龄

老年手术患者在生理上不可避免地出现生命器官功能减退,如脂肪肌肉组织的减少、新陈代谢率降低、对温度敏感性减弱等,以及对麻醉和手术的耐受性和代偿功能明显下降,因此更容易导致低体温。

6.其他与低体温发生相关的因素

包括体重(消瘦患者)、代谢障碍(甲状腺功能减退、垂体功能减退)、抗精神病和抗抑郁症药物治疗的慢性疾病、使用电动空气止血仪、手术室室温过低、低温补液及血液制品输注、手术过程中开放的腔隙等。

(四)围术期体温监测

1.围术期体温监测的重要性

围术期常规监测体温,能够为手术室护士制订护理计划提供建议;将体温监测结果与风险因素的评估结合,有助于采取有效措施,预防和处理低体温。

2.体温监测方式

能准确监测核心体温的四种体温监测方式是鼓膜监测法、食管末梢监测法、鼻咽监测法和肺动脉监测法,其中尤以前 3 种在围术期可行性较高。此外常用的体温监测部位还包括肛门、腋窝、膀胱、口腔和体表等。

(五)围术期预防低体温的护理干预措施

1.术前预热手术患者

进行麻醉诱导前对手术患者进行至少 15 分钟的预热,能有效缩小患者核心温度和体表温度的温度梯度,同时能减小麻醉药物引起的血管扩张作用,预防低体温的发生,尤其是低体温发生第一阶段时核心温度的下降。

2.使用主动升温装置

(1)热空气加温保暖装置:临床循证学已证明热空气动力加温保暖装置能安全有效预防术中低体温,对新生儿、婴幼儿、病态肥胖患者均有效。

（2）循环水毯：将循环水毯铺于手术患者身下能有效将热量通过接触传导传递给患者，维持正常体温。

3.加温术中输液或输血

术中当手术患者需要大量输液或输血时，尤其当成年手术患者每小时的输液量超过 2 L 时，应该考虑使用加温器将补液或血液加温至 37 ℃，防止因过量低温补液输入引起的低体温。同时有研究表明热空气动力加温保暖装置与术中静脉补液加温联合使用，预防低体温的效果更佳。

4.加温术中灌洗液

在进行开放性手术的过程中，当需要进行腹腔、胸腔、盆腔灌洗时，手术室护士可加温灌洗液至 37 ℃左右或用事先放于恒温箱中的灌洗液进行术中灌洗。

5.控制手术房间温度

巡回护士应有效控制手术间温度，避免室温过低。在手术患者进手术间前 15 分钟开启空调，使手术间的室温在手术患者到达时已达到 22～24 ℃。

6.减少手术患者暴露

将大小适宜的棉上衣盖在非手术部位，保证非手术区域的四肢与肩部不裸露，起到保暖的作用。在运送手术患者至复苏室或病房的过程中，选用相应厚薄盖被，避免手术患者肢体或肩部裸露在外。

7.维持手术患者皮肤干燥

术前进行皮肤消毒时，须严格控制消毒液剂量，避免过剩的消毒液流至手术患者身下；术中洗手护士应及时协助手术医师维持手术区域的干燥，及时将血液、体液和冲洗液用吸引装置吸尽；手术结束时，应及时擦净擦干皮肤，更换床单保持干燥。

8.湿化加温麻醉气体

对麻醉吸入气体进行湿化加温这种护理预防措施对预防新生儿和儿童发生低体温尤其有效。

四、外科冲洗和术中用血、用药

（一）外科冲洗

即在外科手术过程中采用无菌液体或药液冲洗手术切口、腔隙及相关手术区域，达到减少感染、辅助治疗的目的。常用于以下两种情况。

1.肿瘤手术患者

常采用 37 ℃低渗灭菌水 1 000～1 500 mL 冲洗腹腔，或化疗药物稀释液冲洗手术区域，并保留 3～5 分钟，可以有效防止肿瘤脱落细胞的种植。

2.感染手术患者

常采用 0.9％生理盐水 2 000～3 000 mL 冲洗，或低浓度消毒液体冲洗感染区域，尤其对于消化道穿孔的手术患者可以有效降低术后感染率。

（二）术中用血

1.术中用血的方式

根据患者的病情，可采用以下几种方式。①静脉输血：经外周静脉、颈内静脉、锁骨下静脉进行输血；②动脉输血：经左手桡动脉穿刺或切开置入导管，是抢救严重出血性休克的有效措施之一，该法不常用，可迅速补充血容量，并使输入的血液首先注入心脏冠状动脉，保证大脑和心脏的供血;③自体血回输:使用自体血回输装置,将术中患者流出的血进行回收,经抗凝、过滤、离心后,将分离沉淀所得的红细胞加晶体液即可回输给患者。

2.术中用血的注意事项

手术中用血具有一定的特殊性,应注意以下几个方面:①巡回护士应将领血单、领取血量、手术房间号等交接清楚;输血前巡回护士应与麻醉医师实施双人核对;核对无误,双方签名后方可使用,以防输错血。②避免快速、大量地输入温度过低的血液,以防患者体温过低而加重休克症状。③输血过程中应做好记录,及时计算出血量和输血量,结合生命体征,为手术医师提供信息以准确判断病情。④手术结束而输血没有结束,血制品必须与病房护士当面交班,以防出错。⑤谨防输血并发症及变态反应,特别是在全麻状态下,许多症状可能不典型,必须严密观察。

(三)术中用药

手术室的药品除了常规管理外,还必须注意以下几点:①手术室应严格区分静脉用药与外用药品,统一贴上醒目标签,以防紧急情况下拿错;②麻醉药必须专柜上锁管理,对人体有损害的药品应妥善保管;建立严格的领取制度,使用须凭专用处方领取;③生物制品、血制品及需要低温储存的药品应置于冰箱内保存,定期清点。

五、麻醉与护理

(一)常用麻醉方法介绍

麻醉是由药物或其他方法产生的一种中枢神经和(或)周围神经系统的可逆性功能抑制,这种抑制的特点主要是感觉特别是痛觉的丧失,它主要包括全身麻醉和局部麻醉两大类。

1.全身麻醉

全身麻醉是指麻醉药经过呼吸道吸入、静脉或肌肉注射进入体内,使得患者中枢神经系统产生抑制,达到意识消失、全身痛觉消失、反射抑制和骨骼肌松弛的状态。它根据给药途径主要分吸入麻醉、静脉麻醉和复合麻醉。

(1)吸入麻醉:通过呼吸道给药和吸收入血,抑制中枢神经而产生的全身麻醉的方法。

(2)静脉麻醉:此为将一种或几种药物经静脉注入,通过血液循环作用于中枢神经系统而产生全身麻醉的方法。随着作用时效短、体内清除快的静脉麻醉药物应用于临床,全凭静脉麻醉应用日益增多。

(3)复合麻醉:同时或先后使用几种不同的麻醉药物或技术来获得全身麻醉,可表现为:静脉麻醉诱导,吸入麻醉维持;或吸入麻醉诱导,静脉麻醉维持;或静吸复合诱导,静吸复合维持。

(4)全身麻醉期间严重并发症。①反流、误吸和吸入性肺炎:手术患者术前常规禁食、禁饮的目的就是为了减少反流和误吸的可能性,饱食、肠梗阻等患者在胃胀的情况下实施全身麻醉,术后很容易发生呕吐误吸。②术后恶心呕吐:全麻后常见的问题,它的发生与年龄、性别(女性多见)、围手术期药物、麻醉时间、手术部位和类型等有关。③苏醒延迟:与手术患者的麻醉药物延长、代谢性脑病、中枢神经损伤等有关。④术后躁动:术后患者出现情感障碍与手术部位、麻醉药物、术中知晓、药物成瘾等因素有关,严重的患者可出现精神病症状。⑤呼吸系统并发症:患者出现呼吸道梗阻、术后低氧血症、术后高碳酸血症等。⑥心血管系统并发症:术中术后可表现为出现低血压、高血压、心肌缺血和梗死、心律失常等。⑦术后低温:术中脏器冲洗、术野暴露时间过久、术中失血、大量补液等都会引起患者的体温下降,低温会让患者产生一系列的病理生理改变,从而产生多种并发症,如代谢性酸中毒、术后呼吸抑制等,因此我们术中要利用一切手段如变温毯保暖、加温输血输液来积极预防和治疗。

2.局部麻醉

局部麻醉是指应用局部麻醉药阻滞某一区域的神经传导,使患者局部痛觉和其他感觉消失的麻醉方法。

(1)常用局部麻醉方法。①表面麻醉:向皮肤黏膜、浆膜表面喷涂局麻药,通过渗透作用于皮肤黏膜下的神经末梢。可适用于很小的小手术,如角膜、鼻腔、气管、支气管的表面麻醉,在使用过程中,血供丰富的部位药物吸收快,要注意其中毒情况。②浸润麻醉:向切口或穿刺部位注射局麻药阻滞局部神经末梢,适用于口腔颌面部软组织手术、牙槽外科手术。③区域阻滞:围绕手术区四周和底部注射局麻药,以阻滞进入手术区的神经干和神经末梢,适用于门诊小手术或全身情况比较差不能耐受全身麻醉的患者。④神经及神经丛阻滞:将局麻药注射至神经干或神经丛旁,暂时阻断神经传导,起到麻醉作用,常用神经阻滞包括颈丛、臂丛、尺神经、腰丛、坐骨神经、股神经、肋间神经阻滞等,可辅助用于术后镇痛。

(2)局麻药的不良反应:局部麻醉较全身麻醉便捷得多,但是局麻药物存在很多不良反应,如高敏反应、变态反应、药物毒性反应,因此局麻期间我们尽量要保持与患者言语上的交流,严密观察患者的生命体征,一旦发现有中毒表现立即停用局麻药,快速静脉注射解痉药。

3.椎管内麻醉

椎管内麻醉是向椎管的不同腔隙注射局麻药,暂时阻滞部分脊神经的麻醉方法。椎管内麻醉不需要气管插管,因此减少了术后呼吸道感染的机会,另外成本较全身麻醉低,但是椎管内麻醉也有其相应的局限性和并发症,如:脊麻、硬膜外穿破后会引起头痛、局麻药中毒,血压下降、尿潴留等,所以在实际应用当中往往有时全麻、椎管内麻醉复合进行。

(二)麻醉前护理

为了保证麻醉中的安全,预防麻醉后的并发症,必须认真做好麻醉前对患者的访视和评估,建立良好的护患关系,使患者保持良好的心态配合和完成手术,保障患者围手术期的安全,提高患者的满意度。

麻醉前准备是使患者在体格和精神两方面均处于可能达到的最佳状态,以增强患者对麻醉和手术的耐受力,提高患者在麻醉中的安全性,避免麻醉意外发生,减少麻醉后的并发症。涉及的内容包括患者的心理、生理准备,麻醉计划制定,器材和药品的准备、麻醉前用药等。

1.心理准备

由于麻醉和手术一样都存在一定的风险,因此恐惧和焦虑是术前患者和家属最普遍的心理状态。医患双方进行签署手术知情同意书、麻醉前谈话是医患沟通的重要环节,客观地描述手术和麻醉,要让患者及家属充分了解其手术和麻醉存在哪些风险,需要他们如何配合来减少风险,手术和麻醉医师是如何采取措施来预防风险,发生危险时又会有哪些应对措施等。护理人员在术前与患者及家属沟通的时候扮演了很重要的角色,如开展术前宣教,讲解麻醉和手术有关问题以及术后恢复过程的指导,提高患者满意度。

2.麻醉前评估

通过了解患者病史、体格检查、辅助检查等手段对其病情估计作出麻醉风险(ASA)分级。

(1)1级,患者无器质性疾病,能很好地耐受手术和麻醉。

(2)2级,患者实质性器官虽有较轻或中度病变,但功能代偿健全,对麻醉和手术的耐受性影响较小。

（3）3级，患者实质器官有病变并明显损害其功能，日常活动受限，但尚能代偿，对麻醉和手术耐受性较差。

（4）4级，患者实质性器官病变严重，功能失代偿，威胁生命，施行麻醉和手术时风险很大。

（5）5级，患者病情危重，濒临死亡；判别有无禁忌证，制定最佳的麻醉方案，采取积极措施，预防和处理可能发生的并发症及危险情况。

3.麻醉患者的一般准备及特殊准备

（1）胃肠道准备：为防止麻醉期间呕吐误吸，常规禁食6～12小时，禁饮4～6小时，婴儿禁母乳4小时，禁饮清饮料2小时，牛奶制品和其他食物则需禁6小时。下达禁食指令时要解释清楚，力求被理解，否则有些患者误以为"不能吃饭"，于是改吃面条。

（2）输液输血准备：有失血风险的手术术前需血型配型备血；对有贫血的患者术前纠正贫血，可减少输血风险；水、电解质或酸碱失衡者，术前应尽可能补充和纠正；选用四肢浅表静脉，开通静脉输液通路，在不影响手术的情况下尽量选上肢。

（3）手术部位核对：在患者的共同参与下，麻醉医师和手术医师确认手术部位、手术方式、麻醉方式，防止错误的身份及手术部位。

（4）其他适应性准备：指导患者进行呼吸锻炼；让患者了解术后如何在床上大小便等适应性训练和护理；如何使用患者自控镇痛泵（PCA泵），如何用疼痛评分向医护人员诉说疼痛情况；入手术室前排空膀胱，取下假牙首饰，将随身物品交由家人保管好。

4.麻醉前用药

麻醉前用药的目的在于减轻患者焦虑，镇静镇痛，减少气道分泌物，降低胃液酸度以减轻误吸后果，另外术前预防性使用抗生素为手术开始前0.5～1小时。

5.麻醉方法的选择

有些手术可以有两种及以上的麻醉方式的选择，但有些手术可能只能有一种麻醉方式，最终选定哪种方式可以根据患者的意愿、手术医师要求和麻醉实际条件综合考虑。向患者解释麻醉方法时，应客观地描述，每一种方法都有其优势，也有其相应的并发症和风险。

（三）麻醉中的护理配合

现代麻醉已经不再是仅提供无痛的手术条件，而是更进一步扩展为保护围手术期患者生命安全、保护重要器官功能等诸多方面。麻醉期间对患者进行有效监测是及时发现、及时处理各种危险的前提条件。

1.直观监测

手术中对患者的直观监测主要是通过看、听、摸等能发现很多有用的信息来判断患者的病情变化，另外患者的尿量和尿色也是很重要的提示信息，手术期间也要注意其变化。

2.仪器监测

心电图、无创血压、指脉搏氧饱和度是最基本的监测；呼气末二氧化碳、有创动脉压、体温、通气量也是很有价值的常用监测。其他如血气分析、生化、血常规等都会用到。

3.麻醉期间的管理与护理配合

（1）精神上的关怀和支持：自患者入手术室开始我们都应该本着为患者考虑的目的，通过语言交流来让患者感觉到有安全感。如在进行手术前核对的时候，可以握着患者的手；清醒状态下安置体位时，要注意保护患者的隐私；麻醉苏醒后应主动和患者对话，告知患者手术已经结束，通过一些简单的语言交流帮助恢复其定向力。

(2)液体管理:根据术中对患者容量的评估,选择合适的液体种类,根据先晶后胶的补液原则,对患者进行液体管理。

(3)血液保护技术:虽然输血能很快纠正患者血容量的问题,但是输血存在很多潜在的危险,如传播疾病、免疫抑制和术后感染等。为减少手术中失血,降低输血概率,临床上采用了自体输血、减少出血、成分输血等血液保护方法。

(4)体温管理:围手术期患者低体温很常见,主要是术野长时间暴露、术中脏器持续冲洗、麻醉药物抑制产热和引起浅表血管扩张、输液等原因。低体温抑制凝血酶活性,增加出血,术后寒战增加循环呼吸应激反应,不利于患者康复。因此术中要加强体温监测,有条件的可使用加温毯,加热输液,对冲洗液预先使用保温箱加热,术后用暖风机保暖等措施。

(四)麻醉后护理

手术结束后数小时内,麻醉作用并未终止,麻醉药、肌松药和神经阻滞仍发挥一定的作用,各种保护反射尚未恢复,常易发生气道梗阻、通气不足、呕吐、误吸、循环功能不稳定、疼痛、寒战、低温、认知障碍等并发症,严重危害术后患者的安全,因此确保手术患者舒适安全,麻醉后的护理是围手术期护理重要的组成部分。

1.接收患者

每个医院可根据自身运转情况制订相应的入科指征,结合手术量及人员配备采取日间或24小时开放。PACU应收住全身和区域麻醉术后患者及不平稳的局麻患者。手术近结束由巡回护士电话通知恢复室,交代需准备的特殊药品及设备。由麻醉医师评估患者,呼吸循环稳定,可带气管插管或拔管后送出手术室。术后患者必须由一名了解术中情况的麻醉医师陪同,手术医师协助送至麻醉恢复室。

2.交接内容及形式

患者进入PACU后,麻醉医师应向PACU医师和护士行书面及床边口头交班报告,内容包括姓名、性别、年龄、简要病史、术前用药、过敏史、手术名称、麻醉方法及术中用药、输血、输液、失血、尿量、术中并发症及诊治经过、术后恢复中可能发生的其他问题,专科医师可床边/电话方式交代重点关注内容。在听取交班报告同时,恢复室护士即开始护理工作,连接氧气及监护仪进行监测各项指标。

3.病情观察及记录

(1)入科评估:目前国内一般采用美国麻醉恢复室评分标准,根据神志、肌力、呼吸、循环、脉搏氧饱和度(颜色)5个方面与患者生命体征相结合的方法对PACU患者进行评估。该评分用于患者入科、常规阶段性评估直至患者出科。在复苏期间,护士严密观测患者的意识状态、心电图、呼吸频率、血压、脉搏血氧饱和度、嘴唇及肢体颜色、神经-肌肉肢体运动恢复情况,观测区域麻醉平面,评估有无恶心呕吐及疼痛。并根据各专科手术的情况,针对性监测体温、尿量,观察引流管及出血量、水电解质的平衡。准确、及时、客观记录评估的内容,制订该患者在PACU期间的护理计划。

(2)持续评估及护理:按Aldrete评分标准每隔15分钟持续评估并记录,注意呼吸、脉搏血氧饱和度、血压、心率、尿量等变化。继续观察手术野及引流的状况,考虑液体平衡,评估并治疗恶心和疼痛或心律失常情况。适当采取保暖措施,维持复苏期间呼吸循环的稳定,预见性观察有无麻醉或手术潜在的并发症,及时通知麻醉或手术医师,对症对因处理。

(3)出科标准及评估:患者清醒后送出PACU之前,须经麻醉医师和护士共同评估,达到以下标准方可送出 PACU：Aldrete 的 5 项评分标准达 9 分，患者神志清醒，定向力恢复，呼吸道通畅，保护反射恢复，肌张力正常，通气功能正常，呼吸空气下脉搏氧饱和度在正常范围（吸空气下 $SaO_2 \geq 92\%$，肤色正常），生命体征稳定至少 1 小时，术后恶心呕吐，疼痛得到有效控制，体温在正常范围。对施行区域麻醉的患者应有感觉或运动阻滞平面恢复的迹象，生命体征平稳，由麻醉医师评估签署同意后出科。

（4）安全转运：出科前电话通知病区护士该患者返回时间及物品准备。由恢复室护士和工友送至病区，注意路途转运安全，确保静脉通路及各种管道的妥善固定，防止脱出。有呕吐可能者应将其头偏向一侧，防误吸及窒息。

（5）非计划转科至重症监护室：在恢复室 PACU 评分等于或小于 5 分，经治疗无改善迹象或有其他存在的更严重的并发症产生，经手术医师和麻醉医师共同评估决定，转入重症监护病房进一步治疗。由麻醉医师、恢复室护士、手术室工友一起运送患者至 ICU，做好转运路途中的给氧、生命体征维护与监测，确保安全，并与 ICU 护士做好床边和书面交接。

六、手术物品清点

手术过程中物品的清点和记录非常重要，应遵循以下原则：①清点遵循"二人四遍清点法"原则，即洗手护士和巡回护士两人，在手术开始前、关闭腔隙前、关闭腔隙后、缝合皮肤后分别进行清点；②在清点过程中，洗手护士必须说出物品的名称、数量和总数，清点后由巡回护士唱读并记录；③清点过程必须"清点一项、记录一项"；④如果在清点手术用物时，发现清点有误，巡回护士必须立即通知手术医师，停止关闭腔隙或缝合皮肤，共同寻找物品去向，直至物品清点无误后再继续操作。物品清点单作为病史的组成部分具有法律效应，不可随意涂改。

七、手术护理记录

(一)目的
手术护理记录的信息化能省去大量机械书写时间，提高护理记录的准确性，解放部分护理劳动力，为护理科研数据的搜集提供广阔的数据平台。电子化护理记录的涵盖范围急需升级与拓展，以适应现今护理发展的趋势与需求。

(二)系统概述
电子化护理记录主要拓展为以下三个模块：手术患者交接单、手术器械清点单、医疗植入物记录单。

(三)功能结构图
见图 11-1。

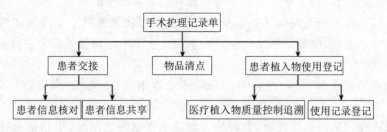

图 11-1　手术护理记录单

(四)功能描述

1.手术患者交接单

(1)交接单内容:手术患者交接单共分为手术患者术前交接及手术患者术后交接两个部分。手术患者术前交接内容包括:患者基本信息(姓名、性别、年龄、病区、床号、临床诊断)及有无术前麻醉用药,有无手术治疗同意书,有无麻醉治疗同意书,有无医疗高值耗材使用同意书,有无输血治疗同意书,有无药物过敏,有无术前四项检查,有无出凝血单,有无B超单,有无心电图检查,有无携带术前用药,有无携带片子,皮肤是否完整,有无皮试,有无备血,有无备皮、皮洁等内容。手术患者术后交接内容包括患者术毕皮肤是否完整,有无引流管及引流管的数量、种类,有无未输完的血液制品及种类、剂量,有无携带病历等内容。

(2)交接单使用流程:手术患者进入术前准备室后,术前准备室护士可登录手术室操作系统,查询由病房护士事先输入并电子签名的手术患者交接单中关于患者术前交接的所有内容。若内容均一致符合,术前准备室护士则可直接在电子手术患者交接单中按"确认"键,并电子签名即可。

手术间护士在接患者进入手术间之前,应再次核对手术患者交接单上关于患者术前交接的所有内容,确认无误后按"确认"键,并电子签名。

手术结束后,患者送往复苏室前,手术间护士应进入手术室操作系统,填写手术患者术后交接内容。

复苏室护士或病房护士,在接收患者时,只需登录手术室操作系统,查询由手术间护士先输入并电子签名的手术患者交接单中关于患者术后交接的内容,即可直观地了解患者的基本情况。

2.电子化手术器械清点单

(1)手术器械清点单内容:手术器械清点单的主要内容包括手术日期,手术房间及手术台序,临床诊断,患者的基本信息(姓名、性别、年龄、住院号)、手术名称及各类手术器械、术中用物(缝针、纱布、注射器、电刀头等)在术前、关前、关后及术毕等四个环节清点的数目等。

(2)手术器械清点单使用流程:登录手术室操作系统,打开患者"手术器械清点单"。与传统手工登记的手术器械清点单相比较,电子版清点单上,患者的手术日期、手术房间及手术台序、临床诊断、患者的基本信息等内容可自动生成,无须手工书写。

手术开始之前,巡回护士与刷手护士共同清点术中用物及各类手术器械的数目后,由巡回护士在电脑中输入各类物品的清点数目,并确认,电子签名。

体腔关闭之前,巡回护士与刷手护士共同清点术中用物及各类手术器械的数目,若无误,巡回护士确认,电子签名,电脑即可自动生成关前术中用物及各类手术器械的数目。

体腔关闭之后,巡回护士与刷手护士再次清点术中用物及各类手术器械的数目,若无误,确认,电子签名,电脑即可自动生成关后术中用物及各类手术器械的数目。

手术结束之后,巡回护士与刷手护士最后清点术中用物及各类手术器械的数目,若无误,巡回护士按确认,电子签名,电脑即可自动生成手术结束后术中用物及各类手术器械的数目。

3.医疗植入物记录单

(1)医疗植入物记录单内容:内容包括患者的基本信息(姓名、性别、年龄、住院号、身份证号)、植入物的型号批次、生产商、销售商等。

(2)医疗植入物记录单操作流程:巡回护士登录手术室收费系统,用扫描枪读取医疗植入物外包装上的条形码,电脑即可自动生成该物品的型号、批次、价格。巡回护士核对,确认无误后,按"确认"键,即可成功对该植入物进行收费。

收费成功后,巡回护士点击该患者的"电子医疗植入物登记单",电脑界面上就会自动生成该患者的基本信息,电话、身份证号、手术医疗器械的品名、规格、生产批号、有效期、数量、制造商、销售商等内容。

巡回护士在确认患者及产品信息无误后,打印该文档,一式两份,一份存病历,一份存设备科。主刀医师及巡回护士均需在两份植入物单上双签名。

八、手术标本处理

(一)标本处理流程

1.病理标本

由手术医师在术中取下标本交给洗手护士,由洗手护士交予巡回护士;巡回护士将标本放入容器,并贴上标签,写明标本名称;术后与医师核对后,登记签名,交给专职人员送病理科,并由接受方核对签收。

2.术中冰冻标本

由手术医师在术中取下标本,交给洗手护士,由洗手护士交给巡回护士;巡回护士将标本放入容器,并贴上标签,写明标本名称,立即与手术医师核对,无误后登记签名,交给专职人员送病理科,并由接受方核对签收;病理科完成检查后电话通知手术室护士,同时传真书面报告;巡回护士接到检查结果后立即通知手术医师。

(二)注意事项

(1)术中取下的标本应及时交予巡回护士,装入标本容器,及时贴上标签,分类放置。

(2)术中标本应集中放置在既醒目又不易触及的地方妥善保管;传送的容器应密闭,以确保标本不易打翻。

(3)术后手术医师与巡回护士共同核对,确认无误后加入标本固定液,登记签名后将标本置于标本室的指定处。

(4)专职工勤人员清点标本总数,准确无误后送病理室,病理室核对无误后签收。

(孙红燕)

第五节　手术室无菌物品追溯

手术器械作为高危器械,其清洗灭菌质量与手术患者术后感染的发病率密切相关。发达国家和地区已经实现了各类手术器械的环节质量控制及清洗消毒灭菌设备的实时参数记录。

2016年卫生部颁布的《医院感染管理办法》中提出明确要求,对器械的清洗、消毒、灭菌的各个参数进行实时监测记录,使其具有可追溯性。为确保手术器械清洗灭菌质量,医院自主研发的无菌物品信息化质量追溯系统,实现了无菌物品的质量追溯和信息化管理,进一步完善了手术器械全程质量追踪。

无菌物品的追溯指利用条形码技术,对重复使用的器械从回收、清洗消毒、包装、灭菌、存储、发放,到使用等每一流通环节的全过程进行跟踪记录,并且与清洗机、灭菌器等设备安全集成,设备的运行数据全部保存在追溯系统中,随时可以查询,帮助医院"建立质量管理追溯制度,完善质量控制过程的相关记录,保证供应的物品安全"。

一、系统描述

(1)由医院信息科自行开发软件,将质量追溯系统无缝结合到医院 HIS 系统中。

(2)与医院 HIS 系统共用 Oralcegi 数据库,由三台 IBM 小型机实行热备,保证数据安全;客户端 PC 机支持微软 windows 系列操作系统;扫描枪;条码打印机。

(3)本系统中用于追溯的有包代码和包追溯号两种条码。用"包代码"来标识一个包,条码内容包括包名称、包代码,用防水条码打印贴于标识牌上放入包中,作为包的一部分。"包追溯号"用来记录一个包一次回收到使用的全过程,每次回收包装后生成新的追溯号。该条码内容包括包名称、灭菌类型、灭菌日期、灭菌失效期、包装人员等,条码打印后贴在包布上。

二、系统管理追溯流程

(一)回收

回收时回收人员使用条形码扫描枪扫描器械包上标识牌上的条码标签,系统自动显示包内器械明细清单、器械图片以及器械包的使用情况(包括使用的患者信息、相关护士信息)等。如果包内物品有缺少或损坏,可以在回收备注栏注明。回收人员确认后,系统记录回收人员、回收时间和包的回收状态。

(二)清洗

清洗人员逐一扫描待洗包的相应条码来进行手工清洗或机器清洗,机器清洗需要扫描清洗器代码和清洗程序。自动清洗程序开始后,清洗机记录清洗过程中的各项参数指标,实时上传到追溯系统软件中去。清洗完成后包装区人员需要进行清洗合格确认,如果不合格需要重新清洗。系统记录清洗人员、清洗时间、清洗机、清洗程序。

(三)包装

器械进入清洗步骤后,包装人员即可进入包装界面打印清洗机中器械包的条码,提前准备包装用物。系统包装界面提供相应包的器械照片及器械清单列表,包装人员检查确认器械无误后包装并将追溯号条码贴在器械包的外包布上,系统记录包装人员和包装时间。

(四)灭菌

器械包进入灭菌器前,操作员首先扫描灭菌器和灭菌程序,然后逐一扫描待灭菌器械包外包布上的追溯条码。灭菌器将记录哪些器械包进入该灭菌器进行灭菌,最后扫描灭菌开始指令开始灭菌。灭菌完成后,由消毒员和灭菌护士输入各自密码确认灭菌物理参数和化学参数是否合格。系统记录灭菌器、灭菌程序、灭菌批次和相关人员信息等。灭菌不合格需要重新灭菌并记录上次灭菌情况。

(五)发放(出库)

操作员扫描条码出库到使用科室,系统控制过期包和监测不合格的包不能出库。系统记录发放人员、使用科室、发放时间。

(六)接收

接收人员扫描条码确认包已经接收到,系统控制过期包和监测不合格的包不能接收,并且非本科室的包也不能接收。系统记录接收人员、接收时间。

（七）使用

系统提供多种方式，如输入住院号、姓名或病区床位号供护士选择患者后扫描包条码将包使用到患者。系统记录患者 ID、手术通知单 ID、操作护士。

（八）功能强大的查询系统

（1）支持对各种工作量的查询。

（2）支持对包库存汇总的查询。

（3）支持预警报告与预警汇总的查询。

（4）支持对包使用情况的查询。

（5）支持对回收备注的查询。

（6）支持对使用备注的查询。

无菌物品信息化质量追溯管理系统，记录和高效管理各批次物品的清洗、消毒及灭菌监测数据，为持续保持和改进手术室工作质量提供数据参照；为快速发现问题提供数据支持。为可能的院内感染纠纷提供客观、高效的消毒灭菌关键记录提供技术支持。引入信息化管理技术和工具，为手术室日常管理、业务管理提供辅助手段，提升工作效率。

（孙红燕）

第六节　手术室护理中涉及的法律与伦理问题

手术室是外科手术的中心，人员流动量大、工作节奏快、患者病情复杂、护理任务繁重，意外情况发生多。手术既是外科治疗的重要手段，又是一个创伤的过程，会给患者的生理和社会心理方面带来影响。因此与护士相关的法律法规《护士管理办法》《护士条例》等，为依法行医，保护医患双方的合法权益，提供了有力保障。

同时，随着社会进步，生活、文化水平的提高，人们的法律意识也随之提高，国家相继出台了《最高人民法院关于民事诉讼证据的若干规定》《医疗事故处理条例》《侵权责任法》等法律法规。一旦出现医疗护理纠纷，越来越多的患者会用法律武器保护自己的合法权益。因此在日常工作中手术室护士必须学习安全知识及法律知识，严格遵守法律、法规和规章制度，增强责任心和慎独精神，在维护患者合法权益的同时也维护了医护人员自身的合法权益，保障护理安全，防止医疗纠纷的发生。

一、手术室护理中相关的法律问题

（一）手术患者的相关权利

1.生命健康权

生命健康权指患者不仅享有生理健康的权利，同时还享有心理健康的权利。生命面前人人平等，生命对每个人来讲只有一次，维持健康、提高生存质量是每个人的权利。患者在未判定为脑死亡前，医务人员应尽一切可能进行救治，不能放弃抢救，避免产生医疗纠纷。如果忽视医学道德及患者生命权，再好的技术、再先进的设备也是无用的。因此在手术室护理工作中要为手术患者提供规范、快捷、安全、高效率的护理服务，尽最大努力满足患者对健康的需求，尊重每个患者。

2.知情同意权

知情同意权在《医疗机构管理条例实施细则》《医疗事故处理条例》《侵权责任法》中都有相关的说明,法律中规定医疗机构应尊重患者对自己的病情、诊断、治疗的知情权,在实施手术、特殊检查、特殊治疗时医护人员应当向患者做出必要的解释,若因实施保护性医疗措施不宜向患者说明情况,应当将有关情况通知家属。手术患者在术前、术中、术后都有权知道有关自己病情的一切情况、所选手术方式,并有权同意选用何种手术方法以及使用何种特殊耗材。强调患者的知情同意权,主要目的在于通过赋予医疗机构及其医务人员相应的告知义务,体现医师对患者的尊重。

3.平等医疗权

平等医疗权是指任何患者的医疗保健享有权是平等的,医疗中都有得到基本的、合理的诊治及护理权利。患者因身心疾病而就医,希望得到及时、正确的诊治,在医疗护理中,不论患者的权利大小,关系亲疏,地位高低,经济状况好坏等,都应一律平等、一视同仁,最大限度地满足患者需要。而极少数医务人员以貌取人,使贫困、偏远地区患者遭受冷遇,性病患者受到鄙夷和藐视,对待熟人和生人采取不同的服务态度,这种行为可能会激化和加深医患矛盾,导致医疗纠纷的发生。

4.隐私权

一般是指自然人享有的私人生活安宁与私人信息依法受到保护,不被他人非法侵扰、知悉、搜集、利用和公开的一种人格权。隐私权是人类文明进步的重要标志。《侵权责任法》第62条规定:"医疗机构及其医务人员应当对患者的隐私保密。泄露患者隐私或者未经患者同意公开其病历资料,造成患者损害的,应当承担侵权责任。"因此手术团队成员必须维护手术患者的隐私权,不得泄露手术患者的隐私和秘密,包括手术患者个人信息、身体隐私、手术患者不愿告知的内容等;手术团队成员不得长时间注视手术患者的生理缺陷,不得谈论涉及手术患者隐私的话题;进行术前准备时,如导尿、放置体位、手术部位消毒时,减少不必要的裸露,并给予盖被、关门,做好相应的遮蔽,无关人员不可停留于该手术间;手术结束时,及时为手术患者包扎伤口,穿好患者衣裤。

5.身体权

身体权是指自然人保持其身体组织完整并支配其肢体、器官和其他身体组织并保护自己的身体不受他人违法侵犯的权利。医务人员有维护患者权利的责任和义务,即使是非正常的组织、器官在未经患者或法定代理人同意时,不能随意进行处置,否则就侵犯了患者的身体权。

6.选择权

选择权指患者有选择医院、医师、护士进行诊疗、护理操作的权利,也有选择使用医疗设备、仪器、物品的权利。术中可能选择使用的一次性器械、特殊用药、特殊耗材,手术患者有权选用或不用,手术团队成员不能擅作主张,更不能强迫其使用。

(二)针对涉及法律的手术室护理问题管理

手术室易发生差错事故及护理隐患的环节很多,一旦发生,轻者影响手术患者治疗,延误手术时间,消耗人力与财力;重者可导致手术患者残疾或死亡。手术室护理中涉及法律的常见护理问题包括接错手术患者、异物遗留在手术患者体腔或切口内、未执行消毒灭菌制度,将未灭菌用物用上手术台、护理书写不规范、手术部位核对错误、术中仪器,尤其是电外科设备使用不当、手术患者坠床、遗失或混淆手术标本、术中用错药、手术体位放置错误等。

1.强化护理安全与法律知识教育

通过开设法制课等方法进行法律知识的培训,加强手术室护士的法制观念和法律意识,了解手术患者的各项合法权利,依法从事手术室护理,正确履行自己职责,保障手术室护理安全,杜绝医疗差错或事故。

2.严格遵守手术室规章制度,规范护理行为

规章制度是预防和判定差错事故的法律依据,是正常医疗活动的安全保障。建立、健全完整的规章制度,是手术室护理的可靠保证。手术室护士必须严格遵守各项规章制度,遵守无菌操作原则、消毒隔离制度,防止手术部位感染;术前、术中、术后正确清点器械、敷料、缝针及其他物品,防止异物残留;严格执行手术安全核查制度,防止开错手术部位;正确使用电外科设备,防止电灼伤手术患者;严格执行“三查八对”制度,防止术中用药错误等。同时在工作中不断学习,认真落实各种规章制度,防止医疗纠纷。

3.维护手术患者合法权益,改善服务态度

以人为本,转变护理观念,尊重手术患者权益,对手术患者要有强烈的责任感,诚心实意地为患者服务,具有同情心和耐心,有效地避免有意或无意的侵权行为。手术室护士应严格规范自身的护理行为与自身形象,在医疗护理中,从语言上、行为规范上严格要求自己,杜绝聊天、嬉笑、打闹,杜绝不良的行为和语言;自身形象应举止端正、语言文明、衣帽整洁符合手术室环境要求。当手术患者入手术室时,通过亲切的问候,简短而友好的交谈,对手术患者的痛苦表示安慰并鼓励;在进行护理操作前,要向手术患者解释目的及注意事项,尽量满足患者要求;手术中不谈论与手术无关的事情,尊重手术患者人格。

4.严格管理医疗相关证据

(1)书证:凡是以文字、各种符号、图案等来表达人的思想,其内容对事实具有证明作用的物品都是书证。与手术患者有关的书证包括有手术及麻醉知情同意书、手术护理及麻醉记录单、手术物品清点单、病理申请单、手术收费单、特殊耗材使用登记单等。对各种文字性的资料,在书写时字迹要清晰,不得涂改、缩写、简写,记录要全面、真实,准确无误,规范合理。

(2)物证:物品、痕迹等客观物质实体的外形、性状、质地、规格等证明案件事实的证据为物证。在医疗护理中发生疑似输液、输血、注射药物等引起的不良后果的,医患双方应当共同对现场实物如液体、药瓶、输液器、血袋等进行封存;怀疑医疗器械引起不良后果的,及时保存器械原件等,封存的现场实物由医疗机构保管。

5.实施健康宣教,确保高质量护理

由于手术患者缺乏手术方面相关知识和信息,通常会对手术室及手术有陌生感和恐惧感,手术室护士可以通过术前访视向手术患者介绍手术室环境,术前准备,入手术室后流程等,使其对手术有一个大致的了解;手术医师应向手术患者介绍围术期过程中可能发生的情况及术后注意事项,让患者了解手术的风险性,使其术前对有关情况有全面正确的了解,对术后可能出现的医疗并发症有充分的思想准备和预防方法,避免不属于医护人员技术原因所造成的纠纷。

二、手术室护理中的伦理问题

(一)医学伦理学

1.医学伦理学的基本概念及原则

医学伦理学是研究医学实践中的道德问题的科学,是关于医学道德的学说和理论体系,亦称医德学,是以医务人员的医德意识、医德关系、医德行为为研究对象的科学。医学伦理学基本原则包含了不伤害原则、有利原则、尊重原则和公正原则。

(1)不伤害原则:是指在医学服务中不使患者受到不应有的伤害。

(2)有利原则:是指把有利于患者健康放在第一位,切实为患者谋利益。

(3)尊重原则:是指医患交往时应该真诚地相互尊重,并强调医务人员尊重患者及其家属。

(4)公正原则:是指医学服务中公平、正直地对待每一位患者。

2.护理伦理

护理伦理是指护理人员在履行自己职责的过程中,调整个人与他人,个人与社会之间关系的行为准则和规范的总和。它要求护理人员尊重患者的生命和权利,维护和履行护理职业的荣誉和责任,兢兢业业,不卑不亢,为维护人民的健康做出贡献。

3.护理伦理学的基本概念

(1)支持维护:是指支持维护患者的利益和权利。

(2)行动负责:是指根据患者的实际情况采取行动,护理人员对按照标准提供的服务负有责任,对患者提供的关怀照顾负有责任。

(3)互助合作:鼓励护士为了患者康复共同目标与其他人一起工作,将共同关心的问题置于优先地位,并且为了维持这种互助关系有时甚至须牺牲个人的利益。

(4)关怀照顾:关怀照顾患者的健康、尊严和权利,在关怀照顾中需要提供信息、咨询、药品、技术和服务。

(二)手术过程的伦理要求

1.术前准备的伦理要求

手术医师应严格掌握手术指征,树立正确的手术动机。手术治疗前,必须得到手术患者及家属对手术的真正理解和同意并签订手术协议,这是让手术患者及其家属与医务人员一起承担手术风险;手术团队认真制订手术方案,根据疾病的性质、手术患者的实际情况选择手术方式、麻醉方法,对手术中可能发生的意外制订相应措施,确保手术安全进行。医护人员应帮助手术患者在心理上、生理上做好接受手术治疗的准备。

2.术中的伦理要求

手术进行时,手术团队成员不能只盯住手术视野而不顾及患者的整体情况,一旦观察指标出现异常,要及时冷静地处置,并将情况告诉整个手术团队,以便相互配合,保证手术的顺利进行。手术团队成员的态度决定着手术是否能顺利进展,手术者对手术的全过程要有全盘的考虑和科学的安排,手术操作要沉着果断、有条不紊。手术医师不应过分在意手术时间,其他手术团队成员不应去催促手术医师而影响术者的情绪,破坏手术节奏。每一名手术团队成员应对患者隐私要慎言守密,不能随意将患者的隐私当作谈话笑料,传播扩散。不要因为疲惫或方便把手臂或躯体施压在患者身上。

3.术后的伦理要求

由于患者机体刚刚经历了创伤,虚弱,病情不易稳定。医护人员要严密观察患者病情的变化,发现异常时及时处理,尽可能减少或解除可能发生的意外。患者术后常常会出现疼痛等不适,医务人员应体贴患者尽力解除其痛苦,给予精神上的安慰。

(三)手术知情同意中特殊问题的伦理要求

1.当手术对象为不具备自主选择能力或丧失自主选择能力的患者

医护人员首先参照我国《民法通则》对患者的自主选择能力进行判断。10周岁以下的患者不具备选择能力,应由其父母或监护人知情同意后代其做出选择;对于16~18岁周岁已有劳动收入的手术患者或 18 岁以上的手术患者,应由他们自行决定是否同意手术;对于 10~18 周岁、完全靠父母生活的,则应视具体情况而定,一般应征求本人意见,但最终应由其父母或监护人来决定是否同意手术。对病理性自主选择能力丧失,如昏迷患者、精神病患者等,应将选择权转移给其家属、单位或监护人,由他们听取医务人员介绍后做出选择。

2.有选择能力的手术患者拒绝手术治疗

对非急诊手术患者,医护人员应先弄清患者拒绝的理由,通过劝说、解释、分析利害关系,如仍无效则应尊重患者选择,放弃或暂时放弃手术,代之以患者可以接受的其他治疗方案,同时做好详细的书面记录,请患者签字。对急诊患者,当手术是抢救患者的唯一方案时,则可以不考虑患者的拒绝,在征得其家属或单位的同意后,立即进行手术。这样做虽然违背了当事人的意愿,但不违背救死扶伤的医学人道主义精神,是符合医学道德的。

(四)器官移植中的伦理问题

(1)使用活体器官的伦理问题:活体器官作为供体只限于人体的偶数器官,活体不能提供奇数器官。即使是偶数器官的提供,供体身上被摘除一个器官后的健康是否受到影响,为挽救一个人而去伤害另一个人其价值如何估量,至今仍为专家所争论。

(2)活体器官捐赠的伦理标准:1986 年国际移植学会颁布有关活体捐赠者捐献肾脏的准则。①只有在找不到合适的尸体捐赠者,或有血缘关系的捐赠者时,才可接受无血缘关系的捐赠。②接受者(受植者)及相关医师应确认捐赠者系出于利他的动机,而且应有一社会公正人士出面证明捐赠者的"知情同意"不是在压力下签字。同时应向捐赠者保证,若切除后发生任何问题,均会给予援助。③不能为了个人利益,而向没有血缘关系者恳求,或利诱其捐出肾脏。④捐赠者应已达法定年龄。⑤活体无血缘关系之捐赠者应与有血缘关系之捐赠者一样,都应符合伦理、医学与心理方面的捐赠标准。⑥接受者本人或家属,或支持捐赠的机构,不可付钱给捐赠者,以免误导器官是可以买卖的。不过补偿捐赠者在手术与住院期间因无法工作所造成的损失,与其他有关捐赠的开支是可以的。⑦捐赠者与接受者的诊断和手术,必须在有经验有资质的医院中施行,而且希望义务保护捐赠者的权益的公正人士,也是同一医院中的成员,但不是移植小组中的成员。

(3)使用尸体器官的伦理问题:利用尸体器官的伦理问题主要存在于心脏移植之中,心脏移植要求供体的心脏必须正常,而且在移植前还要采取各种措施维持供体的生理血压,以保持心跳。心脏是人体的单一器官,器官的供体只能是尸体,决不能是活体,而这具尸体的心脏又必须还在跳动。这对以心跳来判断生死的人类来说的确是一个悖论。由于心脏移植涉及死亡标准及其道德观念,必然使心脏移植在发展过程中遇到道德阻力。可见,确立科学的脑死亡标准,已成为心脏移植的前提。

(4)器官移植高额费用的伦理问题:器官移植技术在实施过程中需消耗高额费用,费用如此之高,而移植后的患者到底能活多久,有多少社会价值,个人的生活质量又是怎样,这些问题人们在研究与探讨,尚未做出最终定论。

(5)每一次移植手术是否可行,必须通过伦理委员会讨论,同意表决后才能实施。

(孙红燕)

第十二章

公共卫生相关护理

第一节　公共卫生的概念

一、公共卫生的定义

至于公共卫生的概念,各个国家和组织之间没有一个统一的、严格的定义。简单来讲,公共卫生实际上就是大众健康。它是相对临床而言的,临床是针对个体的,公共卫生是关注人群的健康。

1920年,美国耶鲁大学的Winslow教授首次提出了早期经典的公共卫生概念。公共卫生是通过有组织的社区行动,改善环境卫生,控制传染病流行,教育个体养成良好的卫生习惯,组织医护人员对疾病进行早期诊断和预防性治疗,发展社会体系以保证社区中的每个人享有维持健康的足够的生活水准,最终实现预防疾病、延长寿命、促进机体健康、提高生产力的目标。随着社会和公共卫生实践的发展、人们认识的更新,公共卫生的概念也在不断地发展之中。

1988年,艾奇逊将公共卫生定义为"通过有组织的社会努力预防疾病、延长生命、促进健康的科学和艺术。"这一概念高度概括了现代公共卫生的要素。

1995年,英国的Johnlast给出了详细的定义,即"公共卫生是为了保护、促进、恢复人们的健康。是通过集体的或社会的行动,维持和促进公众健康的科学、技能和信仰的集合体。公共卫生项目、服务和机构强调整个人群的疾病预防和健康需求"。尽管公共卫生活动会随着技术和社会价值等的改变而变化,但是其目标始终保持不变,即减少人群的疾病发生、早死、疾病导致的不适和伤残。因此,公共卫生是一项制度、一门学科、一种实践。随着社会经济的发展,医学模式的转变,公共卫生的概念和内涵有了进一步发展。公共卫生通常涉及面都很广泛,包括生物学、环境医学、社会文化、行为习惯、政治法律和涉及健康的许多其他方面。现代公共卫生最简单的定义为"3P",即Promotion(健康促进),Prevention(疾病预防),Protection(健康保护)。

在我国,公共卫生的内涵究竟是什么? 公共卫生包括哪些领域? 对此至今尚无统一认识和明确定义。2003年7月,中国原副总理兼卫生部(现为国家卫生健康委员会)部长吴仪在全国卫生工作会议上对公共卫生做了一个明确的定义:公共卫生就是组织社会共同努力,改善环境卫生条件,预防控制传染病和其他疾病流行,培养良好卫生习惯和文明的生活方式,提供医疗服务,达到预防疾病,促进人民身体健康的目的。因此,公共卫生建设需要政府、社会、团体和民众的广泛参与,共同努力。其中,政府主要通过制定相关法律、法规和政策,促进公共卫生事业发展;对社会、民众和医疗卫生机构执行公共卫生法律法规实施监督检查,维护公共卫生秩序;组织社会各界和广大人民共同应对突发公共卫生事件和传染病流行;教育民众养成良好卫生习惯和健康文明的生活方式;培养高素质的公共卫生管理和技术人才,为促进人民健康服务。

从这一定义可以看出,公共卫生就是"社会共同的卫生"。公共即共同,如公理公约。卫生是个人、集体的生活卫生和生产卫生的总称,一般指为增进人体健康,预防疾病,改善和创造合乎生理要求的生产环境、生活条件所采取的个人和生活的措施,包括以除害灭病、讲卫生为中心的爱国卫生运动。

一般情况来讲,公共卫生是通过疾病的预防和控制,达到提高人民健康水平的目的。如对传染病、寄生虫病、地方病,还有一些慢性非传染性疾病的预防控制;借助重点人群或者高危人群,如职业人群,妇女、儿童、青少年、老年人等人群进行的健康防护;通过健康教育、健康政策干预等措施,促进人群健康的社会实践。具体讲,公共卫生就是通过疾病预防控制,重点人群健康防护、健康促进来解决人群中间的疾病和健康问题,达到提高人民健康水平的目的。公共卫生就是以生物－心理－社会－医学模式为指导,面向社会与群体,综合运用法律、行政、预防医学技术、宣传教育等手段,调动社会共同参与,消除和控制威胁人类生存环境质量和生命质量的危害因素,改善卫生状况,提高全民健康水平的社会卫生活动。由此可见,公共卫生具有社会性、系统性、政策法制性、多学科性和随机性等特征。公共卫生的实质是公共政策。

二、公共卫生特征

2004 年,Beaglehole 教授将现代公共卫生的特征进行了总结,认为,公共卫生是以持久的全人群健康改善为目标的集体行动。这个定义尽管简短,但是充分反映了现代公共卫生的特点:①需要集体的、合作的、有组织的行动;②可持续性,即需要可持久的政策;③目标是全人群的健康改善,减少健康的不平等。

现代公共卫生的特征包括 5 个核心内容:①政府对整个卫生系统起领导作用,这一点对实现全人群的健康工程至关重要,卫生部门只会继续按生物医学模式关注与卫生保健有关的近期问题;②公共卫生工作需要所有部门协作行动,忽视这一点只会恶化健康的不平等现象,而政府领导是协作行动、促进全人群健康的核心保障;③用多学科的方法理解和研究所有的健康决定因素,用合适的方法回答相应的问题,为决策提供科学依据;④理解卫生政策发展和实施过程中的政治本质,整合公共卫生科学与政府领导和全民参与;⑤与服务的人群建立伙伴关系,使有效的卫生政策能够得到长期的社区和政治支持。

（郭东云）

第二节　公共卫生的主要内容

传统公共卫生是在生物医学模式下,以传染病、地方病和职业病的防治作为工作重点,提供以疾病为中心的公共卫生服务。按照行政区划设置的公共卫生机构,执行同级卫生行政部门的指令,独立开展辖区内的公共卫生工作。随着公共卫生实践与认识的重大变化,公共卫生的内容也逐渐丰富和完善。

一、公共卫生体系建设

公共卫生体系建设是我国卫生改革与发展面临的重要问题。医疗卫生体制改革的重点之一应加强公共卫生体系的建设，保证绝大多数人的健康，提高疾病预防控制能力，让大多数人不得病、少得病、晚得病。按照WHO的相关定义，基本医疗服务应纳入公共卫生的范畴，因此公共卫生体系建设应覆盖到医疗机构。因为传染病疫情一旦发生，医疗机构就处在疾病预防控制的第一线。

在公共卫生体系的建设过程中，应以系统的观念统筹规划、平衡发展。应综合考虑卫生资源的投入与分配，以最大限度地发挥公共卫生体系的作用。在体系建设中，应着重考虑如何确定正确的目标规划、完善的基础设施、灵敏的信息系统、科学的决策指挥和有效的干预控制策略。

加强疾病预防控制能力建设是公共卫生体系建设的核心内容。所谓疾病预防控制能力，是指履行疾病预防控制、突发公共卫生事件处置、疫情报告和健康信息管理、健康危害因素干预和控制、检验评价、健康教育与健康促进、科研培训与技术指导等公共职责的能力。在公共卫生体系建设过程中，应完善机制、落实职责，加强能力建设，加大人才队伍建设的力度，以推动公共卫生工作不断发展。

当前，我国已在公共卫生体系建设方面取得了成功经验，使公共卫生水平得到了不断提高。我国已建立了比较全面的公共卫生体系，提供的公共卫生服务从中央辐射到省、市、县，并建立了县、乡、村"三级农村卫生网络"。我国将政府的承诺和意愿与专家技术结合起来，促进了公共卫生体系的发展，为其他国家提供了较好的范例。例如，2004年初正式启动的疫情及突发公共卫生事件的网络直报系统，覆盖包括乡镇卫生院在内的全国所有卫生医疗机构，是世界上最大的疾病监测系统。目前，全国93.5%的县以上医疗卫生机构和70.3%的乡镇卫生院均实现了疫情和突发公共卫生事件网络直报。通过不断建立和完善全国传染病疫情和突发公共卫生事件信息网络，我国已实现对传染病疫情、健康危害因素监测、死因监测等重要公共卫生数据的实时管理，传染病控制和应急反应能力明显提高。

公共卫生体系建设和完善是一个长期的庞大的系统工程，事关国民健康、国家安全大局，涉及每个人的健康、安全利益。公共卫生体系建设中的各种项目的设立和决策的正确与否，直接影响到公众的健康和安全。为保证公众公共卫生安全，建设和完善我国的公共卫生体系，需要大力提倡公共卫生体系建设的战略和战术研究。

循证公共卫生决策学的兴起为我国公共卫生体系的建设和完善准备了新型的科学工具，应该充分地利用新工具的优点，不断地学习和加强循证公共卫生决策的能力。高效、可靠、科学的公共卫生体系应来自对科学技术、公众交流、公众健康需求和各种政治意愿的高度整合。

二、健康危险因素的识别与评价

能对人造成伤亡或对物造成突发性损害的因素，称为危险因素；能影响人的身体健康，导致疾病或对生物造成慢性损害的因素，称为有害因素。通常情况下，对两者并不加以区分而统称为健康危险因素。

健康危险因素包括物理性因素、化学性因素、生物性因素以及社会—心理—行为因素。如果能够早期识别到危险因素，并加强自我保健与防护，可以有效避免受到危险因素的侵害。采用筛检手段在"正常人群"中发现无症状患者是一种有效的预防策略,如果及时采取干预措施,阻断致病因素的作用,可以防止疾病的发生。由于人体有很强的自我修复功能,如果能及时发现和识别影响健康的危险因素,并及早采取适当的措施,阻止危险因素的作用,致病因素引起的疾病病程即可出现逆转,症状即可消失,并有可能恢复健康。当致病因素导致疾病发生后,要采取治疗措施并消除健康危险因素,改善症状和体征,防止或推迟伤残发生,减少劳动能力丧失。如果由于症状加剧,病程继续发展,导致生活和劳动能力丧失,此时的主要措施是康复治疗,提高其生命质量。

临床医学服务的起始点是在患者出现症状和体征后主动找医师诊治疾病,而健康危险因素评价是在症状、体征、疾病尚未出现时就重视危险因素的作用,通过评价危险因素对健康的影响,促使人们保持良好的生活环境、生产环境和行为生活方式,防止危险因素的出现。在危险因素出现的早期,可以测评危险因素的严重程度及其对人们健康可能造成的危害,预测疾病发生的概率,以及通过有效干预后可能增加的寿命。健康危险因素评价的重点对象是健康人群,开展的阶段越早,意义越大,因此它是一项推行积极的健康促进和健康教育的技术措施,也是一种预防和控制慢性非传染性疾病的有效手段。

三、疾病的预防与控制

疾病预防与控制是公共卫生的核心内容之一。我国疾病预防控制机构的主要职责包括:①为拟定与疾病预防控制和公共卫生相关的法律、法规、规章、政策、标准和疾病防治规划等提供科学依据,为卫生行政部门提供政策咨询;②拟定并实施国家、地方重大疾病预防控制和重点公共卫生服务工作计划和实施方案,并对实施情况进行质量检查和效果评价;③建立并利用公共卫生监测系统,对影响人群生活、学习、工作等生存环境质量及生命质量的危险因素进行营养食品、劳动、环境、放射、学校卫生等公共卫生学监测,对传染病、地方病、寄生虫病、慢性非传染性疾病、职业病、公害病、食源性疾病、学生常见病、老年卫生、精神卫生、口腔卫生、伤害、中毒等重大疾病发生、发展和分布的规律进行流行病学监测,并提出预防控制对策;④处理传染病疫情、突发公共卫生事件、重大疾病、中毒、救灾防病等公共卫生问题,配合并参与国际组织对重大国际突发公共卫生事件的调查处理;⑤参与开展疫苗研究,开展疫苗应用效果评价和免疫规划策略研究,并对免疫策略的实施进行技术指导与评价;⑥研究开发并推广先进的检测、检验方法,建立质量控制体系,促进公共卫生检验工作规范化,提供有关技术仲裁服务,开展健康相关产品的卫生质量检测、检验,安全性评价和危险性分析;⑦建立和完善疾病预防控制和公共卫生信息网络,负责疾病预防控制及相关信息搜集、分析和预测预报,为疾病预防控制决策提供科学依据;⑧实施重大疾病和公共卫生专题调查,为公共卫生战略的制定提供科学依据;⑨开展对影响社会经济发展和国民健康的重大疾病和公共卫生问题防治策略与措施的研究与评价,推广成熟的技术与方案;⑩组织并实施健康教育与健康促进项目,指导、参与和建立社区卫生服务示范项目,探讨社区卫生服务的工作机制,推广成熟的技术与经验。

此外,各级疾病预防控制机构还负责农村改水、改厕工作技术指导,研究农村事业发展中与饮用水卫生相关的问题,为有关部门做好饮用水开发利用和管理提供依据;组织和承担与疾病预防控制和公共卫生工作相关的科学研究,开发和推广先进技术;开展国际合作与技术交流,引进和推广先进技术等。

四、公共卫生政策与管理

公共卫生是一个社会问题,其实施涉及社会的方方面面,是单个机构无力承担,短期内难以获得回报却又关系到国家整体利益和长远利益的社会工程。从某种角度来说,公共卫生的实质是公共政策问题,要靠政府的政策支持和法律法规的保障。公共卫生政策是国家政策体系的一个重要组成部分,公共卫生政策的制定是一个复杂的过程,受众多因素的影响,包括意识形态、政治理念、传统价值观念、公众压力、行为惯性、专家意见、决策者的兴趣与经验等。

公共卫生管理的长效机制必须建立在法治的基础上。要建立公共卫生的法治机制,必须加强公共卫生的立法,并提高立法的质量。构建公共卫生管理机制,应建立职责明确、相互协调、有财政保障的公共卫生管理机构,建立完善的法制化的公共卫生管理制度,并建立起稳定的、持久的公共卫生管理长效机制。

五、突发公共卫生事件与公共卫生危机管理

突发公共卫生事件(公共卫生危机事件)是指突然发生,造成或者可能造成公众健康严重损害的重大传染病、群体性不明原因疾病、重大中毒、放射性损伤、职业中毒,以及因自然灾害、事故灾难或社会安全事件引起的严重影响公众身心健康的事件。公共卫生危机事件大多表现为突发性事故危机,其特点表现为:①危机的不可预见性,危机产生的诱因难以预测,危机的发生、发展和造成的影响难以预测;②危机的多发性、多样性和复杂性;③危机的紧迫性,使得迟缓的危机管理可能导致严重后果;④危机的危害性,公共卫生危机已经突破了地区界限,某一国家或地区的危机处理不当,就有可能在短时间内发展为全球危机。

公共卫生危机管理主要是指政府、卫生职能部门和社会组织为了预防公共卫生危机的发生,减轻危机发生所造成的损害并尽早从危机中恢复过来,针对可能发生和已经发生的危机所采取的管理行为。主要包括危机风险评估、危机监测、危机预防、信息分析、危机反应管理和危机恢复等。公共卫生危机管理的基础工作应贯穿于危机管理全过程,主要包括危机管理的组织机构、社会支持和公共卫生人力资源等。

公共卫生危机管理应遵循公众利益至上、公开诚实和积极主动的原则。政府和相关职能部门必须把公众利益放在首位,所采取的一切行动和措施都必须优先保障公众利益。在危机出现的第一时间采取有效措施,及时公开危机的相关信息,否则会导致政府公信度降低,造成不应有的混乱。公共卫生危机一旦发生,就会成为公众舆论关注的焦点,地方政府和职能部门必须快速反应,积极沟通协调,主动寻求社会各界的理解和支持,积极控制和掌握发言权。

六、公共卫生安全与防控

公共卫生安全如同金融安全、信息安全一样,已成为国家安全的重要组成部分,需要引起足够的重视和关注。在全球化时代,既要重视传统安全因素,也要重视非传统安全因素。

非传统安全是相对于传统安全而言的,是一个泛化的概念,其内容涵盖政治安全、经济、文化、科技、生态环境、人类健康和社会发展等。非传统安全更加关注人类安全和社会可持续发展,是对非军事化安全的理解,即公众更加关注经济、社会、环境、健康等发展问题,甚至将其提高到与军事、政治问题同等的位置,从而使人们的安全观更加非国界化。2003年的SARS事件对我国政府和民众传统的安全观是一个严重的挑战,使公众充分认识到公共卫生安全对于维护国家

安全、构建和谐社会的重要性。

在分享全球化带来的好处的同时,务必要防范全球化带来的更多的不确定因素和风险。例如,传染病跨国界传播的可能性大大增加,很多以前局限于特定地区的未知病毒或细菌以及已知的传染病可能随着人流、物流迅速传播到全球;随着食品等与健康相关的产品贸易日趋活跃,境外食品污染流入的可能性不断增加,食品的微生物、化学和放射性污染问题一旦在某一国家或地区出现,就可能在全球范围内长距离、大面积地迅速波及蔓延;全球化带来的国际产品结构调整,可能促使污染密集型产业向发展中国家转移,导致职业病危害从经济发达地区向经济发展较慢的地区转移;生物恐怖带来的威胁明显增大,生物技术的迅猛发展使制造强杀伤性生物武器的能力大为提高。因此,有效预防和控制各类突发性公共卫生事件,确保公共卫生安全,保护公众的健康是现代公共卫生工作的重要任务。全球化加剧了公共卫生安全的危险因素,迫使人们要更加重视非传统安全因素。加强公共卫生安全必须强化政府对公共卫生的领导责任,建立突发性公共卫生事件应急处理机制,加强公共卫生领域的国际合作。

公共卫生安全是非传统安全的重要组成部分,也是构建和谐社会的重要内容,应从国家安全的高度考虑公共卫生问题。在突发公共卫生事件、突发伤害事件、突发环境污染事件、突发灾害事件以及恐怖袭击事件的处置过程中,应积极防治各种潜在风险,还应积极构建能够迅速调动社会资源的应急处理系统,并通过加强法律、制度建设以及平战结合系统的建设,合理配置和使用应急储备物资和资源。

每年 4 月 7 日是世界卫生日。"世界卫生日"是从 1950 年开始的,其宗旨就是要动员国际社会和社会各界,共同为控制疾病、为人类的安全做出贡献。历届世界卫生日的主题,从 1950 年的"了解你周围的卫生机构"、1960 年的"消灭疟疾——向世界的宣战"、1963 年的"饥饿,大众的疾病"、1970 年的"为抢救生命,及时发现癌症"、1980 年的"要吸烟还是要健康,任君选择"、1990 年的"环境与健康"、2000 年的"血液安全从我做起"到 2007 年的"国际卫生安全",从中不难看出公共卫生的发展轨迹。根据"世界卫生日"主题的变化,可以发现一个非常明显的规律,就是从原来的注重单个局部性问题发展为关注全局性、影响面大的问题。

七、公共卫生伦理

伦理学是人类行动的社会规范,伦理学根据人类的经验确定某些规范或标准来判断某一行动是否应该做,应该如何做。"道德"与"伦理学"均为人类行动的社会规范。道德是一种社会文化现象,体现在教育、习俗、惯例、公约之中,传统道德依靠权威,无须论证,"道德"偏重于讲做人。而伦理学是道德哲学,必须依靠理性的论证,现代"伦理学"更强调做事。科学告诉我们能干什么,而伦理学则告诉我们该干什么。

公共卫生伦理是公共卫生机构和工作人员行动的规范,包括有关促进健康、预防疾病和伤害的政策、措施和办法等。在人群中所采取的促进健康、预防疾病和伤害行动,公共卫生伦理起指导作用,其行动规范体现在公共卫生伦理的原则之中。

公共卫生伦理的原则是评价公共卫生行动是否应该做的框架,可概括为四个方面:①公共卫生行动产生的结果要实现利益最大化,即公共卫生行动要使目标人群受益,避免、预防和消除公共卫生行动对目标人群的伤害,受益与伤害和其他代价相抵后盈余最大;②公正性原则,包括分配公正和程序公正,即受益和负担公平分配(即分配公正)和确保公众参与,包括受影响各方的参与(程序公正);③对于人的尊重,即尊重自主的选择和行动,保护隐私和保密,遵守诺言,信息透明和告知真相;④建立和维持信任,即公共卫生机构和工作人员与目标人群之间应建立信任关系,公共卫生行动应取信于民。

按照公共卫生伦理的原则,公共卫生行动也是对公众应尽的义务,但这些义务并不是绝对的,而是初始义务。所谓初始义务是指假设情况不变时必须履行的义务。也就是说,如果情况有变,就不履行初始义务。其理由是,为了要完成一项更重要的义务时,不可能同时履行此初始义务。在公共卫生工作中发生原则或义务冲突的情况下,就面临一个伦理难题。例如,在 SARS 防控期间,保护公众和个人健康与尊重个人自主性发生矛盾。对 SARS 患者、疑似患者以及接触者必须采取隔离的办法,这对保护公众以及他们的健康都是不可少的,这种情况下不能履行尊重个人自主性和个人自由的初始义务。但如果情况没有改变,而不去履行初始义务,就违反了伦理学的规范。

八、公共卫生领域的国际合作

在现代社会中,伴随着科技的发展、通信与交通工具的发达,"非典"、禽流感、艾滋病等在短时间内迅速蔓延,不仅严重危害着公众的生命安全,而且严重损害着疾病来源国的国际形象、经济发展与社会稳定,其影响已经远远超出了公共卫生领域,在国家安全问题上应受到高度的重视。经济上的国际合作为其他社会生活领域中的国际合作奠定了基础,国际合作是各国实现发展的迫切需要。

在面对全球性的公共卫生问题时,主权国家不可能去他国实施自己的政策,这样就促生了公共卫生领域的国际合作。在面对公共卫生领域内的全球问题上,只有国际合作才是正确的选择。例如,在"非典"期间,通过采取隔离措施,抑制了"非典"的迅速蔓延,但在由飞鸟带来的禽流感病毒的防治上,隔离却起不到任何作用。可见,隔离并不能解决全球性的公共卫生问题,唯有国际合作才能有效地解决全球性的公共卫生问题。

公共卫生领域的国际合作,涉及新国际卫生条例下的全球公共卫生监测系统、传染病的实验室研究与诊断和治疗、国际合作的公共卫生应急机制的建立、公共卫生安全、高级卫生行政人员和专业技术人员的培训、公共卫生管理国际培训项目等诸多领域。自 20 世纪末期以来,全球在非洲抗疟疾行动、艾滋病防治、禽流感全球行动以及中国—东盟自由贸易区公共卫生安全合作机制、东亚公共卫生合作机制、国际公共卫生实验室网络建设等方面的国际合作堪称典范。

(郭东云)

第三节　公共卫生的体系与职能

公共卫生体系一直是一个模糊的概念。普遍倾向,疾病预防控制机构、卫生监督机构、传染病院(区),构成了公共卫生体系。

一、发达国家公共卫生体系

美国、英国、澳大利亚、WHO 等国家和组织陆续制定了公共卫生的基本职能或公共卫生体系所需提供的基本服务。

美国提出的 3 项基本职能,即评估→政策发展→保证,并进一步具体化为 10 项基本服务。基本服务的概念与其他国家/组织提出的基本职能概念相似。在此框架下,美国疾病预防控制中心(CDC)与其他伙伴组织联合开展了国家公共卫生绩效标准项目研究,设计了 3 套评价公共卫生体系绩效的调查问卷,分别用于州公共卫生体系、地方公共卫生体系和地方公共卫生行政管理部门的绩效评估。调查问卷规定了每一项基本服务的内涵,并制定有具体的指标和调查内容。澳大利亚提出了公共卫生 9 项基本职能,阐述了每条职能的原有的和新的实践内容。

美国提出的公共卫生体系定义:在辖区范围内提供基本公共卫生服务的所有公、私和志愿机构、组织或团体。政府公共卫生机构是公共卫生体系的重要组成部分,在建设和保障公共卫生体系运行的过程中发挥着关键的作用。但是,单靠政府公共卫生机构无法完成所有的公共卫生基本职能,公共卫生体系中还应包括医院、社区卫生服务中心等医疗服务提供者,负责提供个体的预防和治疗等卫生服务;公安、消防等公共安全部门,负责预防和处理威胁大众健康的公共安全事件;环境保护、劳动保护、食品质量监督等机构,保障健康的生存环境;文化、教育、体育等机构为社区创造促进健康的精神环境;交通运输部门,方便卫生服务的提供和获取;商务机构提供个体和组织在社区中生存和发展的经济资源;民政部门、慈善组织等,向弱势人群提供生存救助和保障以及发展的机会。

公共卫生基本职能是影响健康的决定因素、预防和控制疾病、预防伤害、保护和促进人群健康、实现健康公平性的一组活动。公共卫生基本职能需要卫生部门,还有政府的其他部门以及非政府组织、私营机构等来参与或实施。公共卫生基本职能属于公共产品,政府有责任保证这些公共产品的提供,但不一定承担全部职能的履行和投资责任。

公共卫生基本职能的范畴大大超出了卫生部门的管辖范围,在职能的履行过程中卫生部门发挥主导作用。卫生部门负责收集和分析本部门及其他部门、民间社团、私人机构等的信息,向政府提供与人群健康相关的、涉及国家利益的综合信息;卫生部门是政府就卫生问题的决策顾问,负责评价公共卫生基本职能的履行情况;同时,向其他部门负责的公共卫生相关活动提供必要的信息和技术支持,或展开合作;负责健康保护的执法监督活动。

二、我国公共卫生体系的基本职能

通过分析上述国家和组织制定的公共卫生基本职能框架,结合我国的现状,我们总结出 10 项现代公共卫生体系应该履行的基本职能,其中涉及三大类的卫生服务提供:①人群为基础的公共卫生服务,如虫媒控制、人群为基础的健康教育活动等;②个体预防服务,如免疫接种、婚前保健和孕产期保健;③具有公共卫生学意义的疾病的个体治疗服务,如治疗肺结核和性传播疾病等,可减少传染源,属于疾病预防控制策略之一;再比如治疗儿童腹泻、急性呼吸道感染、急性营养不良症等。在此基础上,我国现代公共卫生体系的基本职能应包括以下 10 个方面。

(一)监测人群健康相关状况

(1)连续地收集、整理与分析、利用、报告与反馈、交流与发布与人群健康相关的信息。

(2)建立并定期更新人群健康档案,编撰卫生年鉴。其中与人群健康相关的信息包括:①人口、社会、经济学等信息;②人群健康水平,如营养膳食水平、生长发育水平等;③疾病或健康问题,如传染病和寄生虫病、地方病、母亲和围生期疾病、营养缺乏疾病、非传染性疾病、伤害、心理疾病以及突发公共卫生事件等;④疾病或健康相关因素,如生物的、环境的、职业的、放射的、食物的、行为的、心理的、社会的、健康相关产品的;⑤公共卫生服务的提供,如免疫接种、农村改水改厕、健康教育、妇幼保健等,以及人群对公共卫生服务的需要和利用情况;⑥公共卫生资源,如经费、人力、机构、设施等;⑦公共卫生相关的科研和培训信息。

(二)疾病或健康危害事件的预防和控制

(1)对正在发生的疾病流行或人群健康危害事件,如传染病流行,新发疾病的出现,慢性病流行,伤害事件的发生,环境污染,自然灾害的发生,化学、辐射和生物危险物暴露,突发公共卫生事件等,开展流行病学调查,采取预防和控制措施,对有公共卫生学意义的疾病开展病例发现、诊断和治疗。

(2)对可能发生的突发公共卫生事件做好应急准备,包括应急预案和常规储备。

(3)对有明确病因或危险因素或具备特异预防手段的疾病实施健康保护措施,如免疫接种、饮水加氟、食盐加碘、职业防护、婚前保健和孕、产期保健等。

上述第一项和第二项内容包括我国疾病预防控制机构常规开展的疾病监测、疾病预防与控制、健康保护、应急处置等工作。

(三)发展健康的公共政策和规划

(1)发展和适时更新健康的公共政策、法律、行政法规、部门规章、卫生标准等,指导公共卫生实践,支持个体和社区的健康行动,实现健康和公共卫生服务的公平性。

(2)发展和适时更新卫生规划,制定适宜的健康目标和可测量的指标,跟踪目标实现进程,实现连续的健康改善。

(3)多部门协调,保证公共政策的统一性。

(4)全面发展公共卫生领导力。

(四)执行公共政策、法律、行政法规、部门规章和卫生标准

(1)全面执行公共政策、法律、行政法规、部门规章、卫生标准等。

(2)依法开展卫生行政许可、资质认定和卫生监督。

(3)规范和督察监督执法行为。

(4)通过教育和适当的机制,促进依从。

(五)开展健康教育和健康促进活动

(1)开发和制作适宜的健康传播材料。

(2)设计和实施健康教育活动,发展个体改善健康所需的知识、技能和行为。

(3)设计和实施场所健康促进活动,如在学校、职业场所、居住社区、医院、公共场所等,支持个体的健康行动。

(六)动员社会参与,多部门合作

(1)通过社区组织和社区建设,提高社区解决健康问题的能力。

(2)开发伙伴关系和建立健康联盟,共享资源、责任、风险和收益,创造健康和安全的支持性环境,促进人群健康。

(3)组织合作伙伴承担部分公共卫生基本职能,并对其进行监督和管理。

第(三)~(六)项融合了国际上健康促进的理念,即加强个体的知识和技能,同时改变自然的、社会的、经济的环境,以减少环境对人群健康及其改善健康的行动的不良影响,促使人们维护和改善自身的健康。第(四)项的职能与1986年《渥太华宪章》中提出的健康促进行动的5项策略相吻合,即"制定健康的公共政策、创造支持性的环境、加强社区行动、发展个人技能、重新调整卫生服务的方向和措施"。

(七)保证卫生服务的可及性和可用性

(1)保证个体和人群卫生服务的可及性和可用性。

(2)帮助弱势人群获取所需的卫生服务。

(3)通过多部门合作,实现卫生服务公平性。

(八)保证卫生服务的质量和安全性

(1)制定适当的公共卫生服务的质量标准,确定有效和可靠的测量工具。

(2)监督卫生服务的质量和安全性。

(3)持续地改善卫生服务质量,提高安全性。

第(七)项和第(八)项是对卫生服务的保证,即保证卫生服务的公平和安全性。

(九)公共卫生体系基础结构建设

(1)发展公共卫生人力资源队伍,包括开展多种形式的、有效的教育培训,实现终身学习;建立和完善执业资格、岗位准入、内部考核和分流机制;通过有效的维持和管理,保证人力资源队伍的稳定、高素质和高效率。

(2)发展公共卫生信息系统,包括建设公共卫生信息平台;管理公共卫生信息系统;多部门合作,整合信息系统。

(3)建设公共卫生实验室,发展实验室检测能力。

(4)加强和完善组织机构体系,健全公共卫生体系管理和运行机制。

本项是对公共卫生体系基础结构的建设。公共卫生体系的基础结构是庞大的公共卫生体系的神经中枢,包括人力资源储备和素质、信息系统、组织结构等。公共卫生体系的基础结构稳固,整个公共卫生体系才能统一、高效地行使其基本职能。

(十)研究、发展和实施革新性的公共卫生措施

(1)全面地开展基础性和应用性科学研究,研究公共卫生问题的原因和对策,发展革新性的公共卫生措施,支持公共卫生决策和实践。

(2)传播和转化研究结果,应用于公共卫生实践。

(3)与国内外其他研究机构和高等教育机构保持密切联系,开展合作。这项职能为公共卫生实践和公共卫生体系的可持续发展提供科学支撑。

上述这十项职能的履行又可具体分解为规划、实施、技术支持、评价和质量改善、资源保障(包括人力、物力、技术、信息和资金等)等5个关键环节。不同的环节需要不同的部门或机构来承担。

三、卫生体系内部职能

疾病预防控制体系建设研究课题组对我国疾病预防控制机构应承担的公共职能进行了界定,共7项职能、25个类别、78个内容和255个项目。2005年卫生部(现为国家卫生健康委员会)发布施行了《关于疾病预防控制体系建设的若干规定》和《关于卫生监督体系建设的若干规定》,分别明确了疾病预防控制机构和卫生监督机构的职能。这些工作对我国疾病预防控制体系和卫生监督体系的建设具有重要的意义。

公共卫生体系是包括疾病预防控制体系、卫生监督体系、突发公共卫生事件医疗救治体系等在内的一个更大的范畴。首先应该将公共卫生体系作为一个整体来看待,明确其职能,避免体系中的各个成分如疾病预防控制体系、卫生监督体系等各自为政。这样将有助于实现公共卫生体系的全面建设,保证部门间的协调与合作,提高公共卫生体系总体的运作效率。

另外,公共卫生基本职能的履行必须有法律的保障。公共卫生体系的构成、职权职责及其主体都应该是法定的,做到权责统一,并应落实法律问责制。至今为止,我国已颁布了10部与公共卫生有关的法律,如母婴保健法、食品卫生法、职业病防治法、传染病防治法等,以及若干的行政法规和部门规章。虽然这些对我国公共卫生事业的发展起到了重要的保障作用,但是其中没有一部是公共卫生体系的母法,因而无法形成严密的、统一规划设计的、协调一致的法规体系。解决公共卫生问题所需采取的行动远远超出了卫生部门的职权和能力范围,需要政府其他部门以及非政府组织、私营机构等共同参与。因此,制定公共卫生体系的母法,明确公共卫生体系的构成及其所需履行的基本职能,协调体系中各成分体系或机构间相互关系,是当务之急。

(郭东云)

第四节　突发公共卫生事件的应急处理

一、突发公共卫生事件的预警、监测和报告

(一)突发公共卫生事件的形成因素

突发公共卫生事件的发生是不以人的意志为转移的客观现象。突发公共卫生事件的发生具有必然性和偶然性。其必然性是指随着经济全球化和知识经济的到来,国际旅行与全球商务活动的日益频繁,大大增加了传染病跨国传染与流行的机会;同时,食品安全性问题的应对,烟草、武器、有毒废弃物及威胁健康商品的贸易、战争的增加等,使各种各样的公共卫生事件随时可能在人们无法预料的时候发生和肆虐。突发公共卫生事件的出现似乎不可避免,而且其在什么时间出现、以什么样的方式出现、出现什么样的事件、出现在什么地方,都是人们无法预测和认知的,这就是它的偶然性。

从全球来看,整个公共卫生的形势是严峻的。国际上带有政治目的的核生化恐怖事件正在威胁着人类的安全。没有哪一个国家可以完全逃避传染病的危害,也没有哪一个国家可以号称在传染病面前高枕无忧。造成传染病流行的因素很多,如抗生素广泛应用致使耐药株、变异株引起传统传染病的再度暴发和流行;由于开垦荒地、砍伐森林、修建水坝等人类活动,造成居住环境改变,自然和生态环境恶化,引起传染病的发生和传播;全球性气候变暖,有利于一些病原微生物的生长和繁殖,造成一些传染病发生跨地区传播,尤其是扩大了虫媒传染病的疫区范围;人类生活方式和社会行为改变,助长了传染病的传播;人群易感性高,为传染病暴发或流行创造了条件;经济一体化、全球化、现代交通及大量人员和物质的流动对传染病的防治提出了新的挑战,原本局限于某一国家和地区的疾病可能向全球扩散,传染病的传播速度大大加快;由于人口老龄化、免疫抑制剂的使用等因素,使免疫受损人群的增多。中国社会正处于大规模城市化转型期,人口密集和人员流动是传染病流行的温床。

(二)突发公共卫生事件的预警与监测

1.建立突发公共卫生事件的预警系统

(1)预警系统的背景:预警的概念起源于欧洲,是为了避免或降低随着工业的飞速发展导致

对环境和人类健康产生危害而提出的方法,第一次是在1984年关于保护北海的国际会议上提出的。预警系统一般由五大部分组成,包括信息系统、预警评价指标体系、预警评价与推断系统、报警系统和预警防范措施。

(2)建立预警参数:中国疾病预防控制中心对传染病监测、疾病和症状监测、卫生监测、实验室监测等各类资料进行科学分析,综合评估,建立预警基线,提出预警参数。

(3)预警报告:中国疾病预防控制中心根据预警参数,对国内、外各种突发事件和可能发生突发事件的潜在隐患做出早期预测,提出预警报告,按照规定时限和程序报告国务院卫生行政部门。国务院卫生行政部门接到预警报告后,适时发出预警。

2.监测体系的建设原则

(1)时效性和敏感性:以初次报告要快,进程报告要新,总结报告要全为原则,加强突发事件报告的时效性和敏感性。

(2)标准性和规范性:突发事件报告内容尽量采用数字化,以利于统计分析。系统采用的信息分类编码、网络通信协议和数据接口等技术标准,应严格按照国家有关标准或行业规范。

(3)安全性和保密性:建立安全保障体系,采用先进的软、硬件技术,实现网络的传输安全、数据安全、接口安全。

(4)开放性和扩充性:立足于长远发展,选用开放系统。采用模块化和结构化设计并保留足够的接口,使之具有较大的扩充性。

(5)综合性:突发公共卫生事件的监测比较复杂,既包括对具体的暴发事件的监测,也含有对引起或影响突发事件发生的自然、社会、生态等潜在危险因素的监测。因此,监测体系建设需综合性。

3.我国的监测体系

我国1991年建立了传染病重大疫情报告系统,其报告的方式是医院内的首诊医师填写传染病报告卡,并邮寄到辖区内的县级疾病预防控制机构,由县级疾病预防控制机构形成报表通过计算机网络逐级报告,报告的内容只是病例的总数,没有传染病病例的个案资料。2003年,传染性非典型性肺炎疫情发生后,疫情报告突破了传统的报告方式,实现了传染病疫情的个案化管理和网络化直报,首次实现了传染病疫情的医院直报,保证了传染病疫情报告的准确性、实效性。与此同时,建立了全国疾病监测系统,在31个省(自治区、直辖市)建立了145个监测点,监测内容主要包括传染病疫情、死因构成等。此外,我国还根据部分传染病防治需要相继建立了多个专病监测系统,如计划免疫监测系统(麻疹)、艾滋病监测系统、性病监测系统、结核病监测系统、鼠疫监测系统等;同时,还建立了一些公共卫生监测哨点,如13省、市的食源性疾病的监测网络、饮水卫生的监测网络等。

(三)突发公共卫生事件的报告和通报

1.突发事件的报告

国务院卫生行政部门制定突发事件应急报告规范,建立重大、紧急疫情报告系统。

(1)突发事件的责任报告单位和责任报告人:①县级以上各级人民政府卫生行政部门指定的突发事件监测机构;②各级各类医疗卫生机构;③卫生行政部门;④县级以上地方人民政府;⑤有关单位,主要包括突发事件发生单位、与群众健康和卫生保健工作有密切关系的机构或单位,如:检验检疫机构、环境保护监测机构和药品监督检验机构等;⑥执行职务的各级各类医疗卫生机构的医疗保健人员、疾病预防控制机构工作人员、个体开业医师等为责任报告人。

（2）突发事件的报告时限和程序：①突发事件监测报告机构、医疗卫生机构和有关单位应当在 2 小时内向所在地县级人民政府卫生行政管理部门报告；②接到报告的卫生行政部门应当在 2 小时内向本级人民政府报告，并同时向上级人民政府卫生行政部门和卫生部报告；③县级人民政府应当在接到报告后 2 小时内向对应的市级人民政府或上一级人民政府报告；④市级人民政府应当在接到报告后 2 小时内向省（自治区、直辖市）人民政府报告；⑤省（自治区、直辖市）人民政府在接到报告的 1 小时内，向国务院卫生行政部门报告；⑥卫生部对可能造成重大社会影响的突发事件，应当立即向国务院报告。

国家建立突发事件的举报制度，任何单位和个人有权向各级人民政府及其有关部门报告突发事件隐患，有权向上级政府及其有关部门举报地方人民政府及其有关部门不履行突发事件应急处理职责，或者不按照规定履行职责情况。

2.突发事件的通报

国务院卫生行政部门及时向国务院有关部门和各省（自治区、直辖市）人民政府卫生行政部门以及军队有关部门通报突发事件的情况；突发事件发生地的省（自治区、直辖市）人民政府卫生行政部门，应当及时向毗邻省（自治区、直辖市）人民政府卫生行政部门通报；接到通报的省（自治区、直辖市）人民政府卫生行政部门，必要时应当及时通知本行政区域内的医疗卫生机构；县级以上地方人民政府有关部门，已经发生或者发现可能引起突发事件的情形时，应当及时向同级人民政府卫生行政部门通报。

3.信息发布

（1）发布部门：国务院卫生行政部门或授权的省（自治区、直辖市）人民政府卫生行政部门要及时向社会发布突发事件的信息或公告。

（2）发布内容：突发事件性质、原因；突发事件发生地及范围；突发事件人员的发病、伤亡及涉及的人员范围；突发事件处理和控制情况；突发事件发生地的解除。

二、突发公共卫生事件现场应急处理

快速反应是应对处置突发公共卫生事件的关键所在。在事件发生后，应立即成立应急指挥部，统一指挥和协调社会各部门各负其责地投入预防和控制事件的扩大蔓延及救治受害公众的工作中。同时，要采取果断措施快速处理突发公共卫生事件所造成的危害，彻底预防和控制进一步蔓延，最大限度地避免和减少人员伤亡、财产损失，降低社会影响，尽快恢复社会秩序，维护公众生命、财产安全，维护国家安全和利益。

（一）医疗救护

1.突发公共卫生事件医学应急救援中的分级救治体系

对于突发公共卫生事件的应急医学救援大体可分为三级救治：第一级为现场抢救；第二级为早期救治；第三级为专科治疗。

（1）一级医疗救治：又称为现场抢救，主要任务是迅速发现和救出伤员，对伤员进行一级分类诊断，抢救需紧急处理的危重伤员。抢救小组（医务人员为主）进入现场后，搜寻和发现伤员，指导自救互救，在伤员负伤地点或其附近实施最初的救治，包括临时止血、伤口包扎、骨折固定、搬运，预防和缓解窒息、简单的防治休克、解毒以及其他对症急救处置措施。首先要确保伤员呼吸道通畅，同时填写登记表，然后将伤员搬运出危险区，就近分点集中，再后送至现场医疗站和专科医院。

具体职责有：①初步确定人员的受伤方式和类型，对需要紧急处理的危重伤员立即进行紧急处理；对可延迟处理者经自救互救和初步去污后尽快撤离事故现场，到临时分类站接受医学检查和处理。②设立临时分类站，初步估计现场人员的受污剂量，并进行初步分类诊断，必要时酌情给予相应药物，如对于受到放射伤害的现场人员时给予稳定性碘或抗辐射药物。③对人员进行体表污染检查和初步去污处理，防止污染扩散。④初步判断伤员有无体内污染，必要时及早采取阻吸收和促排措施。⑤收集、留取可估计受污剂量的物品和生物样品。⑥填写伤员登记表，根据初步分类诊断，确定就地观察治疗或后送，对临床症状轻微、血象无明显变化的可在一级医疗单位处理；临床症状较重、血象变化较明显的以及一级医疗单位不能处理的应迅速组织转送到二级医疗救治单位；伤情严重，暂时不宜后送的可继续就地抢救，待伤情稳定后及时后送；伤情严重或诊断困难的，在条件允许下可由专人直接后送到三级医疗救治单位。

（2）二级医疗救治：又称为早期救治或就地救治，在现场医疗站对现场送来的伤员进行早期处理，检伤分类。主要任务是对中度和中度以下急性中毒患者、复合伤伤员、有明显体表和体内污染的人员进行确定诊断与治疗；对中度以上中毒或受照的伤员进行二级分类诊断，并将重度和重度以上中毒和复合伤伤员以及难以确诊和处理的伤员，在条件允许下尽早后送到三级医疗救治单位。具体职责范围：①收治中度和中度以下急性中毒、复合伤、放射性核素内污染人员和严重的常规损伤人员，对其中有危及生命征象的伤员继续抢救；②对体表沾污者进行详细的监测并进行进一步去污处理，对污染伤口采取相应的处理措施；③对体内污染的人员初步确定污染物的种类、污染水平以及全身或主要器官的中毒或受照剂量，及时采取相应的医学处理措施，污染严重或难以处理的伤员及时转送到三级医疗救治单位；④详细记录病史，全面系统检查，进一步确定人员受照剂量和损伤程度，并进行二次分类诊断，将重度以上急性中毒、复合伤患者送到三级医疗救治机构治疗，暂时不宜后送者可就地观察和治疗，伤情难以判定的可请有关专家会诊后及时后送；⑤必要时对一级医疗机构给以支援和指导。

（3）三级医疗救治：又称为专科治疗，由国家指定的具有各类伤害治疗专科医治能力的综合医院负责实施。主要任务是收治重度和重度以上的急性中毒和严重污染伤员，进一步作出明确的诊断，并给予良好的专科治疗。继续全面抗休克和全身性抗感染；预防创伤后肾衰、急性呼吸窘迫综合征、多器官功能障碍综合征等并发症，对已发生的内脏并发症进行综合治疗，酌情开展辅助通气，心、肺、脑复苏等，直至伤员治愈。有些伤员治愈后留下残疾，尚需做进一步康复治疗。具体职责范围是：①对不同类型、不同程度的中毒、放射损伤和复合伤作出确定性诊断，并进行专科医学救治。②对有严重体内、伤口、体表污染的人员进行全面检查，确定污染物成分和污染水平，估算出人员的受污剂量，并进行全面、有效的医学处理。③必要时，派出有经验的专家队伍对一、二级医疗单位给予支援和指导。

2.分级救治工作的基本要求

根据分级救治的特点，必须正确处理伤病员完整性治疗与分级救治、后送与治疗的关系。为此，应遵循下列基本要求。

（1）及时、合理，力争早日治愈：伤病救治是否及时合理，要从伤病病理过程进行判断。大出血、窒息可因迟延数分钟而死亡，亦可因提早数分钟而得救，其及时性表现在几分钟之间。这就要求分秒必争，竭尽全力地组织抢救。对大多数伤员来说，及时性的标准是伤后 12 小时内得到清创处理。伤后至接受手术的时间长短，对病死率有明显影响。为此，必须做到快抢、快救、快送，迅速搬下和后送伤员。

（2）前、后继承，确保救治质量：为了保证分级救治的质量，还必须从组织上使各级救治工作前、后继承地进行，做到整个救治工作不中断，各级救治不重复。前一级要为后一级救治做好准备，创造条件，争取时间；后一级要在前一级救治的基础上，补充或采取新的救治措施，使救治措施前后紧密衔接，逐步扩大与完善。为实现上述要求，首先要加强急救医学训练，对突发公共卫生事件发生时伤病发生发展规律、救治的理论和处理原则要有统一的认识，保证工作上步调一致；其次要求各级救治机构树立整体观念，认真遵守上级规定的救治原则，正确执行本级的救治范围；最后，要按规定填写统一格式的医疗文件，为前、后继承救治提供依据。

（3）相辅相成，医疗与后送相结合：要实现分级救治，使伤病员获得完整救治。从伤病员转归来说，医疗是主导的，后送是辅助的，为了彻底治愈伤病员，必须实行积极的医疗，尤其对需要紧急拯救生命的伤病员。后送只是为了医疗，如果离开了医疗工作，后送就失去了意义。因此从整体上讲，医疗应当是医疗后送工作的主导方面。但在伤员获得确定性治疗之前，医疗的目的之一是为了保证伤病员安全后送。而具体在特定环境和条件下时，有可能后送问题突出，这时后送便成为主要方面。如当某一救治机构内伤病员过多而又无力为他们全部进行必要的救治时，必须想方设法地将伤病员送到有条件处理的救治机构，否则会对伤病员的救治带来不利影响，甚至造成不应有的死亡和残疾。为实现上述要求，要因时、因地制宜，不能墨守成规。只有及时正确的把医疗与后送有机结合起来，才有可能把在医疗后送线上纵深配置的救治机构连接起来，使伤病员在不断地后送中，逐步得到完善的医疗。

（二）现场流行病学调查

尽快开展现场流行病学调查，有利于判断突发公共卫生事件的源头，其中以传染性疾病的流行病学调查尤为重要。流行病学调查人员应沿消毒通道按规定对现场人员进行调查登记，调查内容为可疑物品来源、性状、接触人员、污染范围等，并确定小隔离圈，设置明显标志（拉警戒线），实施封锁。

1.本底资料的调查

主要有以下几个方面：自然地理资料，主要是地形、气候、水文、土壤和植被以及动物等；经济地理资料，主要是地方行政、居民情况、工农业生产、交通运输状况等，尤其是注意突发公共卫生事件发生地放射源、化工生产、生物制品和相关领域的研究单位等；医学地理资料，主要是卫生行政组织、医疗卫生实力、医学教育、药材供应以及卫生状况等；主要疾病流行概况包括烈性传染病、自然疫源性疾病、虫媒传染病、呼吸道疾病、肠道传染病等；昆虫包括与疾病有关的蚊、蝇、蚤、蜱、螨等；动物包括啮齿动物、食虫动物的种类分布、季节消长等资料。

2.现场可疑迹象调查

首先应迅速了解污染程度与范围以及人员受污剂量的大小，将监测结果和判定结果及时报告给上级应急领导小组，为采取医学急救和应急防护措施提供重要依据；其次要采集现场食品、饮用水、土壤和空气标本，鉴定可疑与事件发生相关的物品及其迹象；第三要了解现场地理位置及环境条件，追访目击者，询问附近人员，了解发现可疑情况及前后经过。根据当地医学动物本底，采集可疑动物标本，调查现场动物分布。

当有疫情发生或伤亡人员数量较多时，应进一步开展现场污染样品和人员体内污染的实验室测量分析，尽可能多地提供有关毒物及放射性物质数据及初步监测结果，以确定是否需要采取进一步的干预措施。需要调查的内容很多，除了需了解疫情或疾病发展趋势，调查可能扩散的原因，迅速作出初步临床诊断结果，指导防疫、治疗和病原学的特异性检测外，更困难的是判断患者发病与突发公共卫生事件的关系。

3.事件中、后期调查

事件中期的调查应从早期已经开展的人员、地面和水体等周围环境污染巡测基础上,进一步增大调查地域范围,提升详细程度,并要采集水、食物、空气样品等,测定污染水平,掌握毒物的污染程度及变化趋势。

事件后期对表面污染、空气污染及环境物质进行必要补充测量,特别要对道路、建筑物、动物、土壤和周围环境设施进行污染水平监测,确定整个事件中所发生的污染水平和范围,为后期决策提供依据。

(三)现场的洗消处理

现场洗消是突发公共卫生事件应急中的重要环节,应及时开展。对直接受事件影响的人员加以保护,恢复环境和公众的生活条件。开展恢复活动主要包括以下几点。

1.环境监测和巡测

对污染事故造成的环境污染,继续进行不间断的环境监测和巡测,对可能被污染的各类食品和环境物质样品进行分析。受污染的食物和水做适当处理后方可食用,或从别处调运未受污染的食物和水供应公众。估算事故受污人员的个人和群体剂量,对事故定性定级。

2.对事件现场分区,管制污染区进出通道

在应急干预的情况下,为了便于迅速组织有效的应急响应行动,以最大限度地降低突发公共卫生事件可能产生的影响,应尽快将事件现场进行分区管理。专家咨询组根据现场侦检和流行病学调查结果,对突发公共卫生事件性质、区域、污染物性质及污染程度进行分析,向应急指挥部报告分析结果,由指挥部确定突发公共卫生事件性质、区域,将事件现场划分为控制区、监督区和非限制区。

控制区是事故污染现场中心地域,用红线将其与以外的区域分隔开来。在此区域内,救援人员必须身着防护装备以避免被污染或受照射;监督区是控制区以外的区域,以黄色线将其与以外的区域分隔开来,此线也称为洗消线,所有出此区域的人必须在此线上进行洗消处理。在此区域内的人员要穿戴适当的防护装备,避免污染,并在分界处设立警示标识;非限制区是监督区以外的区域,伤员的现场抢救治疗、指挥机构等均设在此区。

另一方面,还要准确地划定污染区与疫区。污染区是指有害因子在地面通过空气运动(风)扩散而形成的对人有害的区域,或是携带有害因子的媒介生物的分布及其活动的区域。疫区是指当突发公共卫生事件为传染病流行,患者(包括病畜)和密切接触者在发病前后居住和活动的场所。限制人员出入污染区及在局部地区建筑物内居住。工作人员在不离开工作岗位的情况下,由个人单独或相互之间进行,主要是对暴露皮肤及个人用具或必须使用的装备进行紧急处理。

3.区域环境现场去污与恢复

应急去污洗消小组赶赴事故现场对道路、建筑物、人员、车辆等受污染的场所与物品进行去污洗消,切断污染和扩散渠道。在监督区与非限制区交界处,设立污染洗消站。洗消站配备监测仪、洗消液等去除污染设备和用品。污染人员在后送救治前需经初步去污处理,运出控制区和监督区的被污染物品需经去污处理和检测后方可运出,避免二次污染。去污过程中产生的固体废物和废水,应妥善收集处理,以防进一步扩大污染。

在制订污染区的洗消计划时应考虑多种因素,包括事件对人群健康和生态环境的潜在影响、污染是否会导致长期影响、污染有无扩散的可能、污染对公众心理的影响、环境监测和评价标准、有无跨行政区域甚至跨境的影响、技术与资源的储备情况、人力和财力等,其中最重要的是要根据所发生事故的特性,环境条件和公众居住、膳食情况,确定恰当的环境去污方法,消除物质、人员外表面和环境中的污染物;将非固定性污染固定,以避免其扩散;用水泥、土壤等覆盖,或用深耕法将污染的表层土翻到地下深处。

应尤其注意对有害生物、化学毒物、放射性材料等污染源的处理,至少使其重新得到有效控制。高放射性废物必须送放射废物库储存;低中水平放射性固体可浅地层处置,对含有腐烂物质、生物的、致病性的、传染性的细菌或病毒的物质,自燃或易爆物质,燃点或闪点接近环境温度的有机易燃物质,其废物不得浅地层处置。

4.事件中、后期的处置

对污染的水和食物实施控制是事故中、后期(特别是后期)针对食入途径采取的防护措施,用于控制和减少因食入污染的水和食物产生的损伤。通过采样检测可疑区域中各种食物和饮用水的各种生物、化学毒剂及放射性核素水平,决定是否对食品和饮用水进行控制。原则上,所有受到污染的食品应当禁止食用,并集中销毁。相对于食物而言,饮用水更容易被染毒,针对毒剂和放射性物质类型,采取针对性的检测和消毒措施,包括通过适当的水处理(混凝、沉淀、过滤及离子交换等方法)降低水中毒剂的含量、禁止使用污染的水源以及尽可能提供不受污染的水等。严禁将污染的水或食物与无污染的水或食物混合以稀释水或食物的污染水平,即便混合后的水或食物的污染水平低于相应的限制标准,也不能接受。

5.人员撤离时的洗消处理

在突发公共卫生事件现场应急处置结束后,污染的人员、车辆、装备、服装等进行统一彻底的洗消,一般在划定的洗消场地进行。洗消站通常由人员洗消场、装备洗消场和服装洗消场组成:人员洗消场设有脱衣处、洗消处、穿衣处、伤员包扎处和检查处;装备洗消场设有装备洗消处、精密器材洗消处和重复洗消处;服装洗消场设有服装、装备和防护器材等消毒处或洗消处。3个洗消处均应严格划分清洁区和污染区,污染区在清洁区的下风向,场所外设置安全警戒线,一般应距洗消场 500~1 000 m,警戒线处需设置专门岗哨。

6.洗消行动的技术评估和持续监测

要对整个洗消过程中所用技术进行评估,行动中使用的技术和技术手段的性能要能够达到行动目标。要有良好的支持系统,保证供给,对职业人员和公众的安全风险符合要求,对于环境的影响小,符合审查、管理要求以及公众能够接受等。

为了确保污染现场经处置后仍旧可能遗留在现场的污染物不会给环境和人类带来不良后果,最常用的后续行动手段是监测,包括对工程屏障的稳定性的长期监测、污染现场及其下风向、下游区域内环境指标的监测、防护体系的维护、防止侵扰、许可管理的延续、监控的审查与管理、行动和后续行动资料的管理等。

(四)突发公共卫生事件处置中的安全防护

突发公共卫生事件处置时的安全防护是指用物理手段阻止有害因子及其传播媒介对人体的侵袭,防止有害因子通过呼吸道或皮肤、黏膜侵入人体,免受污染或感染的措施。可分为处置时的个人防护、医院病房或隔离区防护和实验室防护等不同层次。

个人防护装备(personal protective equipment,PPE)分成三个级别:一级防护,穿工作服、隔离衣、戴12~16层纱布口罩;二级防护,穿工作服、外罩一件隔离衣,戴防护帽和符合N95或

FFP2标准的防护口罩,戴乳胶手套和鞋套,必要时戴护目镜,尽量遮盖暴露皮肤、口鼻等部位;三级防护,在二级防护的基础上,将隔离衣改为标准的防护服,将口罩、护目镜改为全面呼吸型面罩。生物防护措施主要针对两个方面,一是对气溶胶的防护,二是对媒介昆虫的防护。在生化防护中,如有相应疫苗或药物储备,可紧急接种疫苗或预防性服药,化学防护可着防毒服;在放射医学防护中,除使用铅制屏障外,还可服用稳定性碘,配备能报警的探测仪器、个人剂量仪。

对有可能对其他人造成威胁的患者或感染者应在有良好防护设施的病房或区域进行治疗或隔离,如高致病性传染病患者应在负压病房中进行治疗,放射损伤患者应在专科医院或综合性医院进行相应的专科进行治疗。

针对危险因子的实验操作具有高风险性,预防实验室污染或感染是突发公共卫生事件处置工作的重要一环。实验室安全相关的工作理应该贯穿于实验的整个过程,从取样开始到所有潜在危险的材料被处理,应努力做好危害评估工作,在有适当安全防护的实验室开展监测、检验工作,尽量减少实验室感染和污染环境的危险。感染性物质的运输要遵循国家《可感染人类的高致病性病原微生物菌(毒)种或样本运输管理规定》的要求。

(五)社会动员

社会动员指通过一定的手段,调动社会现有的和潜在的卫生资源,将满足社会民众需求的社会目标转化为社会成员广泛参与的社会行动的一个实践过程。其特点是要在特定环境中应用,在一定范围内开展,有系统地实施。

1.处理好公共关系

处理好公共关系是使自己与公众相互了解和相互适应的一种活动或职能,由社会组织(公共关系机构及其成员)、公众和传播三个要素构成。在突发公共卫生事件中要处理好三者的关系,充分利用三者之间的相互作用。

2.利用好传播媒介

传播媒介指信息的传播所依附的物质载体。在突发公共卫生事件发生时要充分利用好人体媒介、印刷媒介、电子媒介、户外媒介、实物媒介等,及时发布公共信息,维护社会稳定。

3.处理好医患关系

在突发公共卫生事件发生时,医患关系尤为突出,涉及技术因素、经济因素、伦理因素和法律因素等。要以主动-被动模式、指导-合作模式和相互参与模式相结合的方式,使医、患双方的共同利益得到满足。

4.发挥民间社会的作用

民间社会指在政府和企业以外的、以民间组织为主要载体的民间关系总和。随着社会的发展,民间社会能弥补当地政府失灵和市场失灵时的缺陷,促进社会各界的共同参与。民间社会参与公共事务有其合法性、可及性和有效性。在突发公共卫生事件发生时要充分发挥民间社会的作用,共同参与突发公共卫生事件的应对处置工作。

(六)心理干预

在发生突发公共卫生事件时,要关注人群在身体、心理、社会适应三个层面上的健康状况,及时恢复社会秩序,防止和减轻事件对社会心理的影响。应急组织和当地政府应重视舆论导向,统一发布和传播真实信息,及时通报处理措施和结果预测等,既不夸大也不隐瞒,使公众对信息感到真实、可信;邀请有关代表或个人参加环境和食品等监测、剂量估算及防护措施的实施等,使公众了解实情,增强信心;组织专门的危机心理干预队伍进行及时、有效的心理干预,有效的预防和处理心理应激损伤。

在实际工作中,精神病学临床医师要通过心理与环境(自然环境和社会环境,特别是社会环境)的统一性、心理活动自身的完整性和协调性、个性的相对稳定性对一个人是否具有精神障碍进行判断;并综合判断心理异常发生的频度、异常心理的持续时间和严重性,从而进行危机干预。通过媒体宣传、集体晤谈和治疗性干预等心理干预方式,针对不同人群进行危机干预,使心理危机的症状立刻得到缓解和持久的消失,使心理功能恢复到危机前水平,并获得新的应对技能。心理干预的目标是积极预防、及时控制和减轻突发公共卫生事件的心理社会危机,促进心理健康重建,维护社会稳定,保障公众的心理健康。

(郭东云)

第五节 大规模传染病的救护

一、大规模传染病的概述

各类重大传染病疫情、各类生物恐怖袭击事件等,可能在短时间内产生大批量伤病员,超出基层卫生机构的救治范围和收治能力。有组织的医学救援可以迅速控制疫情,尽快治疗病员,减少对公众健康的危害,稳定民心和维护社会秩序。此外,医学救援还可以借助上级医疗单位专家的智慧,对于不明原因的传染病疫情尽快做出诊断,提出治疗措施。

"新发突发传染病的应对,是一个永恒的课题。"传染病防控既是一个科学问题又是一个技术问题,同时还是一个管理问题。专家们建议,下一步应从国家、科技、地方政府层面着手,真正使传染病防控为我国全面实现小康社会和经济社会发展保驾护航。

(一)基本概念

1.传染病

传染病是由病原微生物(病毒、细菌、螺旋体等)和寄生虫(原虫或蠕虫)、朊毒体感染人体后引起的,能在人群、动物或人与动物之间相互传播,造成流行的常见病和多发病。

2.突发传染病

突发传染病是指突然发生、严重影响社会稳定、对人类健康构成重大威胁,需要对其采取紧急处置措施的急性传染病疫情。在实际生活中,任何过去已知的传染病在某一时间段突然集中暴发,对人群健康造成严重危害,甚至导致人员死亡的,是突发传染病。

(二)传染病的分类及特征

1.传染病的分类

(1)甲类传染病:指鼠疫、霍乱。

(2)乙类传染病:指传染性非典型肺炎、艾滋病、病毒性肝炎、脊髓灰质炎、人感染高致病性禽流感、甲型H1N1流感、麻疹、流行性出血热、狂犬病、流行性乙型脑炎、登革热、炭疽、细菌性和阿米巴性痢疾、肺结核、伤寒和副伤寒、流行性脑脊髓膜炎、百日咳、白喉、新生儿破伤风、猩红热、布鲁氏菌病、淋病、梅毒、钩端螺旋体病、血吸虫病、疟疾。

(3)丙类传染病:指流行性感冒、流行性腮腺炎、风疹、急性出血性结膜炎、麻风病、流行性和地方性斑疹伤寒、黑热病、棘球蚴病、丝虫病,除霍乱、细菌性和阿米巴性痢疾、伤寒和副伤寒以外的感染性腹泻病、手足口病。

上述规定以外的其他传染病,根据其暴发、流行情况和危害程度,需要列入乙类、丙类传染病的,由国务院卫生行政部门决定并予以公布。传染病管理制度是依据《传染病防治法》,确保传染性疫情报告的及时性、准确性、完整性和加强传染病的科学管理制定的专业性部门规章制度。

能够有效处置突发传染病的前提是医护人员掌握了传染病学所涉及的基本理论、基本知识和基本技能,并针对传染病的基本特征、流行的基本条件、突发传染病的临床表现特点采取相应措施。

2.传染病的基本特征

(1)有病原体:每一种传染病都是由特异病原体所引起,包括各种致病微生物和寄生虫。有些新发传染病的病原体在疾病流行之前不能马上明确,需要科研人员反复研究确定,如英国流行的疯牛病、我国流行的传染性非典型肺炎等。在实行医学救援时,如果已经确知了本次突发传染病的病原,就要针对此病原体做好防治准备。如果不明确病原,医护人员要做好个人防护,带好必要的检测设备,并且通过各种手段尽快判明病原体。

(2)有传染性:这是传染病与其他感染性疾病的主要区别。突发传染病时医护人员暴露于某种传染病环境中,所以要做好个人防护,并采取隔离患者、对其他暴露者采取服用药物和预防接种的措施,以防止疾病传播对人群造成进一步危害。

(3)有流行病学特征:传染病有散发、暴发、流行和大流行之分。散在性发病是指某一种传染病发病率在某地区处于常年一般水平的发病;暴发是指短时间(数天内)集中发生大量同一病种的传染病患者;当某种传染病发病率水平显著高于该地区常年一般发病水平时称为流行;若某种传染病流行范围很广,甚至超出国界或洲界时,则称为大流行。许多传染病的流行与地理条件、气候条件和人民生活习惯等有关,构成其季节性和地区性特点。需要医学救援的一般是暴发或暴发流行的传染病。

(4)有感染后免疫:人体感染病原体后,无论是显性或隐性感染,都能产生针对病原体及其产物的特异性免疫,感染后免疫属于自动免疫,其持续时间在不同传染病中有很大差异。感染后所产生的特异性抗体,可通过胎盘转移给胎儿,使之获得被动免疫。由于病原体种类不同,感染后所获得的免疫力持续时间的长短和强度也不同。突发传染病医学救援由于具有被感染的危险,医护人员应该对自身抵抗某种传染病的能力做一评估。如果过去没有暴露史,也没有接种过疫苗,那就属于对该传染病高度易感者,应该做好个人防护,必要时接种疫苗。对于身处疫区的民众,要科学评估其对该种传染病的抵抗力,采取被动和主动免疫措施增强其免疫力。

(三)传染病的临床特点

1.临床分期

按传染病的发生、发展及转归可分为四期。

(1)潜伏期:从病原体侵入人体起,至首发症状时间,称为潜伏期。不同传染病其潜伏期长短各异,短至数小时,长至数月乃至数年;同一种传染病,各患者之潜伏期长短也不尽相同。每一种传染病的潜伏期长短不一,相当于病原体在体内繁殖、转移、定位、引起组织损伤和功能改变导致临床症状出现之前的整个过程。每种传染病的潜伏期都有一个相对不变的限定时间,并呈常态分布,是检疫工作观察、留验接触者的重要依据。

(2)前驱期:是潜伏期末至发病期前,出现某些临床表现的短暂时间,一般1~2天,呈现乏力、头痛、微热、皮疹等表现。多数传染病，看不到前驱期。

（3）症状明显期：又称发病期，是各传染病之特有症状和体征，随病日发展陆续出现的时期。症状由轻而重，由少而多，逐渐或迅速达高峰。随机体免疫力之产生与提高趋向恢复。

（4）恢复期：病原体完全或基本消灭，免疫力提高，病变修复，临床症状陆续消失的时间。多为痊愈而终止，少数疾病可留有后遗症。

2.常见症状和体征

（1）发热和热型：发热是传染病重要症状之一，具有鉴别诊断意义，常见热型有稽留热、弛张热、间歇热、回归热、马鞍热等。

传染病的发热过程可分为三个阶段。①体温上升期：体温可骤然上升至39℃以上，通常伴有寒战，见于疟疾、登革热等；亦可缓慢上升，呈梯形曲线，见于伤寒。②极期：体温升至一定高度，然后持续数天至数周。③体温下降期：体温可缓慢下降，几天后降至正常，如伤寒、副伤寒；亦可在一天之内降至正常，如间日疟和败血症，退热时多伴大量出汗。

（2）皮疹：许多传染病在发热的同时伴有皮疹，称为发疹性传染病。疹子的出现时间、分布和先后顺序对诊断和鉴别有重要参考价值。

（3）毒血症状及单核-吞噬细胞系统反应：病原体的各种代谢产物，可引起除发热以外的多种症状如疲乏、全身不适、厌食、头痛、肌肉、关节、骨骼疼痛等，严重者可有意识障碍、谵妄、脑膜刺激征、中毒性脑病、呼吸及外周循环衰竭等，还可引起肝、肾损害，甚至充血、增生等反应，以及肝、脾和淋巴结的肿大。

（四）传染病的流行条件及影响因素

传染病的流行过程就是传染病在畜、人群中发生、发展和转归的过程。流行过程的发生需要有三个基本条件，就是传染源、传播途径和畜（人）群易感性。流行过程本身又受社会因素和自然因素的影响。

1.传染源

传染源是指病原体已在体内生长繁殖并能将其排出体外的动物（人）。

（1）患畜：是重要的传染源，急性患畜及其症状（咳嗽、吐、泻）而促进病原体的播散；慢性患畜可长期污染环境；轻型患畜数量多而不易被发现；在不同传染病中其流行病学意义各异。

（2）隐性感染者：在某些传染病（沙门菌病、猪丹毒）中，隐性感染者是重要传染源。

（3）病原携带者：慢性病原携带者不显出症状而长期排出病原体，在某些传染病（如伤寒、猪喘气病）有重要的流行病学意义。

（4）受感染的人：某些传染病，如人型结核，也可传给动物，引起严重疾病。

2.传播途径

病原体从传染源排出体外，经过一定的传播方式，到达与侵入新的易感者的过程，谓之传播途径。分为四种传播方式。

（1）水与食物传播：病原体借粪便排出体外，污染水和食物，易感者通过污染的水和食物受染。菌痢、伤寒、霍乱、甲型病毒性肝炎等病通过此方式传播。

（2）空气飞沫传播：病原体由传染源通过咳嗽、喷嚏、谈话排出的分泌物和飞沫，使易感者吸入受染。流脑、猩红热、百日咳、流感、麻疹等病，通过此方式传播。

（3）虫媒传播：病原体在昆虫体内繁殖，完成其生活周期，通过不同的侵入方式使病原体进入易感者体内。蚊、蚤、蜱、恙虫、蝇等昆虫为重要传播媒介。如蚊传疟疾，丝虫病，乙型脑炎，蜱传回归热、虱传斑疹伤寒、蚤传鼠疫,恙虫传恙虫病。由于病原体在昆虫体内的繁殖周期中的某一阶段才能造成传播,故称生物传播。病原体通过蝇机械携带传播于易感者称机械传播。如菌痢、伤寒等。

(4)接触传播:有直接接触与间接接触两种传播方式。如皮肤炭疽、狂犬病等均为直接接触而受染,乙型肝炎之注射受染,血吸虫病,钩端螺旋体病为接触疫水传染,均为直接接触传播。多种肠道传染病通过污染的手传染,谓之间接传播。

3.易感人群

易感人群是指人群对某种传染病病原体的易感程度或免疫水平。新生人口增加、易感者的集中或进入疫区,部队的新兵入伍,易引起传染病流行。病后获得免疫,人群隐性感染,人工免疫,均使人群易感性降低,不易传染病流行或终止其流行。

4.影响流行过程的因素

自然因素包括地理、气候、生态条件等,对流行过程的发生和发展起着重要影响,比如呼吸道传染病冬季多发,肠道传染病夏季多发,就是受气候影响所致;有些传染病在某一区域多发,如鼠疫、血吸虫病、疟疾、麻风病,是受地理和生态条件的影响。社会因素包括社会制度、经济和生活条件以及人群的文化水平等,对传染病的流行过程有着决定性的影响。

二、大规模传染病的应急预案

(一)工作原则

(1)预防为主,按照"早发现、早诊断、早治疗"的传染病防治原则,提高警惕,加强监护,及时发现病例,采取有效的预防与治疗措施,切断传染途径,迅速控制重大疫病在本地区的传播和蔓延。

(2)切断传染病的传播,根据有关法律法规,结合重大疫病的流行特征,在采取预防控制措施时,对留院观察病例、疑似病例、临床诊断病例及实验室确诊病例依法实行隔离治疗,对疑似病例及实验室确诊病例的密切接触者依法实行隔离和医学观察。

(3)预防和控制重大疫病,坚持"早、小、严、实"的方针,对留院观察病例、疑似病例、临床诊断病例及实验室确诊病例,要做到"及时发现、及时报告、及时治疗、及时控制"。同时,对疑似病例、临床诊断病例及实验室确诊病例的密切接触者要及时采取实行隔离控制措施,做到统一、有序、快速、高效。

(4)实行属地管理,应急人员必须服从本单位和卫生主管部门统一指挥。

(二)预警制度

预警制度包括现场预警、区域预警、全体预警。当出现下列情况时立即启动预警。

(1)某种在短时间内发生、波及范围广泛,出现大量的伤病员或死亡病例,其发病率远远超过常年发病率水平的重大传染病疫情。

(2)群体性不明原因疾病是指在一定时间内某个相对集中的区域或者相继出现相同临床表现的伤病员、病例不断增加、呈蔓延趋势有暂时不明确诊断的疾病。

(3)其他严重影响公众健康事件,具有重大疫情特征,及突发性、针对不特定社会群体,造成或者可能造成社会公众健康严重损害,影响社会稳定的重大事件。

(三)信息报告制度

一旦发生传染病疫情,现场人员应尽可能了解和弄清事故的性质、地点、发生范围和影响程度,然后迅速向本单位上级如实汇报。

(1)发现甲类传染病和乙类传染病中的肺炭疽、传染性非典型肺炎、脊髓灰质炎、人感染高致病性禽流感的伤病员、疑似伤病员或不明原因疾病暴发时,于2小时内将传染病报告卡通过网络报告;未实行网络直报的医疗机构于2小时内以最快的通讯方式,如电话、传真等,向当地疾病预防控制机构报告,并与2小时内寄送出传染病报告卡。

(2)乙类传染病为要求发现后6小时内上报,并采取相应的预防控制措施。

(3)丙类传染病在发病后24小时内向当地疾病控制中心报告疫情。

(四)应急响应

1.成立护理应急管理小组

成立由护理部、感染科、急诊科、ICU等护士长及医院感染控制科组成的护理应急管理小组,负责应急护理救援工作的指挥、协调、检查与保障等工作。

2.人员调动

护理应急管理小组根据伤病员数量及隔离种类等需要,启动医院护理人力资源应急调配方案,合理调配人力资源。应急护理队伍主要由具有丰富的传染病护理经验、熟练掌握危重伤病员抢救知识和技能、身体素质好的护士组成。

3.组织救援

成立应急护理救援专家组,组织专家对疑难伤病员进行护理会诊,制定科学合理的护理方案,实施有效的救护;负责病房的随时消毒、终末消毒和相关部门的消毒技术指导工作;严格清洁区、半污染(缓冲)区、污染区的区域划分,在缓冲区、污染区分别贴有医护人员防护、污染物品处理流程与路线的醒目标识,防止医院内交叉感染;建立健全各项规章制度,做到有序管理。

4.物资保障

物资保障包括必要的通信设备、急救设备、抢救设备、测量设备、标志明显的服装或显著标志、旗帜等。指定专人保管,并定期检查保养,使其处于良好状态。

(五)善后处理

应急处置结束后,进入临时应急恢复阶段,应急救援指挥部要组织现场清理、人员清点和撤离。并组织专业人员对应急进行总结评审,评估事故后期的损失,尽快恢复医疗护理秩序。

三、大规模传染病的救护

突发传染病发病病种多样,发生时间往往不确定,发生地域广泛,而可能造成突发传染病的因素复杂,表现形式差异较大,本节仅根据以往世界范围和我国传染病突发事件的特点予以简述。

(一)烈性呼吸道传染病

1.传染性非典型肺炎

传染性非典型肺炎又名严重急性呼吸道综合征,为一种由冠状病毒(SARS-CoV)引起的急性呼吸道传染病,世界卫生组织(WHO)将其命名为严重急性呼吸综合征(severe acute respiratory syndrome,SARS)。临床特征为发热、干咳、气促,并迅速发展至呼吸窘迫,外周血白细胞计数正常或降低,胸部X线为弥漫性间质性病变表现。又称传染性非典型肺炎、SARS。2002年11月,该病首先在我国广东出现,随后蔓延我国多个省、市、自治区,并波及世界29个国家和地区。

目前发现的传染途径有经呼吸道传播或经密切接触传播;易感人群包括与 SARS 患者密切接触的医护人员、家庭成员及青壮年人群。该病潜伏期为 2～12 天,多数为 4～5 天,首发的症状是发热(100％),体温较高,多在 38 ℃以上,可有寒战或畏寒、肌痛、头痛等,呼吸道症状较多的为咳嗽、咳痰少,伴胸闷及呼吸困难。偶有恶心、呕吐或腰痛,有些患者可有腹泻。严重的病例可导致急性呼吸窘迫综合征(ARDS)、多器官功能衰竭综合征(MODS)。肺部体征一般较少,有时可闻少许湿啰音,有皮疹、淋巴结肿大及发绀。实验室检查见大多数患者白细胞数正常或降低,在病程中部分病例常有淋巴细胞计数减少和血小板计数减少。23.4％的患者 ALT 升高,71％的患者 LDH 升高,有 6％～10％的患者心肌酶谱升高,部分患者有低钠。

影像学检查见胸片显示一侧或双侧肺多肺叶病变,最突出的特征是病变进展迅速。病变形态无典型特征,可为片状、斑片状、网状、毛玻璃样改变。目前传染性非典型肺炎的病因尚没有完全确定,又缺乏特效治疗方法,只能采用综合治疗方法。2003 年后,本病没有再次出现,但需要密切关注。

目前尚无针对 SARS-CoV 的药物,临床治疗主要根据病情采取综合性措施,应全面密切观察病情,监测症状、体温、脉搏、呼吸频率、血象、SpO_2 或动脉血气分析,定期复查胸片(早期不超过 3 天),以及心、肝、肾功能和水电解质平衡等。患者均应严格隔离,并注意消毒和防护措施。

(1)对症支持:①卧床休息,避免用力活动。②发热:超过 38 ℃者可做物理降温(冰敷、酒精擦浴)或解热镇痛药(儿童忌用阿司匹林)。③镇咳祛痰药:用于剧咳或咳痰者,如复方甘草合剂,盐酸氨溴索等。④氧疗:有气促症状尽早作氧疗,可作持续鼻导管或面罩吸氧,以缓解缺氧。⑤营养支持治疗:由于能量消耗及进食困难,患者常有营养缺乏,影响恢复,应注意足够的营养支持和补充,可经肠内或全肠外营养给予,如鼻饲或静脉途径。总热量供应可按每天每公斤实际体重 83.7～104.6 kJ(20～25 kcal/kg)计算,或按代谢能耗公式计算[代谢消耗量(HEE)＝基础能量消耗(BEE)×1.26],营养物质的分配一般为糖 40％,脂肪 30％,蛋白质 30％。氨基酸摄入量以每天每公斤体重 1.0 g 为基础,并注意补充脂溶性和水溶性维生素。患者出现 ARDS 时,应注意水、电解质平衡,结合血流动力学监测,合理输液,严格控制补液量(25 mL/kg 体重),要求液体出入量呈轻度负平衡,补液以晶体液为主。

(2)糖皮质激素:糖皮质激素治疗早期应用有利于减轻肺部免疫性损伤,减轻低氧血症和急性呼吸窘迫综合征(ARDS)的发生和发展,并可预防和减轻肺纤维化的形成,大部分患者用药后改善中毒症状,缓解高热,但是大量长期应用糖皮质激素,可能削弱机体免疫力,促进病毒增生繁殖,以及引起三重感染(细菌和真菌),因此激素的合理应用值得进一步探讨。①指征:有严重中毒症状,高热 3 天持续不退;48 小时内肺部阴影进展超过 50％;出现 ALI 或 ARDS。②用法和剂量:一般成人剂量相当于甲泼尼龙 80～320 mg/d,静脉滴注;危重病例剂量可增至 500～1 000 mg/d,静脉滴注。体温恢复正常后,即应根据病情逐渐减量和停用,以避免和减少不良反应的发生,如消化道出血、电解质紊乱、继发感染等。采用半衰期短的糖皮质激素如甲泼尼龙较为安全有效。

(3)抗病毒药:抗病毒药物治疗效果报道不一,利巴韦林和干扰素的应用报道较多。利巴韦林可阻断病毒 RNA 和 DNA 复制,宜在早期应用,用法和剂量(成人)宜参照肾功能情况:①肌酐清除率大于 60 mL/min 者,利巴韦林 400 mg,静脉滴注,每 8 小时 1 次,连用 3 天;继以 1 200 mg,口服,每天 2 次,共用 7 天。②肌酐清除率 30～60 mL/min 者,利巴韦林 300 mg,静脉滴注,每 12 小时 1 次,连用 3 天;继而 600 mg,口服,每天 2 次,共用 7 天。③肌酐清除率小于 30 mL/min 者,利巴韦林 300 mg,静脉滴注,每 24 小时 1 次,连用 3 天;继而改用每天 600 mg,口服。主要不良反应有骨髓抑制、溶血性贫血、皮疹和中枢神经系统症状,应加强注意。

(4)机械通气:机械通气治疗是对患者的重要治疗手段,宜掌握指征及早施行。①无创通气(NPPV)指征:鼻导管或面罩吸氧治疗无效,$PaO_2 < 9.3$ kPa(70 mmHg),$SaO_2 < 93\%$,呼吸频率不低于 30 次/分,胸片示肺部病灶恶化。②方法:用面罩或口鼻罩,通气模式为持续气道正压通气。

2.肺鼠疫

鼠疫是鼠疫耶尔森菌(旧称鼠疫杆菌)引起的自然疫源性疾病。自然宿主为鼠类等多种啮齿类动物,主要是通过染菌的鼠蚤为媒介进行传播。经人皮肤传入引起腺鼠疫;经呼吸道传入引起肺鼠疫,都可发生败血症。临床表现为发热、严重的毒血症状,腺鼠疫有急性淋巴腺炎,肺鼠疫有胸痛、咳嗽、呼吸困难和发绀;败血症型鼠疫多为继发,可有广泛皮肤出血和坏死。该病传染性强,死亡率极高,是危害最严重的传染病之一,属国际检疫传染病。我国把其列为法定甲类传染病之首。

肺鼠疫患者是人间鼠疫的重要传染源,病菌借飞沫或尘埃传播。原发性肺鼠疫是由呼吸道直接吸入鼠疫杆菌而引起,感染后潜伏期可短至数小时。

肺鼠疫起病急,除高热、寒战等严重全身中毒症状外,并发生咳嗽、剧烈胸痛、呼吸急促。病初咳嗽轻,痰稀薄,很快转为大量泡沫样血痰,内含大量鼠疫杆菌。患者呼吸极为困难、发绀,肺部体征不多,仅有散在湿性啰音及胸膜摩擦音,与严重的全身症状不相称,多在 2～3 天内因心力衰竭、出血、休克而死亡。

肺鼠疫患者要严密隔离,单独一室,室内无鼠无蚤。联合应用抗生素,是降低死亡率的关键。可应用链霉素、庆大霉素、四环素、氯霉素。其中链霉素,每次 0.5 g,每 6 小时 1 次肌内注射,2 天后剂量减半,疗程 7～10 天,也可和其他抗生素合用,加强对症治疗。

预防传播的措施:灭鼠、灭蚤,监测和控制鼠间鼠疫;疫情监测,加强疫情报告;工作人员每 4 小时更换帽子、口罩及隔离衣一次。严格隔离患者,患者与疑似患者分开隔离。腺鼠疫隔离至症状消失,淋巴结肿完全消散后再观察 7 天。肺鼠疫隔离至临床症状消失,痰培养 6 次阴性可解除隔离。接触者医学观察 9 日,接受过预防接种者检疫 12 天。患者的分泌物、排泄物彻底消毒或焚烧,尸体应用尸体袋严密包套后焚烧。加强国际检疫与交通检疫,对可疑旅客应隔离检疫。医务和防疫人员在疫区工作必须穿五紧服、穿高筒靴、戴面罩、戴符合标准的口罩、防护眼镜、橡皮手套等,必要时接种疫苗。

3.禽流感

人禽流行性感冒(以下称人禽流感)是由禽甲型流感病毒某些亚型中的一些毒株引起的急性呼吸道传染病。早在 1981 年,美国即有禽流感病毒 H7N7 感染人类引起结膜炎的报道。1997 年,我国香港特别行政区发生 H5N1 型人禽流感,导致 6 人死亡,在世界范围内引起了广泛关注。近年来,人们又先后获得了 H9N2、H7N2、H7N3 亚型禽流感病毒感染人类的证据,荷兰、越南、泰国、柬埔寨、印尼及我国相继出现了人禽流感病例。尽管目前人禽流感只是在局部地区出现,但是,考虑到人类对禽流感病毒普遍缺乏免疫力,人类感染 H5N1 型禽流感病毒后的高病死率以及可能出现的病毒变异等,世界卫生组织认为,该疾病可能是对人类潜在威胁最大的疾病之一。禽流感病毒属正黏病毒科甲型流感病毒。已证实感染人的禽流感病毒亚型为 H5N1、H9N2、H7N7、H7N2、H7N3 等,其中感染 H5N1 的患者病情重,病死率高。

禽流感病毒对乙醚、氯仿、丙酮等有机溶剂均敏感。常用消毒剂容易将其灭活,如氧化剂、稀酸、卤素化合物(漂白粉和碘剂)等都能迅速破坏其活性。病毒对热较敏感,在低温中抵抗力较强,65 ℃加热 30 分钟或煮沸 2 分钟以上可灭活。

传染源主要为患禽流感或携带禽流感病毒的鸡、鸭、鹅等禽类。野禽在禽流感的自然传播中扮演了重要角色,目前尚无人与人之间传播的确切证据。经呼吸道传播,也可通过密切接触感染的家禽分泌物和排泄物、受病毒污染的物品和水等被感染,直接接触病毒毒株也可被感染。一般认为,人类对禽流感病毒并不易感。尽管任何年龄均可被感染,但在已发现的 H5N1 感染病例中,13 岁以下儿童所占比例较高,病情较重。从事家禽养殖业者及其同地居住的家属、在发病前 1 周内到过家禽饲养、销售及宰杀等场所者、接触禽流感病毒感染材料的实验室工作人员、与禽流感患者有密切接触的人员为高危人群。

感染 H9N2 亚型的患者通常仅有轻微的上呼吸道感染症状,部分患者甚至无任何症状;感染 H7N7 亚型的患者主要表现为结膜炎;重症患者一般均为 H5N1 亚型病毒感染。患者呈急性起病,早期类似普通型流感。主要为发热,大多持续在 39 ℃以上,可伴流涕、鼻塞、咳嗽、咽痛、头痛、肌肉酸痛和全身不适。部分患者有恶心、腹痛、腹泻、稀水样便等消化道症状。重症患者可出现高热不退,病情发展迅速,几乎所有患者都有临床表现明显的肺炎,可出现急性肺损伤、急性呼吸窘迫综合征、肺出血、胸腔积液、全血细胞减少、多脏器功能衰竭、休克及雷耶综合征等多种并发症。可继发细菌感染,发生败血症;重症患者可有肺部实变体征等。

H5N1 亚型病毒感染者可出现肺部浸润。胸部影像学检查可表现为肺内片状影,重症患者肺内病变进展迅速,呈大片状毛玻璃样影及肺实变影像,病变后期为双肺弥漫性实变影,可合并胸腔积液。白细胞总数一般不高或降低;重症患者多有白细胞总数及淋巴细胞减少,并有血小板降低。取患者呼吸道标本采用免疫荧光法(或酶联免疫法)检测甲型流感病毒核蛋白抗原(NP)或基质蛋白(M1)、禽流感病毒 H 亚型抗原。还可用 RT-PCR 法检测禽流感病毒亚型特异性 H 抗原基因;从患者呼吸道标本中可分离禽流感病毒;发病初期和恢复期双份血清禽流感病毒亚型毒株抗体滴度 4 倍或以上升高,有助于回顾性诊断。

人禽流感的预后与感染的病毒亚型有关。感染 H9N2、H7N7、H7N2、H7N3 者大多预后良好,而感染 H5N1 者预后较差,据目前医学资料报告,病死率超过 30%。影响预后的因素还与年龄、基础疾病、合并症以及就医、救治的及时性等有关。

对疑似病例、临床诊断病例和确诊病例应进行隔离治疗。抗病毒治疗应在发病 48 小时内使用抗流感病毒药物神经氨酸酶抑制剂奥司他韦,并辅以对症治疗,可应用解热药、缓解鼻黏膜充血药、止咳祛痰药等。儿童忌用阿司匹林或含阿司匹林以及其他水杨酸制剂的药物,避免引起儿童雷耶综合征。

4.呼吸道传染病的护理

(1)卧床休息。

(2)饮食宜清淡为主,注意卫生,合理搭配膳食。

(3)避免剧烈咳嗽,咳嗽剧烈者给予镇咳,咳痰者给予祛痰药。

(4)发热超过 38.5 ℃者,可使用解热镇痛药,儿童忌用阿司匹林,因可能引起 Reye 综合征,或给予冰敷、酒精擦浴等物理降温。

(5)鼻导管或鼻塞给氧是常用而简单的方法,适用于低浓度给氧,患者易于接受。氧气湿化瓶应每天更换。

(6)行气管插管或切开经插管或切开处给氧,有利于呼吸道分泌物的排出和保持气道通畅。

但应按气管切开护理常规去护理。

（7）心理护理：患者因受单独隔离，且病情重，常易出现孤独感和焦虑、恐慌等心理障碍，烦躁不安或情绪低落，需要热情关注，并有针对性进行心理疏导治疗。

（8）健康教育：保持良好的个人卫生习惯，不随地吐痰，避免在人前打喷嚏、咳嗽、清洁鼻腔，且事后应洗手；确保住所或活动场所通风；勤洗手；避免去人多或相对密闭的地方，应注意戴口罩。建立良好的卫生习惯和工作生活环境，劳逸结合，均衡饮食，增强体质。

（9）对临床诊断病例和疑似诊断病例应在指定的医院按呼吸道传染病分别进行隔离观察和治疗。对医学观察病例和密切接触者，如条件许可应在指定地点接受隔离观察，为期14天。在家中接受隔离观察时应注意通风，避免与家人密切接触，并由卫生防疫部门进行医学观察，每天测量体温。

（10）完善疫情报告制度：按传染病规定进行报告、隔离治疗和管理。发现或怀疑呼吸道传染病时，应尽快向卫生防疫机构报告。做到早发现、早隔离、早治疗。

（二）严重肠道传染病

1.霍乱

霍乱是由霍乱弧菌所致的烈性肠道传染病。发病急、传播快，可引起世界大流行，属国际检疫传染病。在我国《传染病防治法》中列为甲类。一直认为霍乱是由O1群霍乱弧菌的两种生物型，即古典生物型与埃尔托生物型所致的感染。1992年发现非O1群新的血清型，即O139引起霍乱样腹泻大量患者的暴发或流行，已引起人们的重视。

霍乱弧菌对热、干燥、直射日光、酸及一般消毒剂（如漂白粉、来苏儿、碘、季铵盐和高锰酸钾等）均甚敏感。干燥2小时或加热55℃持续10分钟，弧菌即可死亡，煮沸后立即被杀死。自来水和深井水加0.5ppm的氯，经15分钟即可杀死。1L水加普通碘酊2~4滴，作用20分钟亦可杀死水中的弧菌。在正常胃酸中霍乱弧菌能生存4分钟，在外界环境中如未经处理的河水、塘水、井水、海水中，埃尔托行弧菌可存活1~3周，在各类食品上存活1~3天。O139型霍乱弧菌在水中存活时间较O1霍乱弧菌更长。

霍乱患者和带菌者是霍乱的传染源，患者在发病期间，可连续排菌，时间一般为5天，亦有长达2周者。尤其是中、重型患者，排菌量大，每毫升粪便含有$10^7~10^9$个弧菌，污染面广，是重要的传染源。可通过水、食物、日常生活接触和苍蝇等不同途径进行传播或蔓延，其中水的作用最为突出。缺乏免疫力的人，不分种族、年龄和性别对霍乱弧菌均普遍易感。病后免疫力不持久，再感染仍有可能。潜伏期一般为1~3天，短者3~6小时，长者可达7天。

典型患者多为突然发病，临床表现可分3期。①泻吐期：多数以剧烈腹泻开始，继以呕吐。多无腹痛，亦无里急后重，少数有腹部隐痛，个别可有阵发性绞痛。每天大便数次至数十次或更多，少数重型患者粪便从肛门直流而出，无法计数。排便后一般有腹部轻快感。初为稀便，后为水样便，以黄水样或清水样为多见，少数为米泔样或洗肉水样，无粪臭，稍有鱼腥味，镜检无脓细胞。少数人有恶心、呕吐（喷射状），呕吐物初为食物残渣，继为水样，与大便性质相仿。一般无发热，少数有低热。本期可持续数小时至2天。②脱水虚脱期：由于严重泻吐引起水和电解质丧失，可出现脱水和周围循环衰竭。碳酸氢根离子大量丧失可产生代谢性酸中毒。此期一般为数小时至3天。③反应期及恢复期：脱水纠正后，大多数患者症状消失，尿量增加，体温逐渐恢复正常。约1/3患者出现发热性反应。

按临床症状、脱水程度、血压、脉搏及尿量等分为轻、中、重三型。此外尚有罕见的特殊临床类型即"干性霍乱",起病急骤,不待泻吐症状出现即迅速进入中毒性循环衰竭而死亡。可以通过粪便涂片镜检,动力实验,制动实验和粪便培养获得诊断。霍乱病后不久,可在血清中出现抗菌的凝集素、抗弧菌抗体及抗毒抗体。前二者可于第 5 天出现,半月时达峰值,有追溯性诊断价值。

采用补液疗法,补充液体和电解质是治疗本病的关键。原则是早期、快速、足量、先盐后糖、先快后慢、纠酸补碱、见尿补钾。输液总量应包括纠正脱水量和维持量。对患者应及时严格隔离至症状消失 6 日,大便培养致病菌,每天 1 次,连续 2 次阴性,可解除隔离出院。

2.细菌性痢疾

细菌性痢疾简称菌痢,为夏秋季常见肠道传染病。病原体是痢疾杆菌,经消化道传播。一些卫生状况差的学校和其他人群聚居地可以发生本病暴发和流行。目前痢疾杆菌分为 4 群及 47 个血清型,即 A 群痢疾志贺菌、B 群福氏志贺菌、C 群鲍氏志贺菌和 D 群宋内志贺菌。各型痢疾杆菌均可产生内毒素,是引起全身毒血症的主要因素;痢疾杆菌在外界环境中生存力较强,在瓜果、蔬菜及污染物上可生存 1~2 周,但对各种化学消毒剂均很敏感。

传染源为菌痢患者及带菌者,病原菌随患者粪便排出,污染食物、水经口通过消化道传播使人感染;苍蝇污染食物也可传播,均可造成夏、秋季流行。人群普遍易感,病后可获得一定的免疫力,但短暂而不稳定,且不同菌群及血清型之间无交叉免疫,但有交叉抗药性,故易复发和重复感染。

急性典型菌痢有发热、腹痛、腹泻、脓血便、里急后重等症状,易于诊断。不典型病例仅有黏液稀便,应予注意。夏秋季遇急性高热或惊厥的学龄前儿童需考虑中毒型菌痢的可能,可用肛拭或温盐水灌肠取粪便做检查。

本病主要采用敏感有效的喹诺酮类抗菌药物进行治疗。按肠道传染病隔离。休息,饮食以少渣易消化的流食及半流食为宜,保证足够水分、维持电解质及酸碱平衡。中毒型菌痢病势凶险,应及时采用山莨菪碱改善微循环,综合措施抢救治疗。

3.肠道传染病的护理

(1)急性期患者要卧床休息,大便次数频繁的,应用便盆、布兜或垫纸,以保存体力。

(2)饮食以流食为主,开始 1~2 天最好只喝水,进淡糖水、浓茶水、果子水、米汤、蛋花汤等,喝牛奶有腹胀者,不进牛奶。病情好转,可逐渐增加稀饭、面条等,不宜过早给予刺激性、多渣、多纤维的食物。不要吃生冷食品,可鼓励患者多吃点生大蒜。

(3)保护肛门:由于大便次数增多,尤其是老人和小孩肛门受多次排便的刺激,皮肤容易淹坏溃破,因此每次便后,用软卫生纸轻轻擦后用温水清洗,涂上凡士林油膏或抗生素类油膏。

(4)按时服药:要坚持按照医嘱服药 7~10 天,不要刚停止腹泻就停止服药,这样容易使细菌产生抗药性,很容易转为慢性腹泻。

(三)严重虫媒传染病

1.流行性乙型脑炎

流行性乙型脑炎简称乙脑,是以脑实质炎症为主要病变的中枢神经系统传染病。病原体是乙脑病毒,经蚊虫传播,多在夏秋季流行,多见于儿童。理论上人和多种家畜均可成为本病的传染源,在乙脑流行区,猪感染率高达 100%,且血中病毒数量多,病毒血症时间长,故猪是主要传染源。带喙库蚊是主要的传播媒介人群普遍易感;病后可获得稳定的免疫力。我国是乙脑高发区,除新疆、西藏和青海等少数地区无乙脑疫情报告外,其他省份均有出现。2003 年广东出现局部流行,2006年山西、河北出现局部暴发流行,表明当对此病监控减弱后,本病就会卷土重来。

本病起病急,有高热、呕吐、惊厥、意识障碍以及脑膜刺激征。实验室检查:白细胞总数及中性粒细胞增高,脑脊液细胞增多,压力和蛋白增高,糖、氯化物正常。特异性IgM抗体检查早期出现阳性。补体结合试验双份血清抗体效价呈4倍增高,有助于回顾性诊断。死亡主要由于中枢性呼吸衰竭所致。

本病无特效疗法,一般采用中西医结合治疗,重点是对高热、惊厥、呼吸衰竭等危重症的处理,这是降低病死率的关键;加强护理,防止呼吸道痰液阻塞、缺氧窒息及继发感染,注意营养及加强全身支持疗法。

2.疟疾

疟疾是疟原虫寄生于人体所引起的传染病。经疟蚊叮咬或输入带疟原虫者的血液而感染。不同的疟原虫分别引起间日疟、三日疟、恶性疟及卵圆疟。本病主要表现为周期性规律发作,全身发冷、发热、多汗,长期多次发作后,可引起贫血和脾肿大。儿童发病率高,大都于夏秋季节流行。是一种严重危害人民健康的传染病。全球约有40%的人口受疟疾威胁,每年有2 000万人感染疟疾,超过200万人死于疟疾。世界卫生组织估计,全球有59%的疟疾病例分布在非洲,38%分布在亚洲,3%分布在美洲。我国传染病网络报告系统数据显示,疟疾年报告病例数由2002年的2.4万增加到2006年的6.4万,2007年,全国共报告疟疾病例46 988例,死亡15例,较2006年下降22.2%。发病主要集中在经济相对落后、交通不便的边远、贫困地区。

疟疾是疟原虫按蚊叮咬传播的寄生原虫病。临床特点是周期性寒战、高热,继以大汗而缓解,可出现脾肿大和贫血等体征。间日疟、三日疟常复发。恶性疟的发热不规则,常侵犯内脏,引起凶险发作。典型发作是诊断的有力依据,非典型发作要仔细分析,可通过血涂片查疟原虫获得诊断。

抗疟原虫治疗是最有效手段,并且辅助以对症处理。①积极治疗传染源:常用的药物主要有羟基哌喹、乙胺嘧啶、磷酸咯啶等。另外常山、青蒿、柴胡等中药治疟的效果也很好。以上这些药物要根据疟原虫的种类和病情的轻重由医师来对症使用,剂量和用法一般人不易掌握,千万不要自己乱吃。除此之外,还要对患者进行休止期治疗,即对上一年患过疟疾的人,再用伯氨喹治疗,给予8天剂量,以防止复发。②彻底消灭按蚊:主要措施是搞好环境卫生,包括清除污水,改革稻田灌溉法,发展池塘、稻田养鱼业,室内、畜棚经常喷洒杀蚊药等。③搞好个人防护:包括搞好个人卫生,夏天不在室外露宿,睡觉时最好要挂蚊帐;白天外出,要在身体裸露部分涂些避蚊油膏等,以避免蚊叮。④切断传播途径:主要是消灭按蚊,防止被按蚊叮咬。清除按蚊幼虫孳生场所及使用杀虫药物。个人防护可应用驱避剂或蚊帐等,避免被蚊虫叮咬。彻底消灭按蚊。

3.登革热

登革热是由伊蚊传播登革热病毒引起的急性传染病。临床上主要以高热、头痛、肌肉痛、骨骼和关节痛为主,还有疲乏、皮疹、淋巴结肿大及白细胞减少。本病是一种古老的疾病,现在已成为一种重要的热带传染病。20世纪在世界各地发生过多次大流行,病例数可达百万。我国广东、海南、广西等地近年已数次发生流行,已知的4个血清型登革病毒均已在我国发现。

传染源主要是患者和隐性感染者。传播途径是埃及伊蚊和白纹伊蚊,新流行区人群普遍易感,成人发病为主。主要发生于夏秋雨季。本病潜伏期3～14天,通常5～8天。世界卫生组织按登革热的临床表现将其分为典型登革热和登革出血热。

登革热无特殊治疗药物,主要采取支持及对症治疗。单纯隔离患者不能制止流行,因为典型患者只是传染源中的一小部分。灭蚊是预防本病的根本措施。

4.虫媒传染病的护理

(1)早期患者宜卧床休息,恢复期的患者也不宜过早活动,体温正常,血小板计数恢复正常,无出血倾向方可适当活动。

(2)保持病室内凉爽、通风、安静。昆虫隔离,病室彻底灭蚊,须有防蚊设备。采取以灭蚊、防蚊及预防接种为主的综合性预防措施。

(3)严密观察精神、意识、心率、血压、体温、呼吸、脉搏及出血情况等,异常时及早通知医师处理。并准确记录出入量。

(4)发热的护理:高热以物理降温为主,不宜全身使用冰袋,以防受凉发生并发症,但可头置冰袋或冰槽,以保护脑细胞,对出血症状明显者应避免酒精擦浴,必要时药物降温,降温速度不宜过快,一般降至 38 ℃时不再采取降温措施。

(5)皮肤护理:出现瘀斑、皮疹时常伴有瘙痒、灼热感,提醒患者勿搔抓,以免抓破皮肤引起感染,可采用冰敷或冷毛巾湿敷,使局部血管收缩,减轻不适,避免穿紧身衣。有出血倾向者,静脉穿刺选用小号针头,并选择粗、直静脉,力求一次成功,注射结束后局部按压至少 5 分钟。液体外渗时禁止热敷。

(6)疼痛的护理:卧床休息,保持环境安静舒适,加强宣教,向患者解释疼痛的原因,必要时遵医嘱使止痛药。

(7)饮食护理:给予高蛋白、高维生素、高糖、易消化吸收的流质、半流饮食,如牛奶、肉汤、鸡汤等,嘱患者多饮水,对腹泻、频繁呕吐、不能进食、潜在血容量不足的患者,可静脉补液。

(四)严重动物源性传染病

1.肾综合征出血热

出血热是多种病毒引起的临床以发热和出血为突出表现的一组疾病。世界各地冠以"出血热"的疾病达几十种,按肾脏有无损害,分两大类。我国一直沿用流行性出血热(epidemic hemorrhagic fever,EHF),现统称肾综合征出血热(HFRS)。

HFRS 是由汉坦病毒引起,以鼠类为主要传染源的自然疫源性疾病。临床以起病急、发热、出血、低血压和肾损害为特征。我国除青海、台湾外均有疫情发生。本病呈多宿主性,我国发现自然感染汉坦病毒的脊椎动物有 53 种。其中黑线姬鼠是农村野鼠型出血热的主要传染源;林区为大林姬鼠;褐家鼠为家鼠型出血热的主要传染源;大白鼠则为实验室感染的主要传染源。携带病毒的鼠类等排泄物污染尘埃后形成气溶胶,通过呼吸道而感染人体。此外,携带病毒的动物排泄物污染食物,可以通过消化道而感染人体。被鼠咬伤或破损伤口接触带病毒的鼠类血液和排泄物,也可以被感染。本病毒还可以通过患病孕妇胎盘传给胎儿。寄生于鼠类身上的革螨和恙螨也可能具有传染作用。感染人群以男性青壮年、工人多见。

本病潜伏期 4~46 天,一般 1~2 周。典型病例分发热期、低血压休克期、少尿期、多尿期、恢复期。重者可发热、休克和少尿期相互重叠。实验室检查有白细胞第 3~4 天逐渐升高,可达(15~30)×10⁹/L,少数重者可达(50~100)×10⁹/L,并出现较多的异型淋巴细胞。发热后期和低血压期血红蛋白和红细胞明显升高,血小板减少。尿常规可出现蛋白尿,4~6 天常为(++ +)~(+++),对诊断有明确意义。部分患者尿中出现膜状物。尿沉渣中可发现巨大的融合细胞,此细胞能检出 EHF 病毒抗原。免疫学检查中的特异性抗体检查:包括血清 IgM 和 IgG 抗体。一周后 4 倍以上增高有诊断意义。重症患者可因并发症,如腔道出血、大量呕血、便血引起继发性休克,大量咯血引起窒息。还可能出现心力衰竭性肺水肿、呼吸窘迫综合征、脑炎和脑膜炎、休克、凝血功能障碍、电解质紊乱和高血容量综合征等,并可能出现严重的继发性呼吸系统、泌尿系统感染及心肌损害、肝损害等。

早发现、早休息、早治疗,减少搬运是本病的治疗原则。防休克、防肾衰竭、防出血。采取综合治疗,早期可应用抗病毒治疗,中晚期对症治疗。灭鼠防鼠是关键,做好食品卫生和个人卫生工作。防止鼠类排泄物污染食品,不用手接触鼠类及排泄物。动物试验要防止被大、小白鼠咬伤。必要时可进行疫苗注射,有发热、严重疾病和过敏者忌用。

2.钩端螺旋体病

钩端螺旋体病简称钩体病。是由致病性钩端螺旋体引起的急性传染病,属自然疫源性疾病。鼠类和猪是其主要传染源。人接触被钩体污染的水、周围环境及污染物,通过皮肤、黏膜进入人体。另外可在消化道传播。临床表现为急性发热,全身酸痛,结膜充血、腓肠肌压痛、浅表淋巴结肿大和出血倾向,疾病后期可出现各种变态反应并发症等。重者可并发黄疸、肺出血、肾衰竭、脑膜炎等,预后差。

钩体病的治疗包括杀灭病原治疗、对症治疗及并发症的治疗。病原治疗首选青霉素 G。早期剂量不宜过大,以防止赫克斯海默尔反应(一般在首剂后 2～4 小时发生,突起发冷、寒战、高热甚至超高热,头痛、全身酸痛、脉速、呼吸急促等比原有症状加重,持续 30 分钟至 2 小时。继后大汗,发热骤退。重者可发生低血压、休克。一部分患者在反应过后,病情加重,可促发肺弥漫性出血)。首剂:5 万单位肌内注射,4 小时后再用 5 万单位肌内注射,再 4 小时后才开始 20 万～40 万单位肌内注射,每 6～8 小时 1 次,至退热后 3 天,疗程约 1 周。对青霉素过敏者,可选用四环素 0.5g,口服,每 6 小时 1 次;庆大霉素 8 万单位肌内注射,每 8 小时 1 次。

3.动物源性传染病的护理

(1)发热期的护理:早期卧床休息,创造舒适、安静的环境。减少噪声,减少对患者的刺激。予以高热量、高维生素、易消化饮食。随时观察体温的变化,特别是高热的患者,体温过高时应及时采取物理降温。由于此病有毛细血管中毒性损害,故不宜用酒精擦浴。尽量少用解热镇痛药,定期测量血压。患者发热后期多汗,应鼓励患者多口服补液。必要时给予右旋糖酐-40 等防止休克和保护肾脏。

(2)低血压期的护理:严密观察血压的变化,每 30 分钟测血压、脉搏 1 次,做好记录及时报告医师;注意补液速度,低血压早期应快速补液,必要时加粗针头或多静脉通道,但对老年体弱及心、肾功能不全者,速度应适当放慢,减少用量以防止肺水肿的发生,准确记录 24 小时尿量,尽早发现少尿倾向;低血压期患者注意保暖,禁止搬动。

(3)少尿期的护理:少尿期应注意尿量每天 3 000 mL 为依据。此时鼓励患者食用营养丰富、易消化、含钾量较高的饮食,对严重贫血者可酌情入新鲜血液。尿量每天大于 3 000 mL,补钾时应以口服为主。必要时可缓慢静脉滴入,同时注意钠、钙等电解质的补充。对尿量每天小于 500 mL 者,可试用氢氯噻嗪、去氧皮质酮、神经垂体后叶素、吲哚美辛等。由于免疫功能低下,应注意预防感染。注意病室内空气消毒。特别是加强口腔及皮肤的护理。

(4)恢复期的护理:加强营养,高蛋白、高糖、多维生素饮食。注意休息,一般需 1～3 个月,应逐渐增加活动量,重型病例可适当延长时间。

(5)并发症的护理:①观察是否有鼻出血、咯血、呕血、便血;是否有烦躁不安、面色苍白、血压下降、脉搏增快等休克的表现。根据出血部位的不同给予相应的护理,并按医嘱给予止血药。

②心力衰竭、肺水肿患者,应减慢输液或停止补液,半卧位,注意保暖。氧气吸入保持呼吸道通畅。③脑水肿发生抽搐等中枢神经系统并发症时,应镇静、止痉脱水。注意观察疗效。④高血钾患者静脉注射葡萄糖酸钙时宜慢。输注胰岛素时应缓慢静脉滴注,随时观察患者的生命体征,必要时血液透析治疗。⑤进行预防流行性出血热的宣教,特别是宣传个人防护及预防接种的重要性和方法。以降低本病的发病率。向患者及家属说明,本病恢复后,肾功能恢复还需较长时间,应定期复查肾功能、血压垂体功能,如有异常及时就诊。

（郭东云）

参 考 文 献

[1] 徐凤杰,郝园园,陈萃,等.护理实践与护理技能[M].上海:上海交通大学出版社,2023.

[2] 臧正明.常见疾病护理观察要点[M].北京:中国纺织出版社,2023.

[3] 林绚丽.护理管理与护理技术规范[M].上海:上海科学普及出版社,2023.

[4] 刁咏梅.现代基础护理与疾病护理[M].青岛:中国海洋大学出版社,2023.

[5] 李海波,蒋娜娜,程丹.护理技术规范与临床护理[M].上海:上海科学技术文献出版社,2023.

[6] 马姝,王迎,曹洪云,等.临床各科室护理与护理管理[M].上海:上海交通大学出版社,2023.

[7] 莫苗,韦柳华,兰芳芳.护理技术[M].武汉:华中科学技术大学出版社,2023.

[8] 杨红艳.临床护理[M].北京:北京大学医学出版社,2023.

[9] 梁艳,甄慧,刘晓静,等.临床护理常规与护理实践[M].上海:上海交通大学出版社,2023.

[10] 程艳华.临床常见病护理进展[M].上海:上海交通大学出版社,2023.

[11] 刘明月,王梅,夏丽芳.现代护理要点与护理管理[M].北京:中国纺织出版社,2023.

[12] 李阿平.临床护理实践与护理管理[M].上海:上海交通大学出版社,2023.

[13] 曹娟.常见疾病规范化护理[M].青岛:中国海洋大学出版社,2023.

[14] 宋桂珍,吴小霞,刘莎,等.现代护理理论与专科护理[M].上海:上海交通大学出版社,2023.

[15] 王燕,韩春梅,张静,等.实用常见病护理进展[M].青岛:中国海洋大学出版社,2023.

[16] 兰洪萍.常用护理技术[M].重庆:重庆大学出版社,2022.

[17] 秦倩.常见疾病基础护理[M].武汉:湖北科学技术出版社,2022.

[18] 刘晓.临床护理集萃与案例[M].南昌:江西科学技术出版社,2022.

[19] 夏五妹.现代疾病专科护理[M].南昌:江西科学技术出版社,2022.

[20] 郑泽华.现代临床常见病护理方案[M].南昌:江西科学技术出版社,2022.

[21] 郑紫妍.常见疾病护理操作[M].武汉:湖北科学技术出版社,2022.

[22] 廖巧玲.临床护理思维及案例分析[M].南昌:江西科学技术出版社,2022.

[23] 肖芳,程汝梅,黄海霞,等.护理学理论与护理技能[M].哈尔滨:黑龙江科学技术出版社,2022.

[24] 马英莲,荆云霞,郭蕾,等.临床基础护理与护理管理[M].哈尔滨:黑龙江科学技术出版社,2022.

[25] 仝建.临床疾病护理精析[M].南昌:江西科学技术出版社,2022.

[26] 李艳.临床常见病护理精要[M].西安:陕西科学技术出版社,2022.

［27］史永霞,王云霞,杨艳云.常见病临床护理实践［M］.武汉:湖北科学技术出版社,2022.

［28］于翠翠.实用护理学基础与各科护理实践［M］.北京:中国纺织出版社,2022.

［29］张海燕,陈艳梅,侯丽红.现代实用临床护理［M］.武汉:湖北科学技术出版社,2022.

［30］吴晓珩.临床护理理论与实践［M］.武汉:湖北科学技术出版社,2022.

［31］吴艳丽.常见疾病护理管理［M］.武汉:湖北科学技术出版社,2022.

［32］周宇.现代疾病护理对策与案例分析［M］.南昌:江西科学技术出版社,2022.

［33］崔艳艳.护理技能与护理管理［M］.哈尔滨:黑龙江科学技术出版社,2022.

［34］苏文婷,赵衍玲,马爱萍,等.临床护理常规与常见病护理［M］.哈尔滨:黑龙江科学技术出版社,2022.

［35］曲慧,潘红蕾,姜亚双,等.现代护理实践与护理管理［M］.上海:上海科学普及出版社,2022.

［36］葛花香.针对性护理在慢性宫颈炎护理中的应用效果及预后分析［J］.中外女性健康研究,2023(1):183-184.

［37］韩兴曼.急性肠胃炎患者护理中优质护理的临床应用效果［J］.中文科技期刊数据库(文摘版)医药卫生,2023(10):0121-0123.

［38］王婷.常规护理联合综合护理在1例多次先兆流产高龄患者中的应用［J］.中国科技期刊数据库医药,2023(8):0134-0137.

［39］张静,吕炯.护士分层管理在妇产科护理管理中的应用价值研究［J］.中国卫生产业,2023,20(10):20-23.

［40］陈静静.多频振动排痰联合密闭式吸痰法在ICU肺部感染机械通气患者中的应用效果研究［J］.基层医学论坛,2022,26(6):39-41.